现代医院管理丛书

医院经济运行精细化管理

徐元元　田立启　侯常敏　操礼庆　著

企业管理出版社

图书在版编目（CIP）数据

医院经济运行精细化管理/徐元元等著．—北京：企业管理出版社，2013.12

ISBN 978－7－5164－0585－7

Ⅰ．①医…　Ⅱ．①徐…　Ⅲ．①医院—经济管理—研究—中国　Ⅳ．①R197.322

中国版本图书馆 CIP 数据核字（2013）第 271505 号

书　　名：医院经济运行精细化管理
作　　者：徐元元　田立启　侯常敏　操礼庆
责任编辑：丁　锋
书　　号：ISBN 978－7－5164－0585－7
出版发行：企业管理出版社
地　　址：北京市海淀区紫竹院南路 17 号　　**邮编**：100048
网　　址：http：//www.emph.cn
电　　话：总编室（010）68701719　发行部（010）68414644
电子信箱：bankingshu@126.com
印　　刷：北京大运河印刷有限责任公司
经　　销：新华书店
规　　格：185 毫米×260 毫米　　16 开本　　38.75 印张　　750 千字
版　　次：2014 年 1 月第 1 版　　2017 年 5 月第 2 次印刷
定　　价：116.00 元

《现代医院管理丛书》
编审委员会

总 序

（一）

医药卫生事业是关系到广大人民群众健康和幸福的重大民生工程。我国从2009年启动深化医药卫生体制改革，提出了“将基本医疗卫生制度作为公共产品向全民提供”的核心理念和总体改革思路。四年多来，按照党中央、国务院的总体部署，各地区各有关部门按照“保基本、强基层、建机制”的原则，不断完善政策、健全机制、加大投入，积极稳妥地推进基本医疗保障制度、国家基本药物制度、基层医疗卫生服务体系、基本公共卫生服务均等化和公立医院改革试点等五项重点改革，取得了明显进展和成效，实现了阶段性目标。覆盖城乡全体居民的基本医疗卫生保障制度框架初步形成，职工医保、城镇居民医保、新农合参保人数超过13亿人，覆盖率达到95%以上，保障水平逐步提高；国家基本药物制度在政府办基层医疗卫生机构全面实施，群众在基层看病就医费用有所下降；覆盖城乡的基层医疗卫生服务体系基本建成，服务能力显著增强；基本公共卫生服务均等化水平不断提高；公立医院改革试点稳步推进。

十八届三中全会通过的《关于全面深化改革若干重大问题的决定》，要求深化医药卫生体制改革，加快公立医院改革。经过几年的努力之后，当前医药卫生体制改革已进入深水区，深层次的问题逐步显现，必须持续不断地推进改革。公立医院是我国医疗服务体系的重要组成部分，承担着医疗救治、医学教育、医学科研、人才培养等重要功能，是连接医和药的载体。公立医院的改革是人民群众看病就医的关键环节，在某种程度上，其他四项改革成果都需要通过公立医院服务水平、质量和效率的提高来体现。《国务院关于印发“十二五”期间深化医药卫生体制改革规划暨实施方案的通知》明确要按照“政事分开、管办分开、医药分开、营利性和非营利性分开”的要求，推进公立医院体制机制综合改革，逐步建立维护公益性、调动积极性、保障可持续的公立医院运行新机制。实现上述目标，需要从宏观与微观两个层面共同发力、协同推进。宏观层面需要政府推进政事分开、管办分开，理顺医院管理体制，完善收入分配、补偿、药品供应、价格等机制，加强对公立医院的监管和考核；微观层面需要加强医院内部管理，建立现代医院管理制度，完善法人治理结构，建立健全绩效考核体系，不断提高运行效率与服务质量。

《现代医院管理丛书》结合医改的要求，充分借鉴国外医院管理的科学方法和技术以及国内医院管理的实践经验，对医院经济运行的每一个环节进行规范化的设计，并辅之以案例解释，全面系统地介绍了医院管理工作的流程和主要内容。这套丛书是主编们多年理论研究成果和丰富实践经验的总结和归纳，丛书内容丰富、条理清晰，既有理论，又有实例，对于医院财务人员以及医院管理人员具有很好的指导和示范作用。

谨向徐元元总会计师和参与本书编写的所有人员表示敬意。衷心希望从事财政管理、卫生管理、医院管理等方面实际工作的读者能够通过该套丛书，更好地将理论和实践相结合，进一步提升工作能力。衷心希望通过该套丛书，能带动更多的人关注和思考如何加强医院管理工作，为强化医院财务管理、完善财务管理机制提供准确可靠的财务会计信息和决策依据，充分发挥财务会计工作的参谋助手、效益管理及监督检查等职能作用，从而不断加强医院经济核算，强化内部控制和外部监督，促进医院进一步提高运行效率，提升服务质量，为不断提升我国公立医院管理水平做出应有的贡献。

财政部社保司司长　由明春

2013 年 11 月

总　序

（二）

在市场经济体制不断完善的条件下，随着我国医药卫生体制改革的不断深入，我国医院的管理体制和运行机制都发生了深刻的变化。新环境的变化，既给医院带来了新的发展机遇，也给医院带来了前所未有的挑战。加强医院的科学管理，满足人民群众不断增长的医疗服务需求，促进以病人为中心的服务模式、以成本和质量控制为中心的管理模式、以医疗质量和服务绩效核心的分配制度的现代医院新型管理模式的建立，是深化医改、改善民生、提升全民健康水平的必然要求。

现代医院的管理目标是通过科学、合理、有效地使用卫生资源，向社会提供优质的医疗服务，满足人民群众的医疗需求。但我国医院管理者长期以来缺乏系统性、规范性的医院管理培训，许多医院在管理上过分注重医疗技术的提高、固定资产规模的扩张，忽视医院内部系统化、精细化管理，忽视内涵建设和职业化管理队伍的培养。如果这种状况不改善，就会造成医疗卫生资源的浪费，影响医院的可持续发展，降低医疗服务体系的整体效率。通过对医院引进科学管理的体制和运行机制，可以提高医院科学化、精细化管理的水平，有助于优化卫生资源的配置与使用，为提高医疗质量、改善服务能力、规范服务行为、保障医疗安全、理顺补偿机制、完善监管机制、实现公平与提高效率提供支撑手段。因此，作为现代医院的管理者，需要学习与研究医院管理的理论与方法、全面掌握现代医院规范化经营管理的理论知识与操作技能，并将其应用于医院的管理，实现科学有效的管理，提高医院的经营管理水平及决策水平，向人民群众提供安全、优质的医疗服务。

《现代医院管理丛书》涵盖了医院的预算管理、成本管理、会计管理、经济分析、经济运行精细化管理、内部控制管理、绩效管理等内容，系统地阐述了医院管理的科学理论与方法、优秀的实践经验以及大量的案例。该丛书观念新颖、富有理论创新性与实践操作性。希望本套丛书的出版有助于促进医院管理水平的提高，促进我国医疗资源的高效利用，并最终促进人民健康水平的不断提升。

卫计委财务司司长　李　斌

2013 年 11 月

前 言

公立医院作为我国医疗卫生服务的主要供给者，提高其管理水平对于充分利用我国有限医疗资源、不断提升医疗服务质量具有关键性意义。以公立医院改革作为我国医疗卫生体制改革的重要组成部分，对于保障民生，促进社会公平与和谐，建立社会保障体系具有重要意义。我国《关于公立医院改革试点指导意见》明确提出公立医院改革的总体目标：构建公益目标明确、布局合理、规模适当、结构优化、层次分明、功能完善、富有效率的公立医院服务体系，探索建立与基层医疗卫生服务体系的分工协作机制，加快形成多元办医格局，形成比较科学规范的公立医院管理体制、补偿机制、运行机制和监管机制，加强公立医院内部管理，促使公立医院切实履行公共服务职能，为群众提供安全、有效、方便、价廉的医疗卫生服务。

要实现我国公立医院改革的目标，除了有赖于政府从宏观层面完善公立医院服务体系，建立有效的医院管理体制和补偿机制外，更有赖于公立医院采用先进的医院管理理论与管理技术，推进医院管理的制度化、规范化和现代化，不断提高管理效率和资源利用效率。为帮助公立医院实现管理科学化、卫生资源利用最大化、医疗服务最优化，组织医院财务管理专家编写了这套《现代医院管理丛书》。本套丛书由七本书组成，每本书都立足于我国医院管理的重点和难点问题，在借鉴国内外先进的医院管理理论与实践经验的基础上，进行了深入的理论创新与实践创新，最终形成我国医院管理的系统性创新成果。

《医院经济运行精细化管理》一书，首次将精细化的理念和原则引入医院的经济运行管理，全面科学地对医院经济运行的关键领域和关键职能进行了规范化、流程化和工具化的设计，并相应提供了医院经济运行精细化管理信息系统的解决方案。

《医院全面预算管理》一书，本着实行全面预算管理的宗旨，采取理论与实践紧密结合的方式，详细讲解了各种医院类型、所有重要环节实施预算管理的理论原理、规范流程、操作方法以及实务案例。

《医院会计管理》一书，着眼于会计是一种管理活动，充分体现出医院会计管理的特征，按照医院会计管理的循环，参考有关会计管理理论，并遵循新《医院会计制度》、《医院财务制度》，对医院会计管理的历史发展、职能对象、管理目标及管理方法等进行了全面的阐述。

《医院内部控制管理》一书，主要介绍了医院内部控制体系的建设、内部控制评价与内部控制管理的原则和方法，构建了医院内部控制框架模型，对医院各项经济活动的关键环节和关键点位的控制进行了设计，建立了统一规范、易于操作的医院内部控制管理体系。

《医院经济运行分析》一书，从医院经营分析的基础要素入手，借鉴现代经营分析的理论与方法，构建了医院经济运行的分析框架体系，并对医院经济运行的分析原理与分析方法进行了系统的讲解。

《医院绩效管理》一书，对医院绩效管理的基础知识和操作方法进行了介绍，结合我国医院的特点，从战略的视角出发，对医院的绩效体系建立、绩效考核方案设计等进行了详细的解构。

《医院成本管理》一书，参考有关成本管理理论，并结合医院的特点，对医院的成本核算、成本计划、成本控制及成本考核等进行了深入的诠释。

本套丛书定位明确、创新突出、观点新颖、案例丰富，具有理论的系统性与实践的可操作性，对于提升我国医院的管理决策水平具有重要促进作用。本套丛书适合从事医疗卫生机构管理的各级各类人员学习执行，也适合政府主管部门、医疗保险部门的相关人员阅读参考，还可作为医学院校卫生经济、管理专业的教材。

本套丛书在编写过程中得到了卫计委财务司、财政部社保司、中国卫生经济学会卫生财会分会、众多医院和北京东软望海科技有限公司的大力支持，在此一并表示衷心的感谢！

虽然作者尽了最大的努力，但由于水平所限，书中难免有疏漏和错误，敬请广大读者批评指正。

目　录

第一章　医院经济运行精细化管理概述 …… 1
1.1　医院经济运行精细化管理的作用 …… 1
1.2　医院经济运行精细化管理的原则 …… 2
1.3　医院经济运行精细化管理框架体系 …… 3
1.4　医院经济运行精细化管理维度设计 …… 5

第二章　医院预算精细化管理 …… 7
2.1　医院预算管理体系设计 …… 7
2.2　医院预算管理岗位职责设计 …… 11
2.3　医院预算管理制度设计 …… 12
2.4　医院预算管理流程设计 …… 25
2.5　医院预算管理工具设计 …… 31
2.6　医院预算业务表单设计 …… 35
2.7　医院预算管理方案设计 …… 44

第三章　医院资金精细化管理 …… 56
3.1　医院资金管理体系设计 …… 56
3.2　医院资金管理岗位职责设计 …… 59
3.3　医院资金管理制度设计 …… 61
3.4　医院资金管理流程设计 …… 70
3.5　医院资金管理工具设计 …… 78
3.6　医院资金业务表单设计 …… 86
3.7　医院资金管理方案设计 …… 91

第四章 医院卫生耗材的精细化管理 …… 95

4.1 医院卫生耗材管理体系设计 …… 95

4.2 医院卫生耗材岗位职责设计 …… 98

4.3 医院卫生耗材管理制度设计 …… 99

4.4 医院卫生耗材管理流程设计 …… 109

4.5 医院卫生耗材管理工具设计 …… 116

4.6 医院卫生耗材业务表单设计 …… 119

4.7 医院卫生耗材管理方案设计 …… 121

第五章 医院药品的精细化管理 …… 126

5.1 医院药品管理体系设计 …… 126

5.2 医院药品管理岗位职责设计 …… 128

5.3 医院药品管理制度设计 …… 130

5.4 医院药品管理流程设计 …… 144

5.5 医院药品管理工具设计 …… 150

5.6 医院药品业务表单设计 …… 153

5.7 医院药品管理方案设计 …… 157

第六章 医院采购、招标及合同精细化管理 …… 161

6.1 医院采购、招标及合同管理体系设计 …… 161

6.2 医院招标、采购及合同管理岗位设计 …… 164

6.3 医院采购、招标及合同管理制度设计 …… 166

6.4 医院采购、招标及合同管理流程设计 …… 177

6.5 医院采购、招标及合同管理工具设计 …… 189

6.6 医院采购、招标及合同管理表单设计 …… 196

6.7 医院招标、采购及合同管理方案设计 …… 200

第七章 医院固定资产精细化管理 …… 217

7.1 医院固定资产管理体系设计 …… 217

7.2 医院固定资产管理岗位职责设计 …… 219
7.3 医院固定资产管理制度设计 …… 220
7.4 医院固定资产管理流程设计 …… 229
7.5 医院固定资产管理工具设计 …… 237
7.6 医院固定资产业务表单设计 …… 239
7.7 医院固定资产管理方案设计 …… 247

第八章 医院收入精细化管理 …… 253
8.1 医院收入管理体系设计 …… 253
8.2 医院收入管理岗位职责设计 …… 256
8.3 医院收入管理制度设计 …… 259
8.4 医院收入管理流程设计 …… 266
8.5 医院收入管理工具设计 …… 270
8.6 医院收入管理常用表单设计 …… 272
8.7 医院收入管理方案设计 …… 276

第九章 医院成本精细化管理 …… 284
9.1 医院成本管理体系设计 …… 284
9.2 医院成本管理岗位职责设计 …… 287
9.3 医院成本管理制度设计 …… 288
9.4 医院成本管理流程设计 …… 303
9.5 医院成本管理工具设计 …… 308
9.6 医院成本业务表单设计 …… 316
9.7 医院成本管理方案设计 …… 321

第十章 医院支出精细化管理 …… 329
10.1 医院支出管理体系设计 …… 329
10.2 医院支出管理岗位职责设计 …… 331
10.3 医院支出管理制度设计 …… 332

10.4 医院支出管理流程设计 …… 340
10.5 医院支出管理工具设计 …… 342
10.6 医院支出管理表单设计 …… 348
10.7 医院支出管理方案设计 …… 350

第十一章 医院对外投资的精细化管理 …… 363
11.1 医院对外投资管理体系设计 …… 363
11.2 医院对外投资管理岗位职责设计 …… 365
11.3 医院对外投资管理制度设计 …… 366
11.4 医院对外投资管理流程设计 …… 374
11.5 医院对外投资管理工具设计 …… 376
11.6 医院对外投资业务表单设计 …… 380
11.7 医院对外投资管理方案设计 …… 382

第十二章 医院物价收费精细化管理 …… 386
12.1 医院物价收费管理体系设计 …… 386
12.2 医院物价收费岗位职责设计 …… 388
12.3 医院物价收费管理制度设计 …… 389
12.4 医院物价收费管理流程设计 …… 395
12.5 医院物价收费管理工具设计 …… 400
12.6 医院物价收费业务表单设计 …… 402
12.7 医院物价收费管理方案设计 …… 406

第十三章 医院内部审计精细化管理 …… 412
13.1 医院内部审计管理体系设计 …… 412
13.2 医院内部审计岗位职责设计 …… 415
13.3 医院内部审计管理制度设计 …… 416
13.4 医院内部审计管理流程设计 …… 423
13.5 医院内部审计管理工具设计 …… 424

13.6 医院内部审计管理表单设计 …… 427
13.7 医院内部审计管理方案设计 …… 434

第十四章 医院医疗保险精细化管理 …… 440
14.1 医院医疗保险管理体系设计 …… 440
14.2 医院医疗保险管理岗位职责设计 …… 443
14.3 医院医疗保险管理制度设计 …… 445
14.4 医院医疗保险管理流程设计 …… 454
14.5 医院医疗保险管理工具设计 …… 458
14.6 医院医疗保险业务表单设计 …… 460
14.7 医院医疗保险管理方案设计 …… 463

第十五章 医院绩效精细化管理 …… 471
15.1 医院绩效管理体系设计 …… 471
15.2 医院绩效管理岗位设计 …… 474
15.3 医院绩效管理制度设计 …… 475
15.4 医院绩效管理流程设计 …… 481
15.5 医院绩效管理工具设计 …… 487
15.6 医院绩效考核表单设计 …… 492
15.7 医院绩效管理方案设计 …… 501

第十六章 医院财务报告与分析精细化管理 …… 509
16.1 医院财务报告与分析管理体系设计 …… 509
16.2 医院财务报告与分析岗位职责设计 …… 512
16.3 医院财务报告编制规范及分析制度设计 …… 513
16.4 医院财务报告编制与分析流程设计 …… 519
16.5 医院财务报告编制与分析管理工具设计 …… 521
16.6 医院财务报告编制与分析表单设计 …… 532
16.7 医院财务报告与分析管理方案设计 …… 550

第十七章 医院经济运行精细化管理信息构建 …… 554
17.1 构建信息系统的重要性和必要性 …… 554
17.2 信息系统规划 …… 556
17.3 信息系统设计 …… 559
17.4 管理信息化解决方案 …… 576
17.5 信息系统应用案例分析 …… 596

第一章　医院经济运行精细化管理概述

1.1　医院经济运行精细化管理的作用

现代医院的管理目标是通过科学、合理、有效地使用卫生资源，向社会提供优质的医疗服务，满足人民群众的医疗需求。医院的医疗、科研、教学等活动最终都可以反映到经济活动上来。通过对医院经济的管理活动，可以最大限度地增收节支，提高社会及经济效益，也可以检验、衡量医院管理的水平，促进医院管理系统的改善。

我国医院经济运行管理长期以来缺乏系统性、规范性的培训，加之新的《医院财务制度》只是概念性框架，在实际的业务中，许多医院在经济管理方面还存在许多问题，以至于每家医院有每家医院的做法。为了使经济管理工作的各项具体操作及部门内部管理井然有序、有据可依，医院必须建立、健全经济运行体系。医院经济运行涉及的内容很多，要想将所有的工作都落实到实处，就必须将管理工作精细化，构建规范化、格式化、标准化、统一的经济运行管理体系。

精细化管理是一种理念，一种文化。它是源于发达国家（日本20世纪50年代）的一种企业管理理念，它是社会分工的精细化，以及服务质量的精细化对现代管理的必然要求，它是一种管理理念和管理技术，是通过规则的系统化和细化，运用程序化、标准化、数据化和信息化的手段，组织管理各单元精确、高效、协同和持续运行，以获得更高效率、更高效益和更强竞争力。“精”就是切中要点，抓住运营管理中的关键环节；“细”就是管理标准的具体量化、考核、督促和执行。精细化管理的核心在于，实行刚性的制度，规范人的行为，强化责任的落实，以形成优良的执行文化。

实施精细化管理对于促进医院的发展具有重要作用，表现在：

（1）通过精细化管理，可以进一步落实医院的经济管理目标，细化医院成本费用指标管理，量化医院成本费用标准，实现责、权、利相结合的考核，实现医院经营目标。

（2）实施精细化管理，可以促进医院实现人力、资金、物资、信息、技术等资源全方位的优化组合，科学整合、高效利用医疗卫生资源。

（3）实施精细化管理，可以提高医院员工的节约意识，加大医院内部挖潜、开源节流、增收节支的力度，降低医疗成本，提高经济效益，提升医院的赢利能力和市场竞争力。

（4）实施资金周转和现金流量的精细化管理，可以抵御和防范医院财务风险，避免因现金匮乏，或因资金周转不灵影响医院正常运行。

（5）实施精细化管理，可以拓展医院管理工作的广度和深度，以科学的管理制度和管理手段为平台，制定和实施各项管理制度和措施，建立起切实可行的工作规范和督察机制，细化岗位职责和健全医院内部管理制度。

1.2 医院经济运行精细化管理的原则

精细化管理是建立在常规管理的基础上，并将常规管理引向深入的基本思想和管理模式，是一种以最大限度地减少管理所占用的资源和降低管理成本为主要目标的管理方式。精细管理的本质意义就在于它是一种对战略和目标分解细化和落实的过程，是让医院的战略规划能有效贯彻到每个环节并发挥作用的过程，同时也是提升医院整体执行能力的一个重要途径。

1. 全面性原则

经济运行精细化管理的全面性原则体现在三个层面：

一是全方位覆盖，就是要把精细化管理覆盖到医院全部经济活动范围，从医院的预算、收入、支出、物资等到绩效、项目等多环节各方面都能网络化覆盖，没有盲点，不留空白，确保任务落到实处，工作取得实效。

二是全过程管控，就是对医院经济运行的全过程进行有效的管理和控制，精细化不是个别环节、个别程序的特殊规定，应贯穿于一切工作的始终，在时间上实现事前科学决策、事中有效掌控、事后及时总结提炼升华的全过程精细。建立从预算执行、药品及材料供应、收入、成本、绩效评价等一整套的管理控制体系，对每一个环节都严格把关，进而达到控制成本、保证质量、提高效益的目的。

三是全体系联动，就是医院内的各个科室、部门都能有机衔接、顺畅沟通、相互协同，在宏观上能够统筹规划、整合资源，在管理上能够协调运作、优势互补，在服务上能够营造环境、保驾护航。

四是全院动员，全员参与。只有突出每个员工在精细化管理中的主体地位，激发每个员工的工作激情，才能实现精细化管理的全方位、全领域、全覆盖。

2. 细化原则

经济运行精细化管理具体是把工作做细，管理做细，流程管细，其主要体现在三个层面：

一是要做到目标清晰化。就是清晰地设定医院总体目标、中期目标、年度目标、阶段目标，并通过细化、量化和标准化，分解为具体的、可操作的子目标，落实到每个部门、每个科室、每个成员，纵向到底横向到边，不留死角。

二是指标系统化。就是系统地设置医院经济运行的各项指标，全面反映考核对象的主要内容，通过各项指标之间的有机联系，达到统筹兼顾，整体最优，促使医院实现发展目标。

三是操作精细化。就是要用具体明确的量化标准取代笼统、模糊的管理要求，把管理内容逐一分解、量化为具体数字、程序、责任，使每项工作都能看得见、摸得着、说得准。

3. 创新性原则

创新是医院发展的不竭动力。精细化管理的创新主要是理念创新、技术创新、方法创新，要步步领先，追求卓越。要建立完善医院经济管理的创新体系，充分利用互联网技术实现医院经济管理过程的信息化、自动化管理。同时要充分相信群众，尊重群众的首创精神，并积极重视、支持、鼓励员工创新成果的传播、推广。

4. 严肃性原则

精细化管理严肃性原则主要体现对管理制度和流程的执行与控制要严格考核，严明纪律、严禁作风。严格考核就是要根据经济管理的目标来量化指标，根据指标来科学制定考核办法，动态监控，奖罚分明，严格兑现，将干部的使用与考核挂钩，将员工的薪酬与绩效挂钩，最大限度地克服考核中的主观性，坚决避免随意性。严明纪律，就是要从严治院，加强组织性、计划性、准确性和纪律性，严格执行经济管理法规、制度、规定、流程等，坚决纠正管理松懈、作风松散、纪律松弛等现象。严谨作风，就是对待工作要认真细致、周到严谨，完成任务兢兢业业、高度负责，处理事务秉公办事、坚持原则，从事管理要恪尽职守、执行标准。

5. 持续性原则

精细化管理的本质意义就在于它是一种对战略和目标分解细化和落实的过程，是让医院的战略规划能有效贯彻到每个环节并发挥作用的过程，同时也是提升医院整体执行能力的一个重要途径。因此，精细化管理始终不能停歇、间断，要形成连续性的规范动作与良好习惯，达到制度化、程序化、规范化。

1.3 医院经济运行精细化管理框架体系

医院在开展医疗、科研、教学的过程中，需要耗费一定的人、财、物等资源，医院的医疗、科研、教学等活动最终都可以反映到经济活动上来。医院功能发挥的过程也就是资源耗费的过程，有效利用卫生资源就是医院经济管理的主要内容。精细化经济管理的本质意义就在于它是一种对战略和目标分解细化和落实的过程，是让医院的战略规划能有效贯彻到每个环节并发挥作用的过程。一所医院在确立了建设“精细管理工程”这一带有方向性的思路后，重要的就是结合医院的现状，按照“精细”的思路，找准关键问题、薄弱环节，分阶段进行，每阶段性完成一个体系，便实施运转、完善一个体系，并牵动修改相关体系，只有这样才能最终整合全部体系，实现精细管理工程在医院发展中的功能、效果、作用。

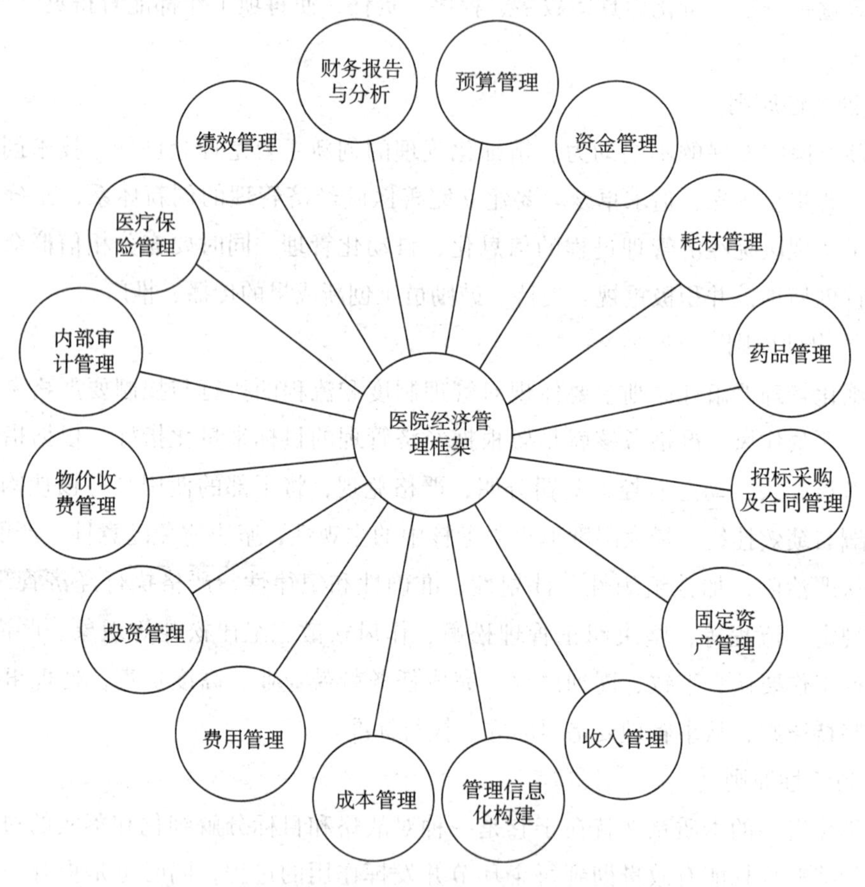

图1-1　医院经济管理框架

医院经济管理所包含的内容很多，从经济管理的过程来看，包括资源的获取、使用与产出的效果，如药品、卫生材料、设备等的购置与使用，基本设施的建设、人员的配置等，以及所投入的资源的使用效果及其合规、合法性。医院经济的精细化管理应该涵盖整个经济运行的全过程。按照新的《医院财务制度》与《会计制度》及卫计委《关于加强医疗机构财务部门管理职能、规范医院经济核算与分配管理的规定》，结合医院经济管理的具体要求，医院经济精细化管理应包括以下内容：预算管理、资金管理、卫生耗材管理、药品管理、招标采购及经济合同管理、固定资产管理、收入管理、成本管理、支出管理、投资管理、物价收费管理、医疗保险管理、绩效管理、内部审计管理、财务报告与分析管理、经济运行精细化管理信息系统构建，如图 1－1 所示。

1.4　医院经济运行精细化管理维度设计

精细化管理，它是一种管理理念和管理技术，是通过规则的系统化和细化，运用程序化、标准化、数据化和信息化的手段，组织管理各单元精确、高效、协同和持续运行，以获得更高效率、更高效益和更强竞争力。“精”就是切中要点，抓住运营管理中的关键环节；“细”就是管理标准的具体量化、考核、督促和执行。精细化管理的核心在于实行刚性的制度，规范人的行为，强化责任的落实，以形成优良的执行文化。因此，按照精细化概念的精髓，医院经济运行精细化管理的构建应该从以下六个维度来展开。如图 1－2 所示。

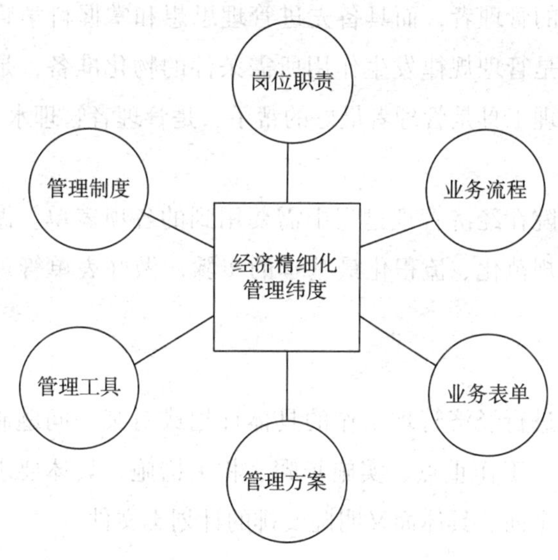

图 1－2　经济运行精细化的管理维度

1. 岗位职责

岗位职责指一个岗位所要求的需要去完成的工作内容以及应当承担的责任范围。岗位是医院为完成某项任务而确立的，由工种、职务、职称和等级内容组成。职责是职务与责任的统一，由授权范围和相应的责任两部分组成。岗位职责是医院考核的依据，有助于规范操作行为，有效地防止因职务重叠而发生的工作扯皮现象，提高工作效率和工作质量。

2. 管理制度

管理制度是医院对管理活动的制度安排，是医院员工在医院医疗活动中共同遵守的规则和准则的总称。良好的医院管理制度不仅可以保障医院经济运行的有序、规范，降低医院的运作成本，而且可以使经济管理有据可依，防止管理的随意性，实现医院的经营目标。

3. 业务流程

业务流程是为达到特定的价值目标而由不同的人共同完成的一系列活动。活动之间不仅有严格的先后顺序，而且活动的内容、方式、责任等也都有明确的界定，以使不同挥动在不同岗位角色之间转手交接成为可能。业务流程是对医院经济管理业务的一种描述，设计时主要以流程图的方式进行。业务流程图则是以适当的符号表示全部工作事项，来描述工作活动流向顺序的。业务流程图由一个开始节点、一个结束阶段及若干中间环节组成，中间环节的每个分支要设有明确的分支判断条件。

4. 管理工具

管理工具是指管理思想、处理方法、创新思维等，是医院处理经济管理问题的有效方法。医院成功的关键在于科学的管理，强化医院的管理已经成为人们的共识，医院的管理需要高素质的管理者，而具备先进管理思想和掌握科学管理方法的人倍受青睐。管理工具的本质是管理规律发生作用所需条件的物化准备，是管理者人体功能器官的延伸和放大。管理工具是管理者最好的帮手，是管理者管理水平高低的标志。

5. 业务表单

业务表单是指医院在经济管理过程中需要用到的各项表单。做好表单管理是使医院经济管理标准化、规范化、流程化最基本的步骤，做好表单管理也便于监控，便于实施管理。

6. 管理方案

管理方案是医院进行经济管理工作的具体计划或对某一问题制定的规划。一般有指导思想、主要目标、工作重点、实施步骤、相关措施、具体要求等项目，是对医院经济管理工作做出的全面、具体而又明确安排的计划类文件。

第二章　医院预算精细化管理

2.1　医院预算管理体系设计

2.1.1　医院预算管理与医院战略管理控制

预算是医院按照国家有关规定，根据事业发展计划和目标编制的年度财务收支计划。新的《医院财务制度》规定对医院实行“核定收支、定项补助、超支不补、结余按规定使用”的预算管理办法。医院要实行全面预算管理，建立健全预算管理制度。《医院财务制度》规定医院所有收支应全部纳入预算管理。

医院预算是对预算年度医院财务收支规模、结构和资金渠道所作的预计，是预算年度内医院各项事业计划和工作任务在财务收支上的具体反映，是医院财务活动的基本依据，是保证财务收支活动有计划、有步骤进行的基础和前提，是实现财务管理目标的重要手段和依据。

在医院整个管理控制系统中，预算与医院的战略规划和运营绩效之间实质上是一种以因果关系为逻辑主线、首尾相连的循环过程。一方面在医院战略规划的前提下，围绕着医院的战略目标的实现来进行预算管理控制，为预算提供一个可供遵循的框架。另一方面，预算作为一种在医院战略与运营绩效之间联系的工具，可以将既定的战略通过预算的形式加以固化与量化，以确保最终实现医院的战略目标。同时，以预算管理确定的标准为依据来衡量管理者的绩效，而医院运营的绩效反过来又决定着下一步的战略目标的制定。医院将制定、执行预算同医院战略结合起来，有助于医院战略的实现。

预算管理控制在战略目标与战略执行之间起到桥梁作用，通过对医院的战略目标的层层细化而形成的预算，可使预算责任分解将战略和战略实施联系在一起，有助于医院战略目标的实现。通过对战略执行情况的跟踪及评价分析，可以及时察觉医院内外部环境的变化，并对医院的战略目标及战略进行重新评审，及时对医院的战略做出调整。因此，医院战略管理与预算管理控制的关系密切不可分，不管从战略执行的内在要求看还是从预算管理控制的发展看，战略与预算管理控制的有机结合是医院预算管理控制的必然趋势。战略与医院运营计划、预算之间的逻辑关系如图 2－1 所示。

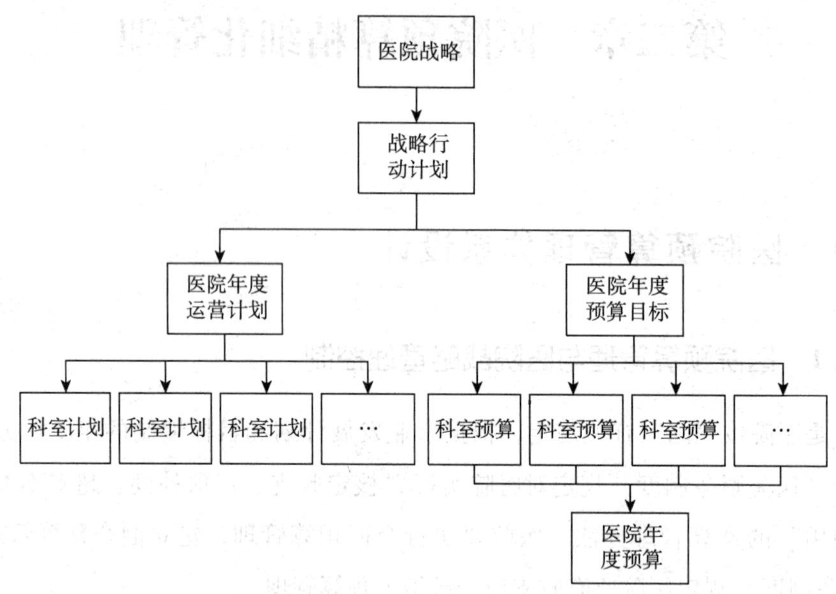

图 2－1 战略、运营计划与预算的关系

2.1.2 医院全面预算管理体系

医院全面预算管理是在医院战略目标的指引下，通过预算编制、执行与控制、考核与激励等一系列活动，全面提高医院管理水平和运营效率。医院的预算主要体现在以下三个方面：一是内容全面，预算涉及到医院运营的各个层面，不仅有与日常医疗活动直接相关的业务预算和支出预算，还有与医院长期发展相关的资本预算。二是参与编制的人员全面，医院运营目标和各部门、科室具体预算编制都要求员工的全面参与，不仅有财务人员，还有管理人员、医疗技术人员等。三是预算的全程性，全面预算不能仅停留在预算指标的设定、预算的编制与下达，更重要的是通过预算的执行与监控、分析与控制、考核与评价，真正发挥预算管理的权威性和对医院运营活动的指导和管理作用。

医院的全面预算一般包括医疗业务预算、财务预算和资本预算三大类。医院实行全面预算管理，有利于贯彻执行国家医疗卫生政策；有利于保证收支平衡，防范财务风险；有利于强化政府监管，改进和完善财务管理；有利于强化财务分析，便于绩效考核。

医院全面预算是一项综合性的工程，它既是一项非常严肃的管理制度，又是一种技术性很强的管理方法，同时也是医院的一种运营机制和责任权利安排。因此，推行全面预算管理必然涉及医院的方方面面，需要医院为全面预算管理的实施构建良好的运作平台，夯实各项基础性工作，建立相应的全面预算管理保障体系。如图 2－2 所示。

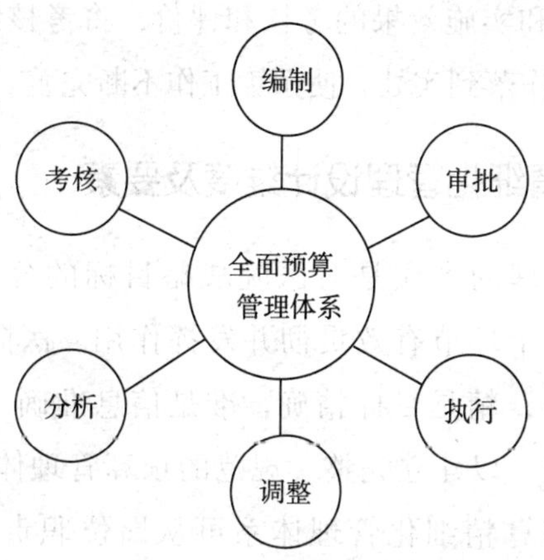

图 2－2　全面预算管理体系的框架图

医院全面预算管理要求建立适当形式的组织结构体系，良好、高效的组织体系具有整合功能、沟通功能、激励功能、规划功能，是实现医院全面预算管理目标、提高管理效率的基本保障，在全面预算管理中占有举足轻重的地位。

1. 预算管理决策机构

预算管理决策机构由预算管理委员会、职代会和院长办公会组成，是组织领导医院全面预算管理的决策机构。预算管理委员会是预算方案的综合审定机构，其审定后的预算报职代会（医院重大经济事项）和院长办公会批准，报经主管部门批准后，成为各责任中心的最终执行指标。预算管理委员会一般由院长直接负责，医院的总会计师/分管院领导和医院内各相关职能管理部门的负责人，如院长办公室、财务部门、人事部门、总务后勤部门、设备采购部门、基建部门、纪检审计等部门的负责人组成。

2. 预算管理工作机构

预算管理工作机构是在预算管理委员会领导下主管预算编制、审批、执行、调整、分析、考核等全面预算管理工作的机构，一般由预算管理常务机构、预算归口管理机构、预算监督控制机构及预算考核管理机构组成。预算管理办公室是预算管理常务机构，隶属于预算管理委员会，由财务部门牵头负责处理全面预算管理日常事务；预算归口管理机构主要包括财务部门、人事部门、总务后勤部门、设备采购部门、基建部门等，负责相关预算的编制、执行监控、分析等工作，并配合预算管理委员会和预算管理办公室做好医院总预算的综合平衡、执行监控、分析、考核等工作；预算监督控制机构主要包括审计部门、财务部门，其他部门根据需求配合实施，从而对全面预算管理进行事前、事中和事后控制，保证全面预算管理正常运行；预算考核管理机构主要包括财务部门、人事部门，其他预算工作职能部门配合完成。预算考核管理机构负责全面预算管理实施过程和实施效果的考核和评价，将考核结果与奖惩结合起来，确保全面预算管理的各项工作落到实处，使预算工作不断完善。

2.1.4 医院预算精细化管理设计维度及要素

医院预算的精细化管理的本质是对医院战略目标的分解、细化和落实的过程，保证医院的战略能够在各个环节有效贯彻并发挥作用。医院预算精细化管理要实现精、准、细、严四个特征，精是目标精确，准是信息准确，细是执行细化，严是监控严格。通过精细化管理，以建立完整、规范的预算管理体系，使预算管理科学化、标准化、程序化。医院预算精细化管理体系可从岗位职责、管理制度、业务流程、管理工具、业务表单和管理方案六个维度进行设计。精细化预算管理体系的要素见表2－1。

表2－1 预算管理体系设计要素

设计纬度	设计要素	设计纬度	制度编号
岗位职责	预算管理委员会职责 预算管理办公室职责 预算归口部门职责 基层预算科室职责	管理工具	预算编制方法 预算目标分解 预算授权体系
管理制度	医院预算管理制度 医院项目支出预算管理制度	业务表单	财务预算表 医疗业务成本预算表 管理费用季度预算表 科研项目预算表 药品（卫生材料）预算表 预算调整申请（批）表 预算追加申请（批）表
业务流程	预算编制流程 预算调整流程 预算差异分析流程 预算考核流程	管理方案	医院服务量预算编制方案 医疗收入预算编制方案 医院支出预算编制方案 医院预算考核实施方案

2.2 医院预算管理岗位职责设计

2.2.1 预算管理委员会职责

预算管理委员会职责
• 审议通过预算管理的相关政策、规定、制度等； • 结合医院事业发展计划，组织相关部门预测医院年度预算目标； • 审议通过年度预算目标、编制方法和编制程序； • 审查预算管理办公室上报的医院预算方案并提出意见； • 审议通过预算管理办公室上报的医院预算草案，并提交院长办公会审批； • 将经过院长办公会审批的预算草案报送上级主管部门； • 将经过上级主管部门审批的预算正式下达； • 协调预算编制及执行过程中的问题； • 检查、监督和分析预算执行情况，提出改善措施； • 审查科室、职能部门预算调整申请，并按规定程序逐级上报； • 审定年度决算，并提出考核奖惩意见。

2.2.2 预算管理办公室职责

预算管理办公室职责
• 由财务部门牵头实施预算管理办公室的主要职责； • 传达医院年度预算目标，具体指导科室、职能部门编制预算方案； • 初步审查、协调和平衡科室、职能部门的预算方案； • 汇总编制医院的预算方案，报送预算管理委员会审查； • 与科室、职能部门沟通预算管理委员会审查意见，形成医院预算草案； • 根据院长办公会审批意见，调整医院预算草案； • 根据上级主管部门审批后的预算，分解、细化到科室、职能部门，并按科室、职能部门下达正式预算； • 组织医院预算的执行，按照预算审批权限，监督、控制科室、职能部门的预算执行情况，控制无预算、超预算的支出； • 收集科室、职能部门预算调整申请，并报送预算管理委员会审查； • 定期分析预算执行进度情况，编写预算执行分析报告，对专项经费进行专题分析，对重大资金项目进行绩效评估，并向预算管理委员会提交报告。

2.2.3 预算归口部门职责

预算归口部门职责
预算归口部门是指规定组织内某种资源或某类项目由一个专门的部门负责审批和管理，如财务部门、人事部门、总务后勤部门、设备采购部门、基建部门等。各科室编制预算时若涉及归口管理项目，则需要先通过相

续表

预算归口部门职责
应归口管理部门的审批。 • 审核各基层预算科室归口支出预算，将审核通过的项目汇总上报预算管理办公室； • 根据预算管理委员会、院长办公会的意见修改归口支出预算； • 下达正式批复的归口支出预算； • 收集各基层预算科室归口支出预算调整申请，并报送预算管理办公室； • 定期进行归口支出预算的监督管理，并将结果上报预算管理办公室。

2.2.4 基层预算科室职责

基层预算科室职责
基层预算科室是指科室预算的编制和执行部门，包括全院所有科室，由科室负责人对其全面负责。 • 根据医院预算目标，结合本科室、职能部门实际情况，按规定编制科室、职能部门预算方案； • 向归口管理部门申报归口预算； • 按照各级主管部门提出的审查、审批建议意见，修订科室、职能部门预算方案； • 提出科室、职能部门预算调整的申请； • 严格执行正式批复预算，接受相关部门监督检查。

2.3 医院预算管理制度设计

2.3.1 医院预算管理制度

为加强医院预算管理，规范和加强各科室、职能部门预算行为，科学合理筹集、分配和使用医院预算资金，进一步促进医院院事业的发展，根据《医院财务制度》和《医院会计制度》要求，结合医院实际情况，特制定本制度。

第一章 总 则

第1条 预算是指医院按照国家有关规定，根据事业发展计划和目标编制的年度财务收支计划。医院预算由收入预算和支出预算组成。医院所有收支应全部纳入预算管理。预算能够细化医院战略规划和年度运作计划，是对医院整体经营活动一系列量化的计划安排。

预算管理是对预算的编制、审批、执行、控制、调整、分析和考核等管理方式的总称。

第2条 预算管理旨在实现经济业务的有计划开展，体现了经济管理的约束与激励机制，有利于优化医院资源配置，通过明确医院各级部门经济管理的责权利，充分调动科室管理积极性，推动医院事业可持续健康发展。

第 3 条　医院通过预算管理来监控发展目标的实施进度，实现经济业务的可控、有序开展，通过对预算执行情况的分析和评价，实现绩效管理。在医院预算目标的引导下，各科室、职能部门要围绕预算目标开展医疗活动，完成年度经营目标管理考核规定的任务。

第 4 条　医院需进一步完善预算管理制度，配备相应的预算管理机构和人员，配备相应的硬件与软件，通过在各级部门加强预算管理的业务培训，推动预算管理在医院的发展，构建基于预算的医院经济管理模式。

第二章　预算管理的目标与任务

第 5 条　预算管理要实行目标管理，预算目标是根据医院战略行动计划和年度目标的要求，配合战略实施和保证日常业务开展所应完成的工作目标。

第 6 条　医院应根据发展战略目标，确定本年度经营目标，逐层分解到各科室、职能部门，以一系列的预算、控制、协调、考核为内容，自始至终将各部门各科室的经营目标和医院的战略发展目标联系起来，对其分工负责的经营活动全过程进行控制和管理，实现业绩考核与评价，推动医院事业发展。

第 7 条　医院预算目标分解应自上而下分解并下达，医院发展战略目标为长期目标，长期目标应分解到中期目标，再分解为年度目标，最后分解到每月。预算目标分解的过程，也是医院目标到部门、科室目标的过程。

第 8 条　预算管理的基本任务是根据医院战略目标，确定医院年度经营目标并组织实施；明确医院各科室、职能部门的职责与权限，发挥各级预算部门和预算科室的职能作用；合理配置医院各项资源；对医院经济活动进行管理、控制、分析和监督；为考核评价医院经营财务业绩提供有效依据。

第三章　预算编制及审批

第 9 条　医院预算编制的期间为自然年度。

第 10 条　医院预算编制是实施预算管理的关键环节，预算编制质量的高低直接影响预算执行结果。预算编制要在预算管理委员会制定的编制方针指引下进行。

第 11 条　医院预算编制遵循的原则：

1. 统一领导、分级管理原则。医院预算编制由预算管理委员会统一领导，由预算管理办公室负责组织实施，由各科室、职能部门具体负责编制。

2. 完整性原则。医院实行全面预算，所有经济事项均须纳入预算管理。

3. 依法理财原则。预算编制要符合国家法律法规，体现国家有关方针政策和经济社会发展规划，做到收支测算准确完整，预算安排真实合法。

4. 以收定支、收支平衡原则。坚持量入为出，勤俭节约，收支平衡。

5. 统筹兼顾、保证重点原则。医院要对各类资金统筹调度，合理安排，优先保障基本支出，根据医院财力组织项目支出。

第12条 预算编制方针应包括：

1. 医院年度经营目标；

2. 医院经营导向；

3. 费用分摊标准；

4. 业绩评价标准。

第13条 预算编制要求。

预算编制要体现约束与激励机制，医院总预算确定后，需分解落实到各职能部门、各科室。只有将责任目标层层分解到每个部门和每个科室，才有实现的坚实基础，只有明确各自的责权利，才能调动医院内部各部门的积极性。因此，预算编制需遵循以下要求：

1. 预算内容需与各科室、职能部门业务活动性质相一致；

2. 预算的水平需与各科室、职能部门业务活动规模相一致，保证责权利对等；

3. 预算需明确财务计划目标的实现，相互之间应能协调一致；

4. 预算的确定需充分发挥各科室、职能部门的积极性，考虑其合理要求。

第14条 医院预算编制内容。

按照预算管理体制确定的收支范围，预算包括收入预算和支出预算。收入预算包括医疗收入预算、财政补助收入预算、科教项目收入预算和其他收入预算。支出预算包括医疗业务支出预算、财政项目补助支出预算、科教项目支出预算、管理费用支出预算和其他支出预算。

1. 收入预算：收入是医院在开展医疗、教学、科研活动中取得的各项收入，包括医疗收入、财政补助收入、科教项目收入和其他收入。

（1）医疗收入是医院开展医疗服务活动取得的收入，包括门诊收入和住院收入。门诊收入又包括挂号收入、诊察收入、检查收入、化验收入、治疗收入、手术收入、卫生材料收入、药品收入、药事服务费收入、其他门诊收入等。住院收入又包括床位收入、诊察收入、检查收入、化验收入、治疗收入、手术收入、护理收入、卫生材料收入、药品收入、药事服务费收入、其他住院收入等；

（2）财政补助收入是医院按照部门预算隶属关系从同级财政部门取得的各类财政补助收入，包括基本支出补助收入和项目支出补助收入；

（3）科教项目收入是医院取得的除财政补助收入外专门用于科研、教学项目的补助收入；

（4）其他收入是医院开展医疗业务、科教项目之外的活动所取得的收入，包括培训收入、租金收入、食堂收入、投资收益、财产物资盘盈收入、捐赠收入、确实无法支付的应付款项等。

2. 支出预算：支出是医院在开展医疗、教学、科研活动中发生的各项支出，包括医疗业务成本、财政项目补助支出、科教项目支出、管理费用和其他支出。

（1）医疗业务成本是医院开展医疗服务活动发生的支出。按经济分类包括人员经费、耗用的药品及卫生材料支出、计提的固定资产折旧、无形资产摊销、提取的医疗风险基金和其他费用。其中人员经费包括基本工资、绩效工资、社会保障费、住房公积金等。其他费用包括办公费、印刷费、水费、电费、邮电费、取暖费、物业管理费、差旅费、会议费、培训费等；

（2）财政项目补助支出是使用财政项目补助发生的支出；

（3）科教项目支出是使用除财政补助收入以外的科研、教学项目活动所发生的各项支出；

（4）管理费用是指医院行政及后勤管理部门为组织、管理医疗、科研、教学业务活动所发生的各项费用；

（5）其他支出是指医院发生的，无法归属到医疗业务成本、财政项目补助支出、科教项目支出、管理费用中的支出。包括培训支出、食堂提供服务发生的支出、出租固定资产的折旧费等。

第 15 条　医院预算编制应按照国家预算编制的有关规定，对以前年度预算执行情况进行全面分析研究，根据年度事业发展计划以及预算年度收支的增减因素，测算编制收入支出预算。

第 16 条　医院收入预算编制要根据医院年度事业发展计划以及预算年度影响预算收入各项因素增减变化情况，全面统筹考虑。

第 17 条　医院支出预算编制要根据业务活动需要和可能，做到“量入为出、量力而行”，实现收支平衡。首先要保证人员经费以及日常业务正常运行的公用性支出，然后本着“先急后缓、先重后轻”的原则，妥善安排项目支出。对于金额较大项目应进行可行性研究和论证，根据项目的必要性、可行性、合理性以及项目概算等进行评审并集体决策通过后，方可作为编制预算的依据。

第 18 条　医院预算编制步骤。

预算编制工作分为准备、编制、审批三个阶段。

1. 准备阶段。

预算管理办公室对以前年度预算执行情况进行全面分析研究，根据上级主管部门和财政部门对预算编报的具体要求和医院下年度事业发展计划，对下一年度预算编制进行调研准备，包括收集整理有关资料、核定基本数据、测算各种影响医院收支的因素等，形成预算编制指导方针，报预算管理委员会批准。

2. 编制阶段。

预算管理办公室根据预算管理委员会预算编制指导方针，统一组织职能部门和各科室预算编制工作。根据医院预算归口管理原则，职能部门负责编制分预算，其中人事部门负责人员经费预算，包括职工信息、职工薪酬等基础信息库的编制；设备采购部门负责资产采购预算，包括汇总管理各科室医疗设备配置申请、采购可行性分析以及设备效益分析等；科研部门负责科研项目预算编制，包括科研资金的配备与使用；总务后勤部门负责总务类资产的采购预算；基建部门负责基建项目预算等，其他项目由财务部门编制。各项预算草案编制完成后，由预算管理办公室统一审查、汇总、分析，根据事业发展计划和医院资金状况编制医院总预算草案，报医院预算管理委员会审批。

3. 审批阶段。

医院预算管理委员会对医院总预算草案进行审议，审议通过并经院长办公会审批后报上级主管部门，上级主管部门审批通过后报财政部门，财政部门根据国家宏观经济政策和预算管理的有关要求对医院预算按照规定程序进行审核批复。

医院根据上级主管部门和财政部门批复的预算组织执行。

第 19 条 预算编制的程序。

医院预算编制实行“二下二上”的工作程序。预算委员会根据医院运营发展战略及年度运营目标，确定医院年度预算目标。根据预算目标，预算委员会拟定各部门及科室预算目标及编制要求，预算管理办公室以文件或办公网形式部署医院预算编制任务，为“一下”；各部门和科室召开预算会议，讨论本部门及科室的预算编制情况，根据预算委员会的要求及本部门及科室的上年度的业绩及下年度的发展目标制定本科室及部门的预算草案，各科室预算编制完成后报归口职能部门，职能部门根据本部门业务特点组织编制本部门分预算，报预算管理办公室，预算管理办公室对分预算进行收集、分类、汇总，按照事业发展计划和医院财务状况，拟定总预算，报医院预算管理委员会审议，为“一上”；预算管理委员会审批完成后下达，预算管理办公室根据预算管理委员审批后调整意见下达职能部门，为“二下”；职能部门进行分预算调整，分预算调整完成后，再次报预算管理办公室，预算管理办公室审核通过后报预算管理委员会审批，为“二上”。预算管理委员会审议通过形成医院年度预算方案，并经院长办公会批准后下达预算管理办公室，预算管理办公室根据政策要求逐级报上级主管部门和财政部门审批，上级主管部门和财政部门审批通过后，形成医院下年度正式预算，预算管理办公室将正式预算下达预算执行部门和医院各科室。具体工作程序如下：

1. 预算管理委员根据医院的发展战略和医院经济状况，提出下年度总体预算目标，确定预算编制政策。

2. 预算管理办公室结合财政部门、上级卫生行政主管部门的编制规定，提出预算编制要求，通过医院文件或办公网等形式下达各归口职能部门和医院各科室。

3. 归口职能部门根据本部门业务特点和上年度预算完成情况、本年度工作安排，编制本部门下年度预算，经分管院领导签署意见后报财务部门。超过一定金额的项目需附可行性分析报告及绩效分析报告。

4. 预算管理办公室对归口职能部门申报的预算进行收集、分类、汇总，初步审核后，报分管财务工作的总会计师/分管院领导审查后形成预算草案。

5. 预算管理办公室或总会计师/分管院领导向预算管理委员会提交预算草案，预算管理委员会对所申报预算逐项审核、讨论，综合平衡，全盘考虑，提出修改意见，确定预算草案。

6. 预算管理办公室将预算草案报上级主管部门审批，审批通过后形成医院正式预算。

7. 预算管理办公室向各部门下发预算方案。

第四章　预算执行及调整

第20条　预算责任分解。

上级主管部门批复预算后，医院要严格执行，由预算管理办公室组织实施，预算管理办公室要将预算指标层层分解，落实到具体的预算执行部门或个人。上级主管部门批复的医院预算具有权威性，是控制医院日常业务、经济活动的依据和衡量其合理性的标准，医院在预算执行过程中应定期将执行情况与预算进行对比，及时发现偏差、分析原因，采取必要措施，以保证预算整体目标的顺利完成。

1. 医院预算执行遵循以下原则：

（1）严格执行预算原则。年度预算指标下达以后，职能部门、各科室应严格遵守预算，不准突破预算指标，特殊情况需调整的，需遵照相应的预算程序请示后方可调整预算，调整预算未经批准，不得执行。

（2）分级组织实施原则。预算管理办公室对医院总预算执行负责，职能部门对本部门预算执行负责，各科室对本科室预算执行负责。预算执行过程中，本着节约原则有序使用预算资金，严格执行财务支出审批制度和程序，积极配合预算执行的监督和检查。

2. 医院预算执行程序。

由于财务部门为牵头实施预算管理办公室的主要职责，则财务部门是组织医院预算执行的主要部门，其他职能部门是组织本部门预算执行的机构，财务部门应完善预算执行程序，完善预算执行手段，严肃预算执行过程，严格控制无预算支出。

（1）建立健全预算执行责任制，预算管理委员会和财务部门对医院总预算执行进行监督，分管院领导对所分管部门预算的执行进行监督，职能部门对本部门预算执行进行监督。

（2）财务部门为职能部门建立预算执行管理账户，全面核算预算执行情况，采用电子版或纸制版形式，逐项、逐笔登记职能部门预算项目、预算额度以及预算的实际执行情况。

（3）财务部门为各科室建立预算执行管理账户，全面跟踪预算实际执行过程，对报销项目逐项逐笔审核，序时记录。

（4）预算执行过程中，财务部门要完善审批流程。办理收支等经济业务前，由职能部门和分管院领导根据业务特点审批，财务部门根据医院预算审批，审批通过后方准执行。各科室收支等经济业务完成后，经职能部门、分管院领导和财务部门审核后办理报销结算等业务。

（5）加强预算执行情况分析，建立预算定期公告制度，定期召开预算控制例会。预算执行过程中，财务部门应定期公告预算执行情况，财务部门、各预算执行部门应定期召开周例会或月例会，对预算执行情况进行分析。

第 21 条 医院应按照国家预算管理的相关规定和省财政部门、上级主管部门的有关要求，定期向上级主管部门报送预算执行和重点项目执行情况。

第 22 条 预算调整。

经财政部门和主管部门批准的预算一般不予调整。因事业发展计划有较大调整、或者根据国家有关政策需要增加或减少支出对预算执行影响较大时，医院应当按照规定程序提出调整预算建议，经主管部门审核后报财政部门按规定程序调整预算。

预算调整需要经过申请、审议和批准三个主要程序。

1. 首先应由各科室、归口职能部门等预算执行部门提出书面预算调整申请，填写预算调整申请单，说明理由及预算调整方案；

2. 预算管理办公室根据预算执行情况提供调整前后的预算指标对比，对提出的预算调整申请进行审核，并提出审核意见；

3. 预算管理办公室将要调整的预算报预算管理委员会审批。预算管理委员会审议通过后，下发给申请部门遵照执行；

4. 财政性支出须报财政部门审批才能调整。

第 23 条 收入预算调整后，相应调整支出预算。

第五章　预算分析及考核

第 24 条　预算管理办公室负责预算执行分析。预算管理办公室须加强预算分析管理，提高预算执行的有效性。

1. 由财务部门建立预算管理账户。采用电子版或纸制版形式，对各归口职能部门、各预算执行科室的预算执行情况进行考核分析，做好预算调控工作。

2. 预算分析的内容：

（1）对职能部门、各预算执行科室预算管理账户进行统计，分析各部门预算完成情况；

（2）充分考虑影响支出的各种因素，对预算执行数与预算目标数之间的差额进行比较，并分析原因；

（3）将当期预算执行数与上年同期预算执行数相比较，并与年初预算、预算批复进行对比分析，找出产生差额的原因。

3. 定期检查分析财务预算执行情况并形成书面报告。

第 25 条　考核主体。预算执行的结果应纳入医院整体绩效考核工作中，由绩效管理部门或财务部门实施考核。

第 26 条　预算的考核具有两层含义：一是对医院经营业绩进行评价；二是对预算执行者的考核。预算考核是发挥预算约束与激励作用的必要措施，通过预算目标的细化分解与激励措施的付诸实施，达到提升医院经济管理的目的。

第 27 条　预算考核是对预算执行效果的一个认可过程。预算考核应遵循以下原则：

1. 目标原则：以预算目标为基准，按预算完成情况评价预算执行者的业绩。

2. 激励原则：预算目标是对预算执行者业绩评价的主要依据，考核必须与激励制度相配合。

3. 时效原则：预算考核是动态考核，每期预算执行完毕应立即进行。

4. 例外原则：对一些阻碍预算执行的重大因素，考核时应作为特殊情况处理。

5. 分级考核原则：预算考核要根据组织架构层次或预算目标的分解层次进行。

第 28 条　财务部门须将预算执行情况和绩效考核挂钩，提高预算执行的严肃性。通过预算绩效考核，全面总结评价各部门预算的编制是否准确，执行是否合理、准确、科学，调整是否合规等内容，以提高资金使用效益。建立完善预算收入支出绩效考核制度，考核结果作为以后年度预算编制和安排预算的重要参考以及实现科室奖惩的重要依据。

第 29 条　预算绩效考核包括下列内容：

1. 预算管理工作的质量和效率；

2. 预算执行情况和执行效率；

3. 预算资金的使用效益和效果，预算绩效目标的落实情况。尤其是大型项目的资金使用，主要包括预期目标完成情况、完成的质量、及时性和项目完成后产生的社会效益和经济效益等方面。

第30条 绩效考核采取定性和定量相结合的方式，考核方法主要采取比较法、因素分析法、成本效益分析法等。

第31条 医院应根据绩效考核结果，及时调整优化以后年度预算支出结构，进一步加强财务管理，提高资金的使用效益。

第32条 预算绩效考核的程序。

1. 由预算管理委员会组织进行预算绩效考核，提出考核方案，预算管理办公室具体实施；

2. 年末预算管理办公室对职能部门、各科室按不同项目形成预算执行情况报告，向预算管理委员会汇报；

3. 职能部门向预算管理委员会汇报本部门预算管理措施及制度建设情况、预算资金使用情况和资金使用效益情况；

4. 预算管理委员会根据预算实际执行情况与预算目标相对照，对预算部门进行综合打分；

5. 根据考核结果，对预算执行科室实现奖惩；

6. 预算管理委员会或财务部门将预算绩效考核结果在一定范围内公布，接受监督；

7. 财务部门和职能部门总结分析预算实际执行情况，总结经验，为下年度预算作好准备。

第六章　附　则

第33条 本制度由预算管理委员会制定并监督实施。本规定未作规定或没有明确规定的事项须经预算管理委员会批准，然后执行或办理。

第34条 本制度自20××年××月××日起实施。

2.3.2 医院项目支出预算管理制度

第一章　总　则

第1条 为规范和加强医院项目支出预算管理，提高资金使用效益，根据《医院会计制度》《医院财务制度》和国家财经法律法规有关规定，结合医院的实际情况，制定本制度。

第2条　本办法适应于院级项目支出预算管理。

第3条　项目支出预算，是医院为完成特定的工作任务或事业发展目标所安排的预算，包括年度项目预算、上年度结转项目和年度中追加的项目支出预算。

第4条　按照项目性质不同，划分为业务类项目、投资类项目和发展类项目。

业务类项目，是指与单位业务活动紧密相关的专项支出，主要指一般商品和服务支出以外的公用支出项目和各项特定补助项目。包括大宗印刷费、物业管理费、维修费、专用材料费（药品费、卫生材料费等）、租赁费、会议费、其他专项商品和服务支出。

投资类项目，是指按照国家有关规定，用于购置固定资产、土地和无形资产，以及构建基础设施、大型修缮等。包括房屋建筑屋构建、办公设备购置、专用设备购置、公务用车购置、其他交通工具购置、基础设施建设、大型修缮、信息网络构建和其他基本建设支出。

发展类项目，指医院安排的用于支持医院可持续发展的专项支出、基金项目及其他有固定用途的项目。如应用技术研究与发展基金。

第5条　项目支出预算管理应遵循以下基本原则：

1. 综合预算管理。项目支出要充分体现不同资金来源和以前年度结余资金统筹安排的要求。

2. 科学论证原则。申报的项目应当进行充分的可行性论证和严格的考核，按轻重缓急排序后，视医院当年财力状况合理安排。

3. 跟踪问效原则。财务部门对医院各职能部门和各科室预算项目执行过程实施追踪问效，对项目完成结果进行绩效考核。

4. 与资源存量相结合原则。项目支出预算安排应与各科室、职能部门现有公共资源占有情况相结合，提高资源配置和资金使用效率。

第二章　项目管理组织体系

第6条　参见《××医院预算管理制度》，财务部门为项目预算管理常设机构。

第三章　项目库管理

第7条　项目库是对项目进行规范化、程序化、精细化管理的数据库系统，是项目支出预算管理的重要组成部分。

第8条　按照项目的预算安排时间，项目库分为延续项目、新增项目和备选项目。延续项目是指以前年度批准的、需要在本年度预算中继续安排的项目；新增项目是指预算年度新增的需列入预算的项目；备选项目是指项目库中以前年度预算未安排的项目。

第 9 条 项目库由财务部门统一规划，各职能部门、各科室对各自设立的项目库实行分级管理。纳入项目库的项目，应当经过充分论证，按照轻重缓急进行排序，滚动管理。

第四章 项目申报

第 10 条 各职能部门根据履行行政职能的需要、事业发展的总体规划，组织各科室合理编制各类项目支出预算。对于拟新增或增加支出规模的项目，应当从立项依据、可行性论证等方面进行严格审核。申报材料要齐全、完整。

第 11 条 申报的项目应当符合以下条件：

1. 应当符合履行职能和促进事业发展的需要；
2. 有明确的项目内容、组织实施计划、科学合理的项目预算和绩效目标，并经过充分的研究和论证。

第 12 条 申报项目应遵循以下程序：

1. 各科室、职能部门依照预算归口管理原则申报项目，不得越级申报；
2. 各职能部门对各科室申报的项目进行审核，将符合条件的项目报财务部门，纳入医院项目库；
3. 根据年度部门预算编制要求，财务部门组织对项目库中的项目进行科学论证、择优排序，向预算管理委员会汇报，预算管理委员会审议通过后，财务部门统一向上级主管部门申报。

第 13 条 申报项目的具体要求：

1. 各职能部门、各科室项目申报材料必须真实、准确、完整；
2. 各职能部门购置有规定配备标准或限额以上资产的，按照行政事业单位国有资产管理有关规定执行；
3. 各职能部门应当按照规定的时间将项目预算报送财务部门，财务部门按规定时间报送预算管理委员会，预算管理委员会审议通过后，由财务部门上报上级主管部门。

第五章 项目审核

第 14 条 项目审核的内容主要包括：

1. 各科室申报的项目是否符合规定的申报条件；
2. 项目申报材料是否符合规定的填报要求，相关材料是否齐全等；
3. 项目的申报内容是否真实、完整；

4. 项目的规模及开支标准是否符合政策规定；

5. 资产的购置项目是否符合有关规定；

6. 项目排序是否合理等。

第 15 条　项目预算按照归口管理原则，由各科室报归口职能部门，归口职能部门审核后报财务部门，财务部门审核后报预算管理委员会，纳入医院项目库。

第六章　项目支出预算核定

第 16 条　财务部门根据医院事业发展规划和上级有关政策方针，根据年度财力状况，并结合以前年度资金结余、部门资产情况，对项目库中的项目进行排序，并确定支出预算控制数。业务类项目原则上根据各科室职能和业务活动量确定；投资类项目按照上级有关规定，先进行必要的规划设计、可行性研究和评审论证后，然后确定数额。财务部门支出预算控制数草案确定后，报预算管理委员会审议。

预算管理委员会确定支出预算控制数后，由财务部门下达各职能部门。

第 17 条　对于需要进行论证的项目，各职能部门应认真履行程序，对项目支出预算实施评审论证。

第 18 条　各职能部门按照财务部门下达的项目支出预算控制数，编制本部门项目支出预算并下达各科室。

第 19 条　属于政府集中采购目录内的项目，应当纳入政府采购预算，并按照政府采购的有关规定执行。

第七章　项目实施

第 20 条　项目支出预算已经批复，各职能部门、各科室不得自行调整。预算执行过程中，如发生项目变更、终止，必须按照规定的程序报批，并进行预算调整。

第 21 条　各职能部门、各科室必须严格按照批复的项目支出预算，认真组织实施。

第 22 条　项目完成后的结余资金，由财务部门按照医院规定执行。

第八章　项目的监督检查与绩效考核

第 23 条　预算管理委员会、财务部门、各职能部门以及各科室应当对项目的实施过程和完成情况进行监督、监查，对违反医院规定的行为，予以处理。

第 24 条　对于已经完成的项目，财务部门和各职能部门要及时组织验收和总结，并将项目完成情况报送预算管理委员会。

第 25 条　按照省财政厅、省卫生厅关于开展项目支出绩效考核工作的有关要求，财务部门、各职能部门负责组织实施本部门及所属单位的绩效考核工作。

第 26 条 财务部门应将项目绩效考核结果及时报送预算管理委员会，预算管理委员会根据绩效考核结果实现奖惩，并作为加强项目管理和安排以后年度项目支出预算的重要依据。

第九章 附 则

第 27 条 本制度由预算管理委员会负责解释。

第 28 条 本制度自 20××年××月××日起执行。

2.4　医院预算管理流程设计

2.4.1　医院预算编制流程（如图2－3、表2－2）

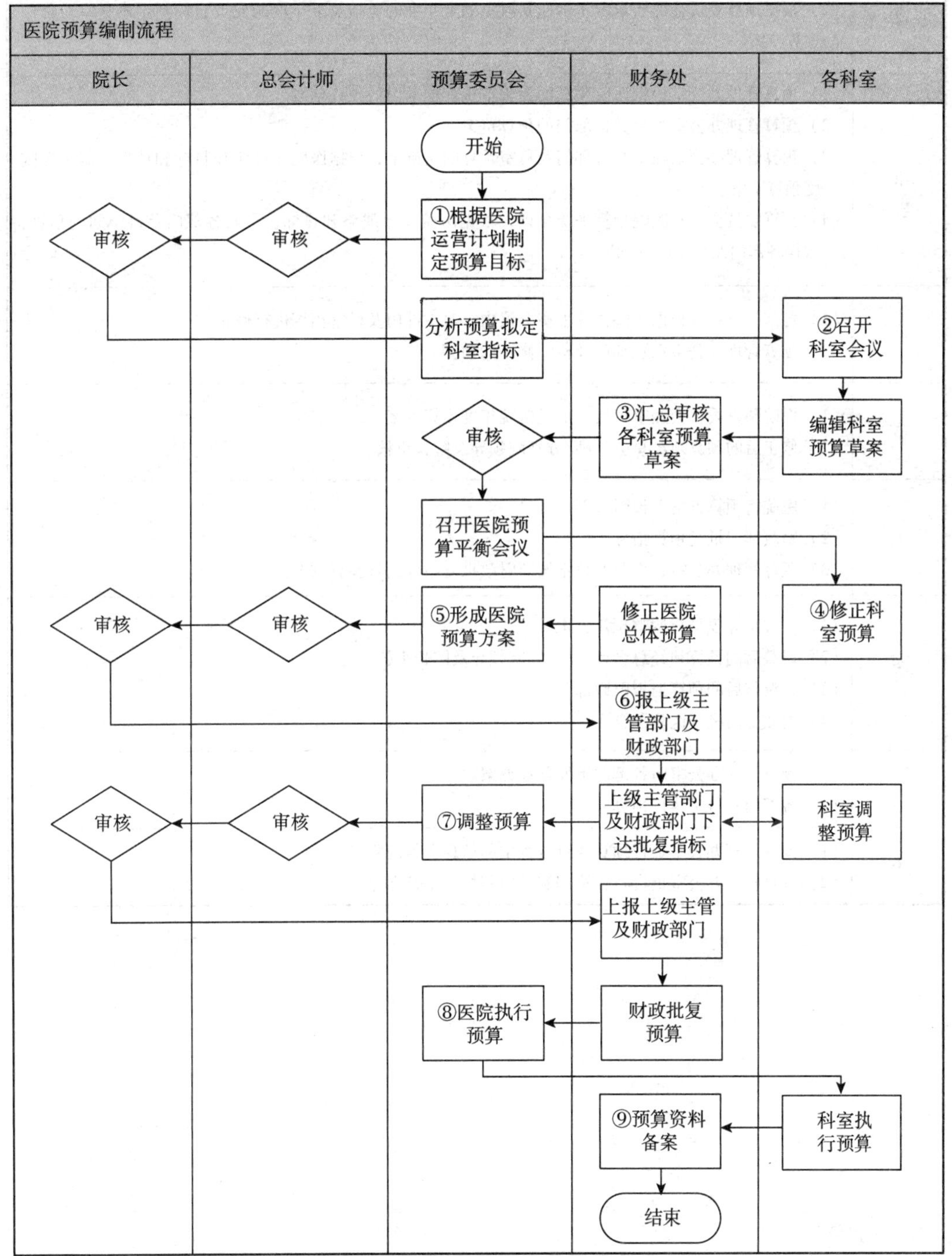

图2－3　医院预算编制流程图

表 2－2　医院预算编制关键节点说明

关键节点	医院预算编制关键节点说明
①	（1）预算委员会根据医院运营发展战略及年度运营目标，确定医院年度预算目标。 （2）根据预算目标，预算委员会拟定各部门及科室预算目标及编制要求。
②	（1）各部门和科室召开预算会议，讨论本部门及科室的预算编制情况。 （2）根据预算委员会的要求及本部门及科室的上年度的业绩及下年度的发展目标制定本科室及部门的预算草案。
③	（1）预算管理办公室根据医院预算的要求审核其他部门的预算草案。 （2）预算管理办公室汇总其他部门的预算草案。 （3）预算管理办公室在汇总各部门及科室预算的基础上，根据医院年度工作目标和计划，制定医院年度预算草案。 （4）预算委员会召开医院预算平衡会议，根据医院发展战略和目标，平衡各部门及科室间的预算，并取得各部门及科室的认同。
④	（1）各部门及科室根据医院预算平衡会议内容对本部门及科室预算进行修正。 （2）预算管理办公室汇总部门及科室修正的预算。
⑤	（1）医院预算委员会经审议后，形成医院年度预算方案。 （2）修正后的预算须经总会计师/分管院领导及院长审核。
⑥	（1）医院将预算方案上报财政部门批复。 （2）财政部门批复预算指标。 （3）预算管理办公室、部门及科室按照财政批复指标调整预算方案。
⑦	（1）医院预算委员会调整预算方案。 （2）调整后的预算须经总会计师/分管院领导及院长审核。 （3）将调整后的预算上报财政部门。 （4）财政部门批复医院预算。
⑧	（1）预算管理办公室向各部门下发预算方案。 （2）各部门及科室执行预算。
⑨	（1）预算管理办公室负责预算执行过程中的信息资料的收集。 （2）预算管理办公室负责将预算编制资料归档，妥善保存。

2.4.2　医院预算调整流程（如图2－4、表2－3）

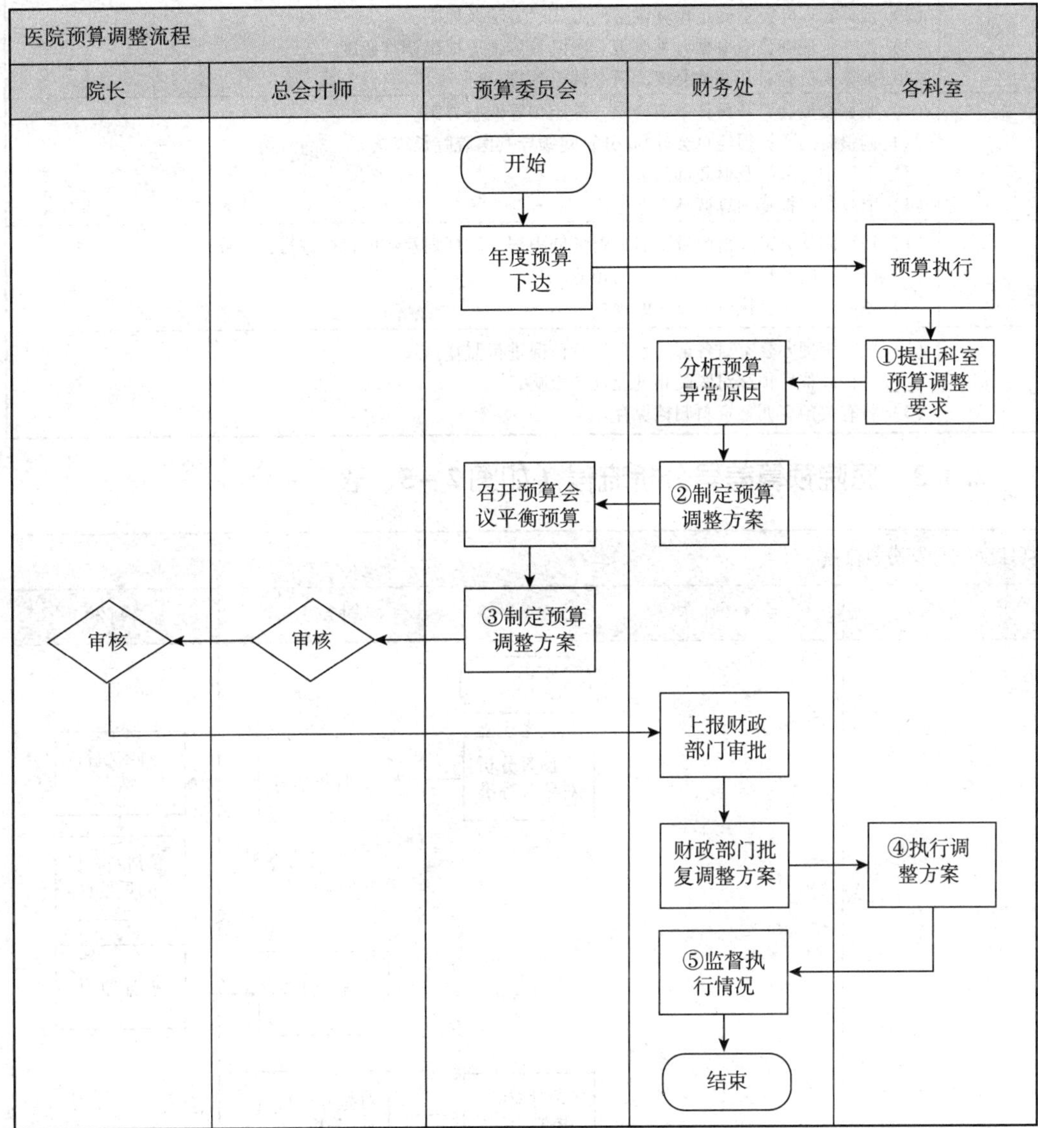

图2－4　医院预算调整流程图

表2－3　医院预算调整关键节点说明

关键节点	医院预算调整关键节点说明
①	（1）各部门及科室分析医院运营状况、预算编制环境与执行环境是否发生变化。 （2）各部门及科室根据实际预算执行状况，提出预算调整申请及有关指标调整幅度。 （3）预算管理办公室分析预算执行状况，分析部门及科室执行预算的差异，并分析差异的原因。 （4）预算管理办公室汇总预算调整指标。

续表

关键节点	医院预算调整关键节点说明
②	（1）预算管理办公室根据各部门提出的预算调整申请，拟定医院预算调整方案。 （2）预算管理办公室确定预算调整的方式、方法及原则。 （3）预算管理办公室根据有关政策、医院具体情况提出调整幅度。 （4）预算委员会召开调整会议，研究调整预算。
③	（1）预算委员会召开预算平衡会议，确定预算调整方案。 （2）调整后的预算须经总会计师/分管院领导及医院院长审核。 （3）上报主管部门及财政部门批复。 （4）财政部门批复预算调整方案
④	（1）预算调整方案经财政批准后，财务处根据医院规划及年度目标进行预算分析。 （2）向各部门及科室下达调整后的预算。 （3）各部门及科室执行调整后的预算。
⑤	（1）预算管理办公室对各部门预算执行情况进行监督。 （2）分析调整后预算对医院年度经营的影响。 （3）将有关预算调整资料归档保存。

2.4.3 医院预算差异分析流程（如图 2－5、表 2－4）

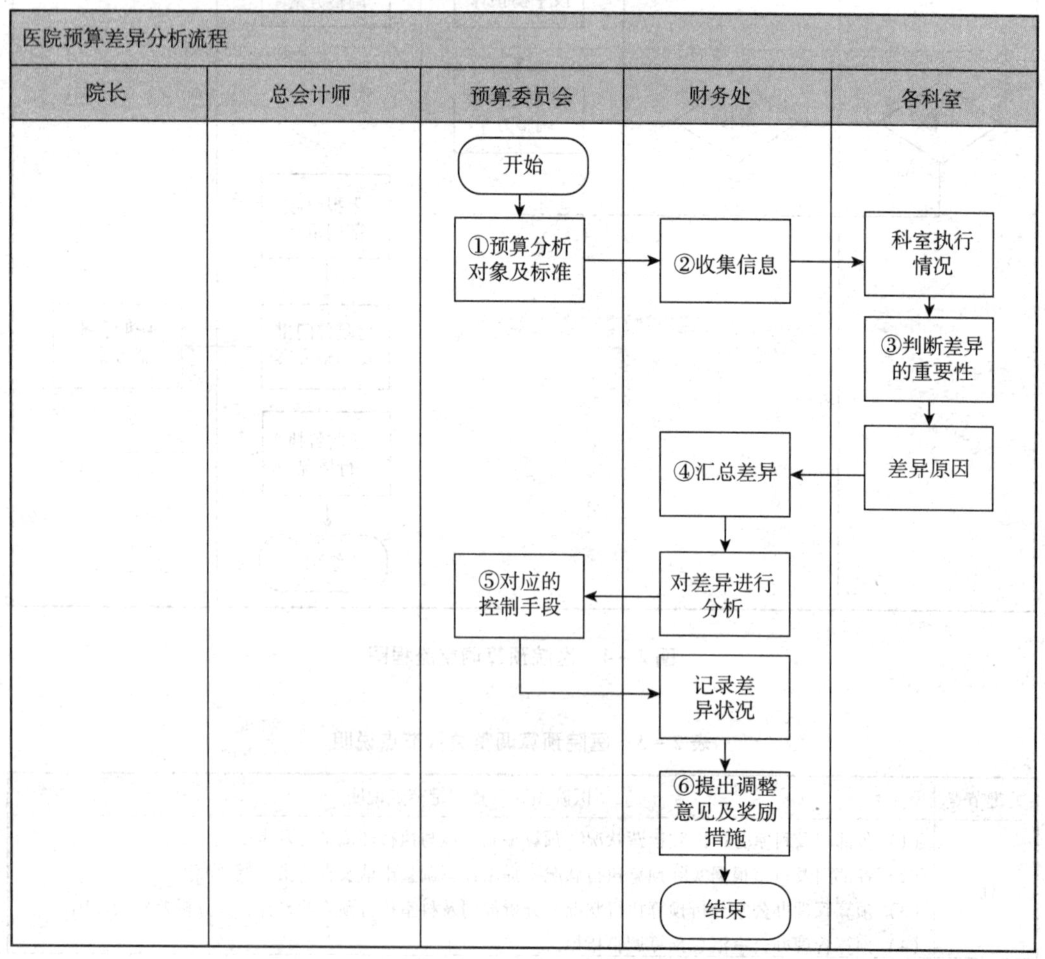

图 2－5 医院预算差异分析流程图

表2－4　医院预算差异分析关键节点说明

关键节点	医院预算差异分析关键节点说明
①	（1）预算委员会确定预算差异分析的对象及差异分解原则。 （2）确定差异分析对象。进行差异分析的预算项目应具备以下特点：对预算目标的实现程度有较重要的影响；如支出、成本、收入等；政府财政专项资金等。 （3）确定差异分析标准。预算委员会应结合医院实际，根据差异分解原则，制定主要成本、支出、收入及项目的标准，同时确认相应的责任人及部门与科室。 （4）确定差异分析的时间周期，如月度、季度、年度等。
②	（1）各部门及科室按照差异的标准及原则，收集本部门的相关信息。包括预算执行过程中的财务信息、医疗市场信息、重要的外部市场信息等。 （2）预算管理办公室应收集医院总体预算运行的相关信息，包括财务及非财务信息等。
③	（1）按照差异分析的时间周期，各部门根据收集的信息计算出各项目的差异。 （2）分析差异形成的原因，并做出相应的解释。 （3）判断差异的重要程度。 （4）分析差异对预算的影响程度。
④	（1）预算管理办公室汇总各部门及科室的预算执行差异。 （2）从总体上分析差异形成的原因。 （3）分析差异对医院预算的总体的影响。 （4）将差异形成报告，上报预算管理委员会。
⑤	（1）预算委员会对差异进行分析审核，并予以确认。 （2）分析差异对医院经营目标的影响。 （3）提出控制差异的要求及措施。
⑥	（1）预算管理办公室应及时跟踪后续可能产生的差异。 （2）对于重要的差异应提出预算调整意见。 （3）对于非正常差异提出奖惩意见。

2.4.4 医院预算考核流程（如图2-6、表2-5）

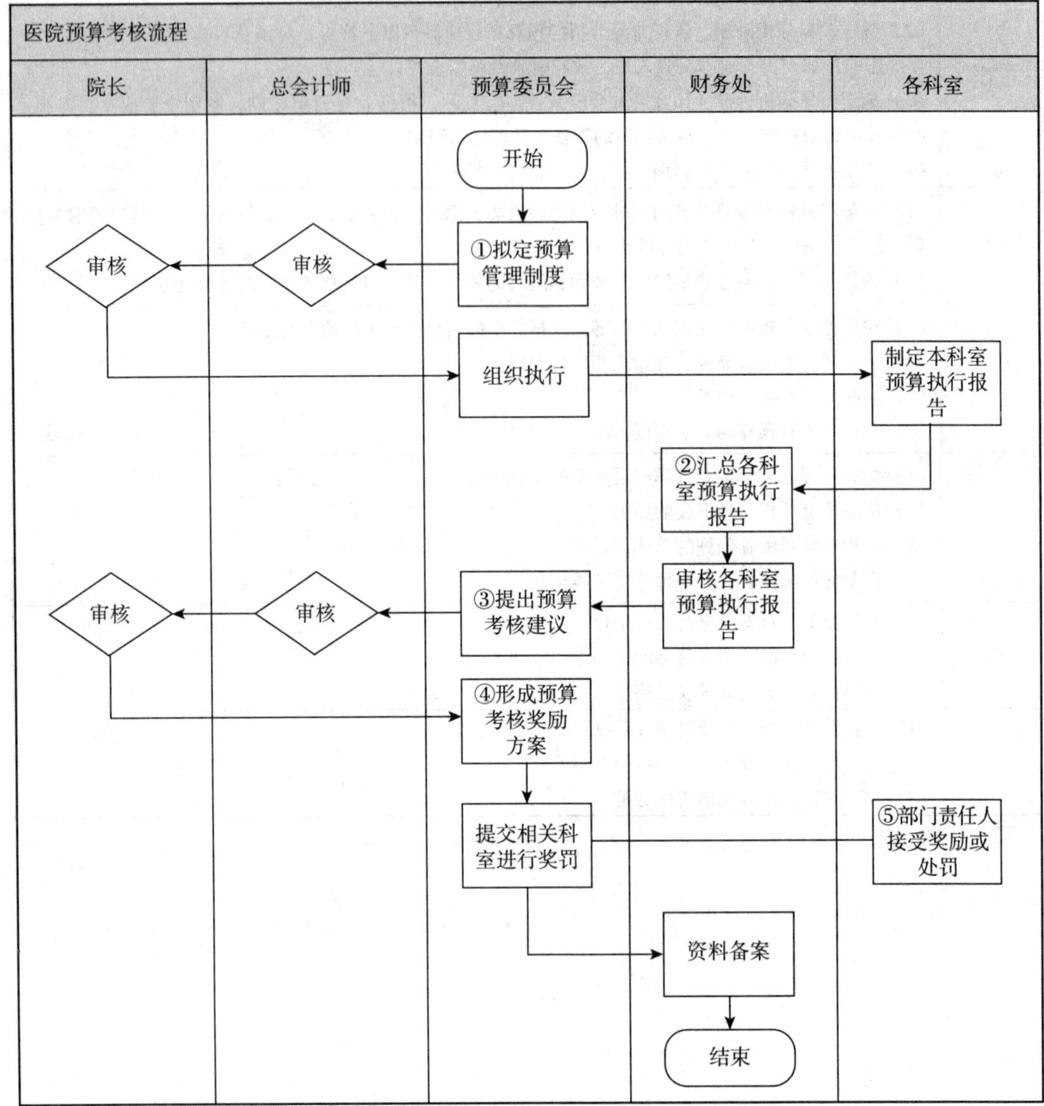

图2-6 医院预算考核流程

表2-5 医院预算考核关键节点说明

关键节点	医院预算考核关键节点说明
①	（1）预算委员会在预算执行条件与环境分析的基础上，拟定预算考核制度，明确预算考核方法和原则。 （2）预算委员会确定预算考核的周期及考核时间。 （3）预算考核制度须经总会计师/分管院领导及院长审核后方可生效，预算委员会组织执行。

续表

关键节点	医院预算考核关键节点说明
②	(1) 预算执行部门及科室根据编制本部门科室预算执行情况报告。 (2) 预算管理办公室审核各部门及科室的预算执行情况报告。 (3) 预算管理办公室汇总预算执行情况报告。 (4) 将预算执行报告提交给预算委员会。
③	(1) 预算委员会召开会议，对预算执行情况进行分析审核。 (2) 预算委员会根据预算执行情况的完成程度，提出预算考核评价建议，并须报经总会计师/分管院领导的院长审核。
④	(1) 预算考核评价与建议经审批后，预算委员会结合各部门实际情况，编制预算考核方案。 (2) 预算委员会下达预算考核实施方案，人事部门对预算执行部门进行奖惩处理。 (3) 人事部门根据考核结果，对预算执行部门和责任人进行奖励和惩罚。
⑤	(1) 各预算部门负责人接受奖励或惩罚。 (2) 预算管理办公室汇总预算考核资料及结果，并将相关材料备案存档。

2.5 医院预算管理工具设计

2.5.1 医院预算编制方法

医院预算的编制有多种方法，包括固定预算、弹性预算、增量预算、滚动预算、零基预算、定期预算、确定预算、概率预算等。这些方法广泛应用于医院预算的编制过程中。

1. 固定预算

根据预算内正常、可实现的某一业务量水平编制的预算，一般适用于固定费用或者数额比较稳定的预算项目，如固定成本等。

2. 弹性预算

在按照成本（费用）习性分类的基础上，根据量、本、利之间的依存关系编制的预算，一般适用于与业务量有关的成本（费用）、结余等预算项目，如变动成本、混合成本等。

3. 增量预算

是以基期成本费用水平为基础，结合预算期业务量水平以及有关降低成本措施，通过调整有关原有费用项目及预算额而编制预算。适合于原有各项开支是合理的以及现有业务活动是医院必须的项目等。

4. 滚动预算

是在上期预算完成的基础上调整和编制下期预算，并将预算期间连续向前滚动推移，使预算期间保持一定的时间跨度。按照滚动的时间单位不同可分为逐月滚动、逐季滚动、混合滚动。

5. 零基预算

是以零为基础编制的计划和预算，对预算收支以零为基点，对预算期内所有业务都重新逐项进行详细的审查、分析、考核，从而编制医院预算。主要用于医疗业务成本、管理费用等预算的编制。

6. 定期预算

是以固定不变的会计期间作为预算期间编制预算的方法。便于依据会计报告的数据与预算比较，考核和评价预算执行结果。

7. 确定预算

是对一些确定的预算项目，按照其以前有关数据而编制的预算。适用于预算期内情况比较稳定的项目预算编制。

8. 概率预算

对具有不确定性的预算项目，估计其发生各种变化的概率，根据可能出现的期望值编制医院的预算。一般适用于难以预测变动趋势的预算项目，如新设备引进、开拓新技术项目等。

预算编制方法的应用说明见表2－6。

表2－6 几种预算编制方法的应用说明

设计纬度	适用范围	应用说明
固定预算	适用于业务量水平较为稳定的成本费用预算的编制	能够划分固定成本费用。简单易行，但实用性、可比性差
弹性预算	适用于变动成本费用预算的编制	能够划分变动成本费用。可比性强，但工作量大
增量预算	适用于影响因素简单和以前年度基本合理的预算编制	合理使用增量法，可以减少预算编制的工作量，但应详细说明增减变动原因
零基预算	适用于以前年度可能存在不合理或潜力比较大的预算编制	使用期不宜过短，否则会增加工作量
定期预算	适用于以固定不变的会计期间作为预算期的项目预算编制	合理使用定期预算，可以减少预算编制的工作量
滚动预算	适用于定期预算以外的预算编制	通常使用逐月、逐季滚动或混合滚动
确定预算	适用于预算期内情况稳定的预算编制	使用此方法可以减少预算编制工作量
概率预算	适用于预算期内情况变化大的预算编制，也适用于长期预算的编制	运用加权平均法计算期望值

2.5.2 医院预算目标分解

预算的分解是对预算指标进行细化和落实的过程，目的是保证医院预算目标的实现。预算总目标确定后，医院需要根据内部组织架构、管理基础和人员状况，从横向、纵向和时间三个方面层层分解，落实到医院相关的预算责任部门及科室，分解后的各项具体预算目标总和应等于医院预算总目标。这样，只要各级预算部门的具体预算目标完成了，医院的预算总目标也就实现了。医院预算分解方法常用的有倒推法、固定比例法、基数法、因素分析法、自行申报等，医院可以按照不同的需求来选择分解方法。

预算分解方法的应用说明见表2－7。

表2－7 几种预算分解方法的应用说明

方 法	应用说明
倒推法	首先将不确定性因素小的部门及科室的具体预算目标确定下来，然后在医院的整体预算目标中逐一扣除，逐步倒推出医院内部其他部门及科室的具体预算指标。这种方法比较简单，但准确性差。
固定比例法	按照以前年度医院各级预算部门及科室在医院预算目标实现中的贡献大小，综合考虑预算年度医院的变化，合理确定一套固定的比例，将预算指标按照比例分解落实到相关责任部门及科室。这种方法准确，但应考虑到运营状况的改变。
基数法	按照各部门及科室上一年度执行预算的状况，预测预算年度的增长速度，在此基础上分解、确定预算目标。这种方法简单易行，应用面广。
因素分析法	将影响各部门及科室的目标完成的有利因素和不利因素综合起来，采用一定的分析方法进行分析，合理分解、确定各部门及科室的具体预算目标。这种方法需要充分、准确地预见各种影响医院预算执行的因素，否则会影响目标分解的准确性和合理性。
自行申报	自主申报的方式是指由医院预算管理委员会召集医院部门及科室，在说明预算期间医院总体预算管理目标和医院内外运营环境的背景下，动员各部门及科室根据自身的具体业务状况、技术状况、学科发展等，提出预算年度能够承担的具体目标，经过预算委员会的认可，据以进行分解医院的总体预算。该方法适用变化程度较大的预算编制，但准确性差，应用较为复杂。

2.5.3 医院预算授权体系

1. 医院预算授权体系

预算授权是指授予某个部门、科室或个人对于某类业务做出决策的权力。预算授权一般是将各项指标按类别排列，确定各项指标的审批权限，使得每项指标都有执行、审核、审批的分级管理权限。明确业务经办人、部门负责人及签批人的权限与责任，确保医院各项经济业务活动在预算的框架内合理、合法、合规的进行，有效规避财务风险。

建立有效的预算执行授权体系，既能使医院高层从繁琐的日常事务中解脱出来，将精力投入到医院战略管理层面，又可以让职能部门及下属分担工作、承担责任，有效发挥下属的工作积极性。

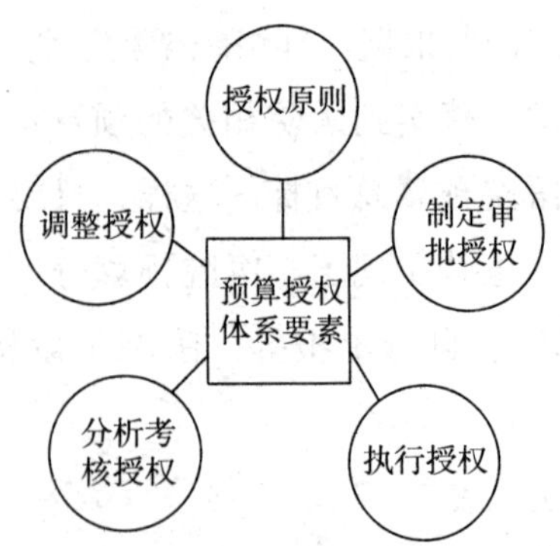

图 2－7　医院预算授权体系的设计要素

医院预算授权体系的设计要素如图 2－7 所示。

2. 医院预算审批金额与审批范围（见表 2－8）

表 2－8　预算管理审批金额、范围权限表

审批范围		审批金额	审批审核职责
预算分配审批	年度预算	高于××数额	院长办公会审核，财政部门批准
		其中单项目投资特大	院长办公会审核，职工代表大会审议，财政部门批准
	追加预算	低于××数额	预算管理办公室审核，预算管理委员会审批
		高于××数额	预算委员会审核，院长办公会审批，财政部门批准
		其中单项目投资特大	院长办公会审核，职工代表大会审议，财政部门批准
	调整预算	低于××数额	预算管理办公室审核，预算管理委员会审批
		高于××数额	预算委员会审核，院长办公会审批，财政部门批准
		其中单项目投资特大	院长办公会审核，职工代表大会审议，财政部门批准
日常运营经费审批		数额较少	相关职能部门审核，预算管理办公室审批
		数额一般	职能部门和预算管理办公室审核，总会计师/分管院领导审议，预算管理委员会审批
		数额较大	预算管理委员会审核、总会计师/分管院领导领导审议，院长办公会审批
资本性支出预算	预算范围内支出	数额较小	职能部门、预算管理办公室审核，总会计师/分管院领导审议，预算管理委员会审批
		数额较大	预算管理委员会审核，总会计师/分管院领导审议，院长办公会审批
	预算范围外	属于急需用的数额较小支出	职能部门、总会计师/分管院领导、财务部门审核，院长审批
人员经费预算		数额较小	人事部门审核、预算管理办公室审批
		数额中	人事部门、预算管理办公室审核、总会计师/分管院领导审议，预算管理委员会审批
		数额大	预算委员会审核、总会计师/分管院领导审议，院长办公会审批
预算内其他支出		数额小	相关部门及财务部门审核，总会计师/分管院领导审批
		数额大	职能部门、财务部门审核，院长办公会审批

2.6　医院预算业务表单设计

预算管理中要使用大量的预算基本表，这些表单从部门预算到财务预算汇总表，需要编制前后提供给各部门及科室。预算表单是根据医院预算管理的需要来设置的，每个医院运营的规模不同，预算表单的设置也会有差异。本书以医院通用的预算表单为例，进行列示。

2.6.1　医院财务预算表设计

1. 资产负债预算表（见表2－9）

表2－9　资产负债预算表

编制部门：　　　　单位：万元

项　目	上年数	本年预算	增减（%）	项　目	上年数	本年预算	增减（%）
流动资产	—	—	—	流动负债	—	—	—
货币资金				短期借款			
短期投资				应缴款项			
财政应返还额度				应付票据			
应收在院病人医疗款				应付账款			
应收医疗款				预收医疗款			
其他应收款				应付职工薪酬			
减：坏账准备				应付福利费			
预付账款				应付社会保障费			
存货				应交税费			
待摊费用				其他应付款			
一年内到期的长期债权投资				预提费用			
流动资产合计				一年内到期的长期负债			
非流动资产				流动负债合计			
长期投资				非流动负债			
固定资产				长期借款			
固定资产原价				其中：基建借款			
减：累计折旧				长期应付款			
基建工程				非流动负债合计			
在建工程				负债合计			
固定资产清理				净资产：			

续表

项　目	上年数	本年预算	增减（%）	项　目	上年数	本年预算	增减（%）
无形资产				事业基金			
无形资产原价				专用基金			
减：累计摊销				待冲基金			
长期待摊费用				财政补助结转（余）			
待处理财产损溢				科教项目结转			
非流动资产合计				本期结余			
				未弥补亏损			
				净资产合计			
资产总计				负债和净资产总计			

2. 收入费用预算总表（见表2－10）

表2－10　收入费用预算总表

编制单位：　　　　　　　　　　　　　　　　　　　　单位：万元

项　目	本月数	本年累计数	增减（%）
一、医疗收入			
加：财政基本补助收入			
减：医疗业务成本			
减：管理费用			
二、医疗结余			
加：其他收入			
减：其他支出			
三、本期结余			
减：财政基本补助结转			
四、结转入结余分配			
减：年初未弥补亏损			
加：事业基金弥补亏损			
减：提取职工福利基金			
转入事业基金			
期末未弥补亏损			
五、本期财政项目补助结转（余）：			
财政项目补助收入			
减：财政项目补助支出			
六、本期科教项目结转：			
科教项目收入			
减：科教项目支出			

3. 医疗收入费用明细预算表（见表2－11）

表2－11 医疗收入费用明细预算表

编制单位： 单位：万元

项 目	上年数	本年预算数	增减（%）	项 目	上年数	本年预算数	增减（%）
医疗收入				医疗成本			
1. 门诊收入				（一）按性质分类			
其中：挂号收入				1. 人员经费			
诊察收入				2. 卫生材料费			
检查收入				其中：收费卫生材料费			
化验收入				3. 药品费			
治疗收入				4. 固定资产折旧费			
手术收入				5. 无形资产摊销费			
卫生材料收入				6. 提取医疗风险基金			
药品收入				7. 其他费用			
其中：西药收入				（二）按功能分类			
中草药收入				1. 医疗业务成本			
中成药收入				其中：临床服务成本			
药事服务费收入				医疗技术成本			
其他门诊收入				医疗辅助成本			
2. 住院收入				2. 管理费用			
其中：床位收入							
诊察收入							
检查收入							
化验收入							
治疗收入							
手术收入							
护理收入							
卫生材料收入							
药品收入							
其中：西药收入							
中草药收入							
中成药收入							
药事服务费收入							
其他住院收入							

4. 现金流量预算表（见表2-12）

表2-12 现金流量预算表

编制单位： 单位：万元

项　目	上年数	本年预算	增减（%）
一、业务活动产生的现金流量：			
开展医疗服务活动收到的现金			
财政基本支出补助收到的现金			
财政非资本性项目补助收到的现金			
从事科教项目活动收到的除财政补助以外的现金			
收到的其他与业务活动有关的现金			
现金流入小计			
发生人员经费支付的现金			
购买药品支付的现金			
购买卫生材料支付的现金			
使用财政非资本性项目补助支付的现金			
使用科教项目收入支付的现金			
支付的其他与业务活动有关的现金			
现金流出小计			
业务活动产生的现金流量净额			
二、投资活动产生的现金流量：			
收回投资所收到的现金			
取得投资收益所收到的现金			
处置固定资产、无形资产收回的现金净额			
收到的其他与投资活动有关的现金			
现金流入小计			
购建固定资产、无形资产支付的现金			
对外投资支付的现金			
上缴处置固定资产、无形资产收回现金净额支付的现金			
支付的其他与投资活动有关的现金			
现金流出小计			
投资活动产生的现金流量净额			
三、筹资活动产生的现金流量：			
取得财政资本性项目补助收到的现金			
借款收到的现金			
收到的其他与筹资活动有关的现金			
现金流入小计			
偿还借款支付的现金			
偿付利息支付的现金			

续表

项　目	上年数	本年预算	增减（%）
支付的其他与筹资活动有关的现金			
现金流出小计			
筹资活动产生的现金流量净额			
四、汇率变动对现金的影响额			
五、现金净增加额			

5. 财政补助收支预算表（见表2-13）

表2-13　财政补助收支预算表

编制单位：　　　　单位：万元

项　目	结转本年数		
一、上年结转			—
（一）财政补助结转			—
1. 基本支出结转			—
2. 项目支出结转			—
其中：医疗卫生项目			—
其中：基建项目			—
科学技术项目			—
教育项目			—
（二）财政补助结余			—
其中：基建项目结余			—
项目	上年数	本年预算	增减（%）
二、本年财政补助收入			
（一）基本支出			
（二）项目支出			
其中：医疗卫生项目			
其中：基建项目			
科学技术项目			
教育项目			
三、本年财政补助支出			
（一）基本支出			
（二）项目支出			
其中：医疗卫生项目			
其中：基建项目			
科学技术项目			
教育项目			
四、财政补助上缴	—	—	—
（一）财政补助结转上缴	—	—	—
（二）财政补助结余上缴	—	—	

续表

项目	上年数	本年预算	增减（%）
五、结转下年	—	—	—
（一）财政补助结转	—	—	—
1. 基本支出结转	—	—	—
2. 项目支出结转			
其中：医疗卫生项目			
其中：基建项目			
科学技术项目			
教育项目			
（二）财政补助结余			
其中：基建项目结余			

2.6.2 医疗业务成本预算表设计

1. 医院科室直接成本预算表（见表2-14）

表2-14 医院科室直接成本预算表

编制单位： ____年___月 单位：元

项目预算 / 科室名称	人员经费（1）	卫生材料费（2）	药品费（3）	固定资产折旧（4）	无形资产摊销（5）	提取医疗风险基金（6）	其他费用（7）	合计
临床服务类科室1 临床服务类科室2 … 小 计								
医疗技术类科室1 医疗技术类科室2 … 小 计								
医疗辅助类科室1 医疗辅助类科室2 … 小 计								
医疗业务成本合计								
管理费用								
总 计								

2. 临床服务科室成本预算表（见表 2－15）

表 2－15　临床服务科室成本预算表

编制单位：　　　　____年___月　　　　单位：元

科室名称 / 成本项目	内科		…		各临床服务类科室合计	
	预算金额	%			预算金额	%
人员经费 卫生材料费 药品费 固定资产折旧 无形资产摊销 提取医疗风险基金 其他费用	(##—)	(* *)				
科室全成本合计	(100%)		(100%)			
科室收入						
收入－成本	—	—	—			
床日成本	—	--	—			
诊次成本	—	—	—			

2.6.3　管理费用季度预算表设计（见表 2－16）

表 2－16　管理费用季度预算表设计

编制单位：　　　　单位：万元

项　目		上年度平均数	本年度预算数				增减量	增减率（%）
			一季度	二季度	三季度	四季度		
人员经费	工资福利支出							
	对个人和家庭补助支出							
	合 计							
固定资产折旧费								
无形资产摊销费								
其他费用	办公费 印刷费 咨询费 手续费 水费 电费 邮电费 取暖费 物业管理费 差旅费							

续表

项　目		上年度平均数	本年度预算数				增减量	增减率（%）
			一季度	二季度	三季度	四季度		
其他费用	因公出国费用							
	维修费							
	租赁费							
	会议费							
	培训费							
	公务接待费							
	专用材料费							
	劳务费							
	工会经费							
	公务用车运行维护费							
	其他交通费用							
	其他商品和服务支出							
	合计							
费用总计								

2.6.4　科研项目预算表设计（见表2－17）

表2－17　科研项目预算表设计

编制单位：　　　　　　　　　　　　　　　　　　单位：万元

项目名称				
项目内容				
项目来源				
项目经费来源	项目拨款		医院配套经费	
项目研究费用明细	名　称		金　额	支出时间
	调研费			
	机器设备费用			
	人员工资			
	调试费用			
	场地租赁费			
	办公费用			
	管理费用			
	其他			
	合计			

2.6.5　药品（卫生材料）预算表设计

1. 药品（卫生材料）需求预算表（见表2－18）

表2－18　药品（卫生材料）需求预算表

编制单位：　　　　　　　　　　　　　　　　　　　　　　　　　　单位：

序　号	药品（材料）编码	名　称	规格标准	需求量

2. 药品（卫生材料）采购预算表设计（见表2－19）

表2－19　药品（卫生材料）采购预算表设计

编制单位：　　　　　　　　　　　　　　　　　　　　　　　　　　单位：

编码	名称	规格标准	计量单位	上期耗用量	本期需用量	期初库存量	期末库存量	本期采购量	备注
……									

2.6.6　预算调整申请（批）表（见表2－20）

表2－20　预算调整申请（批）表

<table>
<tr><td>科　室</td><td colspan="2"></td><td>预算项目编号</td><td colspan="2"></td></tr>
<tr><td>预算项目名称</td><td colspan="2"></td><td></td><td colspan="2"></td></tr>
<tr><td>调整类别</td><td colspan="2">预算追加</td><td colspan="3">预算追减</td></tr>
<tr><td colspan="3">原核定内容</td><td colspan="3">拟申请调整内容</td></tr>
<tr><td>科目名称</td><td>细项说明</td><td>金　额</td><td>科目名称</td><td>细项说明</td><td>金　额</td></tr>
<tr><td></td><td></td><td></td><td></td><td></td><td></td></tr>
<tr><td>调整额度</td><td colspan="5"></td></tr>
<tr><td>变更原因说明</td><td colspan="5"></td></tr>
</table>

续表

科室主任	（签章）	职能部门	（签章）
预算管理办公室	（签章）	总会计师 /分管院领导	（签章）
主管院长 院　长	（签章）	预算委员会 /院长办公会	（签章）

2.6.7　预算追加申请（批）表（见表2－21）

表2－21　预算追加申请（批）表

科　室			预算项目编号		
预算项目名称					
追加类别	预算金额				
科目名称	细项说明	金　额	科目名称	细项说明	金　额
新立项目说明					
科室主任	（签章）		职能部门		
科室主任	（签章）		职能部门	（签章）	
预算管理办公室	（签章）		总会计师 /分管院领导	（签章）	
主管院长 院　长	（签章）		预算委员会 /院长办公会	（签章）	

2.7　医院预算管理方案设计

2.7.1　医院服务量预算编制方案

一、目的

1. 确定预算期内医院服务量，主要包括门急诊人次、实际占用床日、出院人数等。

2. 为医院医疗、教学、科研各项工作安排，医院收入、成本、费用的确定，医院设备、药品、材料的确定提供依据。

二、职责界定

1. 医院成立服务量预算编制小组，具体负责执行服务量预算工作。

2. 服务量预算编制小组由门急诊部、医务处、财务处负责人或指定的人员组成。

三、服务量预算的依据

1. 医院的战略和目标。

2. 医疗市场环境。

3. 医院的规模发展。

4. 医院技术状况、管理等。

5. 其他已知情况及预期。

四、服务量预测应考虑的因素

医院在编制服务量预算工作时，应考虑以下因素：

1. 医院以前年度服务量及其趋势。

2. 宏观经济环境变化、卫生政策、医保政策。

3. 医疗市场的竞争状况、医疗需求状况。

4. 医院经营目标、规模、技术与服务情况。

五、服务量预算编制步骤

医院服务量预算编制一般包括以下步骤：

1. 资料收集：资料收集的内容包括宏观环境、卫生政策、医保政策、医疗市场、医院自身情况等。

2. 资料分析：分析医院的医疗及学科发展、资源配置、运营目标、市场竞争、疾病构成、医院管理等。

3. 服务量预测：选用科学、合理的预测方法，计算服务量的预测值，为服务量的预算提供依据。

4. 服务量预算：服务量预算编制小组对服务量做出预算，同时对医院的医疗收入、成本等做出预算。

六、服务量预测方法（见表 2－22）

表 2－22　服务量预测方法

服务量预测方法		使用说明	适用情况
定性预测方法	专家意见法	按照预测的目的和要求，邀请有关专家，根据收集的资料，采用召开座谈会的形式对服务量进行预测	医院缺乏完备、准确的历史资料，或主要因素难以定量描述，或有关变量之间不存在较为明显的数量关系等情况下
	德尔菲法	将所要预测的必要背景材料用匿名通讯的形式发给各位专家，然后把他们的意见收集起来，预算编制小组将专家的意见经过综合归纳和整理，再以匿名的方式反馈给各位专家，进一步征询意见，再次进行综合、整理和反馈，如此反复多次直到得到满意的结果为止	
	主观概率法	预测者根据对某项服务量发生的概率做出主观估计，然后计算出它们之间的平均值，以此来预测服务量	

续表

服务量预测方法		使用说明	适用情况
定量预测方法	趋势预测法	预测者运用一定的数学方法对服务量按时间顺序排列的一系列数据进行加工、计算，借以预测其未来的发展趋势。趋势预测应注意分析医院服务量的趋势、循环、季节及不规则的成分状况。常用的方法有算术平均法、移动平均法、移动加权平均法、指数平滑法、回归分析法、二次曲线法等	要预测服务量的过去资料是可以利用的，这些资料可以用数量表示，对过去轨迹的合理假定可以外推到未来
	因果分析法	是根据预测对象与其他相关指标之间相互联系、相互制约的规律性联系，并依据它们之间的联系来预测服务量	

七、服务量预算表（见表2－23）

表2－23　医院服务量预算表

服务量类别	预测数量	预算责任人
门急诊人次		
住院实际占用床日		
出院人数		
手术例数		

2.7.2　医院收入预算编制方案

一、目的

1. 确定预算期内医院收入，确保医院财务收支活动有计划、有步骤进行。

2. 有利于保证收支平衡，防范财务危机。

3. 改进和完善医院财务管理，便于开展绩效考核。

二、职责界定

1. 医院成立收入预算编制小组，具体负责执行收入预算编制工作。

2. 收入预算编制小组由财务处、医务处、门诊部等部门负责人或指定的人员组成。

三、医院收入内容

1. 医疗收入。即医院开展医疗服务活动取得的收入，包括门诊收入和住院收入。

2. 财政补助收入。即医院按部门预算隶属关系从同级财政部门取得的各类财政补助收入，包括基本支出补助收入和项目支出补助收入。基本支出补助收入是指由财政部门拨入的符合国家规定的离退休人员经费、政策性亏损补贴等经常性补助收入，项目支出补助收入是指由财政部门拨入的主要用于基本建设和设备购置（包括发展改革部门安排的基建投资）、重点学科发展、承担政府指定公共卫生任务等的专项补助收入。

3. 科教项目收入。即医院取得的除财政补助收入外专门用于科研、教学项目的非财政补助收入。

4. 其他收入。即医院取得的除医疗收入、财政补助收入、科教项目收入以外的其他收入，包括培训收入、食堂收入、银行存款利息收入、租金收入、投资收益、财产物资盘盈收入、捐赠收入、确实无法支付的应付款项等。

四、收入预算的编制依据

1. 医院的运营目标。

2. 国家有关物价、财政、医保政策。

3. 医疗市场竞争。

4. 医院技术状况、管理等。

5. 医院的服务质量及效率

6. 医院历史收入有关数据。

五、收入预算编制应考虑的因素

医院在编制收入预算时，应考虑以下因素：

1. 医院的发展规划及运营目标。

2. 国家有关物价、财政、医保政策的影响。

3. 医疗市场的竞争、医疗需求变化。

4. 医院经营目标、规模、技术与科研情况。

六、医院收入预算编制说明

1. 医疗收入：门诊收入应以预算门诊人次和预算门诊平均收费水平计算，住院收入应以预算实际占用床日数和预算平均床日收费水平计算，其他医疗收入应区分不同的服务项目，确定不同的定额，分别计算。

2. 财政补助收入：应根据财政部门核定的定项补助数编列。

3. 科教项目收入：应根据科教项目开展情况及财政部门外的其他部门或单位预计补助情况予以填列。

4. 其他收入：可根据具体收入项目的不同内容和有关业务计划分别采取不同的计算方法，逐项计算后汇总编制。也可以参照以前年度此项收入的实际完成情况，合理测算预算年度影响此项收入增减因素和影响程度后，预计填列。

医院收入明细项目预算编制说明见表 2 – 24。

表2－24 医院收入明细项目预算编制说明

收入项目	编制依据医疗收入
门诊收入	根据预算年度门诊人次和预算年度平均收费水平测算
其中：挂号收入	根据预算年度门急诊人次和预算年度平均挂号收费水平测算
诊察收入	根据预算年度门诊人次和预算年度平均诊察收费水平测算
检查收入	根据预算年度门诊人次和预算年度平均检查收费水平测算
化验收入	根据预算年度门诊人次和预算年度平均化验收费水平测算
治疗收入	根据预算年度门诊人次和预算年度平均治疗收费水平测算
手术收入	根据预算年度门诊人次和预算年度平均手术收费水平测算
卫生材料收入	根据预算年度门诊人次和预算年度平均卫生材料收费水平测算
药品收入	根据预算年度门诊人次和预算年度平均药品收费水平测算
药事服务费收入	根据预算年度门诊人次和预算年度平均药事服务收费水平测算
其他门诊收入	根据其他门诊不同服务项目定额测算
住院收入	根据预算年度病床占用日数和预算年度平均床日收费水平测算
其中：床位收入	根据预算年度病床占用日数和预算平均床日床位收费水平测算
诊察收入	根据预算年度病床占用日数和预算平均床日诊察收费水平测算
检查收入	根据预算年度病床占用日数和预算平均床日检查收费水平测算
化验收入	根据预算年度病床占用日数和预算平均床日化验收费水平测算
治疗收入	根据预算年度病床占用日数和预算平均床日治疗收费水平测算
手术收入	根据预算年度病床占用日数和预算平均床日手术收费水平测算
护理收入	根据预算年度病床占用日数和预算平均床日护理收费水平测算
卫生材料收入	根据预算病床占用日数和预算平均床日卫生材料收费水平测算
药品收入	根据预算年度病床占用日数和预算平均床日药品收费水平测算
药事服务费收入	根据预算病床占用日数和预算平均床日药事服务收费水平测算
其他住院收入	根据其他住院不同服务项目定额测算
财政补助收入	根据预算年度财政部门核定的定项补助测算
科教项目收入	根据预算科教项目开展情况测算
其他收入	根据具体收入项目的不同内容和有关业务预算年度测算

七、医院收入预算表（见表2－25）

表2－25 医院收入预算季度汇总表

收入类别	季度				全年合计
	一季度	二季度	三季度	四季度	
医疗收入					
门诊收入					
住院收入					
财政补助收入					
科教项目收入					
其他收入					

2.7.3 医院支出预算编制方案

一、目的

1. 确定预算期内医院各项支出，确保医院财务收支活动有计划、有步骤进行。

2. 有利于保证收支平衡，防范财务危机。

3. 改进和完善医院财务管理，提高医院的经济效益。

二、职责界定

1. 医院成立支出预算编制小组，具体负责执行支出预算编制工作。

2. 支出预算编制小组由财务处、相关职能部门负责人或指定的人员组成。

三、医院支出内容

1. 医疗业务成本。

医疗业务成本是指医院开展医疗服务及其辅助活动发生的费用，包括人员经费、耗用的药品及卫生材料费、固定资产折旧费、无形资产摊销费、提取医疗风险基金和其他费用，不包括财政补助收入和科教项目收入形成的固定资产折旧和无形资产摊销。

医疗业务成本是医院为了提供医疗服务而发生，按照成本项目、医疗科室等进行归集的直接费用。

2. 财政项目补助支出。

财政项目补助支出是指医院利用财政项目补助收入发生的项目支出。

3. 科教项目支出。

科教项目支出是指医院使用财政补助收入以外的科研、教学项目收入开展科研、教学活动所发生的各项支出。

4. 管理费用。

管理费用是指医院行政及后勤管理部门为组织、管理医疗、科研、教学业务活动所发生的各项费用，包括医院行政及后勤管理部门发生的人员经费、公用经费、资产折旧（摊销）费等费用，以及医院统一负担的离退休人员经费、坏账损失、银行借款利息支出、银行手续费支出、汇兑损益、聘请中介机构费、印花税、房产税、车船使用税等。

5. 其他支出。

其他支出是指医院本期发生的，无法归属到医疗业务成本、财政项目补助支出、科教项目支出、管理费用中的支出，包括培训支出、食堂提供服务发生的支出、出租固定资产的折旧费、营业税、城市维护建设税、教育费附加等税费、财产物资盘亏或毁损损失、捐赠支出、罚没支出等。

四、支出预算编制的依据

1. 医院运营目标及发展计划。

2. 国家有关物价、财政、医保政策。

3. 医院业务开展情况。

4. 人员编制、薪酬情况。

5. 开支定额、物价因素。

五、支出预算编制应考虑的因素

医院在编制支出预算时，应考虑以下因素：

1. 医院的运营目标及发展计划。

2. 国家社会经济状况、卫生政策、财政政策影响。

3. 医疗市场的竞争、医疗需求变化。

4. 医院规模、质量、管理效率情况。

六、医院支出预算编制说明

1. 医疗业务成本。对人员经费支出部分应根据医疗业务科室预算年度平均职工人数，上年末平均工资水平，国家有关调整工资及工资性补贴的政策规定、标准，职工福利费的提取标准、提取额度，计划开支的按规定属于职工福利费范围的增支因素等计算编列，耗用的药品及卫生材料支出可根据预算年度医疗收入相关部分与药品成本及相应加成率等计算编列；计提的固定资产折旧可根据当年末固定资产总额与预算年度增减的固定资产，采用相应的折旧方法计算编列；无形资产摊销可根据相应的无形资产摊销政策，计算预算年度无形资产摊销额编列；提取医疗风险基金可根据医疗收入乘以相应的提取比例计算编列；其他部分可在上年度实际开支的基础上，根据预算年度业务工作量计划合理计算编列。其他部分中的业务支出应在上年度实际开支的基础上，根据年度人均实际支出水平为基础，按预算年度医疗业务科室平均职工人数、业务发展计划、经费开支定额计算。

2. 财政项目补助支出。按照具体项目预算实事求是地编列。政府举办的公立医院的基本建设和设备购置等发展建设支出，经国家发展改革委员会等有关部门批准和专家论证后，建立政府专项补助资金项目库，由政府根据轻重缓急和承受能力逐年安排所需资金。公立医院重点学科建设项目，由政府安排专项资金予以支持。

3. 科教项目支出。按照科研课题申报的具体项目编列。

4. 管理费用。对医院行政管理部门、后勤部门的人员经费和耗用的材料支出、计提的固定资产折旧、无形资产费用以及其他各类杂项开支可参照医疗支出相应部分计算编列。其中，医院统一管理的离退休经费，按照预算年度离退休人员数和国家规定的离退休经费开支标准计算编列。

5. 其他支出。可参考上年度实际开支情况，考虑预算年度内可能发生的相关因素预计编列。

医院支出明细项目预算编制说明见表2-26。

表2-26 医院支出明细项目预算编制说明

支出项目	编制依据
一、人员经费	
（一）工资福利支出	
其中：基本工资	根据在职人数和国家规定标准以及国家有关调整政策规定标准测算
津贴补贴	根据在职人数和国家规定标准以及国家有关调整政策规定标准测算
奖金	按上级有关部门核定标准和医院实际情况测算
社会保障缴费	根据国家规定基数或比例测算
伙食补助费	根据预算年度在职人数和国家规定标准以及医院实际情况测算
其他工资福利支出	根据在职人数和国家有关政策规定标准以及医院实际情况测算
（二）对个人和家庭补助支出	
其中：离休费	根据预算年度财政拨款核定数，以及单位预计增加部分测算
退休费	根据预算年度财政拨款核定数，以及单位预计增加部分测算
退职费	根据国家规定标准以及医院实际情况测算
抚恤和生活补助	根据国家规定标准以及医院实际情况测算
救济费	根据国家规定标准以及医院实际情况测算
医疗费	根据国家规定标准以及医院实际情况测算
住房公积金	根据国家规定基数和比例测算
购房补贴	根据国家规定基数和比例测算
二、卫生材料费	
血液费	根据预算年度百元业务收入耗用血液成本和预算年度医疗收入测算
氧气费	根据预算年度百元业务收入耗用氧气成本和预算年度医疗收入测算
化学试剂	根据预算百元业务收入耗用化学试剂成本和预算年度医疗收入测算
其他卫生材料	根据预算百元业务收入耗用卫生材料成本和预算年度医疗收入测算
三、药品费	
西药费	根据预算年度药品收入和西药加成率测算
中成药	根据预算年度药品收入和中成药加成率测算
中草药	根据预算年度药品收入和中草药加成率测算
四、固定资产折旧	根据固定资产和预计增减固定资产以及折旧计提方法测算
五、无形资产摊销费	根据无形资产和预算年度预计增减无形资产以及摊销方法测算
六、提取医疗风险基金	根据预算年度医疗收入和规定提取比例测算
七、其他费用	
其中：办公费	根据预算年度每床日耗用办公费和预算年度占用床日测算
印刷费	根据预算年度每床日耗用印刷费和预算年度占用床日测算
水费	根据预算年度使用量和国家规定单位水费标准测算

续表

支出项目	编制依据
电费	根据预算年度使用量和国家规定单位电费标准测算
邮电费	根据预算年度每床日耗用邮电费和预算年度占用床日测算
差旅费	根据预算年度职工出差人次、天数以及规定标准测算
出国费	根据预算年度职工出国人次、天数以及规定标准测算
培训费	根据预算年度职工培训人次、天数以及规定标准测算
接待费	根据上级规定的标准和控制比例测算
工会经费	根据规定工资总额和提取比例测算
福利费	根据规定基数和标准测算

七、医院支出预算表

1. 医院支出项目预算表（见表2－27）

表2－27 医院支出预算季度汇总表

支出项目	季度				全年合计
	一季度	二季度	三季度	四季度	
人员经费					
卫生材料费					
药品费					
固定资产折旧					
无形资产摊销					
提取医疗风险基金					
其他费用					

2. 医院支出预算汇总表（见表2－28）

表2－28 医院支出预算汇总表

支出项目	季度				全年合计
	一季度	二季度	三季度	四季度	
医疗支出					
财政补助项目支出					
科教项目支出					
管理费用					
其他支出					

2.7.4　医院预算考核实施方案

一、目的

1. 确保医院预算的有效执行。

2. 将预算执行的结果与内部收入分配、年终考核挂钩，建立有效的内部激励与约束机制。

3. 改进和完善医院管理，确保医院各项工作任务完成。

4. 为主管部门、财政部门考核医院管理层提供依据。

二、职责界定

1. 医院预算委员会是考核的组织机构，具体负责执行分析与考核工作。

2. 财务部门负责预算考核的资料收集、整理及汇总考核工作所需信息。

3. 预算委员会根据考核的结果，提出兑现方案。

三、考核时间

预算考核包括月度、季度、中期和年度考核，考核的结果可根据具体情况，按月、季度、半年和年度执行奖惩。

四、考核对象

医院预算考核可根据考核主体的不同，分为主管部门对医院管理层考核、医院对职能部门及科室的内部考核、以及对员工个人的考核等。具体的考核层次如图 2－8 所示。

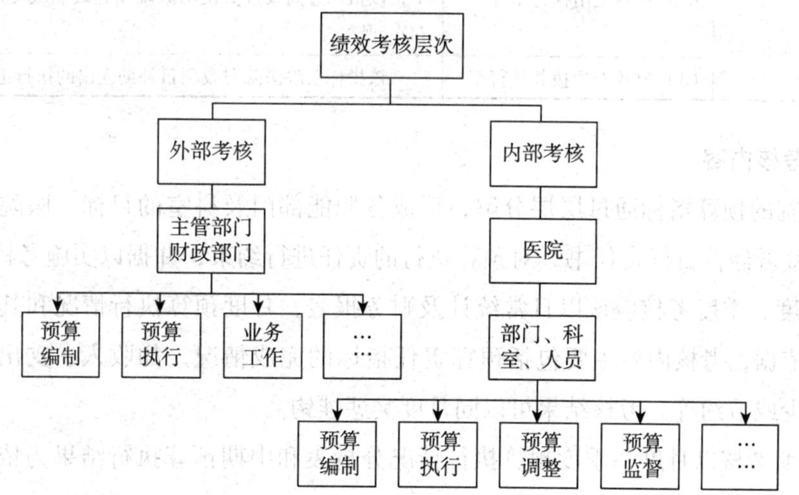

图 2－8　医院预算考核层次图

五、考核方式及指标

医院预算考核采用定性与定量两种方法相结合的方式。定性方法主要是指对预算编制和执行过程中科室、员工的表现进行评价。定量方法主要是根据选定的各项预算责任指标的执行差异情况进行分析与评价。

医院定性及定量考核的要求及相关指标说明见表2－29。

表2－29 医院定性及定量考核的要求及相关指标说明

<table>
<tr><th>预算考核方法</th><th colspan="2">具体要求</th></tr>
<tr><td rowspan="7">定性考核方法</td><td colspan="2">（1）在预算执行过程中，该取得的收入是否按照预算规定及时足额取得</td></tr>
<tr><td colspan="2">（2）收入取得的标准、范围和程序是否符合国家有关法律、法规及有关规章制度，有无乱收费、乱摊派的情况；支出预算是否得到有效执行，有无乱支滥用情况。专项资金是否专用，有无各项资金相互挪用情况</td></tr>
<tr><td colspan="2">（3）有无违反预算执行规定，应收未收、超支的情况</td></tr>
<tr><td colspan="2">（4）医院各项收支的数额是否真实、合理</td></tr>
<tr><td colspan="2">（5）医院执行过程中的追加或追减事项，是否按规定上报批准</td></tr>
<tr><td colspan="2">（6）是否按规定进行分析，对发现的问题，是否及时进行处理与上报</td></tr>
<tr><td colspan="2">（7）预算的编制是否符合相关规定，是否有瞒报或未报事项</td></tr>
<tr><td rowspan="4">定量考核方法</td><td>考核指标</td><td>相关说明</td></tr>
<tr><td>（1）预算收入执行率</td><td>该指标反映医院预算的编制水平和执行能力，该指标的理想状态是100%左右，过高或过低的原因，一种可能是在年初编制预算时没有充分考虑医院的经营状况和环境条件，预算编制不科学；另一种可能是外部环境发生变化，对医院收入影响较大；还有可能是经营管理不善，没有达到应该达到的收入水平，应予高度重视</td></tr>
<tr><td>（2）预算支出执行率</td><td>预算支出执行率反映医院对支出的预算编制和管理水平，该指标过高或过低说明医院预算编制或支出控制方面存在问题</td></tr>
<tr><td>（3）财政专项拨款执行率</td><td>该指标反映医院财政项目补助支出的执行进度</td></tr>
</table>

六、考核内容

1. 医院的预算指标通过层层分解，形成各职能部门及科室的目标。医院可以和部门及科室签署经营目标责任书，对预算执行的责任进行约束，并据以实施考核。

2. 月度、季度考核应该以日常统计及财务报表，月度预算执行情况和其他预算执行情况为依据，考核内容主要包括预算责任指标的完成情况，如收入、支出、成本的增加、减少或节约等。考核结果可以同月度奖惩挂钩。

3. 中期考核以月度、季度预算执行情况分析表和中期预算执行结果为依据，并据此实施中期奖惩方案；考核内容主要是预算执行情况、预算完成情况、预算控制及调整情况。

4. 年度考核以年度医院有关报表为依据。医院应从总体上分析比较预算执行情况、完成情况，并据以执行年度奖惩方案。

七、预算考核的流程

1. 每月初、季度初、年度初实施考核。

2. 预算执行单位上报预算执行情况表，预算管理办公室收集部门及科室执行预算的资料，集中统一分析各部门、科室预算执行情况。

3. 预算管理委员会对预算管理办公室提供的部门及科室预算执行情况进行审核，根据预算执行指标的完成情况给出考核评价和考核建议，之后上报医院办公会审批。

4. 审批后可以实施奖惩方案。

5. 医院应该将预算执行情况上报上级主管部门及财政部门。

八、预算考核的奖惩

1. 医院根据考核结果，对预算执行部门、科室及负责人和责任人进行奖惩。

2. 考核结果必须予以及时兑现，做到有奖有罚。

3. 医院除了对预算执行情况进行专项奖惩外，还必须将预算与人事任免、薪酬挂钩，以提高预算执行的效果。

第三章　医院资金精细化管理

3.1　医院资金管理体系设计

3.1.1　医院资金管理内容

医院财务管理的核心任务是遵循资金流动规律，优化资源配置，依法组织收入，努力节约支出，实行成本核算，强化成本控制，实施绩效考评，提高资金使用效益。

医院资金主要来自于医院收入和国家财政拨款，医院资金的使用主要是人员支出、购买卫生材料、药品、购买固定资产、日常运营的支出、对外投资等。

医院资金管理是医院对资金来源和资金使用进行计划、控制、监督、考核等工作。医院资金管理的主要内容包括建立资金使用和分管的责任制，检查和监督资金的使用情况，考核资金的利用效果、投资决策与计划等。资金管理的主要目的是组织资金供应，保证医院工作不间断地进行；不断提高资金利用效率，节约资金；提出合理使用资金的建议和措施，促进医院业务管理水平的提高。医院要管好用活医院资金，把握投资方向和具体项目，充分发挥财务管理职能，使有限资金取得最佳的经济和社会效益。

1. 资金计划

资金计划是财务管理的一个极为重要的工具。完整的资金计划包括资金的收入、资金的支出、资金的余缺以及资金的筹集等。资金的计划编制，必须充分考虑医院的实际情况、资金状况及发展前景，科学安排资金投向和投量；调整不合理的支出结构，实现医疗资源的科学配置。

2. 资金控制

建立健全包含内部稽核制度、内部牵制制度、内部审计监督制度等为主要内容的医院内控系统，理顺财务管理关系，建立严格的资金授权批准制度，审批权限、审批程序、审批人员的责任要明确，严格执行不相容职务相互分离制度，以达到相互牵制、相互监督的作用。对重要资金支付业务，应当集体决策和报经主管部门审批，并建立责任追究制度，有效防范货币资金被贪污、侵占、挪用，以此确保资金流通的安全和完整。

3. 资金监督

强化监督，建立有效的监督激励机制，保证资金的安全和有效利用。资金监督的主要内容包括资金业务相关岗位及人员的设置情况；资金支付授权批准制度的执行情况；银行预留印鉴的保管情况；银行结算票据的管理情况；不定期检查库存现金的账实相符情况；收入支出是否取得合理合法的凭据，收入支出是否及时准确记账，单位及科室是否设置"小金库"；资金的使用及效率等。

4. 资金考核

资金考核主要包括对资金计划编制质量及执行情况、资金内控制度制定和执行情况、各项货币资金的管理水平等进行考核。

3.1.2　医院资金管理体系

1. 组织体系

医院资金管理体系要求建立有效的组织结构体系，高效的组织体系具有整合功能、沟通功能、激励功能、规划功能，是实现医院资金管理目标、提高管理效率的基本保障。

医院的资金管理体系主要是各类资金管理的审批权限。院长、总会计师/分管院领导、财务部门、科室负责人，根据医院实际情况设置资金的审批权限。

2. 制度体系

医院资金管理的制度体系主要包括各项资金的管理制度、资金管理涉及的各岗位与职责以及资金管理的流程图。包括资金管理制度 、资金管理岗位与职责、资金管理流程等。

3. 运行体系

医院资金管理是以资金收支计划为指导，对院级及各科室的资金收支执行进行监控、分析和考核的过程。做好医院的资金管理要本着量入为出、重要性以及过程控制等原则，并最终实现积极合法组织收入、有效管控降低成本、规范资金流转环节，实现资金管理的安全性、流动性和收益性。如图 3－1 所示。

资金管理要求事前计划、事中控制、事后反馈。为更好地加强资金管理，医院应建立健全资金管理制度、严格审批资金计划、全过程监控资金支出、及时通报资金状况。有条件的医院还应以先进的计算机和网络技术为手段，建立高度集成化的、基于 B/S 架构的资金管理信息平台，实时提供医院资金的全部信息，实现资金活动的办公自动化和过程透明化，提高经济管理决策的科学性。

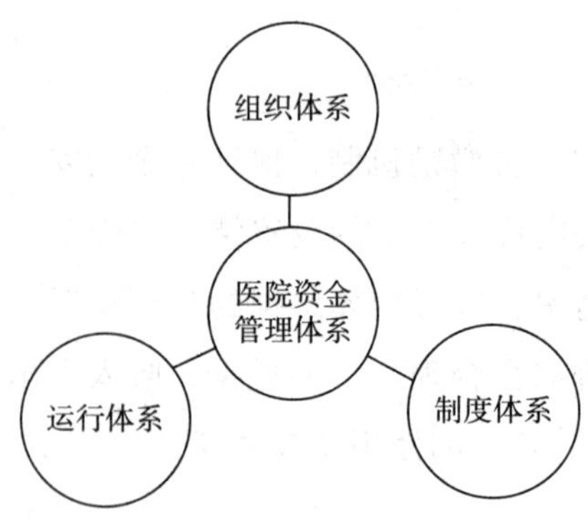

图3－1 医院资金管理体系

3.1.3 医院资金精细化管理设计维度及要素

医院资金对医院的正常运转有着至关重要的作用，有效的资金管理体系有利于提高资金的使用效率，优化资金的配置，促进医院管理水平的提高。医院应通过资金的精细化管理，以建立完整、规范的资金管理体系，使资金管理科学化、合理化。医院资金管理体系可从岗位职责、管理制度、业务流程、管理工具、业务表单和管理方案六个维度进行设计。资金精细化管理体系的要素见表3－1。

表3－1 资金管理体系设计要素

设计维度	设计要素	设计维度	设计要素
岗位职责	现金出纳岗位职责 银行出纳岗位职责 财务审核岗位职责	管理工具	现金流量分析与管理 货币资金内部控制
管理制度	现金管理制度 银行存款管理制度 资金内控管理制度	业务表单	现金业务表单 银行业务表单 资金业务表单 财务报销表单
业务流程	财政直接支付流程 财政授权支付流程 现金借款审批流程 现金及银行结算报账审批流程 设备采购付款流程 工程项目付款流程 科研课题等专项经费报销流程 资金管理安全流程 货币资金管理流程	管理方案	大额资金管理方案 银行存款管理方案

3.2　医院资金管理岗位职责设计

3.2.1　现金出纳岗位职责

现金出纳岗位职责
• 严格遵守国家的财经纪律，熟悉《会计法》、《医疗机构财务会计内部控制规定（试行）》、《医院财务制度》等财务管理制度； • 现金出纳不得兼管稽核、会计档案保管和收入、支出、债权债务账目的登记工作； • 遵守财务部门现金管理制度，库存现金不得超过银行规定的库存限额，超过部分应及时送存银行。不得坐支现金，不得以“白条”抵充库存现金。不得随意挪用现金和严禁签发空白现金支票； • 依据审批完备、手续齐全的记账凭证办理收（付）款业务。收（付）款时钱款要当面点清，查验无误后在收（付）款凭证上加盖“现金收讫”印章或“现金付讫”印章，并在记证凭证上加盖出纳人名章； • 根据办理完毕的收、付款凭证，按照《会计基础工作规范》要求，按照时间发生顺序逐笔登记现金日记账，当日结出发生额和余额。做到日清月结，保证账账相符、账款相符。如发现错误要及时查找原因、责任，并报告上级领导，按规定处理； • 必须按规定范围使用现金，超出现金支出限额的款项通过银行划拨。到外地采购数额较大时一般不允许支付现金，采用银行汇款结算方式； • 严格按照使用范围开具发票。各种收据要妥善保管，按年度连续编号，作废收据要加盖“作废”章，三联一并保存，不得撕毁。按时将用完的收据交存档案管理员保管； • 保管好现金支票。现金支票只能由现金出纳填写，不得交与他人。当日提现当日入账。作废支票要加盖“作废”章并妥善保管； • 妥善保管现金送款簿等各种银行交易单据； • 保险柜钥匙、密码均应保密管理； • 所有票据的领用、注销要与票据管理人员进行登记； • 按照医疗机构财务管理需要，完成相关工作。

3.2.2　银行出纳岗位职责

银行出纳岗位职责
• 严格遵守国家的财经纪律，熟悉《会计法》、《医疗机构财务会计内部控制规定（试行）》、《医院财务制度》等财务管理制度； • 银行出纳不得兼管稽核、会计档案保管和收入、支出、债权债务账目的登记工作； • 遵守财务部门银行存款管理制度。不准签发空头支票，不准将银行账户出租、出借给任何单位和个人办理结算，不准拿支票换取现金，不准签发远期支票； • 按照审批完备、手续齐全的记账凭证办理收付款业务。签发支票时必须符合银行规定。大额付款项目要查询银行存款余额，确认不会出现空头时，经批准后签发支票； • 根据办理完毕的收、付款凭证，按照《会计基础工作规范》要求，逐笔登记银行日记账，当日结出发生额和余额。做到日清月结，月终要与银行对账单进行核对。如发现错误要积极查找原因、及时报告、分清责任并按规定处理；

续表

银行出纳岗位职责
• 负责支票印章的保管和使用。按照货币资金印鉴管理制度，严格遵守支票印章分开保管的原则。对未发出的空白支票要妥善保管，不准提前在未发放的支票上盖章； • 作废支票要加盖“作废”章，按银行规定办理有关手续； • 妥善保管进账单等各种银行交易单据； • 配合其他财务人员一起，根据银行对账余额调节表，清理未达账。如遇特殊情况需立即上报； • 转账支票（未用及作废）要妥善管理，支票密码要分开保管； • 收据的领用、注销要与票据管理人员进行登记； • 按照医疗机构财务管理需要，完成相关工作。

3.2.3 财务审核岗位职责

财务审核岗位职责
• 严格遵守国家的财经纪律，熟悉《会计法》、《医疗机构财务会计内部控制规定（试行）》、《医院财务制度》等财务管理制度； • 财务审核岗负责预算计划、报销原始凭证、会计凭证、账簿、报表、票据、实物资产、门诊收费、住院收费等环节的事前、事中、事后审核工作； • 审核人员相对独立，不得兼任出纳、记账和票据保管等工作； • 审核人员应完成下列工作： **一、财务审核** 1. 复核财务收支预算、成本和各项计划指标的依据是否科学和真实，有关计算是否正确，各项计划指标是否互相衔接等，审核后应提出建议或意见，以便修改和完善预算计划。 2. 审核原始凭证内容的真实性、合法性和完整性，以批复的年度预算为依据，对经济业务事项及原始凭证进行审核，审定资金来源和支出性质，确认资金审批权限及程序签署意见的齐全性，对不符合规定的业务事项及无预算、超预算的支出项目不予办理。遇有伪造单据、涂改凭证、虚报冒领款项等行为，应及时向总会计师/分管院领导报告。 3. 会计凭证的审核。审核原始凭证是否合法、真实、完整和准确，记账凭证是否符合会计制度及规范化的要求；复核会计科目使用的正确性。 4. 会计账簿的审核。审核会计账簿是否账证、账账、账实相符。 5. 会计报表的审核。审核报表是否数字真实、计算准确、内容完整和报送及时等。 6. 票据的复核和现金、账簿的查对。对出纳已使用回收的票据存根进行复核，检查票据使用是否符合规定，号码是否衔接，有无跳号、漏号等情况，并交票据管理岗位办理注销等相关手续。 7. 随机抽查银行对账单和银行日记账及调节表，核对银行实有数和相关银行账余额是否相符；随机抽查出纳现金日记账，核对其与库存盘点数是否相符。做好抽查情况记录。 8. 复核各项财产物资的增减变动和结存情况，并与账面记录进行核对，确定账实是否相符。不符时，应查明原因，并提出改进的措施。 **二、门诊收费审核** 1. 复核收费员当天门诊收入票据起止号码是否衔接，有无跳号、漏号现象，定期将上述票据交票据管理岗位办理注销等相关手续。 2. 复核门诊收、退金额，收费票据金额和当天收入日报表金额是否相符。 3. 复核收费员应上缴现金金额（包括支票张数和金额）是否与门诊收入日报表及银行缴款单金额相符。 4. 不定期抽查门诊收费员库存现金和备用金情况。 5. 按照医疗机构财务管理需要，完成相关工作。

续表

财务审核岗位职责
三、住院结算审核 1. 复核收费员当天预交金票据和收入票据的起止号码是否衔接，有无跳号、漏号现象，定期将上述票据交票据管理岗位办理注销等相关手续。 2. 复核住院收、退费金额，收费票据金额和当天收入和预交金日报表金额是否相符。复核住院收、退费明细账与收入和预交金日报表金额是否相符。 3. 复核收费员应上缴现金金额（包括支票张数和金额）是否与住院收入和预交金日报表及银行缴款单金额相符。 4. 不定期抽查住院收费员库存现金和备用金情况。 5. 按照医疗机构财务管理需要，完成相关工作。

3.3　医院资金管理制度设计

3.3.1　现金管理制度

为加强财务管理，确保货币资金的安全和完整，提高货币资金的使用效率，根据《医院财务制度》、《医院会计制度》以及《医疗机构财务会计内部控制规定（试行)》等相关规定，制定现金管理制度。

第一章　总　则

第1条　现金的收取范围：

1. 患者交纳的医疗费用、门诊、住院预交金；

2. 企事业单位交纳的投标保证金、标书费、临床药品试验费、各种医院管理费等，以及其他不能转账的小额现金；

3. 院外医师到本院进修缴纳的进修费、培训费、住宿费；

4. 院内职工交于财务的小额现金，如外出会诊费、代收的宿舍区电费、各党支部缴纳的党费等；

5. 个人还款、赔偿款、罚款及差旅费退回款等；

6. 其他必须收取现金的事宜。

第2条　现金的使用范围：

1. 支付职工工资、奖金、津贴、各种补贴及福利费；

2. 按国家规定支付给个人的离休金、退休金、丧葬补助费、抚恤金；

3. 出差人员必须随身携带的差旅费；

4. 支付给不能转账的个人或集体的劳务报酬；

5. 其他票据结算起点（1000 元）以下的零星支出。

第二章 现金结算

第 3 条 现金收付必须坚持收有凭、付有据，堵塞由于现金收支不清、手续不全而出现的一切漏洞。严格按照现金使用范围结算现金业务。

第 4 条 除财务部门或受财务部门委托外，任何单位或个人都不得代表医院接受现金或与其他单位办理结算业务。

第 5 条 出纳员、收费人员在收取现金时，应仔细审核收款单据的各项内容，收款时坚持唱收唱付，当面点清；应认真鉴别钞票的真伪，防止假币和错收。现金收讫无误后，要在收款凭证上加盖现金收讫章。

第 6 条 处理现金支付业务时，会计人员必须审查发票的真实性与合法性，根据医院付款审批规定审查付款手续是否完备，对于不符合规定或超出现金使用范围的支付业务，会计人员不得办理。

第 7 条 出纳人员必须根据审核无误的付款凭证支付现金，并要求经办人员在付款凭证上签字。支付现金后，出纳员要在付款凭证上加盖现金付讫章和出纳人名章，并及时处理有关账务。

第 8 条 任何部门和个人，都不得以任何理由公款私借，医院人员因公借款，需填制医院正规借款单并由相关领导签字，不准以白条抵充库存现金。

第 9 条 严格遵守库存现金限额，当日收入的现金，必须当日存入银行，不得超过库存限额，特殊情况报财务部门主管人员审批执行。

第 10 条 按照现金管理规定，在支票或银行结算方式起点以下的业务，用现金结算，在支票或银行结算方式起点以上的业务，原则上使用支票或以银行结算方式结算。

第 11 条 出纳人员在办理现金支付业务时，必须严格遵守医院支出审批管理制度，结合相应的授权审批权限，办理现金收款、付款业务。对违反现金管理条例的报销事项，出纳人员有权拒付。

第 12 条 出纳员、收费人员要及时登记日记账，做到日清日结。每天收入的现金，应及时足额送存银行，不得坐支。库存现金应每日盘点核对，做到账实相符。

第 13 条 财务部门定期组织监盘库存现金，确保账账相符、账实相符。发现溢余或短缺，及时查明原因，按规定程序报批处理。由于出纳员自身责任造成的现金短缺，出纳员负全额赔偿责任，造成重大损失的，应依法追究责任人的法律责任。

第三章 现金保管

第 14 条 严格控制库存现金限额。结合医院现金结算量，经银行核定库存现金限额，出纳员必须严格遵守，每日将多出结算额的数额送存银行。需要增加或减少库存现金限额的，应申明理由，请主办银行重新核定。

第 15 条 现金保管的责任人为出纳员。每日盘亏、盘盈都必须查明原因，原因不明的，亏损由出纳员赔补，盈余上交。

第 16 条 现金的保管要有相应的保管措施，保险柜应存放于坚固实用、防潮、防水、通风较好的房间，房间应有铁栏杆、防盗门。库存现金应整齐存放，保持清洁，如因潮湿霉烂、虫蛀等问题发生损失的，由出纳人员负责。

第 17 条 保险柜钥匙由出纳人员保管，不得交由其他人代管，并随时转动密码器。

第 18 条 保险柜钥匙、密码丢失或发生故障，应立即报请领导处理，不得随意找人修理或修配钥匙。

第 19 条 严禁会计人员将公款携至自己家中存放保管。

第四章 现金盘查

第 20 条 建立定期和不定期的现金盘点制度。每日要由出纳人员进行盘点，编制现金日报表，与现金日记账余额核对相符。财务部门负责人要组织人员不定期对现金进行盘查。

第 21 条 确保现金的合理使用和安全完整。发现长款、短款时，应及时查找原因，做好书面记录，分清责任。按照财务相关规定：长款如数上交，短款由当事人负责赔偿。

1. 建立库存现金和备用金检查记录表。
2. 将库存现金与现金日记账余额及总账相核对。
3. 每日收支凭证要及时入账。
4. 严禁白条抵库。
5. 盘查发现差额，及时查清原因，按相关规定处理。

第五章 附 则

第 22 条 本制度由财务部门制定并监督实施。本规定未作规定或没有明确规定的事项须财务部门批准，然后执行或办理。

第 23 条 本制度自 20××年××月××日起实施。

3.3.2 银行存款管理制度

为加强医院货币资金管理，规范结算支付行为，加快资金周转，保证资金安全，制定银行存款管理制度。

第一章 总 则

第 1 条 认真贯彻执行国家的政策法规，严格遵守银行的各项结算制度，自觉接受银行监督。

第 2 条 实行逐级审批、备案制度，医院开立、变更、撤销银行账户，应经有关部门批准后办理相关手续；银行账户的开设要符合要求；按国家规定在银行开设一个基本账户；银行账户仅供本单位使用，不准出租、出借、套用或转让给其他单位或个人使用。

第 3 条 医院法人代表应对本单位银行账户的申请开立及使用的合法性、合规性、安全性负责。

第 4 条 医院应按照财政部和中国人民银行规定的用途、限定的范围使用银行账户，不得将预算收入汇缴专用存款账户的资金和财政拨款转为定期存款；不得将医院资金以个人名义存入银行；不得为个人和其他单位提供信用担保。

第二章 银行结算

第 5 条 财务人员在办理银行存款支付业务时，必须严格遵守支出审批制度及相应的授权审批权限，大额支出需按照审批权限，经相关部门负责人审批后方可支付。

第 6 条 办理银行存款的收支业务，应在取得凭证后立即入账。通过银行划拨的费用（水费、电费、养路费、电话费等）要及时与归口管理部门进行核查。收支的支票要及时进行清理，按日期及支票号逐笔登记银行存款日记账，做到日清、月结。

第 7 条 银行出纳不得负责银行对账工作，不得兼任稽核、会计档案保管岗位和收入、支出、费用、债权债务账目的登记工作。

第 8 条 对账人员每月将银行存款日记账与银行对账单核对，每月编制《银行存款余额调节表》，调节未达账项，定期编制银行存款余额调节表，并及时清理未达账项。

第 9 条 财务部门负责人应定期检查银行存款的对账情况，进行监督检查，并有详细的文字记录。

第 10 条 根据财务管理有关规定，银行出纳岗位人员应定期进行轮岗，期限不得超过三年。

第三章 银行存款盘查

第 11 条 建立银行存款检查记录表。

第12条　由出纳人员和编制收付款凭证以外的财会人员，按月核对银行存款日记账和银行对账单，编制银行存款余额调节表，调节未达账项。每月核对编表人员，将核对情况及时反馈给财务负责人，并做好存档工作。

第13条　检查大额未达账项和长期未达账项，并审查未达原因。

第14条　不定期派财务人员到开户银行核对银行存款余额。

第四章　支票管理

第15条　支票的购买：

1. 医院的现金支票和转账支票由出纳员根据用量到开户银行购买。

2. 出纳员将购买的支票按账户类别、序号交由票据管理人员登记，双方共同签字确认。

第16条　支票的保管：

1. 支票的日常保管由出纳人员负责，并设立支票领用登记簿。空白支票和财务印鉴应分别存放、两人保管，每天工作结束时将支票锁于保险柜。

2. 严格执行支票加编密码规定，为确保资金安全，支票密码与空白支票必须分别存放保管。

3. 不得携带空白支票外出，如有特殊情况，必须经总会计师/分管院领导和财务部门负责人批准，并登记领用日期、用途及限额。逾期（超过支票发出之后10天）未用的空白转账支票应及时收回注销，不得将空白支票交予其他单位或个人签发。对于填写错误的支票必须加盖“作废”戳记与存根一并保存归档。

4. 出纳人员应妥善保管好空白支票。因保管不善发生支票丢失，应立即向开户银行办理挂失手续，同时向有关领导报告。因丢失支票所造成的经济损失由经办人员负责赔偿。

第17条　支票的签发：

1. 不得由一人办理签发支票全过程。

2. 支票签发一律记名，签发支票时必须准确填写收款单位、出票日期、金额、用途等内容，并由领票人在“支票领用登记簿”和支票存根上签字。如签发错误不得撕毁，应在支票上加盖“作废”戳记，连同存根随本月记账凭证一起装订，存档备查，并在“支票领用登记簿”上注明“作废”字样。

3. 出纳人员签发支票时，签发金额必须在银行存款账户余额内，不得签发空白支票、空头支票、远期支票，不得出租或转让货币资金票据，不得将支票交收款单位代签。

4. 出纳人员签发支票时，必须严格按照支票加编密码规定办理，每开出一张支票对应一个密码，不得事先在空白支票上填写支票密码，持票人应将支票和对应密码妥善保管，使用时方可填写密码。支票密码不得丢失，如因丢失造成的经济损失，应由当事人负责赔偿。

5. 支票密码书写如有错误，不得涂改不得划线，应更换支票另行签发。如支票漏填或错填密码，银行将按照《银行结算办法》有关条例罚款，罚款由当事人自负。

6. 支票背书转让时，印鉴要清晰完整，合法合规。

第 18 条 支票的领用：

1. 支票的领用必须做到随签发、随盖章，不得事先盖章备用，严防支票遗失而造成经济损失。

2. 支票领用人在收到支票后，必须按支票用途在《支票领用登记簿》上登记，认真填写支票领用时间、支票收款人名称、金额、支票号和领用签名，如医院科室领用支票需填写经办部门。

3. 使用现金支票按照《现金管理暂行条例》执行，只限于提取现金使用。

4. 使用部门在领用支票时必须手续齐备，由出纳人员在“支票领用登记本”上进行登记，领用人签字领取。

5. 领用人不得折损、弄脏或撕毁支票，使用时不能超出限额，严禁将支票转借他人。

6. 支票领用人发生支票遗失应及时与财务处联系，由财务处向开户银行办理挂失，如发生损失无法追回，则由领用人负责全额赔偿。

第 19 条 支票报账与核销：

1. 支票领用人必须在规定时间内报账，以便财务部门及时掌握、核对银行存款余额。如领用的支票在十日内未支付，应及时退回财务部门。逾期十日不报账者，可停止该部门使用支票。

2. 院内人员因公借用转账支票，应该在支票领用后规定时间内，持手续完备的发票等单据到财务处结清账务。财务部门每月发布催款通知，特殊原因造成无法及时结清的应及时到财务部门说明原因。

3. 出纳人员根据报销票据开具支票时，必须严格审查报销票据的真实性、合法性，检查支付审批手续是否完备、资料是否齐全。

4. 财务部门负责人应定期对出纳人员发放的支票进行核查，保证购入、发出、领用、实存支票的真实准确。支票的核销必须符合有关制度规定，以确保货币资金的安全、完整。

第 20 条 出纳人员收取外单位支票时，应认真审核支票的有效期等相关内容是否符合银行规定要求，有银行密码的支票不得遗漏密码，并及时送存银行。如支票被银行退票，出纳人员应及时通知经办人员向出票单位索换。对已发出的支票由于对方原因更换支票，应及时入账，并将作废支票注明“作废”字样，登记注销。

第五章　印鉴管理

第 21 条　印鉴是财务人员用于签发、记载经济业务票据等文书，约束经济权利义务而使用的印章。

第 22 条　印鉴的使用：

1. 印鉴一般由单位财务专用章、法人代表名章或财务负责人名章、收费部门收费专用章、住院部门收费结算专用章及二级单位的财务专用章组成。

2. 印鉴须经开户银行和医院主管部门备案后方可启用。

3. 印鉴必须要由不同人员在不同地点妥善保管，不得随意存放在办公桌内，下班后必须锁入保险柜。多人使用同类型收费印章时，应对印章统一刻制编号，以示区别，明确责任。

4. 不得非法刻制印鉴，一经发现，对其主管负责人或直接责任人追究法律责任。

5. 更换印鉴时，须提出申请，经核准后刻制新印鉴。新印鉴启用后，应将原印鉴交回主管部门按规定进行销毁。

6. 财务印章发生毁损、遗失或被盗时，应及时上报财务负责人及有关部门；有失职或故意行为的，将追究其行政责任和经济责任。财务部门要及时采取补救措施，发布印章作废公告，通知有关业务合作单位，并按程序申请重新刻制。

第 23 条　印鉴的管理：

1. 使用范围：财务专用章、法人名章主要用于与银行相关的各种票据（如：现金及转账支票、汇票、汇款单据等）。

2. 空白支票在保管期间，不得加盖银行预留印鉴，应在支票发出时方可加盖印鉴。

3. 对加盖印鉴的单据，须审核单据的真实性、合法性及审批手续是否齐全等内容。加盖财务印鉴须经财务主管批准，不得擅自使用。

4. 印鉴离开单位财务部门要经过财务部门负责人批准，印章使用者取得印章后要办理签字手续，印章保管人员要备查登记，及时收回。

第六章　附　则

第 24 条　本制度由财务部门制定并监督实施。本规定未作规定或没有明确规定的事项须财务处批准，然后执行或办理。

第 25 条　本制度自 20××年××月××日起实施。

3.3.3 资金内控管理制度

为了加强医院资金内部控制，提高医院管理水平和风险防范意识，促进医院有效执行国家各项财经法规和规章制度，保证各项经济业务活动的有序进行，制定本规范。

第一章 总 则

第1条 货币资金是指医院所拥有的现金、银行存款、其他货币资金等。

第2条 医院在货币资金管理过程中，应当重点关注以下风险：

1. 资金管理未经审批或者超越权限审批，因重大差错、舞弊、欺诈而导致损失。
2. 银行账户开立、审批、使用、核对和清理不符合国家有关法律法规要求。
3. 资金记录不准确、不完整，造成账实不符或导致财务报表信息失真。
4. 有关票据遗失、变造、伪造及非法使用印章等。

第3条 医院应建立健全货币资金的内部控制制度，通过良好的内部控制，确保医院资金的安全性、完整性、合法性、效益性。

第4条 合理设置岗位，确保不相容职务相互分离，加强制约和监督。出纳人员不得兼任稽核、票据管理、会计档案保管岗位和收入、支出、费用、债权债务账目的登记工作；不得由一人办理货币资金业务的全过程；出纳人员实行定期轮岗制度，任期不得超过三年。

第5条 医院应当加强货币资金的核查控制。指定不办理货币资金业务的会计人员定期和不定期抽查盘点库存现金，核对银行存款余额，抽查银行对账单、银行日记账及银行存款余额调节表，核对是否账实相符、账账相符。对调节不符、可能存在重大问题的未达账项应当及时查明原因，并按照相关规定处理。

第二章 现金内控管理

第6条 严格按照《现金管理暂行条例》规定的现金使用范围办理现金支取业务，不得白条抵库，不得坐支现金，不得挪用现金。

第7条 严格遵守库存现金限额。当日收入的现金，必须当日存入银行，不得超过库存限额，特殊情况须报财务部门主管人员审批执行。

第8条 加强现金安全管理，注意防盗。

第9条 严格执行日清月结制度。出纳人员应按照发生的时间顺序登记现金日记账，做到按日清理，按月结账，账账相符，账实相符。

第10条 建立库存现金、备用金、周转金抽查制度。财务人员组织专人不定期对库存现金、备用金及各部门周转金进行抽查，发现长款或短款的，应及时查明原因，进行处理。

第三章 银行存款内控管理

第11条 医院应当加强对银行账户的管理，严格按照规定的审批权限和程序开立、变更和撤销银行账户。

第12条 医院应按规定用途、限定范围使用银行账户，不得将医院资金以个人名义存入银行，不得出租、出借、转让银行账户，不得为个人和其他单位提供信用担保。

第13条 使用支票应严格按银行有关规定办理，不得签发空白支票、空头支票和远期支票。

第14条 财务章及名章应由两名工作人员分别妥善保管，空白支票和财务印章应分别存放、两人保管。

第15条 加强银行存款对账工作。负责银行对账人员，应定期进行银行存款日记账与银行对账单的核对，每月编制《银行存款余额调节表》。

第16条 对银行未达账项应及时进行清理，并说明未达原因，银行未达账项挂账不得跨年度。财务部门应定期检查银行存款的对账情况，进行监督检查，并有详细的文字记录。

第四章 附 则

第17条 本制度由财务处制定并监督实施。本规定未作规定或没有明确规定的事项须财务处批准，然后执行或办理。

第18条 本制度自20××年××月××日起实施。

3.4 医院资金管理流程设计

3.4.1 财政直接支付流程（如图3－2、表3－2）

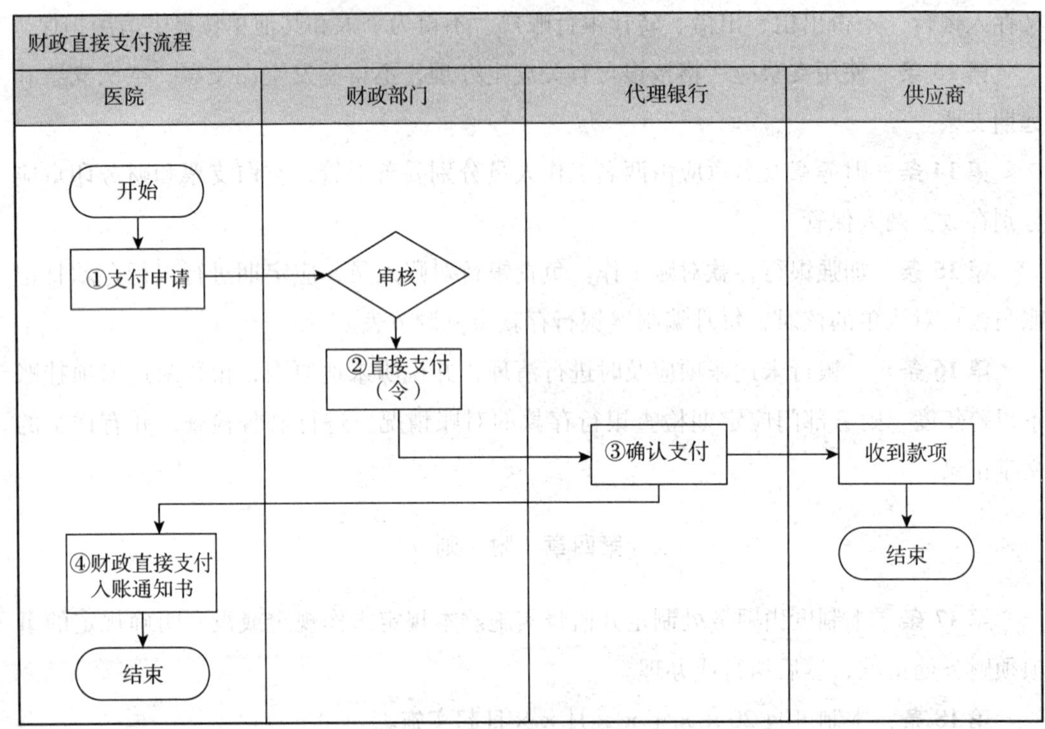

图3－2 财政直接支付流程图

表3－2 财政直接支付流程关键节点说明

关键节点	财政直接支付流程关键节点说明
①	（1）医院按照部门预算和用款计划确定的资金用途，提出支付申请。 （2）一级预算单位汇总、填制《财政直接支付申请书》，上报同级财政国库支付中心。
②	（1）财政国库支付中心审核确认。 （2）财政国库支付中心开具《财政直接支付汇总清算额度通知单》和《财政直接支付凭证》分别送人民银行、预算外专户的开户行和代理银行。
③	（1）代理银行根据《财政直接支付凭证》及时将资金直接支付到收款人或用款单位。 （2）开具《财政直接支付入账通知书，送一级预算单位和医院。
④	（1）一级预算单位和医院根据《财政直接支付入账通知书》作为收到和付出款项的凭证。 （2）医院根据《财政直接支付入账通知书》，做会计处理。 （3）各部门及科室执行调整后的预算。

3.4.2 财政授权支付流程（如图3－3、表3－3）

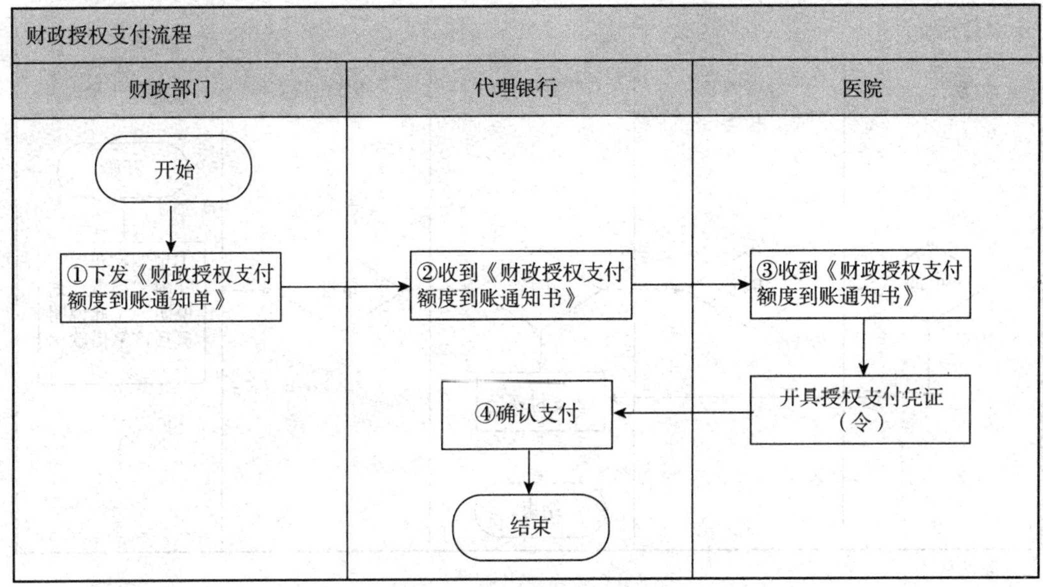

图3－3　财政授权支付流程图

表3－3　财政授权支付流程关键节点说明

关键节点	财政授权支付流程关键节点说明
①	(1) 预算单位按照规定时间和程序编制分月用款计划，申请财政授权支付用款额度。 (2) 财政部门批准后，分别向中国人民银行和代理银行签发《财政授权支付清算额度通知单》和《财政授权支付额度通知书》。前者用以通知中国人民银行据以办理总清算业务，后者通知代理银行逐级下达财政授权支付额度。
②	(1) 代理银行应该在一个工作日内将额度通知有关分支机构。 (2) 各分支机构在一个工作日内通知预算单位（医院）。
③	(1) 医院在接到代理银行分支机构转来的《财政授权支付额度到账通知书》，即可办理财政授权支付业务。 (2) 医院根据确定的额度，自行签发财政授权支付指令，通知代理银行办理资金支付业务。 (3) 医院根据代理银行转来的《财政授权支付额度到账通知书》，做会计处理。
④	(1) 代理银行收到预算单位提交的支付指令后，审核支付指令的金额是否在财政部门下达的相应预算科目财政授权支付用款额度范围内，以及支付指令信息是否齐全。 (2) 审核无误后，按照有关规定办理现金支付或转账、信汇、电汇等资金支付和汇划业务。 (3) 医院通知代理银行付款后，根据代理银行加盖转讫章的进账单（第三联）及其他凭证，做会计处理。

3.4.3 现金借款审批流程（如图3－4、表3－4）

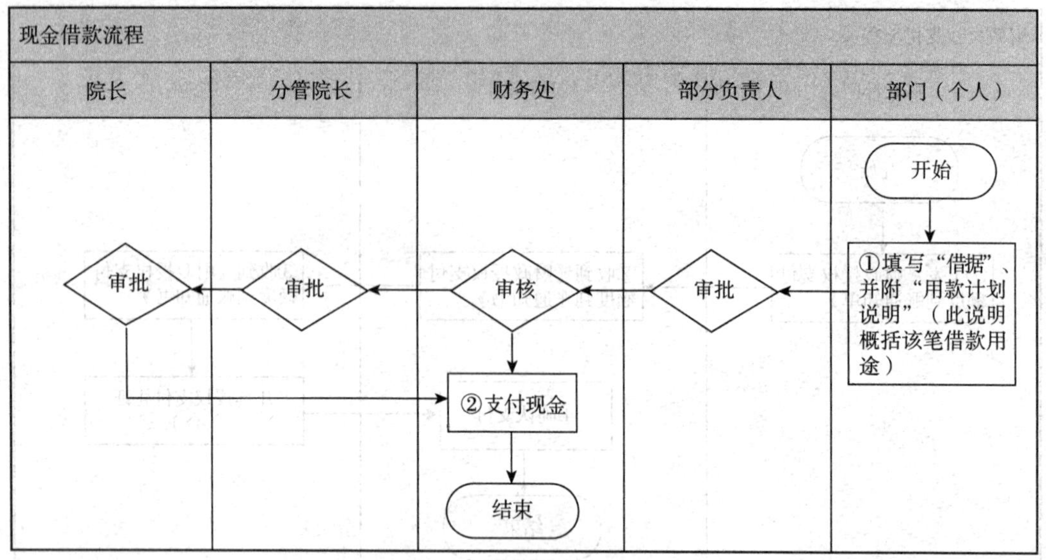

图3－4 现金借款流程图

表3－4 现金借款流程关键节点说明

关键节点	现金借款流程关键节点说明
①	（1）向财务部门索（领）取借款单。 （2）借款人填写借款单，应如实填写日期，借款金额必须大写，不得涂改，借款人在借款签章一栏内签字。 （3）借款人必须有用款说明，明确借款的用途。 （4）借款人所在部门负责人签字，总会计师/分管院领导签字。
②	（1）财务部门审核。 （2）借款人凭内容填写完整的借款单，在出纳处领取现金。

3.4.4　现金及银行结算报账审批流程（如图3－5、表3－5）

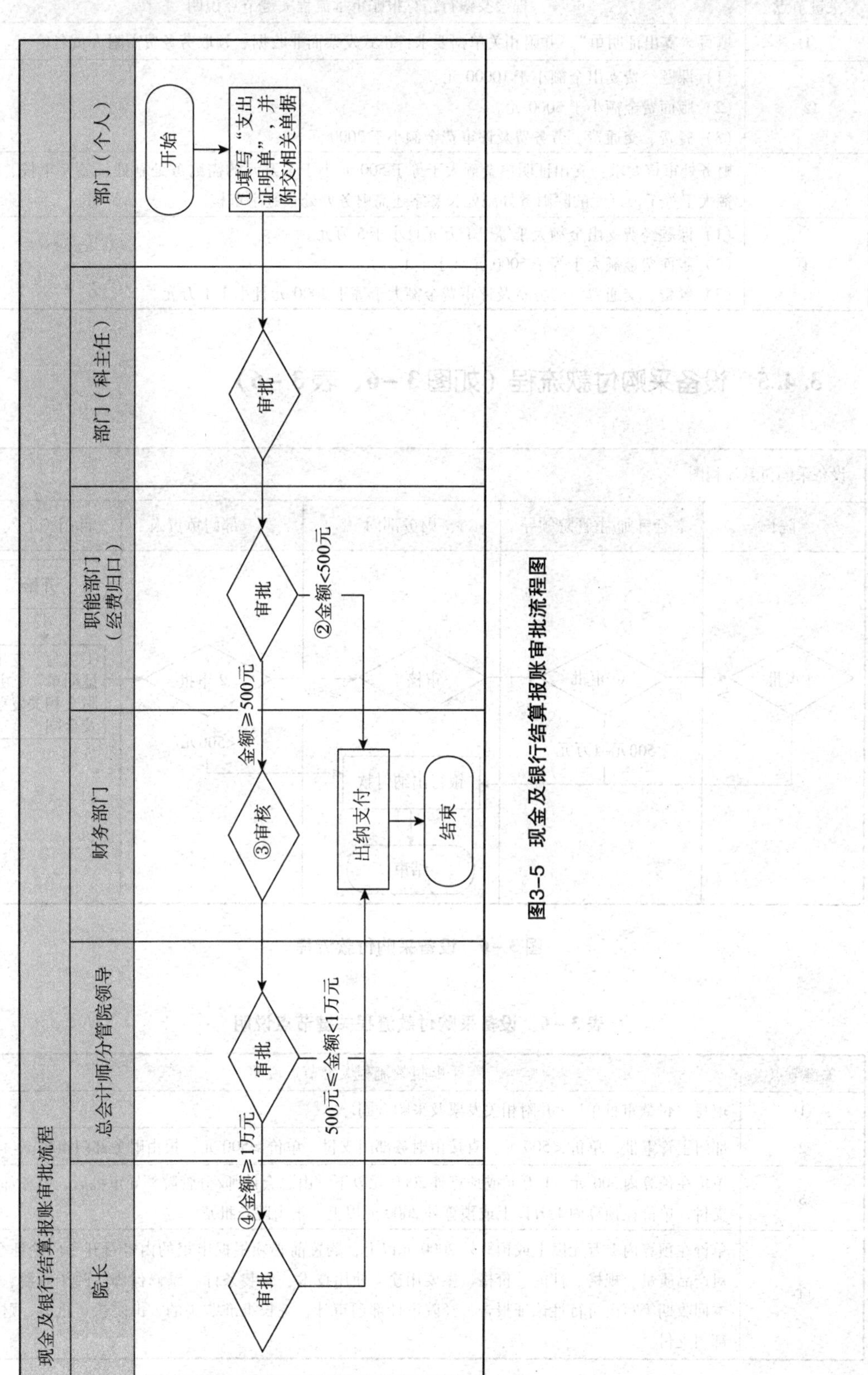

图3－5　现金及银行结算报账审批流程图

表 3－5 现金及银行结算报账审批流程关键节点说明

关键节点	现金及银行结算报账审批流程关键节点说明
①	填写“支出证明单”，并附相关单据要求：正式发票而非收据、领取劳务费需附人员名单
②	（1）课题经费支出金额小于 10000 元。 （2）版面费金额小于 5000 元。 （3）餐费、交通费、劳务费及评审费金额小于 2000 元。
③	财务处审核要求：支出证明单金额大于等于 500 元小于 1 万元的需财务处副处长签字审核、金额大于等于 1 万元的除财务处副处长签字还需财务处处长签字审核。
④	（1）课题经费支出金额大于等于 1 万元且小于 5 万元。 （2）版面费金额大于等于 5000 元且小于 1 万元。 （3）餐费、交通费、劳务费及评审费金额大于等于 2000 元且小于 1 万元。

3.4.5 设备采购付款流程（如图 3－6、表 3－6）

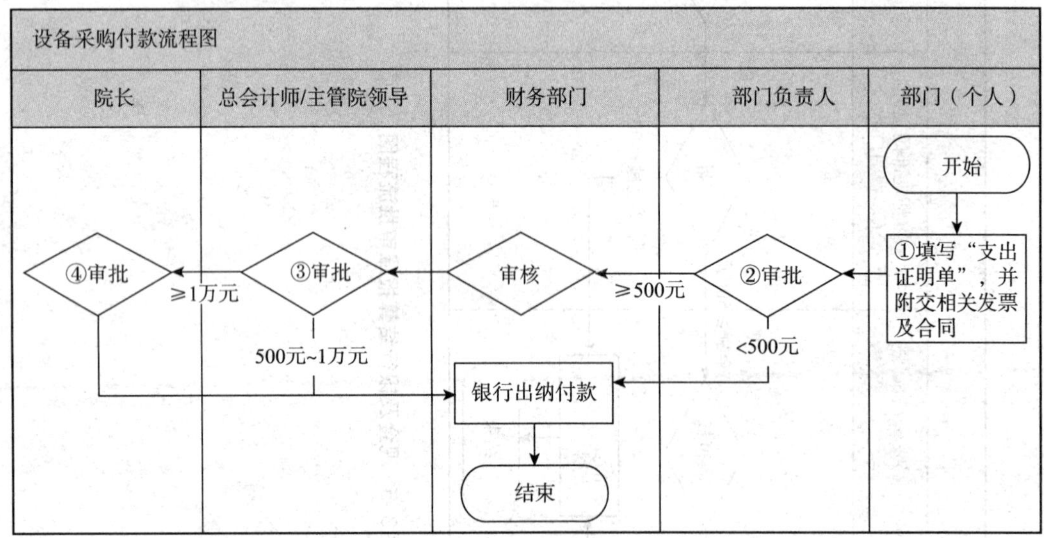

图 3－6 设备采购付款流程

表 3－6 设备采购付款流程关键节点说明

关键节点	采购付款流程关键节点说明
①	填写“付款审批单”，并附相关发票及采购合同。
②	部门主管审批，单价＜500 元，直接由财务部门支付，单价≥500 元，报由财务部门审核。
③	单价在预算内 500 元～1 万元或预算外 2000 元以下，由总会计师/分管院领导审批后，财务部门支付，单价在预算内 1 万以上或预算外 2000 元以上，报由院长批复。
④	单价在预算内 1 万元以上或预算外 2000 元以上，购置前必须根据申报的内容召开专门论证会，对产品质量、规格、性能、价格、主要用途、使用技术、安装条件、维修保养、两个效益、成本回收期等写出可行性论证报告，经院审计部门审计，院长批准购买的，由院长审批后，财务部门支付。

3.4.6　工程项目付款流程（如图3－7、表3－7）

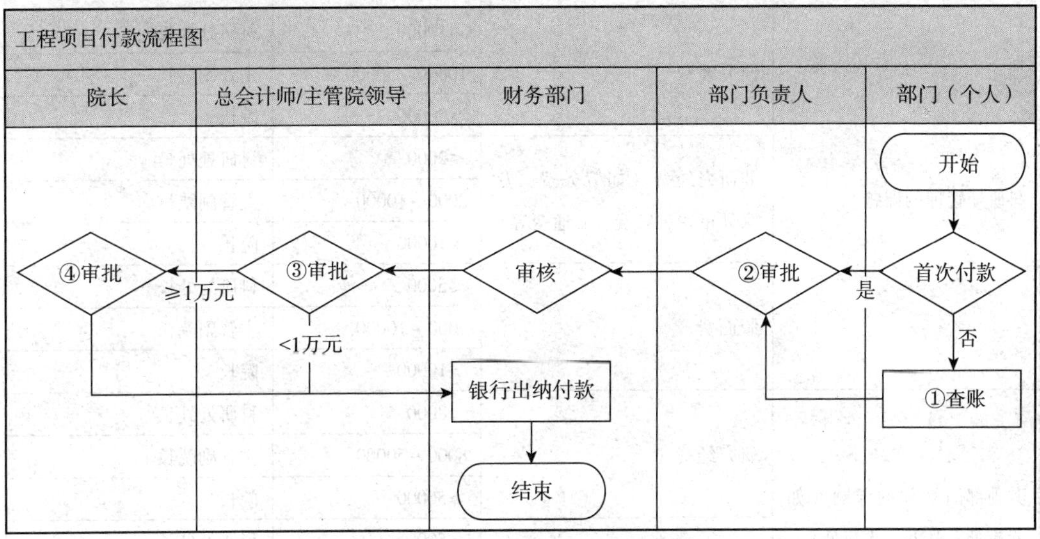

工程项目付款流程图

院长	总会计师/主管院领导	财务部门	部门负责人	部门（个人）
④审批	③审批 ≥1万元 <1万元	审核 银行出纳付款 结束	②审批 是	开始 首次付款 否 ①查账

图3－7　工程项目付款流程

表3－7　工程项目付款流程关键节点说明

关键节点	采购付款流程关键节点说明
①	对于非首次付款，须到制单处查账，并由制单组签字确认，持发票、原始合同交由部门负责人审核。
②	部门负责人根据合同，对发票进行审核。
③	工程款在10000元以下，总会计师/分管院领导审批后，由银行出纳付款。
④	工程款在10000元以上，院长审批后，由银行出纳付款。

3.4.7　科研课题等专项经费报销流程（如图3－8、表3－8）

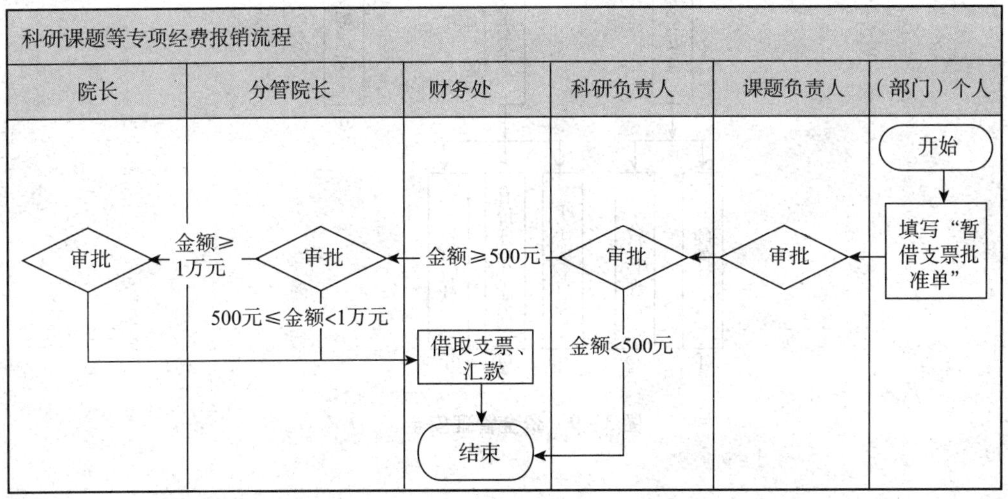

图3－8　科研课题专项经费报销流程图

表 3－8　审批权限说明

审批权限说明			
项目类别	内容	单笔金额（元）	审批人
科研处管理的课题	研究经费	≤10000	科研处处长
		10000～50000	主管副院长
		＞50000	院长
	非研究经费（如劳务费、专家评审费、餐费、交通费等）	≤2000	科研处处长
		2000～10000	主管副院长
		＞10000	院长
	版面费	≤5000	科研处处长
		5000～10000	主管副院长
		＞10000	院长
其他部门管理的课题（如教育处、党办、人事处）	研究经费	＜8000	科研处处长
		8000～50000	主管副院长
		≥50000	院长
	非研究经费（如劳务费、专家评审费、餐费、交通费等）	＜500	科研处处长
		500～10000	主管副院长
		≥10000	院长

3.4.8　资金管理安全流程（如图 3－9、表 3－9）

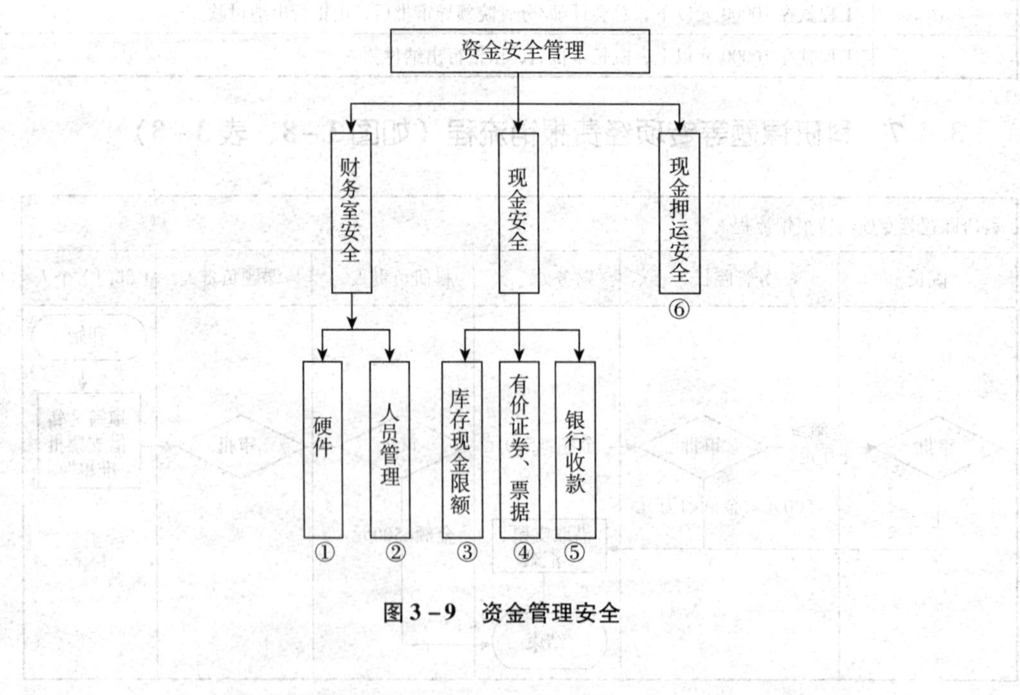

图 3－9　资金管理安全

表 3－9　资金安全管理关键节点说明

关键节点	资金安全关键节点说明
①	财务科室位置合理；出纳室应与其他岗位适当隔离；门、窗应有防护栏、有防盗玻璃窗；重要位置设置防盗监视系统；室内设有保险箱；设置无污染消防灭火器材。
②	财务人员应具备高度的责任感和安全防范意识；财务人员养成良好的工作习惯；专人负责保管保险柜及钥匙；印章、支票由两人分别保管，不得存放在一起；各种账本由专人保管。
③	严格执行国家关于现金管理制度的有关规定；不得以任何借口超额库存现金；因特殊原因，滞留超额现金过夜的，经医院领导批准，加强值班守卫，专人看管。
④	根据使用情况分类保管；要专人负责、保管；建立各种票据的使用制度，严格票据的购、领、销登记制度；决不允许在空白支票上盖好印章。
⑤	按规定程序确认银行收款人身份；交款中途不得离开现场，不得代交，交款完毕核对款项、解款单金额相符；双方在交接记录上互相签字确认。
⑥	运送现金人员、司机必须政治可靠、业务熟练、责任心强；有专人护送、押运；行走路线尽可能避免通过冷清、僻静路径；大额现金运送，专人专车，途中不得绕道，司机不得离开专车。

3.4.9　货币资金管理流程（如图 3－10、表 3－10）

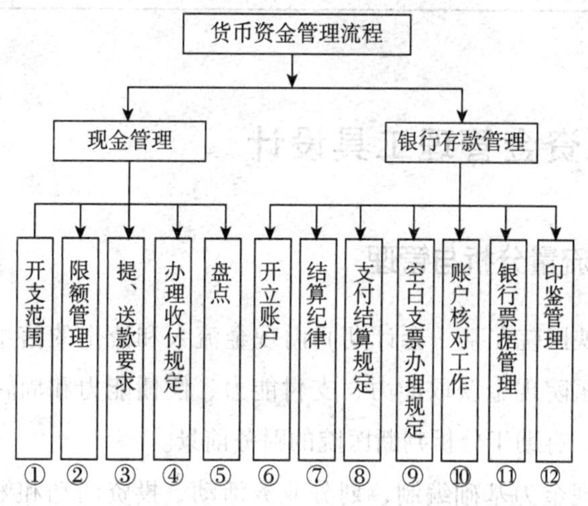

图 3－10　货币资金管理

表 3－10　货币资金管理关键节点说明

关键节点	货币资金管理关键节点说明
①	职工工资、津贴及其他个人劳务报酬；国家规定的对个人的其他支出；向个人购买的物品的价款；出差人员的差旅费用；结算起点以下的零星支出；中国人民银行规定确需支付现金的支出。
②	财务部门库存现金限额为 3000 元；超出库存限额的现金，及时存入银行，不得坐支现金。
③	院内及到银行提、送现金必须由保安陪同；到银行提、送现金 1 万元以上，除有保安陪同外，必须有专车运送。
④	收取现金，开据收款单据，严禁收入不入账，出纳点验完毕后，交款人方可离开；支付现金必须以手续齐备的支付凭证为依据，不得以“白条”抵库，严禁挪用、借用现金。

续表

关键节点	货币资金管理关键节点说明
⑤	现金出纳必须每日盘点库存现金，做到账款相符。
⑥	按照《银行账户管理办法》和实际需要开立基本存款账户，一般存款账户、专用存款账户和临时存款账户；财务科应定期对银行账户进行清查，及时清理专用账户、临时账户和长期未使用账户。
⑦	不得签发空头支票；不得出租出借银行账户；不得签发远期支票；不得签发和取得没有实际交易的支票。
⑧	按照审提无误的支付凭证办理银行结算；付款业务经办人必须是医院工作人员，不得将支票直接交对方单位人员。
⑨	申请人打借条，注明用途、预计支付金额、支票号等；申请人科室主任审核签字，总会计师/分管院领导签字批准，财务部门负责人审批；签发空白支票时，须填写日期、用途及限额，领用人在3日内将支票存根交回注销。
⑩	次月7日前，完成银行账户余额调节表编制；按月进行银行存款各账户对账工作；及时清理未达账项，超过两个月的未达账项及时委派专人清理。
⑪	办理银行收支业务票据由票管员购买，并建立购、领登记制度；银行票据使用时，要记录登记，防止空白票据丢失或被盗；作废的支票应加“作废”戳记，定期交回开户银行。
⑫	签发支票的印章必须由两人分开保管，严禁一人保管签发支票的全部印章，严禁银行出纳保管票据的预留印鉴。

3.5 医院资金管理工具设计

3.5.1 现金流量分析与管理

现金流量表反映医院在某一会计期间内现金流入和流出的信息。编制现金流量表有助于了解和评价医院现金获取能力、支付能力、偿债能力和周转能力，有助于预测医院未来现金流量，有助于分析判断医院的财务前景。

现金流量表以现金为基础编制，划分业务活动、投资活动和筹资活动，按照收付实现制原则编制，将权责发生制下的信息调整为收付实现制下的现金流量信息。

（一）现金流量的分类

1. 业务活动产生的现金流量

业务活动是指医院投资活动和筹资活动以外的所有交易和事项，包括提供医疗服务、获得非资本性财政补助、取得科研项目拨款、支付人员经费、购买药品及卫生材料、支付项目支出、支付其他公用经费等。通过业务活动产生的现金流量，可以说明医院的业务活动对现金流入和流出的影响程度，判断医院在不动用对外筹得资金的情况下，是否足以维持日常业务周转、偿还债务等。

业务活动产生的现金流入项目主要有：开展医疗服务活动收到的现金、财政基本支出补助收到的现金、财政非资本性项目补助收到的现金、从事科教项目活动收到的除财政补助以外的现金、收到的其他与业务活动有关的现金；业务活动产生的现金流出项目主要有：发生人员经费支付的现金、购买药品支付的现金、购买卫生材料支付的现金、使用财政非资本性项目补助支付的现金、使用科教项目收入支付的现金、支付的其他与业务活动有关的现金。

2. 投资活动产生的现金流量

投资活动是指医院长期资产的购建和对外投资及其处置活动。现金流量表中的“投资”既包括对外投资，又包括长期资产的购建与处置。其中，长期资产是指固定资产、无形资产、在建工程等。医院的投资活动包括取得和收回投资、购建和处置固定资产、购买和处置无形资产等。通过投资活动产生的现金流量，可以判断投资活动对医院现金流量净额的影响程度。

投资活动产生的现金流入项目主要有：收回投资所收到的现金，取得投资收益所收到的现金，处置固定资产、无形资产收回的现金净额，收到的其他与投资活动有关的现金；投资活动产生的现金流出项目主要有：购建固定资产、无形资产支付的现金，对外投资支付的现金，上缴处置固定资产、无形资产收回现金净额支付的现金，支付的其他与投资活动有关的现金。

3. 筹资活动产生的现金流量

筹资活动主要是指导致医院债务规模发生变化的活动，包括取得和偿还借款、偿付利息等。应付账款、应付票据等属于业务活动，不属于筹资活动。医院取得的财政资本性项目补助（即用于购建固定资产、无形资产的财政补助）从性质上类似于国家对医院的投资，参照医院现金流量表中将实收资本作为筹资活动现金流量的做法，《医院会计制度》规定将医院取得的财政资本性项目补助作为筹资活动产生的现金流量。

筹资活动产生的现金流入项目主要有：取得财政资本性项目补助收到的现金，借款收到的现金，收到的其他与筹资活动有关的现金；筹资活动产生的现金流出项目主要有：偿还借款支付的现金，偿付利息支付的现金，支付的其他与筹资活动有关的现金。

（二）现金流量表的作用

现金流量的作用有：

（1）现金流量表能从动态上反映现金流入、流出的变动情况。

（2）能动态了解现金及现金等价物的使用情况。通过对医院业务活动、筹资活动和投资活动的变动情况及现金流量的影响分析，了解医院获取现金的能力和现金偿付的能力，预测医院未来的现金流量，为现金的合理调配和使用提供依据，为偿还债务、对外投资等提供准确、可靠的决策依据，避免入不敷出产生信用危机，或因过于小心

谨慎而丧失发展良机

(3) 掌握医院整体运营活动的现金流量。通过对医疗业务活动产生的现金流量与收支结余相比较，可以从现金流量的角度分析收支结余和收益质量，以及影响现金流量的因素，加强医院的财务管理。

(三) 现金流量表的分析

现金流量表的分析可分为一般分析、水平分析、结构分析以及综合分析，现金流量表分析说明见表3-11。

表3-11 现金流量表分析说明

方 法	应用说明
一般分析	现金流量表的一般分析是直接以现金流量表为依据，分析各主要项目变动对业务活动现金流量、投资活动现金流量和筹资活动现金流量的影响，以说明医院现金流入量和现金流出量的规模和特点，提供的信息有：会计年度末现金流量的总变动及原因分析；业务活动、投资活动、筹资活动的现金变动量及原因分析。 (1) 业务活动部分：应注意业务活动产生的现金流量应该是正数；现金流入大于流出有造血功能，注意分析造血功能是增强还是减弱；收入和收款应保持适当的比例。 (2) 投资活动部分：投资活动现金净流量一般为负；投资活动给医院带来的是资产的规模和结构的变化；给医院带来的是业务风险，要注意评估投资风险。 (3) 筹资活动部分：筹资活动现金净流量正负都正常；资本的规模和结构主要来自筹资活动，给医院带来是财务风险，关注筹资方式及筹资风险；评估筹资量与医院发展规模是否相适应，现金剩余过多造成资金使用上的浪费。
水平分析	水平分析是通过对比不同时期的各项现金流量变动情况，揭示医院当期现金流量水平及其变动情况，反映医院现金流量管理的水平和特点。与一般分析相比，它的特点在于通过编制水平分析表，反映不同时期的现金变动，主要提供以下几方面信息：不同会计年度现金净流量的总体变动额及原因；不同会计年度的业务活动、投资活动、筹资活动现金变动额及原因；结合现金流量表的补充资料，详细分析业务活动现金净流量的变动额及影响因素。
结构分析	结构分析是通过计算医院各项现金流入量占现金总流入量的比重，以及各项现金流出量占现金总流出量的比重，揭示医院业务活动、投资活动和筹资活动的特点及对现金净流量的影响方向和程度。结构分析通常以直接法编制的现金流量表为资料，采用垂直分析法编制结构分析表，目的在于揭示现金流入量和现金流出量的结构情况，从而抓住现金流量管理的重点。结构分析包括流入结构、流出结构和流入流出比分析。流入结构分析现金流入量的主要来源；流出结构分析当期现金流量的主要去向，有多少现金用于偿还债务，以及在三项活动中，支付现金最多的用于哪些方面；流入流出比分析包括业务活动流入流出比、投资活动流入流出比和筹资活动流入流出比。业务活动流入流出比越大越好，表明医院1元的流出可换回更多的现金；投资活动流入流出比小，表明医院处于发展时期，而衰退或缺少投资机会时该比值大；筹资活动流入流出比小，表明还款大于借款。结构分析还可以与水平分析相结合，通过流入和流出结构的不同期间和同行业比较，得到更有意义的信息。 (1) 业务活动生产的现金流量分析：将提供医疗服务收到的现金与接收劳务、购买药品付出的现金进行比较。在医院经营正常、购销平衡的情况下，所占比率越大，说明医院劳务付出得到了良好的回报，医疗设备得到了有效的利用，医院的自给能力增强。将提供医疗服务收到的现金与业务

续表

方　法	应用说明
结构分析	活动流入的现金额进行比较，所占比重越大，说明医疗运营状况越好，债权行为减少。将本期业务活动现金净流量与上期、去年同期比较，增长率越高，说明医院成长性越好。 （2）投资活动产生的现金流量分析：当医院扩大规模或开发新的投资项目，追求新的收支结余利润增长点时，需要投入大量的现金。当投资活动产生的现金流入量无法补偿流出量时，投资活动的现金净流入量便为负数。如果医院投资有效，能在预期内创造收益，将生产的现金净流量用于偿还债务，说明医院目前的投资项目可行，不会有偿债困难。反之，医院的负债率会上升，偿债能力下降。 （3）筹资活动产生的现金流量分析：一般来说，筹资活动产生的现金净流量越大，医院面临的偿债压力也越大。目前，医院筹资吸收权益性资本极少，向银行贷款的较多。通过对筹资产生的现金流量分析，可以反映医院自有资金的强弱和财务风险的高低。通过筹资活动产生的现金流量分析，可以避免盲目贷款造成医院现金流入大于现金流出现象，防止资金闲置；也可以及时发现因投资建设中现金流入小于现金流出导致建设项目、医疗运营活动无法正常运转的情况，便于及时应对与纠正。
综合分析	通过对现金流量与结余的综合对比分析，可反映医院的收益质量。现金流量表的编制以收付实现制为基础，相应地，业务活动现金净流量就是收付实现制下的医院“净结余”。业务活动现金净流量与净结余的比较在一定程度上反映出医院收益的质量。现金流量与结余的综合分析主要是业务活动现金净流量与净结余的对比分析，包括两者的关系分析、对应分析与趋势分析。关系分析通过现金流量表编制的间接法来体现，揭示出从净结余到业务活动现金净流量的变化过程，提供现金净流量变动的影响因素及金额，与水平分析相结合还可以反映不同年度净结余到现金净流量的变动。对应分析通过将业务现金流入与医院收入、业务现金流出与医院成本费用对应列入分析表，分别观察在权责发生制和收付实现制条件下现金净流量与净结余的差别。对应分析可以提供现金流入和医院收入的对比信息、现金流出和成本费用的对比信息。上述两种分析方法揭示了医院一定期间的现金流量与结余的联系与对应情况。而要分析医院的连续财务变动状况和盈利质量变动状况，需要对两者编制连续年度内现金流量与结余趋势分析表进行趋势分析。趋势分析可提供如下有用信息：业务活动现金净流量（流入量、流出量）的变动趋势、收入的变动趋势、成本费用的变动趋势、净结余的变动趋势、收入与现金流入量的变动趋势对比分析、成本费用和现金流出的变动趋势对比分析、净结余和业务活动现金净流量的变动趋势对比分析等信息。

3.5.2　货币资金内部控制

1. 控制目标

（1）保证货币资金的安全性。防止贪污、盗窃、挪用等违法乱纪行为的发生；

（2）保证货币资金的完整性。杜绝“小金库”等侵吞业务收入或有意使收入流失的违法、违纪现象；

（3）保证货币资金的合法性。遵守国家的财经法规制度，保证货币资金流入、流出的合理性、合法性；

（4）保证货币资金的效益性。加强预算管理，合理调度货币资金，减少浪费，避免投资决策失误、降低风险，提高资金使用效益，满足医疗服务活动的需要。

2. 控制要点

货币资金的控制要点，概括地说，应把好“一关”，管住“七点”。“一关”是指货币资金的支出关；“七点”是指货币资金的流入点、银行开户点、现金盘存点、对账控制点、票据及印章保管点、督促、检查点和财会人员任用点。

（1）“一关”。

“一关”是把好货币资金支出关。常言道，节流等于开源。因此，控制非法和不合理的资金流出，等于为单位带来了等量资金流入。医院在每天若干笔资金的支付中，如何判定哪笔支出合法、合理，说具体一点，就是要搞清楚这笔钱为什么要出去，又是怎么出去的。为此，根据《医疗机构财务会计内部控制规定（试行）》（以下简称《规定》）第二十六条“货币资金支付必须按规定程序办理”的要求，要做到“四审四看”。即：一是审支付申请，看是否有理有据；二是审支付审批，看审批程序、权限是否正确，审批手续是否完备；三是审支付审核，看审核工作是否到位；四是审支付结算，看是否按审批意见和规定程序、途径办理，出纳人员是否及时登记现金和银行存款日记账。

（2）“七点”。

① 管住货币资金的流入点。根据《规定》第二十五条、第二十七条就是要搞清楚钱是从哪儿来的，以什么形式来的，来了多少，还缺多少，没来的钱怎么办。同时，对已取得的货币资金收入必须当日送存银行并及时入账，不得坐支，不得私设小金库，不得账外设账。

② 管住银行开户点。根据《规定》第二十八条，对银行账户的开立、管理等要有具体规定。因此，按照有关规定，应及时、定期对银行开户点进行认真清理和检查。

③ 管住现金盘存点。现金是流动性最强的资产，由于它使用方便，也一直是犯罪分子最“青睐”的对象。在现阶段，很多单位的日常现金盘点工作基本上都是由现金出纳人员自行完成的，这项制度需要改进，至少应增加其他第三者参与盘点或监盘的内容，保证现金账面余额与实际库存相符，不出纰漏。

④ 管住对账控制点。加强对账控制可能使双方或多方经济交易事项明朗化。一般而言，单位与银行之间的对账较有规律，按照有关规定，每月至少要核对一次。相比之下，单位与外单位之间的对账难度要大得多。一是因为社会信用危机的普遍存在，使得逃债的行为时有发生。二是外单位分布天南地北，相隔遥远，比较复杂，客观上也增加了对账的实际困难。因此，加强与异地和同城单位之间往来款项的核对，确保货币资金支付合理，回收及时、足额，是不可忽视的。

⑤ 管住票据及印章保管点。应加强与货币资金相关的票据管理。任何单位都应该明白一个道理，那就是：“薄薄票据，价格千金；小小印章，力重千钧。”因此，各单位要明确各种票据的购买、保管、领用、背书转让、注销等环节的职责权限和程序，并专设备查簿登记，防止空白票据的遗失和被盗用，备查簿需作会计档案管理。根据

《规定》第三十条，还必须加强银行预留印鉴的管理。严禁由一个人保管支付款项所需的全部印章。

⑥ 管住督促、检查点。任何制度都可能不够完善，因此，加强对与货币资金有关的人员和制度的督促检查很有必要。对监督检查过程中发现的问题，应当及时采取措施，加以纠正和完善。

⑦ 管住财会人员的任用点。办理货币资金业务的人员要具有政治思想好、业务能力强、职业道德好的良好素质，还要具备从业资格和任职资格。同时，要建立定期换岗、轮岗制度，防止一个人在财会部门长时期从事一个岗位工作，这样既可使财会人员能学到新的业务，掌握新的知识，经验更加全面，阅历更加丰富，综合能力进一步提高；又使常年不“挪窝”易滋生的懒散习气和小团体势力得以克服和抑制；还可能使一些长期隐蔽的违法犯罪活动因人事变动、新人接手而暴露出来。当然，也还要考虑财会工作的连续性和财会人员的相对稳定性，否则可能事倍功半。

3. 货币资金控制方法

货币资金控制，就是对货币资金和相关岗位以内部牵制为基点，在岗位设计、授权控制、程序控制等方面均以任何部门或个人都不能有单独控制任何一项或一部分业务的权力为基点，要求责任分工上每项业务通过交叉检查或交叉控制，充分体现相互制约、相互监督。《规定》第二十二条指出：“建立健全货币资金管理制度和岗位责任制。明确岗位的职责、权限，确保不相容职务相分离，合理设置岗位，加强制约和监督”。按照要求，为确保办理货币资金业务不相容职务相分离，使各项业务能严格按规定的处理程序进行，医院货币资金控制的主要方法包括：

（1）人员配备和轮岗控制。选取合格的财务人员办理货币资金业务。办理货币资金业务的人员应当具备良好的职业道德，忠于职守，廉洁奉公，遵纪守法，客观公正。《规定》第二十三条要求“门诊、住院收费人员要具备会计基础知识和熟练操作计算机的能力”。各医院要加强门诊、住院收费人员的业务培训，建议门诊、住院收费人员要持会计资格从业证书上岗。财务部门应有计划地实行岗位轮换，以加强货币资金控制，同时利于财务人员全面熟悉业务。

（2）限制接触控制。货币资金的收支和保管只能由经授权的出纳或收费人员负责处理，严禁未经授权的机构或人员直接接触货币资金。医院货币资金的收支和管理必须统一由财务部门负责，对未经授权的部门和人员，严禁其办理货币资金业务或直接接触货币资金。

（3）不相容职务相互分离控制。按照不相容职务相分离的要求，合理设计货币资金业务流程及相关工作岗位，明确职责权限，形成相互制衡的机制。《规定》第二十二条明确：“出纳人员不得兼任稽核、票据管理、会计档案保管和收入、支出、费用、债权债务账目的登记工作”。银行存款对账及银行存款余额调节表的编制与银行存款、现金日记账登记岗位相互分离；票据保管与票据填写岗位相互分离；票据保管、票据填写与票据稽核岗位相互分离；货币资金业务授权或批准与执行业务的岗位相分互离；货币资金总账和日记账登记岗位相互分离；票据购买、票据保管、票据填写和印章保管岗位相互分离等。严禁由一人办理货币资金业务全过程。

（4）回避制度控制。单位领导的直系亲属不能担任本单位会计机构的负责人；会计机构负责人的直系亲属不能担任本单位的出纳工作。

（5）授权批准控制。明确审批人对货币资金业务的授权批准范围、权限、程序、责任和相关控制措施，规定经办人办理货币资金业务的职责范围和工作要求。凡涉及到办理货币资金业务的岗位和人员都必须纳入授权批准控制的范围。各医院借出款项必须严格执行授权批准程序，严禁挪用货币资金和公款私借，严禁未经授权的机构和人员办理货币资金业务。

建立货币资金收支审批制度。实行货币资金业务授权或批准与执行货币资金业务的职务相分离，明确不同部门、不同管理层次对货币资金不同金额的批准权限。各医院应根据单位规模大小和货币资金流通数额大小，合理确定不同部门和管理层次的授权批准权限，避免授权不当引起的管理混乱。

（6）支付审批程序控制。医院要根据自身的具体情况，规定各类货币资金收支业务办理流程及批准程序，避免流程不畅产生的漏洞及违规或超越权限的行为发生。货币资金支出办理程序应按照《规定》第二十六条明确的程序操作，即：支付申请——支付审批——支付审核——支付结算。

支付申请指单位有关部门或个人用款时，应当提前向审批人提交货币资金支付申请，注明款项的用途、金额、预算、支付方式等内容，并附有效经济合同或相关证明及计算依据。

支付审批指审批人根据其职责、权限和相应程序对支付申请进行审批。对不符合规定的货币资金支付申请，审批人应当拒绝批准。

支付审核指财务审核人员负责对批准后的货币资金支付申请进行审核，审核批准范围、权限、程序是否合规；手续及相关单证是否齐备；金额计算是否准确；支付方式是否妥当、支付单位是否正确等，经审核无误后签章，交由出纳人员办理货币资金支付手续。如药品、医疗器械采购等除附有效经济合同，执行年度预算安排外，还要审核是否按政府招标采购等规定进行。修缮支出要附工程决算书、图纸，及财务部门和审计部门的审核通知书。大型项目支出要附可行性研究报告等等。

支付结算指出纳人员应当根据签章齐全、手续完整的支付申请，按规定办理货币资金支付手续，特别注意应在原始凭证上加盖“付讫”标志章，及时登记现金和银行存款日记账。经办人应当在职责范围内，按照审批人的批准意见办理货币资金支付业务。对于审批人超越授权范围审批的货币资金业务，经办人员有权拒绝办理，并及时向审批人的上级授权部门报告。

（7）重大支出事项报批及责任追究控制。建立重大支出事项报批及责任追究制度，明确规定重大支出事项报批的范围、程序、审批人权限，重大支出事项事先要作可行性研究及通过领导层集体研究、决策的程序，必要时还要召开职工代表大会民主审议通过后再执行。对违反规定审批程序者，一律进行责任追究。

（8）财产保全控制。

①稽查核对。医院要建立健全货币资金稽核制度。根据本单位医疗服务活动特点和流程设置稽查核对的专门岗位，明确职责权限，积极地研究、探讨财务电子信息化环境下的会计稽查核对方法。稽核人员要对电子数据输入、输出、修改等进行适时核对、确认、监控和检查，以确保货币资金的安全。

②定期盘点。是指定期对医院的货币资金等资产进行盘点，并与会计记录核对。如发现差错，要积极查找原因、及时报告、分清责任并按规定处理，重点是对货币资金岗位包括票据管理岗位进行盘点。

③随机抽查。对现金、银行存款管理岗位、票据管理和票据稽查核对岗位、在院病人预交金、印鉴保管岗位的日常业务等进行随机抽查。上述盘点及抽查结果要做好书面纪录。

货币资金控制方法如图 3－11 所示。

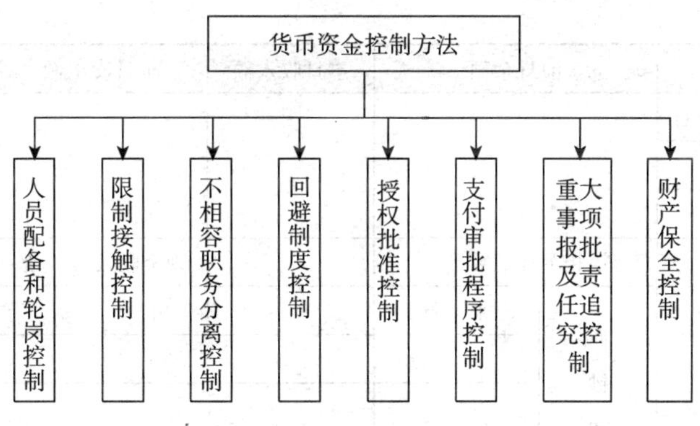

图 3－11　货币资金控制方法

3.6 医院资金业务表单设计

3.6.1 现金业务表单

1. 现金日报表（表3－12）

表3－12 现金日报表

年 月

前日结存	本日收入		本日支出		本日结存
	合 计		合 计		

核准： 复核： 制表：

2. 现金盘点表（表3－13）

表3－13 现金盘点表

年 月

<table>
<tr><th colspan="3">现金库存类别</th><th colspan="2">前日余额</th><th>本日收入额</th><th>本日支出额</th><th>本日余额</th></tr>
<tr><td>金 额</td><td>数 量</td><td>总 计</td><td colspan="2" rowspan="3"></td><td rowspan="3"></td><td rowspan="3"></td><td rowspan="3"></td></tr>
<tr><td>1元</td><td></td><td></td></tr>
<tr><td>5元</td><td></td><td></td></tr>
<tr><td>10元</td><td></td><td></td><td colspan="2">相关凭证数量</td><td></td><td>现金收入 张</td><td>现金支付 张</td></tr>
<tr><td>50元</td><td></td><td></td><td rowspan="5">假钞明细</td><td>来 源</td><td colspan="2">事 由</td><td>金 额</td></tr>
<tr><td>100元</td><td></td><td></td><td></td><td colspan="2"></td><td></td></tr>
<tr><td></td><td></td><td></td><td></td><td colspan="2"></td><td></td></tr>
<tr><td></td><td></td><td></td><td></td><td colspan="2"></td><td></td></tr>
<tr><td></td><td></td><td></td><td></td><td colspan="2"></td><td></td></tr>
<tr><td></td><td></td><td></td><td colspan="2"></td><td></td><td></td><td></td></tr>
<tr><td>合 计</td><td></td><td></td><td colspan="2" rowspan="3">备 注</td><td colspan="3" rowspan="3"></td></tr>
<tr><td>备 注</td><td></td><td></td></tr>
<tr><td>合 计</td><td></td><td></td></tr>
</table>

核准： 复核： 制表：

3.6.2　银行业务表单

1. 银行存款日报表（表3－14）

表3－14　银行存款日报表

年　　月

银行类别	昨日结存	收　入	支　出	本日结存	备　注

核准：　　　　复核：　　　　制表：

2. 银行支票核销表（表3－15）

表3－15　银行支票核销表

开户行：

账　号：

年		摘　要	支票签发日			支票号码	领用金额	核销金额	领用人签字
月	日		年	月	日				

3. 银行存款余额调节表（表 3－16）

表 3－16　银行存款余额调节表

单位：元

项　目	金　额	项　目	金　额
银行存款日记账余额		银行对账单余额	
加：银行已收，医院未收		加：医院已收，银行未收	
减：银行已付，医院未付		减：医院已付，银行未付	
调节后余额		调节后余额	

核准：　　　　　　　　复核：　　　　　　　　制表：

3.6.3　资金业务表单设计

1. 资金来源运用比较表（表 3－17）

表 3－17　资金来源运用比较表

年　　月

<table>
<tr><td colspan="2" rowspan="2">项　目
收　支</td><td colspan="2">实际数</td><td colspan="2">预计数</td><td colspan="2">比较增减</td><td colspan="7">资　金　调　度</td></tr>
<tr><td>金额</td><td>%</td><td>金额</td><td>%</td><td>金额</td><td>%</td><td colspan="2">调度对象</td><td>期初金额</td><td>本期收入</td><td>本期支出</td><td>期末金额</td><td>增减</td></tr>
<tr><td colspan="2">期初现金结存</td><td></td><td></td><td></td><td></td><td></td><td></td><td rowspan="4">往来</td><td>往来（借入）</td><td></td><td></td><td></td><td></td><td></td></tr>
<tr><td rowspan="8">收入</td><td></td><td></td><td></td><td></td><td></td><td></td><td></td><td>往来（借入）</td><td></td><td></td><td></td><td></td><td></td></tr>
<tr><td></td><td></td><td></td><td></td><td></td><td></td><td></td><td rowspan="2">小计</td><td rowspan="2"></td><td rowspan="2"></td><td rowspan="2"></td><td rowspan="2"></td><td rowspan="2"></td></tr>
<tr><td></td><td></td><td></td><td></td><td></td><td></td><td></td></tr>
<tr><td></td><td></td><td></td><td></td><td></td><td></td><td></td><td rowspan="8">借入款项</td><td></td><td></td><td></td><td></td><td></td><td></td></tr>
<tr><td></td><td></td><td></td><td></td><td></td><td></td><td></td><td></td><td></td><td></td><td></td><td></td><td></td></tr>
<tr><td></td><td></td><td></td><td></td><td></td><td></td><td></td><td></td><td></td><td></td><td></td><td></td><td></td></tr>
<tr><td></td><td></td><td></td><td></td><td></td><td></td><td></td><td></td><td></td><td></td><td></td><td></td><td></td></tr>
<tr><td>合计</td><td></td><td></td><td></td><td></td><td></td><td></td><td></td><td></td><td></td><td></td><td></td><td></td></tr>
<tr><td rowspan="5">支出</td><td></td><td></td><td></td><td></td><td></td><td></td><td></td><td></td><td></td><td></td><td></td><td></td><td></td></tr>
<tr><td></td><td></td><td></td><td></td><td></td><td></td><td></td><td></td><td></td><td></td><td></td><td></td><td></td></tr>
<tr><td></td><td></td><td></td><td></td><td></td><td></td><td></td><td>小计</td><td></td><td></td><td></td><td></td><td></td></tr>
<tr><td></td><td></td><td></td><td></td><td></td><td></td><td></td><td colspan="2"></td><td></td><td></td><td></td><td></td><td></td></tr>
<tr><td>合计</td><td></td><td></td><td></td><td></td><td></td><td></td><td colspan="2">合计</td><td></td><td></td><td></td><td></td><td></td></tr>
</table>

2. 现金收支预算表（表3－18）

表3－18 现金收支预算表

日期： 月 日　　　　部门：

日期		收支类别	摘要	收入	支出
月	日				
总计					

复核：　　　　审核：　　　　填表：

3. 资金调度月报表（表3－19）

表3－19 资金调度月报表

日期： 月 日

日期 付项款目			月 日	月 日	月 日	月 日	月 日	月 日
收入金额		已收						
		预计						
		预计						
		预计						
支付金额		已开票						
		预计						
		已开票						
		预计						
		预计						
		已开票						
		预计						
		已开票						
		预计						
		预计						
收入金额		预计						
支付金额		预计						
差额								
现金银行存款								

3.6.4　财务报销表单

1. 付款审批单（表 3－20）

表 3－20　付款审批单

年　　月　　日

收款单位名称		付款方式	
开户银行		账　　号	
付款事由			
付款金额（元、大写）		付款金额（元、小写）	
备　　注		附件张数	

财务部门负责人：　　部门负责人：　　经办人：

单位负责人：　　分管领导：　　总会计师：

2. 差旅费报销单（表 3－21）

表 3－21　差旅费报销单

日期：

<table>
<tr><td colspan="2">出差人姓名：</td><td colspan="2"></td><td>电　话：</td><td colspan="3"></td><td>出差事由：</td><td colspan="3"></td></tr>
<tr><td colspan="4">乘车、船、飞机起止时间</td><td rowspan="2">起止地点</td><td rowspan="2">出差天数</td><td colspan="3">火车、轮船、飞机费用</td><td colspan="3">住　宿　费</td></tr>
<tr><td>月日</td><td>时间</td><td>月日</td><td>时间</td><td>类别</td><td>席别</td><td>金额</td><td>内部/协议宾馆名称</td><td>住宿天数</td><td>金　额</td></tr>
<tr><td></td><td></td><td></td><td></td><td></td><td rowspan="10"></td><td></td><td></td><td></td><td></td><td></td><td></td></tr>
<tr><td></td><td></td><td></td><td></td><td></td><td></td><td></td><td></td><td></td><td></td><td></td></tr>
<tr><td></td><td></td><td></td><td></td><td></td><td></td><td></td><td></td><td></td><td></td><td></td></tr>
<tr><td></td><td></td><td></td><td></td><td></td><td></td><td></td><td></td><td colspan="3">住勤补助</td></tr>
<tr><td></td><td></td><td></td><td></td><td></td><td></td><td></td><td></td><td>出差类型</td><td>出差天数</td><td>金　额</td></tr>
<tr><td></td><td></td><td></td><td></td><td></td><td></td><td></td><td></td><td></td><td></td><td></td></tr>
<tr><td></td><td></td><td></td><td></td><td></td><td></td><td></td><td></td><td colspan="3">其他费用</td></tr>
<tr><td></td><td></td><td></td><td></td><td></td><td></td><td></td><td></td><td>项目</td><td>次数</td><td>金额</td></tr>
<tr><td></td><td></td><td></td><td></td><td></td><td></td><td></td><td></td><td>机场车站码头交通费</td><td></td><td></td></tr>
<tr><td colspan="5"></td><td></td><td></td><td></td><td>其他费用</td><td></td><td></td></tr>
<tr><td colspan="5">合　计</td><td></td><td></td><td></td><td></td><td>合　计</td><td colspan="2"></td></tr>
<tr><td colspan="3">报销总金额（大写）</td><td colspan="6"></td><td colspan="3">报销总金额（小写）</td></tr>
<tr><td colspan="3">预借旅费：　　元</td><td colspan="4"></td><td colspan="3">应付(＋)/交回(－)金额：</td><td colspan="2"></td></tr>
<tr><td colspan="3">备用金借款人：</td><td colspan="4"></td><td colspan="3">信用卡所有人：</td><td colspan="2"></td></tr>
<tr><td colspan="3">备　注：</td><td colspan="9"></td></tr>
</table>

财务部门负责人：　　部门负责人：　　经办人：

单位负责人：　　分管领导：　　总会计师：

3. 费用报销审批单（表3－22）

表3－22　费用报销审批单

年　月　日　　　　　　　　　　　　　　　　　　单位：元

单位（部门）		费用项目	
报销事由			
报销金额（大写）		报销金额（小写）	
原借款金额（小写）		现付款（收回）金额（小写）	
付款方式		附件张数	

部门负责人：　　　　经办人：　　　　借款人：

主管（或分管）领导：　　　　总会计师：　　　　财务部门负责人：

4. 借款审批单（表3－23）

表3－23　借款审批单

年　月　日

借款人（或借款单位）		借款人所属部门	
借 款 事 由			
借款金额（元、大写）		借款金额（元、小写）	
备　注			

部门负责人：　　　　经办人：　　　　借款人：

主管（或分管）领导：　　　　总会计师：　　　　财务部门负责人：

3.7　医院资金管理方案设计

3.7.1　大额资金管理方案

一、目的

1. 加强大额资金使用管理，提高资金运作效率。

2. 促进廉政建设，便于员工和社会监督。

3. 提高资金使用透明度。

二、职责界定

1. 医院各处（科）室申报大额资金使用计划。

2. 财务部门负责对大额资金使用计划进行审核备案。

3. 审计部门对大额资金的使用、会计核算等内容进行定期检查和抽查。

三、管理内容

1. 大额资金按照“分级负责、权责统一、集体决策、追踪问效”的原则进行管理、使用和监督。

2. 大额资金是指单笔银行存款或现金支付金额在××万元及以上的各类经济活动。

3. 大额资金的使用范围包括设备购置、维修、会议及各项培训、差旅费及招待费、基础设施建设、专项经费、贷款、资产处置、对外投资等。

4. 资金管理项目包括：年度财务预算管理，资金申报、审批和使用，内控制度建设，资金监督及评价体系等。

四、资金申报

1. 各处（科）室按照财政部门的规定，编制年度部门预算，预算申请应详细说明资金使用的必要性、可行性及具体内容。重大项目申报，必须经处（科）室、单位班子集体研究通过后上报，并附项目可行性分析报告。

2. 年度预算经省财政厅批复后，各处（科）室要按照批准的预算项目，申报大额资金使用计划，报财务部门审核备案。

五、资金审批

1. 审批权限。各处（科）室已列入年度预算的项目支出，履行借款、报账手续时，须经处（科）室负责人签字，才能报销；金额在××万元以上的经济业务，须经院长办公会研究决定。

2. 审批程序。各处（科）室应按规定填写《大额资金支取审批表》，根据审批权限规定，报领导审批；超过××万元以上单笔经济业务，须报上级部门备案。

3. 基本建设工程项目，必须严格执行项目审批、核准、备案管理程序，科学确定项目规模、工程造价和标准，落实土地审批制度、环境评价制度、施工许可证制度、招投标制度等，加强对土地、立项批复、规划手续、施工许可、招投标、施工、监理、专项资金等方面的监督和相关文件资料的档案管理工作。

六、资金的使用

1. 各处（科）室必须严格实行重大支出决策集体审议联签责任制度，加强项目立项、评估、决策、实施、招投标、质量管理、资产处置等方面的内部控制，必须按照财政部门批复的部门预算使用资金，不得擅自调整、改变资金的使用方向，专款专用。

2. 符合政府采购条件的项目，必须实行政府招标采购。

3. 各项资金要严格使用范围及报销手续。支付会议及差旅培训等费用，必须具备会议通知、预算审批报告等相关手续；各类经济业务金额××万元以上的必须具备项目合同、协议、投资可行性报告和领导班子集体讨论决定的会议记录等，同时须经单位纪检、审计部门联签。

4. 项目资金结余，按照有关财务管理规定执行。

七、资金的监督

1. 建立大额资金和重大项目建设资金的绩效监督机制，确保资金使用公开、透明，安全、规范。

2. 实行政务公开制度。大额资金的使用必须定期公开，把大额资金的使用情况作为院务公开的主要内容，接受群众监督。

3. 实行信息反馈制度。资金使用单位要及时将资金使用情况、效益情况反馈上级主管部门，重大项目完成后，要报送项目资金支出决算和使用效果的文字报告。

4. 实行绩效考评制度。对项目的立项、执行、效果和资金管理进行绩效考评，考评结果作为下一年度专项资金预算安排的重要依据。

5. 实行监督检查制度。审计部门要对大额资金审核拨付、会计核算等日常工作实施定期检查和抽查，检查内容包括：各项经济活动的授权批准手续是否健全；项目资金使用是否存在擅自调整、改变资金的使用方向及挤占挪用现象；是否存在越权审批行为；是否存在未经审批擅自贷款或集资的行为。对违纪行为要及时做出处理并加以纠正和完善。

6. 实行责任追究制度。大额资金的使用要做到职责明确，责任到人，未按照大额资金管理办法规定审批、使用资金的部门，要追究其单位或部门负责人的责任，同时给予相应的行政处罚；对违反财经纪律和法规，情节严重，触犯刑律的，依法追究有关人员的法律责任。

7. 统一管理，严禁设置“账外账”、“小金库”。

3.7.2 银行存款管理方案

一、目的

1. 加强财政性资金管理。

2. 规范银行存款管理。

3. 提高资金使用透明度。

二、职责界定

1. 财务部门负责银行存款的使用和管理。

2. 审计部门对银行存款账户进行定期检查和抽查。

三、使用管理

1. 出纳员根据月度各银行存款账户业务发生的先后顺序和审核无误的收、付凭证，逐笔登记银行存款日记账。

2. 当月发生经济业务的存款账户，出纳员应于次月初及时取得各银行存款账户对账单，并逐笔与已登记的银行存款日记账发生额进行核对，发现差错应及时查明原因并加以纠正；发现未达收支事项，要及时取得相关收付凭证并登记入账。

3. 每月月终，出纳员应分别结出各银行存款账户的当月发生额、累计发生额和余额，编制好各银行账户收支报表，出纳签名后连同记账凭证、对账单和调节表一并交财务科长复核。

4. 建立支票、银行电汇单领用登记簿和审批制度。领用支票、银行电汇单必须要有支票或电汇单领用申请单，经领导同意后再办理领用签发手续，领用人员必须在支票头上签字。签发支票、电汇单必须注明签发日期、收款单位、用途和金额。所有领用的支票、电汇单必须在支票、电汇单领用登记簿上登记并由领用人签名。

四、收支管理

1. 严禁出租、出借和转让银行账户，严禁以个人名义公款私存。严格实行资金支付业务程序，加强资金支付的申请、审批、复核、对外支付等各环节安全管控，严禁由一人办理资金支付的全过程业务。

2. 以实际发生的交易或者事项为依据进行确认、计量和报告，如实反映符合确认和计量要求的各项会计要素及其他相关信息，保证会计信息真实可靠、内容完整。对于已经发生的交易或者事项，应当及时进行会计确认、计量和报告，不得提前或者延后。

3. 定期核对银行账户资金余额，按月编制银行存款余额调节表，及时清理调节事项，保证银行账户和资金信息真实可靠。

4. 严格实行预算管理，预算内资金支付按规定权限审批办理，未纳入预算的资金支出，必须按规定程序纳入预算后方可办理。

5. 严格执行银行存款支付的审批流程，杜绝越权审批行为。

6. 院各单位不得进行股票、基金、委托理财等高风险投资和运作，不得发放委托贷款。

7. 加强定期存单保管，备查登记定期存单到期日及质押情况等。

8. 外币存款应分人民币和各种外币设置银行存款日记账并进行明细核算。外币交易应当在初始确认时，采用交易发生日的即期汇率将外币金额折算为记账本位币金额。期末将各种外币账户的期末余额，按期末实际汇率折合为人民币，核算汇兑损益。

第四章　医院卫生耗材的精细化管理

4.1　医院卫生耗材管理体系设计

4.1.1　医院卫生耗材管理的作用

卫生耗材是指医院向患者提供医疗服务过程中耗费或者植入人体的各种医疗用材料。卫生耗材是医院开展医疗服务活动的物资保障和重要手段。随着社会发展和医学科学技术的进步，临床使用的卫生耗材逐渐增多，在医院的医疗服务活动过程中所耗费的卫生耗材占医院各种消耗的比重逐渐增大，对卫生耗材的采购、入库、使用全过程的管理是医院经济管理的重点，加强对卫生耗材的管理对医院具有重要作用。

医疗行业是高风险性的行业，卫生耗材同医疗工作的质量和安全密切相关，保障所需卫生耗材的及时供应及质量是医院卫生耗材管理的重要环节；加强对卫生耗材的管理有助于降低病人的医疗费用，减轻病人的经济负担，有效控制卫生费用；对卫生耗材科学的管理也是医院增收节支，开展绩效评价，提高经济效益的重要保证。因此，加强对卫生耗材的管理，已显得至关重要，医院应探讨卫生耗材精细化管理，健全卫生耗材管理机制，加强从采购到入库等环节中的制度建设与控制，保证卫生耗材的及时供应，规范卫生耗材的使用，促使医院整个管理系统的有效运作，以保证医院医疗、教学、科研等各项工作的顺利开展。

4.1.2　医院卫生耗材的分类

医院的卫生耗材按照是否收费可分为可收费卫生耗材和不可收费卫生耗材。按规定允许单独计价收费的卫生耗材一般价值相对较高，如心脏瓣膜、支架等；不可收费卫生耗材一般价值较低，属于在医疗服务项目实施过程中耗费的材料，如纱布、绷带、酒精、棉球等。医院对于可单独计价收费的卫生耗材的使用和管理应严格执行国家有关的价格政策以及基本医疗保险制度的规定。卫生耗材的采购应当严格执行政府的有关规定。

医院的卫生耗材按照价格标准可分为普通医用耗材和高值医用耗材。普通医用耗材是指消耗很频繁，价值相对较低（单价≤500 元），如一次性使用无菌医用材料，一次性使用护理材料等消耗型医用材料。包括：一次性注射器、医用棉球、医用胶布、纱布块、手术刀片、采血针、缝合线、医用棉签、心电图纸、砂轮等。高值医用耗材是指：对安全性有严格要求、直接作用于人体、严格控制生产使用的消耗型医用材料和价值相对较高（单价 >500 元）的消耗型医用材料。包括：植入、介入类材料、内镜下一次性材料、骨科材料、人工器官等。对高值医用耗材应建立相关明细账实行计算机管理，规范核算领、销、存情况；并建立高值耗材购入、领用、资金回收跟踪记录。

医院的卫生耗材按照使用期限可分为一次性的医用耗材和医用低值易耗品。一次性的耗材指在医疗过程中只能使用一次，按照规定不得反复使用的耗材，例如：一次性注射器、介入导管、中心静脉插管等，医用低值易耗品是指医疗服务过程中经多次使用不改变其实物形态，而其单位价值又低于固定资产起价标准，或者其单位价值虽然达到了固定资产的标准，但使用期限较短或易于损坏的物品。例如：手术器械、被服等。医院的低值易耗品种类繁多，对低值易耗品的采购、使用的管理也是医院经济管理的重点。医院低值易耗品应当于内部领用时一次性摊销，个别价值较高或领用报废相对集中的，可采用五五摊销法。低值易耗品以旧换新，处置收入应及时上交。卫生耗材还包括诊断试剂耗材和其他特殊用途耗材。

4.1.3 医院卫生耗材的分级管理

由于卫生耗材的种类繁多，库存及使用管理复杂，因此，医院对卫生耗材需要实施分级管理，即设一级库、二级库实行动态管理。一级库的功能主要是各种耗材的入、存、出管理，即购买的卫生耗材必须办理验收、入库手续，统一存放于此。在日常工作中，仅有一级库的管理不能满足需要，因为一级库的出库数据只能反映出各临床科室的总消耗，几乎不能对其领用、消耗进行全程跟踪，不能将卫生材料的消耗与每个患者相对应，导致卫生耗材的管理出现真空地带，难免出现卫生耗材的易流失、难对账、难管理的情况。领用到科室的卫生耗材，科室没有明确的管理规范，也没有定期盘点制度，甚至在医院进行清产核资时，也因为其无账可查而较少为管理层所关注，这些物资的管理与控制更多的是凭所在科室人员的自觉性。因此，医院为加强对卫生耗材的动态管理，需要建立二级库进行管理。

4.1.4 医院卫生耗材管理体系

新《医院财务制度》规定，购入的物资按实际购入价计价，自制的物资按制造过程中的时间支出计价，盘盈的物资按同类品种价格计价。卫生耗材要按照“计划采购、定额定量供应”的办法进行全面管理。合理确定储备定额，定期进行盘点，年终必须进行全面盘点清查，保证账实相符。对于盘盈、盘亏、变质、毁损等情况，应当及时查明原因，根据管理权限报经批准后及时进行处理。因此，医院要建立健全的卫生耗材管理体系。

医院应编制卫生耗材采购预算，采购中心按照年度采购预算、采购计划实施采购相关手续；审核采购发票、入库单及采购合同内容的合法性、一致性，规范购买、验收、入库等管理环节；按照会计制度规定，设置库存物资数量、规格、金额明细账，准确核实库房各种物资的增减变动及结存情况；建立日常管理和盘库制度，完善盘盈、盘亏、报损、审批等流程、手续。医院卫生耗材管理体系的框架如图 4－1 所示。

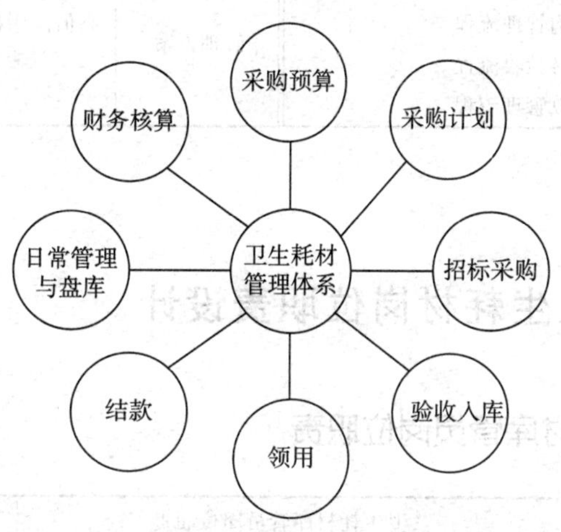

图 4－1　医院卫生耗材管理体系

4.1.5　医院卫生耗材精细化管理设计维度及要素

医院现代化水平的不断提高，医用耗材的数量、种类不断庞大和精细化，耗材管理的科学性、严谨性对维持医院高效正常的运转起到了决定性的作用。加强卫生耗材管理应用，对规范卫生耗材管理，提高资金使用效率，进而促进医院加强经营管理和廉政建设，提高整体经济效益具有十分重要的现实意义。医院卫生耗材精细化管理要实现精、准、细、严四个特征，精是目标精确，准是信息准确，细是执行细化，严是监控严格。通过精细化管理，以建立完整、规范的卫生耗材管理体系，使耗材管理科学化、标准化、程序化。医院卫生耗材精细化管理体系可从岗位职责、管理制度、业务流程、管理工具、业务表单和管理方案六个维度进行设计。精细化卫生耗材管理体系的要素见表 4－1。

表4－1 卫生耗材管理体系设计要素

设计纬度	设计要素	设计维度	设计要素
岗位职责	卫生耗材库管员岗位职责 卫生耗材会计岗位职责	管理工具	卫生耗材发出计价方法 低值易耗品摊销方法 ABC 库存分类管理方法
管理制度	卫生耗材管理制度 高值医用耗材管理制度 二级库房管理制度 卫生耗材核算工作规范	业务表单	卫生耗材采购预算表 卫生耗材应付账款汇总表 分类采购付款汇总表 付款申请汇总表 科室领用分类报表
业务流程	卫生耗材采购请购流程 卫生耗材采购管理流程 外购卫生耗材验收流程 卫生耗材存放管理流程	管理方案	卫生耗材管理方案 高值医用耗材管理方案

4.2 医院卫生耗材岗位职责设计

4.2.1 卫生耗材库管员岗位职责

卫生耗材库管员岗位职责
• 负责做好全院卫生耗材的验收、保管、发放工作； • 到货时依据合同以及发票、送货单，进行及时验收和入账，验收合格以后方可入库。若发现账物不符，质量问题等，有权拒收并及时报告。不符合要求或质量有问题的应及时退货或换货索赔； • 入库后实行卡片管理：即入库时必须将货物的名称、规格、数量等有关信息登记到卡片上，入库、发放时及时做好记录； • 仓库中卫生耗材要每月进行盘点，做到账卡相符，卡物相符。物资应按性能、规格分类保管，物品摆放整齐、合理，定期检查，防止物品积压浪费、霉烂、损坏、过期、变质。做好防潮、防火、防爆、防盗工作； • 库房内严禁吸烟，严禁外人出入，杜绝不安全隐患，确保库房安全； • 根据临床需求做好供需计划。对于临床科室领用的各种卫生耗材，要做到及时发放，严格管理，准确统计； • 严格执行卫生耗材发放制度，随时宣传节约开支，一次发放数量要合理，杜绝各种不必要的浪费； • 未经允许，严禁非本部门人员进入库房； • 完成领导交办的其他工作。

4.2.2 卫生耗材会计岗位职责

卫生耗材会计岗位职责
• 参与年度物资预算的编制，对物资采购预算的执行情况及物资采购计划进行监控； • 严格区分固定资产和库存物资类别，分开核算，不得混淆； • 审核物资采购方式是否合规，区分政府采购与自行采购的流程；

续表

卫生耗材会计岗位职责
• 购入物资时，审核购货发票和入库单据是否符合规定，审核无误后提请付款； • 库存物资应当按照成本进行计量，物资计价方法一经确定，年度内不得随意改变； • 设置库存物资明细账，严格按照会计期间进行月结，按月向财务部门报送各种报表和有关数据资料； • 设置高值耗材的领、销、存明细账，建立资金回收跟踪记录，杜绝漏费； • 月末参与库存物资盘点工作。发生盘盈、盘亏时，经批准后及时进行账务处理； • 定期编写物资变动情况及分析报告； • 每月与财务部门核对账目，保证账账、账实相符； • 妥善保管各种凭证、明细账、盘点表，并及时整理、装订成册、归档； • 完成领导交办的其他工作。

4.3　医院卫生耗材管理制度设计

4.3.1　卫生耗材管理制度

为加强医院卫生耗材的管理，规范医院卫生耗材的授权、采购、储存、领用、发放、盘点、废损等相关制度，根据《医院财务制度》和《医院会计制度》要求，结合医院实际情况，特制定本制度。

第一章　总　则

第1条　为了明确医院各部门和相关岗位在卫生耗材管理中的职责和权限，确定授权审批的流程、责任、权限、方式及相关控制措施，特制定本制度。

第2条　本制度适用于医院各类卫生耗材管理的授权审批事项。

第二章　卫生耗材的适用范围

第3条　卫生耗材是医院保证医疗需要而储备的医用材料，是指临床和医技科室在业务活动中消耗的物品。如纱布、药棉、胶布、绷带、X光胶片、显影粉、定影粉、化学试剂等。具体包括以下四类：

（1）普通医用耗材，消耗很频繁，价值相对较低（单价≤500元），如一次性使用无菌医用材料、一次性使用护理材料等消耗型医用材料。包括：一次性注射器、医用棉球、医用胶布、纱布块、手术刀片、采血针、缝合线、医用棉签、心电图纸、砂轮等。

（2）高值医用耗材是指：对安全性有严格要求、直接作用于人体、严格控制生产使用的消耗型医用材料和价值相对较高（单价＞500元）的消耗型医用材料。包括：

植入、介入类材料、内镜下一次性材料、骨科材料、人工器官等。

（3）诊断试剂耗材是指：体内诊断试剂和体外诊断试剂，除用于诊断的如旧结核菌素、布氏菌素、锡克氏毒素等皮内用的体内诊断试剂外，大部分为体外诊断试剂。包括：临床生化试剂、免疫诊断试剂、分子诊断试剂等。

（4）其他特殊用途耗材：如胶片、体部固定膜、头颈肩网罩等。

第三章　卫生耗材授权审批

第 4 条　卫生耗材的准入审批。

1. 申请科室须填写卫生耗材准入申请表，充分阐明申请理由，由经办人和科室主任交采购部门。如果是开展新技术需要的耗材，必须先申请医疗新技术准入，然后申请耗材准入，在提交申请表时需将新技术准入批准函复印件作为附件。

2. 采购部门联合物价办、医保办、医务处等部门不定期举行“卫生耗材准入论证会”，充分考虑申请材料规范、临床需要、安全可靠、价格合理、收费依据和医保报销情况进行综合论证。经论证后通过的卫生耗材方可准入立项。

3. 各相关部门应考虑到耗材的使用情况、市场物价变动及科室需求，经审核后适时调整耗材目录。

第 5 条　科室提出卫生耗材采购申请。

卫生耗材使用科室填写《采购申请表》，详细注明需求设备或物品的品名、型号、技术标准、数量、预计价格、需求原因、要求到位时间等。

第 6 条　采购申请审批。

库房根据现有卫生耗材的库存量计算出请购量后，填写请购单，交采购部门、财务部门及总会计师/分管院领导根据审批权限进行审批。

第 7 条　库房在提出采购申请时，应综合考虑各种材料的采购间隔期和当日材料的库存量，分析确定应采购的日期和数量，或者通过卫生耗材管理系统重新预测材料需求量以及重新计算安全库存水平和经济采购批量，据此进行再采购，降低库存或实现零库存。

第 8 条　采购部门凭被批准执行的请购单办理订货手续时，首先必须向多家供应商发出询价单，获取报价单后比较供应货物的价格、质量标准、可享受折扣、付款条件、交货时间和供应商信誉等有关资料，初步确定合适的供应商并准备谈判。

第 9 条　采购人员根据谈判结果签订订货合同及订货单，并将订货单及时传送给保管和会计等有关部门，以备合理安排收货和付款。

第 10 条　采购部门依据科室需求及预算额度的要求，在耗材目录的范围内制定采购计划，依据《中华人民共和国政府采购法》及其他地方相关法律法规实施采购。

第 11 条　采购货款支付审批流程。

1. 采购货款支付先由采购部门经办人员认真填制付款申请表，对收款单位、付款金额、用途进行管理维护，并对经济业务内容的真实性及有效性负完全责任。

2. 采购部门经办人员将付款申请表交采购部门负责人，采购部门负责人对相关业务的合理性、真实性进行审核并签署意见，然后交财务部门会计审核。

3. 财务部门会计负责审核付款申请表的经济内容，包括合同、发票等，签署意见后交财务负责人复核，财务负责人复核无误后签字报相应的审批权人审批，最后交由出纳办理付款手续。

第四章　卫生耗材储存管理制度

第 12 条　购进原材料等卫生耗材，入库前必须办理入库手续。入库时核对实物规格、型号，生产单位与采购合同一致；观察包装完好程度，并清点实物数量；进行实物质量检查；填制“入库单”一式三份。卫生耗材入库按实收数量计算，并在实物账卡上进行记录。

第 13 条　库房工作人员全面掌握库房所有货物的贮存环境，堆层、搬运等注意事项，以及货品配置（包括礼品等）、性能和一些故障及排除方法。

第 14 条　对于已售产品退货的入库，库房应根据退货凭证办理入库手续，经批准后，对拟入库的商品进行验收。因产品质量问题发生的退货，应分清责任，妥善处理。对于劣质产品，可以采取修理、报废等处理措施。

第 15 条　卫生耗材的存放和管理应指定专人负责并进行分类编目，入库卫生耗材应及时记入收、发、存登记簿或卫生耗材卡片，并详细标明存放地点。

第 16 条　库房禁止无关人员进入，经授权后进入的人员不得携带能够容装手机或配件的包装物品（如手提包、纸袋等），确需带入的，须允许库房工作人员进行检查。

第 17 条　保管员应随时检查存储的卫生耗材是否过期变质、残损、超储积压、短缺、包装破损，如有发现，保管员应及时报告主管人员，会同有关部门进行处理。

第 18 条　库房工作人员应定期或随时检查卫生耗材的防水、防火、防盗安全设施。检查时，发现易燃、易爆危险卫生耗材，应立即采取措施，存放到安全场所，予以隔离。

第 19 条　库房、贵重物品的钥匙由库房工作人员专人保管，不得转借、转交他人保管和使用，更不得随意配制。

第五章　卫生耗材领用及发放管理制度

第 20 条　医院各个科室有专门的负责人负责本部门所需材料的领用。

第21条 科室领用卫生耗材须填写领用申请单并办理相应的审批手续，并凭借经过审批的领用申请单到库房领用。超出卫生耗材领料限额的，应当经过特别授权。

第22条 领用申请单应填明材料名称、规格、型号、用途等，并经科室负责人签字。属计划内的材料应有材料计划，属限额供料的材料应符合限额供料制度，属于必须审批的材料应有审批人签字。

第23条 库房工作人员对领用申请单进行审核，审核内容包括材料的用途、领用部门、数量以及相关的审批签字信息等，审核无误后，才能发货。

第24条 领用材料时，领用人必须同库房工作人员办理交接手续，当面点交清楚，并在出库单上签字。

第25条 材料库房按“先进先出，按规定供应”的原则发放材料。发料应坚持核对单据、监督领料、汇总剩余材料库存量的原则。

第26条 库房工作人员应妥善保管所有发料凭证，避免丢失。

第27条 库房工作人员根据材料领用情况及出库单记账联，编制科室领用汇总表，同时需由库房库管员、库房会计签章。

第六章　卫生耗材盘点管理制度

第28条 卫生耗材的盘点按时间划分分为定期盘点和临时盘点。定期盘点主要是指在月末、年中、年底的固定日期盘点。按工作需要划分为全面盘点和部分盘点。全面盘点是对全部物资逐一盘点；部分盘点对有关物资的库存进行盘点。

第29条 定期盘点：

1. 年中、年终盘点原则上应采取全面盘点方式，如因特殊原因无法全面盘点时，应呈报相关负责人核准后，可改变其他方式进行。

2. 盘点期间原则上暂停收发物料，对于各科室在盘点期间所需用料的领料，经相关领导批准后，可以做特殊处理。

3. 盘点应按顺序进行，采取科学的计量方法，每项财物数量应于确认后再进行下一项盘点，盘点后不得更改。

4. 盘点物品时，会点人应依据盘点实际数量作详实记录。盘点人应按事先确定的方法进行盘点，协点人应大力配合盘点工作，监点人要做好监察工作。

5. 盘点结果必须经各有关人员签名确认，一经确认不得更改。

6. 盘点完毕，盘点人应将《盘点统计表》汇总并编制《盘存表》，《盘存表》一式两联，第一联由库房自存，第二联送财务部门，供核算盘点盈亏金额。

7. 月末盘点是由库房对月末卫生耗材进行的盘点。

第30条 临时盘点：

1. 临时盘点由相关负责人视实际需要，随时指派人员抽点。

2. 临时盘点原则上不应事先通知保管部门，组织工作可适当简化。

3. 盘点的技术要求同年终、年中盘点。

4. 抽查盘点工作结束后，盘点小分队应出具抽查盘点报告，同时对盘点中注意事项的内容和库存管理中存在的其他问题及隐患进行文字阐述。

5. 盘点小组的报告经财务部门审阅后，根据盘点报告反映问题的重要程度分别采取上报院领导审批、自行组织调整或账务处理。

第 31 条 盘点应精确计量，避免用主观的目测方式，应于确定每种商品的数量后再继续进行下一项，盘点后不得随意更改。

第 32 条 盘点使用报表内所有栏目若有修改处，须经盘点有关人员签认后生效，否则应追究其责任。

第 33 条 盘点时，会点人均应依据盘点人实际盘点数，详实记录于《盘点统计表》，并于该表上互相签名确认无误，对于差异较大的物资必须进行复盘；盘点完毕，盘点人应将《盘点统计表》进行系统录入。

第 34 条 在盘点各项工作结束后，相关部门需打印出《盘点盈亏报告表》一式三联，并填写数额差异原因的说明及对策后，呈报相关负责人签核，第一联送财务，第二联呈报相关负责人，第三联相关部门自存作为库存调整的依据。

第 35 条 财务部门会计参与每年不少于两次的实地盘点，并做好记录。对于盘盈的卫生耗材及盘亏或毁损的卫生耗材应分清责任，及时向医院财务部门做出书面请示，批复后按规定进行账务处理。

第 36 条 库房负责人根据批准处理的盘点报表进行调账，实现账物一致。

第七章 废损卫生耗材管理制度

第 37 条 卫生耗材在库保管期间，由于各种原因发生卫生耗材毁损、变质、霉烂造成损失时，必须及时填制“废损报告单”，上报审批。

第 38 条 库房主管和相关负责人根据各自的审批权限对废损报告单进行审批，出具审批意见，库房根据审批意见对在库废损卫生耗材进行处理。

第 39 条 库房及时将废损卫生耗材的报表报告报送财务部门，财务部门在授权范围内进行账务处理。

第 40 条 其他卫生耗材报废申请由卫生耗材使用部门或存放部门提出，并由部门负责人签字确认。

第 41 条 财务部门对拟报废的卫生耗材申请单进行财务审核和折价计算。

第 42 条 需要对拟报废的卫生耗材进行检测或复核以确认其是否确实需要报废

时，由质量管理部组织专业人员或外请人员对卫生耗材进行检测或复查。

第43条 根据授权审批制度需要由相关负责人进行签字确认的，应及时送相关负责人进行审批。

第八章 附 则

第44条 本制度由卫生耗材领导小组制定，各部门参与制定，本规定未作规定或没有明确规定的事项须经领导小组批准，然后执行或办理。

第45条 本制度自20××年××月××日起实施。

4.3.2 高值医用耗材管理制度

为加强医院高值医用耗材的管理，规范医院高值医用耗材的管理制度，根据《医院财务制度》和《医院会计制度》要求，结合医院实际情况，特制定本制度。

第1条 要求进行招标的各种高值医用耗材，必须选用相关机构招标范围内的品种与价格。

第2条 使用科室领用物品时应先与采购部门联系，由采购部门与采购员联系，由采购人员进行采购。

第3条 使用科室的管理人员应对产品的验收质量负责。发现物品与单据不符或有质量问题应拒绝收货。

第4条 科室的管理人员应根据物品的不同性质，采取不同的保管方法。注意通风防潮、防热、防损坏等。

第5条 使用科室应有清晰的高值医用耗材明细账目，每单支高值医用耗材的使用去向必须落实到患者，来源必须落实到厂家和生产批号。

第6条 使用科室应保证物品的使用时间必须在保质期内。

第7条 科室的管理人员应根据科室对该物品的使用情况，制定贮备定额，防止物品积压。

第8条 对高值医用耗材出现的不良反应事件立即上报采购部门、医务处，不得漏报、错报。

第9条 本制度由卫生耗材领导小组制定，各部门参与制定，本规定未作规定或没有明确规定的事项须经领导小组批准，然后执行或办理。

第10条 本制度自20××年××月××日起实施。

4.3.3 二级库房管理制度

为加强医院二级库房的管理，规范医院二级库房的管理制度，根据《医院财务制度》和《医院会计制度》要求，结合医院实际情况，特制定本制度。

第1条 二级库房向采购中心指定的供货商订货，供货商送货到专用库房。

第2条 二级库卫生耗材到货后，各二级库房指定库管员验收耗材相关情况并登记相关记录，包括供应商名称、耗材的名称、规格型号、数量、质量，使用期限、包装是否完好等指标，供应商提供的送货单等相关资料存档，验收合格的及时入库；验收不合格的应拒绝入库。

第3条 二级库卫生耗材储存保管规定：

1. 各二级库房禁止与其他物品混放，应设专库专人储存保管；

2. 各二级库房应按照二级库卫生耗材的属性、特点、用途、有效期等指标储存保管；

3. 各二级库房要保持库房的温湿度、定期消毒等指标进行储存保管；

4. 各二级库房要注意防火、防盗、防潮、防虫、防鼠害。

第4条 二级库卫生耗材出库管理规定：

1. 二级库卫生耗材出库时，库管员应在出库登记本上登记患者姓名、病历号、领用日期、领用耗材的名称、规格型号、数量；

2. 二级库卫生耗材出库时，库管员应在出库登记本和患者病历上同时粘贴专用耗材的唯一条形码，以备查，可进行追溯管理。

第5条 二级库的所有卫生耗材要做到零库存管理。

第6条 本规范由财务部门制定，经相关负责人签字后生效。

第7条 本规范自××××年××月××日起执行，解释权和修订权归财务部门所有。

4.3.4 卫生耗材核算工作规范

第一章 总 则

第1条 为了优化医院卫生耗材管理，规范卫生耗材核算业务，现根据国家《医院会计准则——卫生耗材》及其他财务会计法律法规的要求，结合本医院的卫生耗材管理特点，特制定本制度。

第2条 本制度所称的卫生耗材，是医院向患者提供医疗服务过程中耗费或者植入人体的各种医疗用材料。

第二章 卫生耗材的核算与计价

第3条 建立卫生耗材核算体制。

1. 医院财务部门进行卫生耗材的总分类核算和二级明细分类核算，卫生耗材库房进行卫生耗材的三级明细核算。

2. 财务部门设置总账和明细分类账，各卫生耗材库房设置数量、金额的卫生耗材明细账，并按照卫生耗材的品名、规格反映收入、发出和结存情况。

第4条 卫生耗材核算职责分配。

1. 财务部门的卫生耗材核算人员定期对库房卫生耗材收、发、存账目进行稽核、划价，稽核划价后加盖本人印章。

2. 库房工作人员每月向财务部门和其他有关部门报送卫生耗材收发存明细表和卫生耗材耗用明细表。

3. 卫生耗材核算人员与库房工作人员相互配合，确保库房卫生耗材明细账与财务部门卫生耗材明细分类账相符。

第5条 卫生耗材计价原则。

卫生耗材成本计价的总原则是按实际成本入账，即在卫生耗材收发凭证、卫生耗材明细账和总账上均以实际价格反映卫生耗材的收发存情况。

第6条 计价办法。

1. 库房工作人员在收料时根据入库单逐笔登记每笔卫生耗材的数量、单价及金额。

2. 财务部门核算人员定期到库房按加权平均法计算确定卫生耗材的实际价格。发出的卫生耗材，按照会计人员已确定的账面实际价格计价，计算出发出卫生耗材的金额。

第三章 卫生耗材成本的核算

第7条 库存物资在取得时，应当以其成本入账。取得库存物资单独发生的运杂费，能够直接计入医疗业务成本的，计入医疗业务成本；不能直接计入医疗业务成本的，计入管理费用。

1. 外购的库存物资，其成本按照采购价格（含增值税额，下同）确定。外购的物资验收入库，按确定的成本，借记“库存物资”，贷记“银行存款”、“应付账款”等科目。

使用财政补助、科教项目资金购入的物资验收入库，按确定的成本，借记“库存物资”，贷记“待冲基金”科目；同时，按照实际支出金额，借记“财政项目补助支出”、“科教项目支出”等科目，贷记“财政补助收入”、“零余额账户用款额度”、“银行存款”等科目。

2. 自制的库存物资加工完成并验收入库，按照所发生的实际成本（包括耗用的直接材料费用、发生的直接人工费用和分配的间接费用），借记“库存物资”，贷记“在加工物资”科目。

3. 委托外单位加工收回的库存物资，按照所发生的实际成本（包括加工前发出物资的成本和支付的加工费），借记“库存物资”，贷记“在加工物资”科目。

4. 接受捐赠的库存物资，其成本比照同类或类似物资的市场价格或有关凭据注明的金额确定。接受捐赠的物资验收入库，按照确定的成本，借记“库存物资”，贷记“其他收入”科目。

第8条　库存物资在发出时，应当根据实际情况采用个别计价法、先进先出法或者加权平均法确定发出物资的实际成本。计价方法一经确定，不得随意变更。

1. 开展业务活动领用或加工发出库存物资，按照其实际成本，借记“医疗业务成本”、“管理费用”、“在加工物资”等科目，贷记“库存物资”。

低值易耗品应当于内部领用时一次性摊销，个别价值较高或领用报废相对集中的，可采用五五摊销法。

2. 确认卫生耗材收入结转材料成本时，按照发出材料的实际成本，借记“医疗业务成本”科目，贷记“库存物资”。

3. 对外捐赠发出库存物资，按照其实际成本，借记“其他支出”科目，贷记“库存物资”。

4. 使用财政补助、科教项目资金形成的库存物资，应在发出、领用物资时，按发出物资对应的待冲基金金额，借记“待冲基金”科目，贷记“库存物资”。

5. 低值易耗品报废时，按照报废低值易耗品的残料变价收入扣除相关处置费用后的金额，借记“库存现金”、“银行存款”等科目，贷记“医疗业务成本”、“管理费用”等科目或“应缴款项”科目（按规定上缴时）。

第9条　医院的各种库存物资，应当定期进行清查盘点，每年至少盘点一次。对于发生的盘盈、盘亏以及变质、毁损等物资，应当先记入“待处理财产损溢”科目，并及时查明原因，根据管理权限报经批准后及时进行账务处理：

1. 盘盈的库存物资，按比照同类或类似物资的市场价格确定的价值，借记“库存物资”，贷记“待处理财产损溢——待处理流动资产损溢”科目。报经批准处理时，借记“待处理财产损溢——待处理流动资产损溢”科目，贷记“其他收入”科目。

2. 盘亏、变质、毁损的库存物资，按照库存物资账面余额减去该物资对应的待冲基金数额后的金额，借记“待处理财产损溢——待处理流动资产损溢”科目，按该库存物资对应的待冲基金数额，借记“待冲基金”科目，按该库存物资账面余额，贷记“库存物资”。

报经批准处理时，按照相关待处理财产损溢金额扣除可以收回的保险赔偿和过失人的赔偿等后的金额，借记“其他支出”科目，按照已收回或应收回的保险赔偿和过失人赔偿等，借记“库存现金”、“银行存款”、“其他应收款”等科目，按照相关待处理财产损溢的账面余额，贷记“待处理财产损溢——待处理流动资产损溢”科目。

第四章　附　则

第 10 条　报表时间及要求。

1. 各卫生耗材库房结算日期统一为当月最后一天（如最后一天为休息日，则提前），次月 3 日前将编制的“卫生耗材收发存明细表”和“卫生耗材耗用明细表”报财务部门及相关部门。

2. 月度要求报送卫生耗材进销存分类汇总表，季度、年度要求既送分类汇总表，同时要求报送卫生耗材库存明细表。

第 11 条　本规范由财务部门制定，经相关负责人签字后生效。

本制度自 20××年××月××日起实施。

4.4　医院卫生耗材管理流程设计

4.4.1　医院卫生耗材采购请购流程（如图4－2、表4－2）

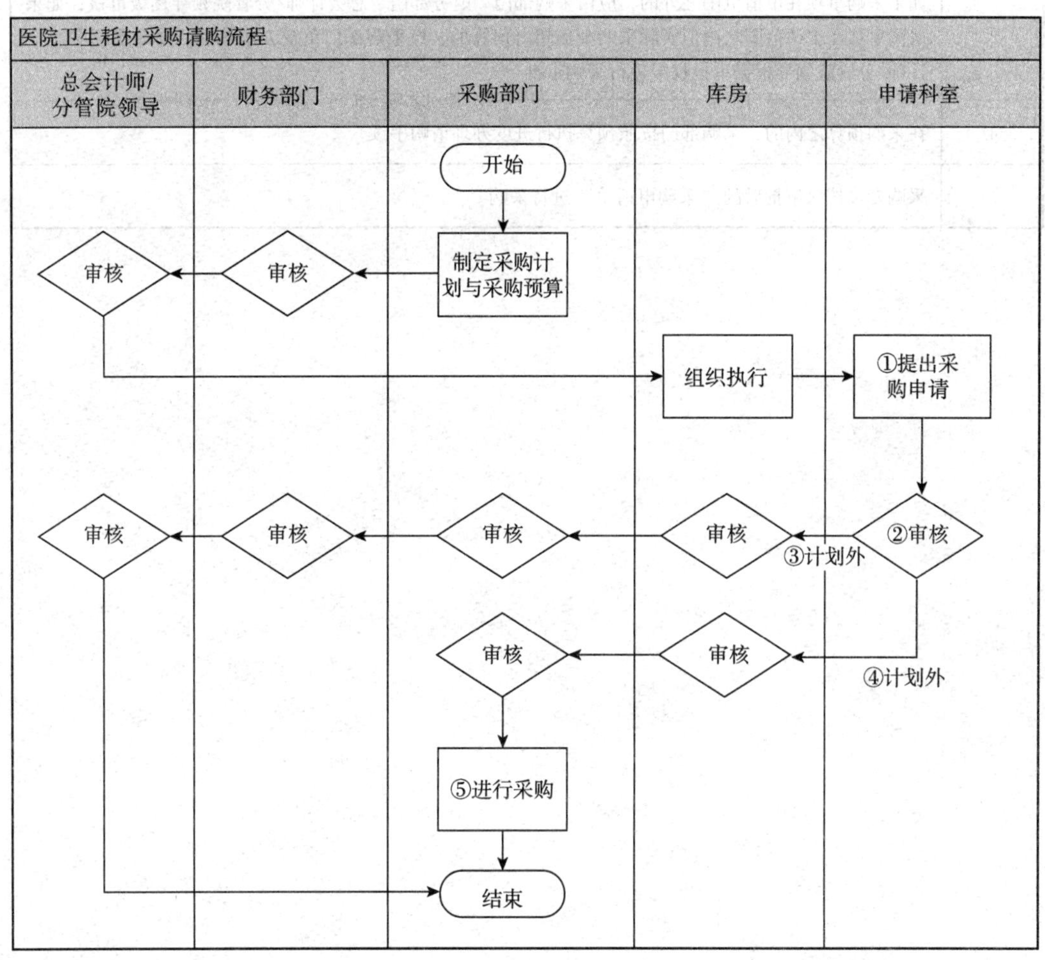

图4－2　医院卫生耗材采购请购流程

表4－2　医院卫生耗材采购请购关键节点说明

关键节点	医院卫生耗材采购请购关键节点说明
①	科室根据需求按相关规定、实际需求提出采购申请
②	请购人员应根据库存量基准、用料预算及库存情况填写“采购申请单”，需要说明请购物资的名称、数量、需求日期、质量要求以及预算金额等内容
③	如果采购事项在申请范围之外的，应由采购部门、财务部门、总会计师/分管院领导逐级审核；如果采购事项在申请范围之内但实际采购金额超出预算的，经采购部门负责人审核后，财务部门和总会计师/分管院领导根据审批权限进行采购审批
④	在采购预算之内的，采购部门按照预算执行进度办理请购手续
⑤	采购专员按照审批后的“采购申请单”进行采购

4.4.2 医院卫生耗材采购管理流程（如图4-3、表4-3）

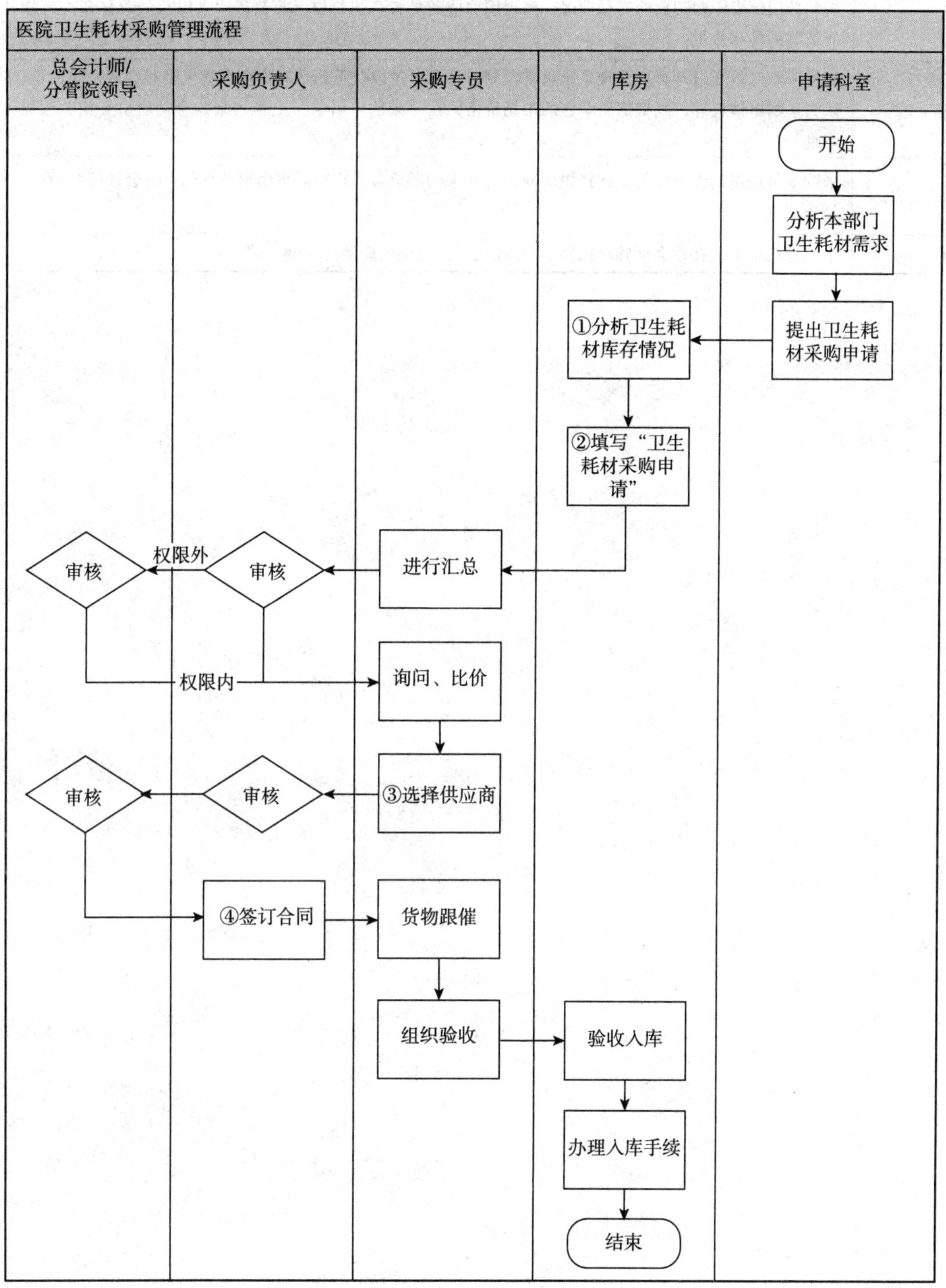

图4-3 医院卫生耗材采购管理流程

表4－3 医院卫生耗材采购关键节点说明

关键节点	医院卫生耗材采购关键节点说明
①	采购部门核查采购物资的库存情况，检查该项请购是否在执行后又重复提出，以及是否存在不合理的请购品种和数量
②	如果采购专员通过计算机管理系统重新预测材料需要量以及重新计算安全存货水平和经济采购批量，认为采购申请合理，则根据所掌握的市场价格，在“采购申请单”上填写采购金额后呈交相关领导审批
③	采购专员通过询价、比价，选择供应商，提交采购部负责人审核后再由财务部门、总会计师/分管院领导审批
④	采购部门负责人在总会计师/分管院领导授权下，与供应商签订采购合同

4.4.3　医院外购卫生耗材验收流程（如图4－4、表4－4）

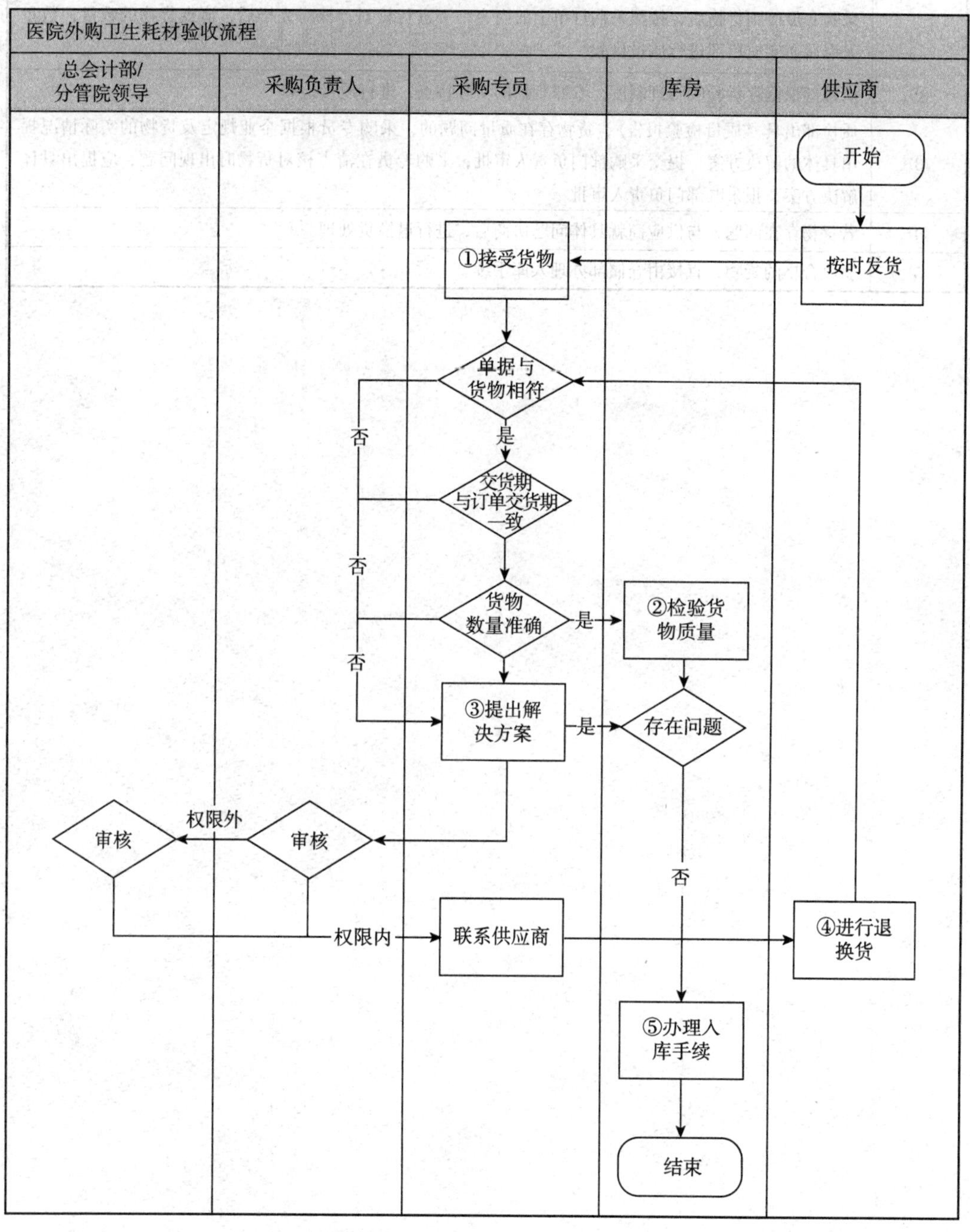

图4－4　医院外购卫生耗材验收流程

表 4－4 医院卫生耗材验收关键节点说明

关键节点	医院卫生耗材验收关键节点说明
①	采购专员接到货物后，按照采购订单上的内容一一进行核对；核对完毕后，清点货物的数量；数量无误后通知质检部进行质量检验
②	质检部根据存货验收管理制度，参照货物的实际特点，进行质量检验
③	质检部出具《质量检验报告》，货物存在质量问题的，采购专员根据企业规定及货物的实际情况提出具体的解决方案，提交采购部门负责人审批；采购专员在清点核对货物时出现问题，应提出具体解决方案，报采购部门负责人审批
④	若货物存在问题，与供应商就具体问题协商后，进行退换货处理
⑤	验收合格的货物，直接由仓储部办理入库手续

4.4.4 医院卫生耗材存放管理流程（如图4－5、表4－5）

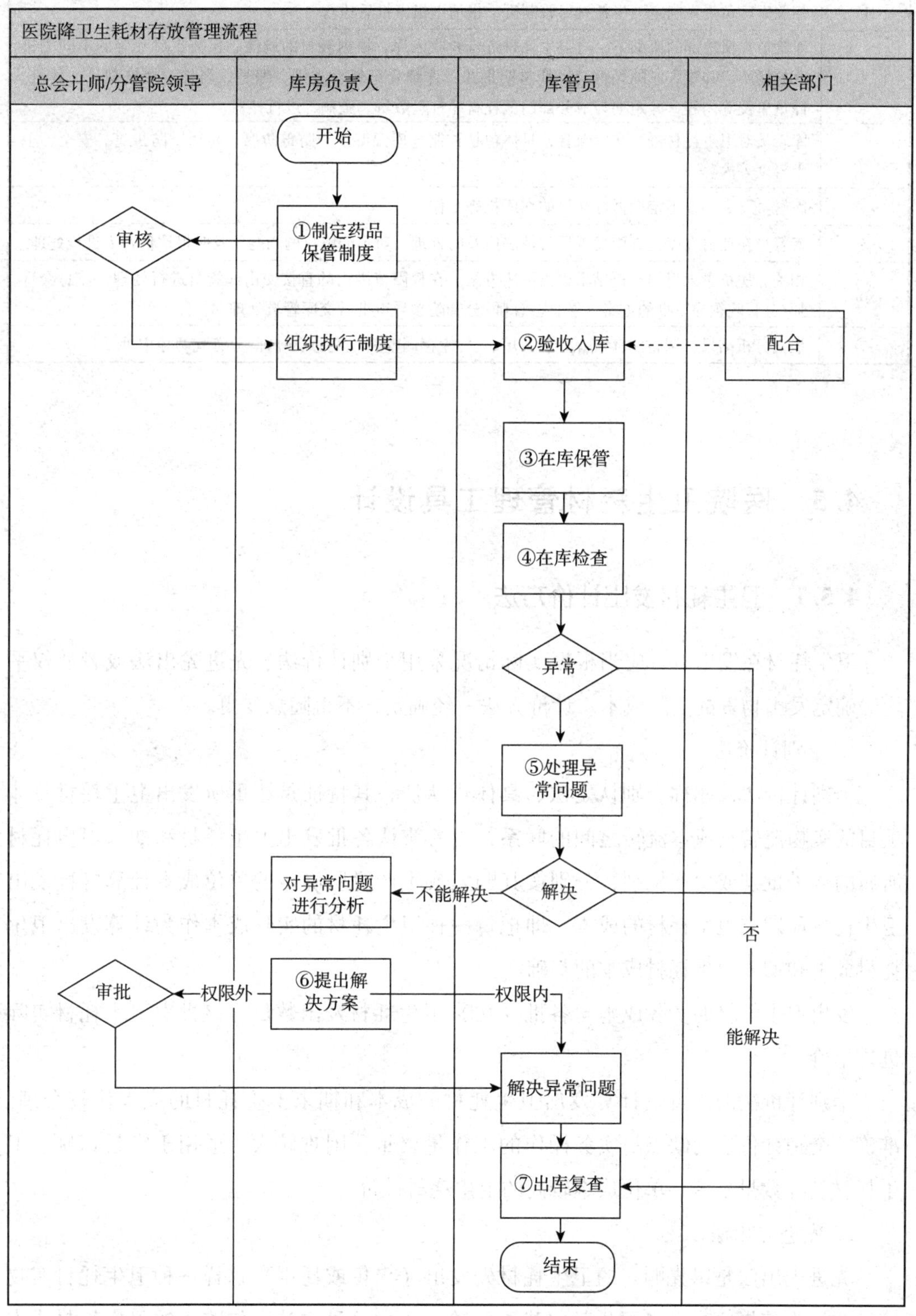

图4－5　医院卫生耗材存放管理流程

表4-5　医院卫生耗材存放关键节点说明

关键节点	医院卫生耗材存放关键节点说明
①	相关库房负责人制定卫生耗材保管制度，报请上级审批后执行
②	库管员在质检部的协助下，对卫生耗材进行验收入库，根据耗材的属性、包装、尺寸等的不同安排存放场所，并对入库的耗材建立耗材明细账，详细登记耗材类别、编号、名称、规格型号、数量、计量单位等内容，并定期与财务部门就耗材品种、数量、金额等进行核对
③	库管员对卫生耗材进行在库保管，具体包括控制仓库温湿度、防霉防腐、防锈、防虫害、安全、卫生管理等内容
④	库管员要定期或不定期做好耗材的在库检查工作
⑤	库管员在耗材在库检查中发现异常情况应及时处理，对不能解决的问题要及时报请负责人进行处理
⑥	相关库房负责人根据分析结果提出解决方案，在权限范围内的直接交由库管员进行处理，需总会计师/分管院领导审批的方案，经总会计师/分管院领导审批后交库管员处理
⑦	根据分析结果，调整库存盈亏处理，填写“库存调整表”交总会计师/分管院领导审批

4.5　医院卫生耗材管理工具设计

4.5.1　卫生耗材发出计价方法

卫生耗材在发出时，应当根据实际情况采用个别计价法、先进先出法或者加权平均法确定发出物资的实际成本。计价方法一经确定，不得随意变更。

1. 个别计价法

个别计价法，亦称个别认定法、具体辨认法，其特征是注重所发出卫生耗材具体项目的实物流转与成本流转之间的联系，逐一辨认各批发出卫生耗材和期末卫生耗材所属的购进批别或生产批别，分别按其购入或生产时所确定的单位成本计算各批发出卫生耗材和期末卫生耗材的成本。即把每一种卫生耗材的实际成本作为计算发出卫生耗材成本和期末卫生耗材成本的基础。

发出卫生耗材的实际成本＝各批（次）卫生耗材发出数量×该批次卫生耗材实际进货单价

个别计价法的优点是计算发出卫生耗材的成本和期末卫生耗材的成本比较合理、准确。个别计价法的缺点是实务操作的工作量繁重，困难较大，适用于容易识别、卫生耗材品种数量不多、单位成本较高的卫生耗材计价。

2. 先进先出法

先进先出法是以先购入的卫生耗材先发出（出售或耗用）这样一种卫生耗材实物流转假设为前提，对发出卫生耗材进行计价。采用这种方法，先购入的卫生耗材成本在后购入卫生耗材成本之前转出，据此确定发出卫生耗材和期末卫生耗材的成本。

其优点是使医院不能随意挑选卫生耗材计价以调整当期利润，缺点是工作量比较大，特别对于卫生耗材进出量频繁的医院更是如此。而且当物价上涨时，会高估医院当期利润和库存卫生耗材价值；反之，会低估医院卫生耗材价值和当期利润。在通货膨胀情况下，先进先出法会虚增利润，不利于医院资本保全。而且，先进先出法对发出的卫生耗材要逐笔进行计价并登记明细账的发出与结存，核算手续比较繁琐。

3. 加权平均法

加权平均法是指以当月全部进货数量加上月初卫生耗材数量作为权数，去除当月全部进货成本加上月初卫生耗材成本，计算出卫生耗材的加权平均单位成本，以此为基础计算当月发出卫生耗材的成本和期末卫生耗材的成本。计算卫生耗材的平均单位成本的公式如下：

卫生耗材的加权平均单位成本 =（月初结存卫生耗材成本 + 本月购入卫生耗材成本）/（月初结存卫生耗材数量 + 本月购入卫生耗材数量）

月末库存卫生耗材成本 = 月末库存卫生耗材数量 × 卫生耗材加权平均单位成本

本期发出卫生耗材的成本 = 本期发出卫生耗材的数量 × 卫生耗材加权平均单位成本 = 期初卫生耗材成本 + 本期收入卫生耗材成本 − 期末卫生耗材成本

加权平均法适用于前后进价相差幅度不大且月末定期计算和结转销售成本的卫生耗材。该方法的优点是只在月末一次计算加权平均单价，比较简单，而且在市场价格上涨或下跌时所计算出来的单位成本平均化，对卫生耗材成本的分摊较为折中。该方法的缺点是不利于核算的及时性，在耗材价格变动幅度较大的情况下，按加权平均单价计算的期末卫生耗材价值与现行成本有较大的差异。

4.5.2 低值易耗品摊销方法

低值易耗品应当于内部领用时一次性摊销，个别价值较高或领用报废相对集中的，可采用五五摊销法。

五五摊销法就是在卫生耗材领用时摊销其一半价值，在报废时再摊销其另一半价值的方法。

一次摊销法指在领用低值易耗品时，将其实际成本一次计入有关费用科目的一种方法。

4.5.3 ABC 库存分类管理方法

医院的存货品种数量繁多，特别是医院在提供医疗服务的过程中所需用的存货成千上万种。所以在实际工作中，对这些存货实行全面管理与控制，确有一定的困难。对这个问题可参照西方国家企业采取的 ABC 库存分类管理法。这样既可以保证重点，又能照顾一般，对不同类型的存货采用不同的管理对策，以实现经济、有效及科学的管理。

1. ABC 库存分类管理法的原理

ABC 库存分类管理是指对医院的药品、卫生耗材、低值易耗品、其他材料等按重要性进行分类，分别对其进行控制和管理的方法。把医院的药品、卫生耗材、低值易耗品、其他材料等按该种物资占库存物资总数量的百分比和该种物资金额占库存材料总金额的百分比的大小为标准，划分为 A、B、C 三类，把品种及数量少，而占用资金多的物资及剧毒、麻、药品划分为 A 类；把品种数量较多，占用资金较多的药品材料划分为 B 类；把一些零碎的、种类繁多，但占用资金少的物资划分为 C 类。然后，对耗用总额高的药品、材料等 A 类物资，应作为重点加强管理与控制；B 类药品材料的品种、需要量、耗用总额、对医疗服务的重要性均处于一般状态，可按照常规办法进行管理与控制；C 类物资品种数量繁多，但金额不大，可采用简单的方法加以管理与控制。

2. ABC 库存分类管理法的步骤

（1）把各种药品材料年平均耗用总量分别乘以它的单价，计算出药品材料耗用总量及总金额。

（2）按药品材料耗费的金额的大小顺序排列，并分别计算药品材料所占耗用总数量和总金额的比重。

（3）把耗费金额进行适当分段，计算各段中药品、材料领用数占总领用数的百分比，分段累计药品、材料耗费金额占总金额的百分比，按一定标准将它们划分为 A、B、C 三类。分类的标准见表 4－6 所示。

表 4－6

物资类别	占物资品种数的%	占物资总金额的%
A	5% ~15%	50% ~60%
B	25% ~40%	25% ~35%
C	50% ~55%	5% ~15%

3. ABC 分类控制方法

上述 ABC 三类存货中，由于药品、卫生耗材、低值易耗品、其他材料的重要程度不同，可采用下列控制方法：

对 A 类药品、材料要进行重点控制，要计算每种药品、材料的经济订货量和订货点，尽可能增加订货次数，减少库存量。同时为A类存货分别设置永续盘存卡片，以加强日常的控制。

对B类药品、材料的控制，也要事先为每类药品、材料计算经济订货量和订货点。同时，也需要分项设置永续盘存卡来反映库存动态，但不如A类药品、材料要求严格，按定期进行概括性的检查即可。

对C类药品、材料的控制，由于它们品种众多，而且单位价格又很低，存货占用资金也很低。因此，可适当增加订货数量，减少年订货次数，对C类物资日常的控制方法，一般可以采用一些较为简单的方法进行管理和控制，可半年进行清查盘点一次，也可对其实行总额控制。

在实际工作中，对各类材料的管理，可分别采用以下方法，见表4－7。

表4－7　医院存货管理方法

管理方法	A类	B类	C类
控制程度	严格控制	一般控制	总额控制
制定定额方法	详细计算	根据过去记录	低了就进货
储备情况记录	详细记录	有记录	不做逐一记录
库存监督方法	经常检查	定期检查	较少检查
保险储备量	较少	较多	灵活

4.6　医院卫生耗材业务表单设计

4.6.1　卫生耗材采购预算表（表4－8）

表4－8　卫生耗材、低值易耗品、其他材料采购预算表

年　　月　　日

物资类别		每门诊人次消耗量	预计门诊人次消耗量	每住院人次消耗量	预计住院消耗	消耗合计
卫生材料	普通医用耗材					
	高值医用耗材					
	诊断试剂耗材					
	其他特殊耗材					
	……					

续表

物资类别		每门诊人次消耗量	预计门诊人次消耗量	每住院人次消耗量	预计住院消耗	消耗合计
低值易耗品	医疗低值					
	被服低值					
	家具低值					
	工具低值					
	计算机低值					
	……					
其他材料	消耗品					
	专项物资					
	维修材料					
	……					

4.6.2 卫生耗材应付账款汇总表（表4－9）

表4－9 卫生耗材应付账款汇总表

年 月 日

收款单位全称	低值易耗品	消耗品	专项物资	维修	医疗消耗品	当月合计
合 计						

4.6.3 分类采购付款汇总表（表4－10）

表4－10 分类采购付款汇总表

年 月 日

类别编号	类别名称	物品采购	当月付款	当月赊购款	累计赊购款
02	消耗品				
0205	医疗消耗品				
0206	配件				
……	……				
合计					

4.6.4　付款申请汇总表（表4－11）

表4－11　付款申请汇总表

年　月　日

收款单位全称	开户银行	帐　号	所附原始凭证张数	医疗消耗品	累计应付
		合　计			

4.6.5　科室领用分类报表（表4－12）

表4－12　科室领用分类报表

年　月　日

科室代码	科室名称	低值易耗品	消耗品	专项物资	计算机耗材	高值消耗品	卫生材料	合计
合　计								

4.7　医院卫生耗材管理方案设计

4.7.1　卫生耗材管理方案

一、目的

有利于有效进行材料成本控制，加强医院卫生耗材管理，提高医院医疗卫生资源的有效利用，保证收支平衡，防范财务危机。确保医院临床供应，降低患者的经济负担，提高医院的经济效益。

二、职责界定

设立专门库管员、库房会计、物资会计，保证耗材的采购、验收、使用管理等各环节各岗位职责分明、分工明晰。

三、工作思路

规范医用耗材的采购标准和细则，加强高值耗材的实时和追溯管理，降低医用耗材占医院支出的比例，增加医用耗材对医院收入的贡献率，为临床提供绩效数据和指导建议。

四、耗材管理方案内容

1. 医院耗材的分类管理

根据临床医用耗材使用情况，在实际工作中医院根据自身管理情况又常常把医用耗材分为 4 类，分别是瓶颈耗材、关键耗材、常规耗材和杠杆耗材。关键耗材主要有：神经介入、外周介入、人工关节及骨科耗材、心胸外科手术耗材和神经外科手术耗材。杠杆耗材主要有：医用高分子及注射穿刺类材料和医用卫生耗材及敷料。瓶颈耗材有：手术室常用医用耗材、医用 X 射线附属耗材和检验试剂。常规耗材主要有：整形外科手术耗材、透析器及透析管路和消化系统内窥镜诊断治疗部分耗材。针对 4 类耗材主要采用以下采购办法：关键耗材实行分散采购；杠杆耗材实行集中采购；瓶颈耗材实行一对一采购；常规耗材采用综合化采购。同时，根据不同的耗材种类，采用不同的方式协调和厂商的关系。关键耗材采用合作型关系。杠杆耗材实行交易型关系。瓶颈耗材实行合作型关系，以保障耗材的供应安全为前提条件，维持采供双方的亲密合作，以协商和说服为主要采购和管理方式，透明运作，以降低运作成本来达到降价或为医院争取优惠的目的。常规耗材实行交易型关系，主要是以控制支付成本为前提条件，以竞争和施压为主要采购和管理方式，同时与供应商保持适当的距离，根据分类实现供求关系分类法及采购管理风险分析。

2. 依据权重关系指导谈判采购和建立供应商评估数据库

医用耗材采购过程中，利用权重性分析法对医用耗材进行评估，从产品的质量和性能、产品的价格和条件、产品品牌和市场占有率、公司对临床支持和优惠、公司或代理的售后保障等方面，根据其权重关系依次进行考核。同时设立严格的医用耗材采购和管理目标，根据其重要性依次排序：确保产品质量，保护患者权益；保证临床供应，避免断货；提高经济效益，增加盈利；提高治疗和诊断水平；降低采购和使用成本；做好采购计划，缩短供应期；管好库存，减少消耗。

3. 医用耗材的实时管理和动态追踪

医用耗材分析主要参照各临床科室业务月/ 季度/ 年增减量、医用耗材在各科室收支比重等数值，通过医用耗材管理信息软件构造函数评估比对临床科室的医用耗材使用情况。实现医用耗材使用数据进行月追踪和季度分析，并找出变化原因。不可计价低值易耗材根据季度分析医用耗材使用量与业务量关系，对变化量较大数据找出原因并采取相关措施。

4. 设立二级库实时实地监控耗材使用

二级库管根据临床科室计划、业务量以及库存实际情况，编制二级库需求计划，实时通过医院物流系统向设备部仓库提交。医用耗材送达二级库，库管根据发票或随货同行点货验收，签字确认后妥善保管医用耗材。设备仓库根据二级库管签字确认的票据，办理耗材入库、移库手续，将医用耗材自备仓库移入相对应的二级库。

二级库管根据临床科室提交的物流申请，发放医用耗材，办理出库手续。医用耗材二级库主要职责：对医用高值耗材的产品来源、营销资质、品牌种类、规格型号、价格数量、交接时间、处置方法、最终去向等条目作直接管理和详细记录，杜绝厂商直供和模糊操作。医院可开通的二级库科室有手术室、麻醉科、介入中心、神经外科、骨科、胸心外科等，尤其是使用高值耗材的临床科室。通过全面地建立二级库，实现无缝隙对接，更加有效地监控医用耗材的流向和管理，避免临床科室和厂商的盲目操作。

5. 对于医用高值耗材，要全程动态追踪

高值医用耗材目前是管理重点，医用耗材的采购记录、溯源、存储、档案及销毁都要有明确记录。做好医用耗材的注册登记证有效期，要保证都在有效期内。高值耗材的产品详细信息和使用病人信息都要填写详细并存档，实时管理和动态追踪。

4.7.2　高值医用耗材管理方案

一、目的

（1）规范高值耗材的科学合理使用。

（2）确保医疗质量和医疗安全。

（3）维护患者的知情权，降低患者的经济负担，有效控制医疗费用。

二、医用高值耗材的管理范围

医用高值卫生材料是指主要作用于人体的、对安全性有严格要求、生产使用必须严格控制、价格相对较高的医用耗材。医用高值耗材主要分为以下几类：

（1）血管介入类。导管、导丝、球囊、支架及辅助材料等。

（2）非血管介入类。导管、导丝、球囊、支架、各种内窥镜涉及的材料。

（3）骨科植入。人工关节（椎体、椎板）、固定板、人工骨、修补材料等。

（4）神经外科。颅内植入物、填充物等。

（5）电生理类。标测导管、消融导管等。

（6）起搏器类。永久、临时、起搏导管、心脏复律除颤器、起搏导线等。

（7）吻合器、缝合器类。

（8）人工心脏瓣膜、人工补片、人工血管、高分子材料等。

（9）人工晶体、乳房假体及其他假体。

（10）其他植入人体的高值材料。

三、组织管理

医院成立高值耗材专家委员会，并建立相关专业门类的临床学术专家库，对临床需要使用的高值卫生耗材进行论证评估通过后方可进入采购流程。

高值卫生耗材的引进原则上需通过卫生材料专家委员会成员及临床学术专家库成员集体研究决定。

卫生耗材供应责任部门负责全院高值耗材购入手续、保管、发放等工作。负责查验供货商的各种资质和产品质量；严格执行产品进院的现场验货规定，杜绝不合格产品进入医院；严格执行省定价审核结果。

四、医用高值耗材的申请

根据高值耗材的特点，将医用高值耗材分为通用高值耗材和跟台高值耗材两类，前者如吻合器、人工晶体等；后者如人工关节类材料等根据术中选型确认的高值耗材。

1. 通用性高值耗材的申请

实行手术室、介入手术室二级库房管理，二级库房预存一定数量，临床科室使用时到手术室、介入手术室请领，手术室、介入手术室根据业务情况批量申请。

2. 跟台高值耗材的申请

跟台高值耗材的申请可以直接由使用科室申请，一般在手术确定前 2 ~ 5 天申请，急诊可直接实施紧急采购。

五、高值医用耗材的采购

（1）高值医用耗材的采购须通过政府建立的非营利性集中采购工作平台采购，集中采购入围目录内的高值医用耗材。

（2）按照《合同法》的规定与医用耗材生产企业或被授权的经营企业签订购销合同，明确品种、规格、数量、价格、回款时间、履约方式、违约责任等。

（3）医院原则上不得购买集中采购入围品种外的高值医用耗材，有特殊需要的，须经集中采购管理机构审批同意。

六、医院高值医用耗材的管理

（1）严格执行价格主管部门规定的价格政策，按照有关规定对主要的高值医用耗材的购买价、销售价、生产厂商和经销商等信息进行公示。

（2）加强内部管理，对高值医用耗材的采购、储存和使用全过程进行规范管理。

（3）使用植入性耗材的病人，科室要建立真实、完整的使用记录。

（4）科室使用高值医用耗材应建立详细的使用记录。医生需向病人介绍使用材料的作用、产地、价格等详细资料，由主管医生填写一次性医用材料领用申请单，一式三联，经患者签字确认，科主任同意后交卫生材料管理办公室，按相关程序购入。科室要建立登记本，记录患者姓名、产品名称、规格、型号、使用数量、灭菌批号、产品标识等必要的产品跟踪信息，使产品具有可追溯性。

（5）质量跟踪记录应归入患者病历档案进行管理。

（6）不良事件监测和报告制度，定期进行考核评价，发现问题及时整改。

第五章　医院药品的精细化管理

5.1　医院药品管理体系设计

5.1.1　医院药品管理的作用

药品是医院为开展医疗服务活动，用于诊断、治疗疾病而储存的特殊商品，是医院开展医疗服务活动的物资保障和重要手段。在医院的医疗服务活动过程中，药品的消耗占医院的各种物资消耗的比重很大，药品的招标采购、储备与周转是医院资金运动的重要组成部分，对药品的采购、销售、使用全过程的管理是医院经济管理的重点。

国务院办公厅发布的《2011 年公立医院改革试点工作安排》，其中明确指出，推进医药分开，合理调整医药价格，完善公立医院补偿机制和医疗保健支付制度。随着我国公共财政体系的建立和完善，推进和深化公立医院改革，实现医院经济管理科学化、精细化，以便适应新医改中逐渐取消药品加成的总体发展趋势。药品作为医院中一种特殊的物资，对于病人的健康具有重要的作用。同时，药品也是医院成本的重要组成部分，药品过多或药品不足对医院都是不利的。药品过多必然增加资金占用，若资金不足向金融机构等贷款，将增加利息支出，加重医院财务负担，同时还会增加储存费用，药品不足则会影响医院医疗、教学、科研工作的正常进行。药品的科学合理使用有助于降低病人的医疗费用负担，控制医疗卫生费用的过快增长。因此，结合药品这一特殊商品的特性，加强对医院药品的管理，科学合理适宜地使用药品对于促进医院的可持续发展具有重要作用。

5.1.2　医院药品管理层级

医院药品要实行分级管理，药事管理与药物治疗学委员会是药品管理的最高决策与监督机构，药剂科是药品的实物管理部门，主要负责药品采购计划、药品验收入库、药品的合理使用及药品的日常管理等，确保医院药品实物流转的顺畅与安全。药剂科下设药库、门诊药房、急诊药房、病区药房等，分别管理所属管辖的药品。医院药品管理层级体系如图 5 - 1 所示。

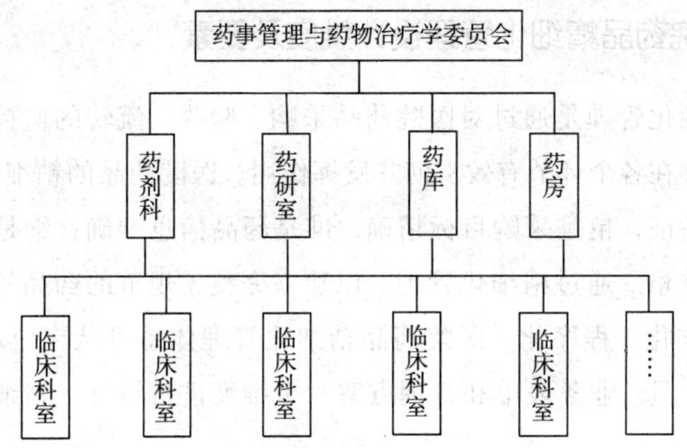

图 5-1 医院药品管理层级体系图

5.1.3 医院药品管理体系

医院药品管理是一项系统的综合性工程，它既要有严肃的管理制度，又体现出较强的专业性、技术性特点。医院药品管理是通过采购预算、招标采购、验收入库、日常管理等一系列活动，全面提高医院药品管理水平和运营效率。医院药品管理要注重全程性，从药品的采购计划、招标采购到验收入库、发出，至最终的结款，各环节顺畅、精准。

药品采购要按照年度采购预算、采购计划进行，药剂科要建立药品业务的管理流程，规范购买、验收、入库等管理环节，按时上报药品的进、销、存等情况，要建立日常管理和盘库制度，完善盘盈、盘亏、报损、审批等流程。财务部门加强药品账务管理，建立相应的辅助账，做到债权债务明晰，清理及时。医院药品管理体系的框架如图 5-2 所示。

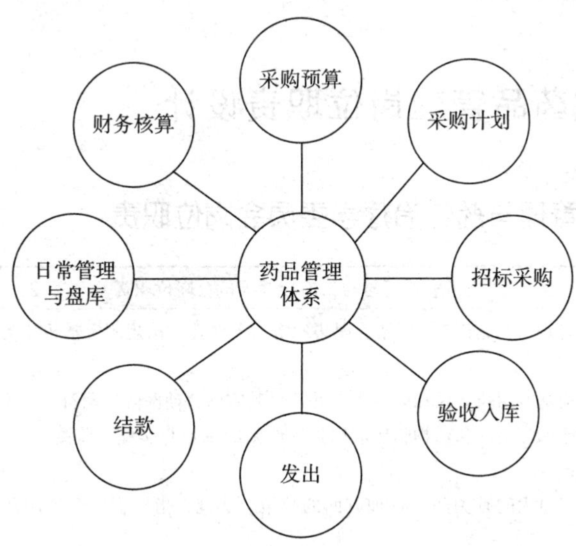

图 5-2 医院药品管理体系框架

5.1.4 医院药品精细化管理设计维度及要素

医院药品精细化管理是通过对医院药品采购、验收、流转的监控和管理，保证医院的药品管理能够在各个环节有效贯彻并发挥作用。医院药品的精细化管理要实现精、准、细、严四个特征，精是采购目标精确，准是药品信息准确，细是流转细化和核算细化，严是监控严格。通过精细化管理，以建立完整、规范的药品管理体系，使药品管理科学化、标准化、程序化。医院药品精细化管理体系可从岗位职责、管理制度、业务流程、管理工具、业务表单和管理方案六个维度进行设计。精细化药品管理体系的要素见表5－1。

表5－1 医院药品管理体系设计要素

设计维度	设计要素	设计维度	设计要素
岗位职责	药事管理与药物治疗学委员会岗位职责 药品管理员岗位职责 药品会计岗位职责	管理工具	药品经济订货量的确定 药品供应链风险控制
管理制度	药事管理与药物治疗学委员会制度 药品管理制度 药品核算工作规范	业务表单	药品采购请购表 药品验收表 药品盘点登记表 药品财务管理表
业务流程	药品采购请购流程 药品采购管理流程 外购药品验收流程 药品存放管理流程	管理方案	药品采购管理方案 药品分类管理方案 基本药物合理使用管理方案 药品实时管理与动态追踪方案

5.2 医院药品管理岗位职责设计

5.2.1 药事管理与药物治疗学委员会岗位职责

药事管理与药物治疗学委员会岗位职责
• 认真贯彻执行《药品管理法》，按照《药品管理法》等有关法律、法规制定本机构有关药事管理工作的规章制度并监督实施； • 负责制定与修订本机构基本用药目录和处方集，并督导其实施，使医院用药符合国家基本药物政策； • 推动药物治疗相关临床诊疗指南和药物临床应用指导原则的制定与实施，监测、评估本机构药物使用情况，提出干预和改进措施； • 组织医务人员学习国家重大的有关药事管理方面的政策、法规，指导临床合理用药，向公众宣传安全用药知识；

续表

药事管理与药物治疗学委员会岗位职责
• 建立药品遴选制度，建立临床评审专家库，审核本机构临床科室申请的新购入药品、调整药品品种或者供应企业； • 分析医院药物使用情况，使医院的药品比例控制在规定的范围内，组织专家评价医院所用药物的临床疗效与安全性，对不符合卫计委《处方管理办法》的药物提出淘汰意见； • 组织检查毒、麻、精神及放射性等药品的使用和管理情况，发现问题及时纠正，按规定上报药品不良反应监测情况； • 完成领导交办的其他相关工作。

5.2.2　药品管理员岗位职责

药品管理员岗位职责
• 在部门负责人领导下，负责药品验收、储存、养护、出库核发工作，对入库药品的质量具体负责； • 严格执行药品授权审批制度、药品采购控制制度、药品存储管理制度等相关药品管理制度； • 严格检验入库货物，根据有效到货清单，核准物品，方可办理入库手续，入库验收时，发现不合格药品，严格按不合格药品管理制度执行，违者将追究验收人责任； 对事先无计划的来货，应及时报告采购员或与有关部门联系，处理解决，必要时应负代管责任； • 及时向采购员反馈药品库存情况，要防止药品库存不足造成供货脱节和库存积压，造成浪费； • 对库存滞销药品进行质量检查，对外包装或物理外观有变化和即将超过有效期以及储存长久的品种，应及时报告采购员，按有关规定解决，不发放失效、变质药品； • 随时查清药品库存，账物符合率达到100%，出现账物不符应及时查明原因，逐级汇报，审批处理后方可修改； • 准确、无误上报各种应报的报表资料； • 保持库房整洁，实现安全操作； • 完成领导交办的其他相关工作。

5.2.3　药品会计岗位职责

药品会计岗位职责
• 认真执行国家规定的方针政策，严格按《会计法》和相关会计制度办事，遵守劳动纪律，仪表举止要端庄，积极主动完成各项任务； • 参与年度药品采购预算的编制，监控药品采购预算的执行情况； • 认真审核药品购入和发出凭证，做好原始凭证的审核和监督工作，及时登记应付账款及有关账务，做到准确无误。未经验收入库，一律不得办理资金结算； • 严格做好财务验收工作，发现问题及时改正，定期与药库盘存数量核对，做到账实相符，账账相符。出现盘盈、盘亏情况，按照规定程序上报，经批准后及时进行账务处理； • 定期做好药品结算汇总工作，编报有关药品报表，及时报账，做好财务的审查和监督工作； • 妥善保管药品会计核算资料，及时整理、装订成册、归档，妥善管理好会计档案及各种资料凭证； • 完成领导交办的其他相关工作。

5.3 医院药品管理制度设计

5.3.1 药事管理与药物治疗学委员会制度

为加强医院药品管理，推动药品引入的规范性和各科室药品行为的合理性，进一步促进我院事业的发展，根据《药品管理法》和《医疗机构药事管理规定》相关内容，医院决定成立药事管理与药物治疗学委员会并制订本制度。

第一章 总 则

第 1 条 药事管理与药物治疗学委员会是药品管理的最高决策与监督机构，也是对医院药事各项重要问题作出专门决定的专业技术组织。

第 2 条 药事管理与药物治疗学委员会旨在保障医疗安全，保障临床供应，促进合理用药，规范医院处方点评工作，加强临床药学管理，确保临床用药安全、有效、经济。

第二章 组织机构和运行机制

第 3 条 组织机构：

1. 委员会设主任 1 名，由主管院长担任；副主任委员若干名，由纪检书记、药剂科主任等担任；

2. 常务委员由质控部主任、纪检监察办公室主任、医保办主任等担任；

3. 委员由纪检监察办公室在全院副主任医师以上人员中随机抽取，人数为常务委员的两倍。

第 4 条 药事管理与药物治疗学委员会日常工作由药剂科负责。

第 5 条 医务部门指定专人，负责与药物治疗相关的行政事务管理工作。

第 6 条 委员会设处方点评专家库，一般由药事管理与药物治疗学委员会委员组成，实行兼职聘任制。

第三章 工作制度

第 7 条 主任委员负责召集委员会议研究药事管理的有关问题。

第 8 条 委员会原则上每季度召开一次会议，总结和检查上阶段工作，安排下阶段工作。遇特殊情况可召开临时会议。

第9条　委员会议需在三分之二以上委员出席的情况下召开。

第10条　会议决议需经参加会议的一半以上有投票权的委员同意下，方可通过、颁布。

第11条　药剂科是委员会的执行机构，负责落实委员会的决议。

第12条　委员会下设办公室，药剂科负责人担任办公室主任。在委员会闭会期间，药剂科在其职权范围内履行委员会职能，作出临时决定。在此期间如遇不能自行处理的事项，应及时向主任或副主任请示，或提议召开临时会议。所有临时性决定均应在委员会会议上进行通报，并经会议通过方可成为正式决议。

第13条　药事管理与药物治疗学委员会下设“药品质量监督领导小组”、“不良反应监测领导小组”和“合理用药督导小组”三个工作组。

第14条　药剂科会同医务部门对上述三个小组提交的结果，进行审核，对医院在药事管理、处方管理和临床用药方面的问题，进行汇总和综合分析、评价，提出质量改进建议，并向委员会报告；发现可能造成患者损害的，应及时采取措施，防止损害的发生。

第15条　主任委员因故不能履行其职责时，可由副主任委员依次临时主持药事管理与药物治疗学委员会的工作。

第四章　工作任务

第16条　负责宣传教育、监督检查医院贯彻落实医疗卫生及药事管理等有关法律、法规、规章的执行情况。审核制定医院药事管理和药学工作规章制度，并监督实施。

第17条　根据《国家基本药物目录》、《处方管理办法》、《国家处方集》、《药品采购供应质量管理规范》等制订本机构《药品处方集》和《基本用药供应目录》。建立新药引进审批制度，制定新药遴选原则，组织对新药的评审论证工作。

第18条　建立由医师、临床药师和护士组成的临床治疗团队，开展临床合理用药工作。对医院临床诊断、预防和治疗疾病用药全过程实施监督管理。遵循安全、有效、经济的合理用药原则，尊重患者对药品使用的知情权和隐私权。

第19条　遵循有关药物临床应用指导原则、临床路径、临床诊疗指南和药品说明书等合理使用药物；建立临床用药监测、评价和超常预警制度，定期组织临床药师对医师处方、用药医嘱的适宜性进行点评与干预。点评结果及时通报反馈，发现问题及时沟通解决。

第20条　依据国家基本药物制度，抗菌药物临床应用指导原则和中成药临床应用指导原则，制定医院基本药物临床应用管理办法，建立并落实抗菌药物临床应用分级管理制度。定期组织临床药师对抗菌药物合理使用情况进行统计分析，及时反馈通报和解决问题。

第 21 条 建立药品不良反应、用药错误和药品损害事件监测报告制度，临床科室发现药品不良反应、用药错误和药品损害事件后，应当积极救治患者，立即向药剂科报告，并做好观察与记录。按照国家有关规定向相关部门报告药品不良反应，用药错误和药品损害事件应当立即向所在地县级卫生行政部门报告。

第 22 条 结合临床和药物治疗，开展临床药学和药学研究工作，并提供必要的工作条件，制订相应管理制度，加强领导与管理。

第 23 条 临床使用的药品应当由药剂科统一采购供应。经药事管理与药物治疗学委员会审核同意，核医学科可以购用、调剂本专业所需的放射性药品，其他科室或者部门不得从事药品的采购、调剂活动，不得在临床使用非药剂科采购供应的药品。

第 24 条 制订药品采购制度和工作流程，编制药品采购计划，按规定购入药品；建立健全药品成本核算和账务管理制度；严格执行药品入库检查、验收制度；不得购入和使用不符合有关规定的药品。

第 25 条 制定和执行药品保管制度，定期对库存药品进行养护与质量检查。药品库的仓储条件和管理应符合药品采购供应质量管理规范的有关规定。化学药品、生物制品、中成药和中药饮片应当分别储存，分类定位存放。

第 26 条 麻醉药品、精神药品、医疗用毒性药品、放射性药品等特殊管理的药品，应当按照有关法律、法规、规章的相关规定进行管理和监督使用，定期进行培训和检查，发现问题及时纠正处理。

第 27 条 药学专业技术人员应当严格按照《药品管理法》、《处方管理办法》、药品调剂质量管理规范等有关法律、法规、规章制度和技术操作规程，认真审核处方或者用药医嘱，经适宜性审核后调剂配发药品。发出药品时应当告知用法用量和注意事项，指导患者安全用药。为保障患者用药安全，除药品质量原因外，药品一经发出，不得退换。

第 28 条 建立健全医院药品质量管理体系与质量管理目标，按照国家法律、法规，对医院药品的采购、贮存、调剂和临床使用等全过程实施严格的管理与监督；定期进行检查，对存在的问题及时沟通解决。

第 29 条 门急诊药品调剂室实行大窗口发药。住院药品调剂室中心药站对注射剂按日剂量配发，摆药室对口服制剂药品实行单剂量调剂配发。

第 30 条 建立静脉用药调配中心，报×××市卫生行政部门备案，由×××市卫生行政部门组织技术审核，验收合格后对肠外营养液、化疗药品静脉用药实行集中调配供应。

第 31 条　定期召开工作会议，有完整的会议记录，对医院药事工作定期做阶段性分析、总结，讨论研究药事工作中的有关问题，并针对存在的问题采取有效措施予以解决。

第 32 条　定期组织学习及学术讲座。

第五章　委员的权利与义务

第 33 条　委员的权利：

1. 按有关法律和规定，独立履行职责并对药事管理与药物治疗学委员会负责，不受任何单位和个人的干涉。

2. 对医院药事管理问题进行评议，提出意见和建议。

3. 对医院各科用药进行监督检查。

4. 提出或联署会议议案。

5. 参加药事管理与药物治疗学委员会会议，发表意见，参与讨论和表决。因故不能参加会议的，可以采取书面形式发表意见，参与表决。

6. 在药事管理与药物治疗学委员会闭会期间，监督药剂科的药事管理工作。

第 34 条　委员的义务：

1. 应按时参加会议，并本着认真负责和科学公正态度参与议题的讨论和决议的表决。

2. 对药事管理与药物治疗学委员会的有关议题和决议应保守秘密，特别是对新药申购讨论情况、评审意见及其他情况须予以保密。

3. 若委员与药事管理与药物治疗学委员会讨论的议题有直接利害关系，该委员应主动向主任委员申明并在决议表决时回避。

4. 委员不得接受与新药申请有关的单位和个人的馈赠，不得私下与新药生产、供应单位、人员进行可能影响到公务的接触。

5. 委员有义务向药事管理与药物治疗学委员会举报任何单位和个人不公正、不廉洁行为。

6. 收集药事管理信息，征集有关意见和建议，经过整理后提交给药事管理与药物治疗学委员会参考。

7. 学习有关法规和知识，参加有关培训，不断提高药事管理水平和能力。

8. 委员应积极宣传并带头落实药事管理与药物治疗学委员会各项决议。

第六章　附　则

第 35 条　本章程用语的含义：

1. 医药药事管理是指医疗机构以病人为中心，以临床学为基础，对临床用药全过程进行有效的组织实施与管理，促进临床科学、合理用药的药学技术服务和相关的药品管理工作。

2. 新药是指本院未使用过的药品。本院已使用过的药品改变给药途径、剂型、因各种不良事件停用一年以上的药品亦按新药管理。

3. 药品不良反应是指合格药品在正常用法用量下出现的与用药目的无关的或是意外的有害反应。

第36条 本制度由行政部主持制定，各部门参与制定，经院领导审批签字后生效。

第37条 本制度自20××年××月××日起实施。

5.3.2 药品管理制度

药品管理制度主要由药品授权审批制度、药品采购控制制度、药品储存管理制度、药品库房调拨管理制度、药品领用与发放管理制度、药品盘点管理制度和废损药品管理制度组成，共同维护和保障医院药品管理的有效运行。根据《药品管理法》、《医疗机构药事管理规定》等相关内容，结合医院实际情况，特制定本制度。

第一章 药品授权审批制度

第1条 为了明确医院各部门和相关岗位在药品管理中的职责和权限，确定授权审批的流程、责任、权限、方式及相关控制措施，特制定本制度。

第2条 本制度适用于医院各类西药、中药及中成药等药品管理的授权审批事项。

第3条 采购计划审批：

1. 周采购计划审批：（1）周采购计划的对象为药品。（2）由使用部门或药剂科提出申请，填写申购单，经财务部审核同意后，由采购员实施采购。

2. 月采购计划审批：（1）月采购计划的对象为药品。（2）由使用部门提出申请，填写申购单，财务部审核同意后，报财务部负责人审核，相关负责人签字确认，由采购员实施采购。

3. 年采购计划审批：（1）年采购计划是医院对所有需购药品的综合控制。（2）年采购计划的审批程序如下。①由使用部门编制本部门采购计划，报财务部审核。②财务部根据本年度采购预算和总体预算的要求，对采购申请报告进行审核，提出审核意见，将申请报告报财务部负责人复核。③财务部负责人复核财务部的意见，并在申请报告上附上自己的意见，将申请报告报相关负责人审批。④相关负责人根据财务部和财务部负责人的意见，对申请报告作出审批，并签字确认。⑤采购员实施采购。

4. 根据国家相关规定或医院规定需要进行招标采购的，无论金额大小，一律由相关负责人进行审批，由采购部组织成立招投标小组实施招标采购。

第4条　采购货款支付审批流程：

1. 采购货款支付先由采购部经办人员认真填制付款申请表，对收款单位、付款金额、用途及合同号码（附合同原件）均要详细填列，并对经济业务内容的真实性及有效性负完全责任。

2. 采购员将付款申请表交采购负责人，采购负责人对相关业务的合理性、真实性进行审核并签署意见，然后交财务部会计审核。

3. 财务部会计负责审核付款申请表的经济内容，包括合同、发票等，签署意见后交财务负责人复核，财务负责人复核无误后签字报相应的审批权人审批，最后交由出纳办理付款手续。

4. 货款支付按照相应的审批权限由相应审批权人审批。

第5条　药品保管的授权审批适用范围为在库药品业务开展所涉及的授权审批事项。

第6条　药品在库期间，原则上不允许非库房人员进入库房，其他所有人员进入库房均需要特别授权。

药品管理员对经特别授权批准或其他允许进入药品保管现场的人员的进入库房证明进行审核，确保无违规审批情况。

第7条　药品报废的授权审批适用于药品在保管、使用等过程中由于正常原因或非正常原因失去原有价值，需要进行报废处理的事项。

第8条　药品报废授权审批分为常规授权审批和特别授权审批。

第9条　以下药品报废事项需要进行特别审批：（1）单次报废金额在5000元以上的。（2）单件报废金额在3000~5000元的。（3）麻毒药品报废的。（4）非正常原因导致的报废金额在2000~3000元的。

第10条　常规授权审批的流程：

1. 拟报废药品的使用部门或主管部门填写报废申请单，报废申请单的内容包括报废药品的名称、已用年限、是否为正常报废等。部门负责人在申请单上签字确认。

2. 药剂科对拟报废药品进行检测、检查，提出报废意见，并在报废申请单的相应项目中填写报废意见。

3. 医院财务部对报废申请单进行审核，主要是计算报废成本，确定报废的合理性，并将计算的报废成本填写在报废申请单的相应项目中。

4. 主管药品管理的相关负责人在报废申请单上签字确认。

特别授权审批流程基本上按照上一条款的流程进行，但在以下两个方面存在不同。①在对拟报废药品进行检测审查时，根据需要可以外聘专业的检测机构或人员参与进行。②在相关负责人审核并附上相关意见后，进行最终审批。

药品授权审批应当在授权范围内进行，不得超越审批权限。

第二章 药品采购控制制度

第 11 条 为了加强对医院药品采购过程的规范化管理，确保药品采购及时完成，使医院的药品比例控制在规定的范围内，严格执行药品采购预算，特制定本制度。

第 12 条 本制度适用于对医院在开展采购业务的过程中所需各类药品的采购申请和实施过程的控制。

第 13 条 药品采购的类型包括常规性采购、临时采购和紧急采购。常备药品由药剂科提出申请，非常备药品和紧急采购由使用部门提出申请。

第 14 条 药品使用部门药品采购申请：药品使用部门填写《采购申请表》，详细注明需求药品的品名、规格、数量、预计价格、需求原因、要求到位时间等；药品需求部门将《采购申请表》提交给财务部，财务部根据本期预算及相关负责人意见审核批准并盖章；药品需求部门将财务部批准盖章的《采购申请表》交给采购部门；采购负责人指导采购员根据《采购申请表》内容选择合适的供应商。与供应商达成购买意向后，采购员编写采购合同；采购部采购员将采购合同交给药剂科，药剂科检验所购药品是否是所需药品，并报本部门负责人审核签字。

采购负责人、财务部负责人和相关负责人根据各自的审批权限审批采购合同。

第 15 条 药剂科采购申请：药剂科根据现有药品的库存量计算出请购量后，填写请购单，交采购部、财务部及相关负责人根据审批权限进行审批。药剂科在提出采购申请时，应综合考虑各种药品的采购间隔期和当日库存量，分析确定应采购的日期和数量，或者通过药品管理系统重新预测药品需求量以及重新计算安全库存水平和经济采购批量，据此进行再采购，降低库存或实现零库存。

第 16 条 采购部门凭被批准执行的请购单办理订货手续时，首先必须向多家供应商发出询价单，获取报价单后比较供应货物的价格、质量标准、可享受折扣、付款条件、交货时间和供应商信誉等有关资料，初步确定合适的供应商并准备谈判。采购员根据谈判结果签订订货合同及订货单，并将订货单及时传送给保管和会计等有关部门，以备合理安排收货和付款。采购负责人签署采购合同。采购员将《采购申请表》和采购合同交给财务部，财务负责人审核批准。采购部按照合同执行，供应商发出药品，采购部、质量管理部、药剂科对到货物资进行验收，验收无误后签字确认。

第三章 药品储存管理制度

第 17 条 为了保障库房药品保管安全、有序、规范，提高库房工作效率，根据《药品管理法》、《医疗机构药事管理规定》相关内容，并结合医院实际情况，特制定本制度。

第 18 条　药品储存原则：（1）药品限量管理。（2）实行凭证查验。（3）专人保管，设明细账卡登记收发货，核对实存量。

第 19 条　本制度适用于药库、药房等库房的保管管理。

第 20 条　购进药品，入库前必须办理入库手续：核对实物规格、规格，生产单位与采购合同一致；观察包装完好程度，并清点实物数量；进行实物质量检查；填制“入库单”一式三份；药品入库按实收数量计算，并在实物账卡上进行记录。

第 21 条　药品管理员对所有入库货物的质量进行严格检查和控制，并全面掌握库房所有货物的贮存环境，堆层、搬运等注意事项，以及货品配置（包括礼品等）、性能和一些故障及排除方法。

第 22 条　对于已售产品退货的入库，库房应根据退货凭证办理入库手续，经批准后，对拟入库的商品进行验收。因产品质量问题发生的退货，应分清责任，妥善处理。对于劣质产品，可以采取修理、报废等处理措施。

第 23 条　药品的存放和管理应指定专人负责并进行分类编目，入库药品应及时记入收、发、存登记簿或药品卡片，并详细标明存放地点。

第 24 条　库房禁止无关人员进入，经授权后进入的人员不得携带能够容装手机或配件的包装物品（如手提包、纸袋等），确需带入的，须允许库房工作人员进行检查。

第 25 条　保管员应随时检查存储的药品是否过期变质、残损、超储积压、短缺、包装破损，如有发现，保管员应及时报告药剂科负责人，会同有关部门进行处理。

第 26 条　药品管理员应定期或随时检查药品的防水、防火、防盗安全设施。检查时，发现易燃、易爆危险药品，应立即采取措施，存放到安全场所，予以隔离。

第 27 条　库房、贵重物品的钥匙由药品管理员专人保管，不得转借、转交他人保管和使用，更不得随意配制。

第四章　药品领用与发放管理制度

第 28 条　为了对药品领用过程进行规范和控制，规范药品发放管理，确保药品发放秩序和授权审批流程的执行，特制定本制度。

第 29 条　本制度适用于医院各类药品发放管理。

第 30 条　医院各个科室有专门的负责人负责本部门所需药品的领用。

第 31 条　科室领用药品须填写领用申请单并办理相应的审批手续，并凭借经过审批的领用申请单到库房领用。超出药品领用限额的，应当经过特别授权。

第 32 条　领用申请单应填明药品名称、规格、批号、厂家等，并经科室负责人签字。属计划内的药品应有药品计划，属限额药品应符合限额药品制度，属于必须审批的药品应有审批人签字。

第 33 条 药品管理员对领用申请单进行审核，审核内容包括药品的用途、领用部门、数量以及相关的审批签字信息等，审核无误后，才能发货。

第 34 条 领用药品时，领用人必须同药品管理员办理交接手续，当面点交清楚，并在出库单上签字。

第 35 条 药品库房按“先进先出，按规定供应”的原则发放材料。发药应坚持核对单据、监督领药、汇总剩余药品库存量的原则。

第 36 条 药品管理员应妥善保管所有发药凭证，避免丢失。

第 37 条 药品管理员根据药品领用情况及出库单记账联，编制科室领用汇总表，同时需药品会计签章。

第五章 药品盘点管理制度

第 38 条 为加强医院内部管理，及时掌握医院药品、财务及财产的准确数量，保证医院各项资产的安全、完整，同时也使盘点工作规范化，特制定本制度。

第 39 条 原则：

1. 真实：盘点所有的点数、资料必须是真实的，不允许作弊或弄虚作假，掩盖漏洞和失误。

2. 准确：盘点的过程要求准确无误，无论是资料的输入、陈列的核查、盘点的数目，都必须准确。

3. 完整：所有盘点过程的流程，包括区域的规划、盘点的原始资料、盘点点数等，都必须完整，不要遗漏区域、遗漏药品。

4. 清楚：盘点过程属于流水作业，不同的人员负责不同的工作，所以所有资料必须清楚，人员的书写必须清楚，药品的整理必须清楚，才能使盘点顺利进行。

5. 团队精神：盘点是医院全体人员都参加的核查药品的过程，为缩短盘点时间，医院各个部门都必须有良好的协调配合意识，保证盘点工作的顺利进行。

第 40 条 盘点的方式：

药品盘点一般包括四种盘点方式，具体如下所示：

盘点方式		相关说明
从时间上划分	定期盘点	主要是指在月末、年中、年底的固定日期盘点，它能够对库存的药品进行全面的盘点，盘点准确性高，但是盘点时必须停止库房作业。根据所采用的盘点工具不同，可以分为：盘点单盘点法、盘点签盘点法、货架签盘点法等
	临时盘点	可以根据医院的需要随时进行
从工作需要划分	全面盘点	对库位的全部药品逐一盘点
	部分盘点	对有关药品的库存进行盘点

第 41 条 定期盘点包括年中、年终盘点和月末盘点：

1. 年终、年中盘点原则上应采取全面盘点方式，如因特殊原因无法全面盘点时，应呈报总会计师/分管院领导核准后，可改变其他方式进行。

2. 盘点期间原则上暂停收发药品，对于各科室在盘点期间所需用药的领用，经相关领导批准后，可以做特殊处理。

3. 盘点物品时，会点人应依据盘点实际数量作详实记录。盘点人应按事先确定的方法进行盘点，协点人应大力配合盘点工作，监点人要做好监察工作。

4. 盘点结果必须经各有关人员签名确认，一经确认不得更改。

5. 盘点完毕，盘点人应将《盘点登记表》汇总并编制《盘存表》，《盘存表》一式两联，第一联由药剂科自存，第二联送财务部门，供核算盘点盈亏金额。

6. 对月末的药品，由药剂科及财务部门实施盘点。

第 42 条 临时盘点：

1. 临时盘点由相关负责人视实际需要，随时指派人员抽点。

2. 临时盘点原则上不应事先通知药剂科，组织工作可适当简化。

3. 盘点的技术要求同年终、年中盘点。

4. 抽查盘点工作结束后，盘点小分队应出具抽查盘点报告，同时对盘点中注意事项的内容和库存管理中存在的其他问题及隐患进行文字阐述。

5. 盘点小组的报告经分部财务部审阅后，根据盘点报告反映问题的重要程度分别采取上报相关负责人审批、自行组织调整或账务处理。

第 43 条 盘点工作必须统一领导，事先制订计划，做好组织工作。盘点应精确计量，避免用主观的目测方式，应于确定每种商品的数量后再继续进行下一项，盘点后不得随意更改。

第 44 条 盘点使用报表内所有栏目若有修改处，须经盘点有关人员签认后生效，否则应追究其责任。

第 45 条 盘点时，会点人均应依据盘点人实际盘点数，详实记录于《盘点登记表》，并于该表上互相签名确认无误，对于差异较大的商品必须进行复盘；盘点完毕，盘点人应将《盘点登记表》进行系统录入。

第 46 条 在盘点各项工作结束后，相关部门需打印出《盘点盈亏报告表》一式三联，并填写数额差异原因的说明及对策，呈报相关负责人签核，第一联送财务，第二联呈报相关负责人，第三联相关部门自存作为库存调整的依据。

第 47 条 药品会计参与每年不少于两次的实地盘点，并做好记录。对于盘盈的药品及盘亏或毁损的药品应分清责任，及时向医院财务部做出书面请示，批复后按规定进行账务处理。

第48条 药剂科负责人根据批准处理的盘点报表进行调账，实现账物一致。

第六章 废损药品管理制度

第49条 为了及时处理废损药品、有效降低药品成本、优化废损药品处理流程，特制定本制度。

第50条 药品在库保管期间，由于各种原因发生药品毁损、变质、霉烂造成损失时，必须及时填制“废损报告单”，上报审批。

第51条 药剂科负责人和相关负责人根据各自的审批权限对废损报告单进行审批，出具审批意见，库房根据审批意见对在库废损药品进行处理。

第52条 库房及时将废损药品的报表报告报送财务部，财务部在授权范围内进行账务处理。

第53条 财务部对拟报废的药品申请单进行财务审核和折价计算。

第54条 需要对拟报废的药品进行检测或复核以确认其是否确实需要报废时，由质量管理部组织专业人员或外请人员对药品进行检测或复查。

第55条 根据授权审批制度需要由相关负责人进行签字确认的，应及时审批。

第七章 附 则

第56条 本制度由药事管理与药物治疗学委员会制定，各部门参与制定，本规定未作规定或没有明确规定的事项须经药事管理与药物治疗学委员会批准，然后执行或办理。

第57条 本制度自20××年××月××日起实施。

5.3.3 药品核算工作规范

为了优化医院药品管理，规范药品核算业务，现根据新《医院会计制度》和新《医院财务制度》及其他财务会计法律法规的要求，结合本医院的药品管理特点，特制定本制度。

第一章 总 则

第1条 本制度所称的药品，是医院为了开展医疗服务、用于诊断和治疗疾病的特殊商品，是医疗服务必不可少的物资保证和重要手段，是医院最重要的一种存货。在医院的医疗服务过程中，药品的消耗占医院各种物资消耗的比重很大，药品的采购、储备、周转与处置关系到医院医疗服务的开展，是医院存货管理的重点。

第二章　药品的核算与计价

第2条　建立药品核算体制。

1. 医院财务部设置“药品”一级明细科目，“药品”一级明细科目下应设置“药库”、“药房”两个二级明细科目，并按照西药、中成药、中草药设置三级明细科目，进行药品的总分类核算和明细分类核算。

2. 财务部设置总账和明细分类账，各药品库房设置数量、金额的药品明细账，并按照药品的品名、规格设置数量金额明细账，并设置实物收、发、存数量明细账和卡。

第3条　药品核算职责分配。

1. 财务部的药品核算人员定期对库房药品收、发、存账目进行稽核、划价，稽核划价后加盖本人印章。

2. 药剂科药品管理员每月向财务部和其他有关部门报送药品收、发、存明细表和药品耗用明细表。

3. 药品核算人员与药品管理员相互配合，确保库房药品明细账与财务部药品明细分类账相符。

第4条　药品计价原则。

药品成本计价的总原则是按实际成本入账，即在药品收发凭证、药品明细账和总账上均以实际价格反映药品的收、发、存情况。

医院入库单的价格组成如下：

单据名称	价格组成
外购药品入库单	1. 购买价格 2. 相关税费 3. 采购费用
自制药品入库单	1. 耗用的直接材料费用 2. 发生的直接人工费用 3. 分配
委托外单位加工收回的药品	1. 加工前发出物资的成本 2. 支付的加工费
接受捐赠的药品	成本

第5条　计价办法。

1. 药品管理员在收料时根据入库单逐笔登记每笔药品的数量、单价及金额。

2. 财务部药品核算人员定期到库房按加权平均法计算确定药品的实际价格。发出的药品，按照会计人员已确定的账面实际价格计价，计算出发出药品的金额。

第6条　不同方式取得的药品成本的确认方法。

1. 外购的药品，其成本按照采购价格（含增值税额，下同）确定。外购的药品验收入库，按确定的成本，借记“库存物资－药品”，贷记“银行存款”、“应付账款”等科目。

使用财政补助、科教项目资金购入的物资验收入库，按确定的成本，借记“库存物资－药品”，贷记“待冲基金”科目；同时，按照实际支出金额，借记“财政项目补助支出”、“科教项目支出”等科目，贷记“财政补助收入”、“零余额账户用款额度”、“银行存款”等科目。

2. 自制的药品制剂加工完成并验收入库，按照所发生的实际成本（包括耗用的直接材料费用、发生的直接人工费用和分配的间接费用），借记“库存物资－药品”，贷记“在加工物资”科目。

3. 委托外单位加工收回的药品，按照所发生的实际成本（包括加工前发出药品的成本和支付的加工费），借记“库存物资－药品”，贷记“在加工物资”科目。

4. 接受捐赠的药品，其成本比照同类或类似物资的市场价格或有关凭据注明的金额确定。接受捐赠的物资验收入库，按照确定的成本，借记“库存物资－药品”，贷记“其他收入”科目。

第7条 药品在发出时，应当根据实际情况采用个别计价法、先进先出法或者加权平均法确定发出药品的实际成本。计价方法一经确定，不得随意变更。

1. 药房从药库领取药品，按照领取药品的成本，借记“库存物资－药品－药房”科目，贷记“库存物资－药品－药库”科目。药房将药品退回药库，按照领取药品的成本，借记“库存物资－药品－药库”科目，贷记“库存物资－药品－药房”科目。

2. 药房卖出药品结转药品销售成本时，按卖出药品的实际成本，借记“医疗业务成本”科目，贷记“库存物资－药品－药房”科目。

药品销售成本计算方法：

（1）直接法：直接从药房应用软件系统中统计当月各药房销售成本。

（2）倒挤法：首先，月底医院应对各药房进行盘点，盘出各药房库存数；其次，计算当月药房药品销售成本，计算公式如下：

当月药房药品销售成本＝上月末药房药品库存数＋本期药房药品领用数－本月盘点药房药品库存数

3. 对外捐出和无偿调出药品，按照其实际成本，借记“其他支出”科目，贷记“库存物资－药品－药库”科目。

4. 使用财政补助、科教项目资金形成的库存物资，应在发出、领用物资时，按发出物资对应的待冲基金金额，借记“待冲基金”科目，贷记“库存物资－药品”。

第8条 医院的各种药品，应当定期进行清查盘点，每年至少盘点一次。对于发生的盘盈、盘亏以及变质、毁损等物资，应当先记入“待处理财产损溢”科目，并及时查明原因，根据管理权限报经批准后及时进行账务处理：

1. 盘盈的药品，按比照同类或类似物资的市场价格确定的价值，借记“库存物资－药品”，贷记“待处理财产损溢——待处理流动资产损溢”科目。报经批准处理时，借记“待处理财产损溢——待处理流动资产损溢”科目，贷记“其他收入”科目。

2. 盘亏、变质、毁损的药品，按照药品账面余额减去该药品对应的待冲基金数额后的金额，借记“待处理财产损溢——待处理流动资产损溢”科目，按该药品对应的待冲基金数额，借记“待冲基金”科目，按该其账面余额，贷记“库存物资－药品”。

报经批准处理时，按照相关待处理财产损溢金额扣除可以收回的保险赔偿和过失人的赔偿等后的金额，借记“其他支出”科目，按照已收回或应收回的保险赔偿和过失人赔偿等，借记“库存现金”、“银行存款”、“其他应收款”等科目，按照相关待处理财产损溢的账面余额，贷记“待处理财产损溢——待处理流动资产损溢”科目。

第三章　附　则

第9条　报表时间及要求。

1. 药品会计结算日期统一为当月25日（如最后一天为休息日，则提前），3日内将编制的“药品应付账款汇总表”和“药品实际消耗月报表”等相关报表报财务部有关人员。

2. 月度要求报送药品进销存分类汇总表，季度、年度要求既送分类汇总表，同时要求报送药品库存明细表。

第10条　本规范由财务部制定，经相关负责人签字后生效。

第11条　本制度自20××年××月××日起实施。

5.4 医院药品管理流程设计

5.4.1 药品采购请购流程（如图5－3、表5－2）

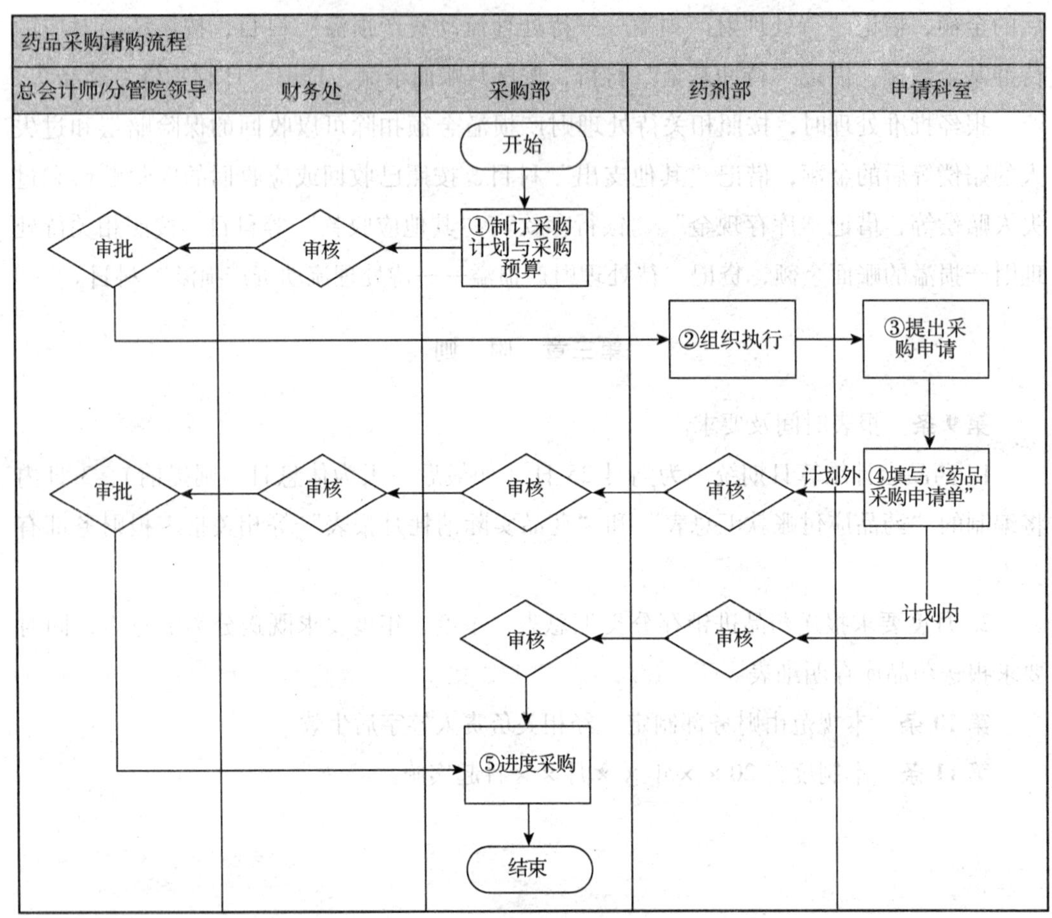

图5－3 药品采购请购流程图

表5－2 医院药品采购请购关键节点说明

关键节点	医院药品采购请购关键节点说明
①	（1）科室按相关规定、实际需求提出药品采购申请，采购部应当根据仓储计划、资金筹措计划和科室申请等制订采购计划，对药品的采购实行预算管理，合理确定西药、中药和中成药等药品的比例。 （2）各临床科室根据医院所需药品库存量和药品使用规模分析确定应采购的日期和数量，据此提出药品采购申请。

续表

关键节点	医院药品采购请购关键节点说明
②	（1）药剂科应按照药品采购预算，组织严格执行。 （2）编制药品采购计划。
③	（1）各临床科室根据所需药品库存量和药品使用规模分析确定应采购的日期和数量。 （2）提出药品采购申请。
④	（1）科室填写“采购申请单”。 （2）采购申请单要说明请购药品的名称、数量、需求日期、质量要求以及预算金额等内容。
⑤	（1）采购专员按照审批后的“采购申请单”进行采购。 （2）如果采购事项在申请范围之外的，应由采购部门、财务部门、总会计师/分管院领导逐级审核；如果采购事项在申请范围之内但实际采购金额超出预算的，经采购处负责人审核后，财务部门和总会计师/分管院领导根据审批权限进行采购审批；在采购预算之内的，采购部按照预算执行进度办理请购手续。

5.4.2 药品采购管理流程（如图5－4、表5－3）

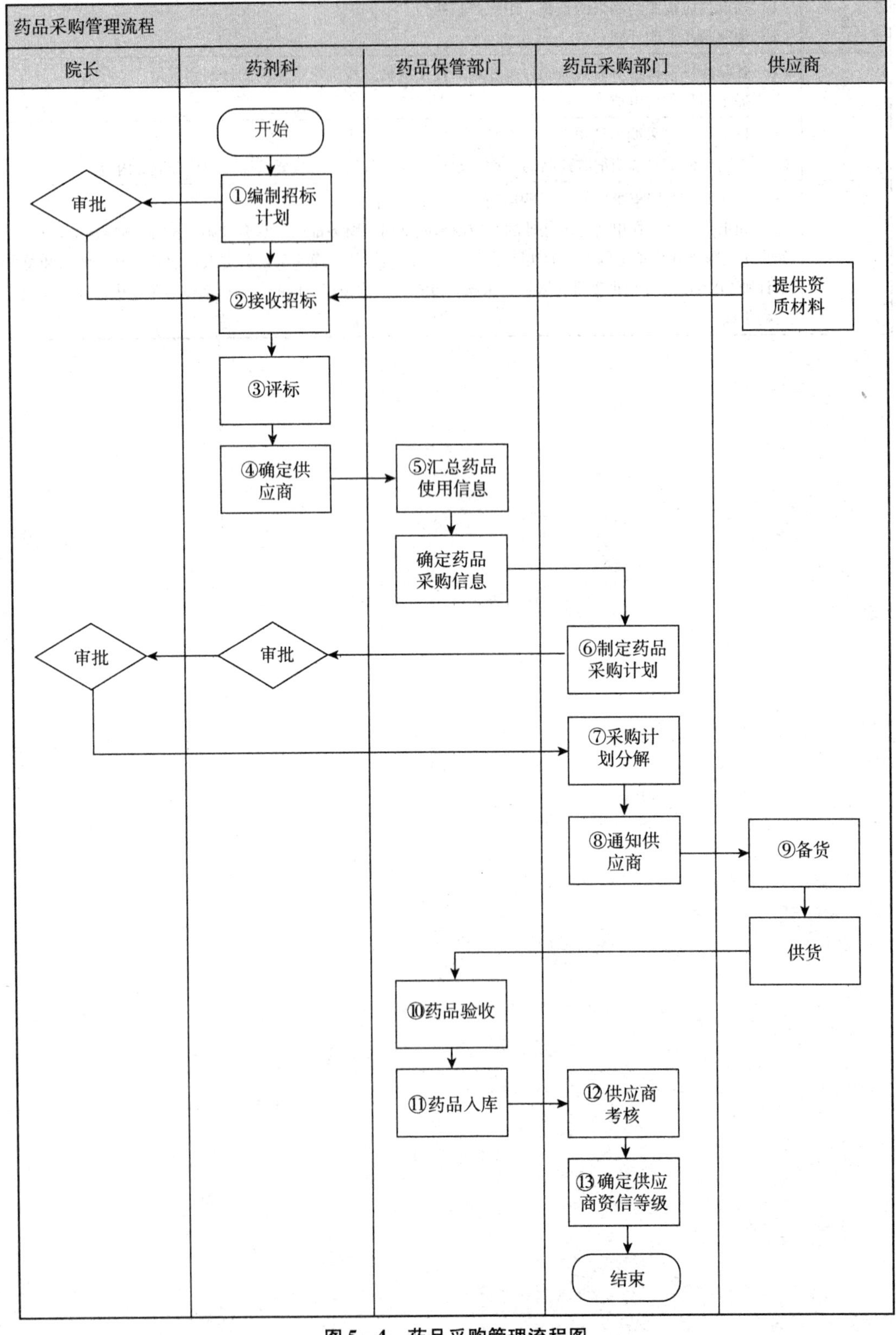

图5－4 药品采购管理流程图

表5-3　药品采购管理流程关键节点说明

关键节点	药品采购管理流程关键节点说明
①	(1) 药剂科按照我国药品管理的相关法律法规，结合医院的实际情况制订药品招标计划。 (2) 药品招标计划经院长审批后，方可执行。
②	(1) 药剂科负责对供应商资格的审查。 (2) 资格审查的内容包括药品经营企业许可证、营业执照，是否具有仓储能力和供货能力。 (3) 在供应商审查过程中，供应商配合提供相关材料。
③	(1) 药剂科负责组织相关专家根据医院的《基本用药目录》评定出中标品种、剂型、规格。 (2) 药剂科根据中标品种、剂型、规格，确定中标供应商。
④	按照规定确定药品供应商。
⑤	(1) 药品保管部门根据临床用药情况，及时汇总药品使用信息。 (2) 药品保管部门根据对药品使用信息的汇总，向药品采购部门及时提供药品采购信息。
⑥	(1) 药品采购部门根据药品采购信息，编制药品采购计划表。 (2) 将药品采购计划表报药剂科审批后，报院长审批。
⑦	(1) 药品采购部门根据药物的不用品种，对采购计划进行分解。 (2) 药品采购部门根据药物的不同种类，确定每种药物的供应商。
⑧	药品采购部门根据分解的采购计划，及时通知每种药物的供应商进行供货。
⑨	供应商根据药品采购部门的通知进行备货，并按时供货。
⑩	药品保管部门要对药品供应商提供的随货单据进行验收，具体内容包括药品的外观、名称、剂型、规格等。
⑪	药品保管部门对药品进行验收，对合格品及时登账入库；对于不合格的药品，采购部门负责联系退货事宜。
⑫	(1) 每次采购完成后，药品采购部门应对药品供应商进行一次考核。 (2) 考核内容包括供应能力、供应药品质量、售后服务等方面。
⑬	(1) 药品采购部门每年应对供应商进行综合资信等级评价。 (2) 药品采购部门根据等级评价，制定相应的供应商奖罚方案；对于资信水平较低的供应商，应取消其供应资格。

5.4.3 外购药品验收流程（如图5－5、表5－4）

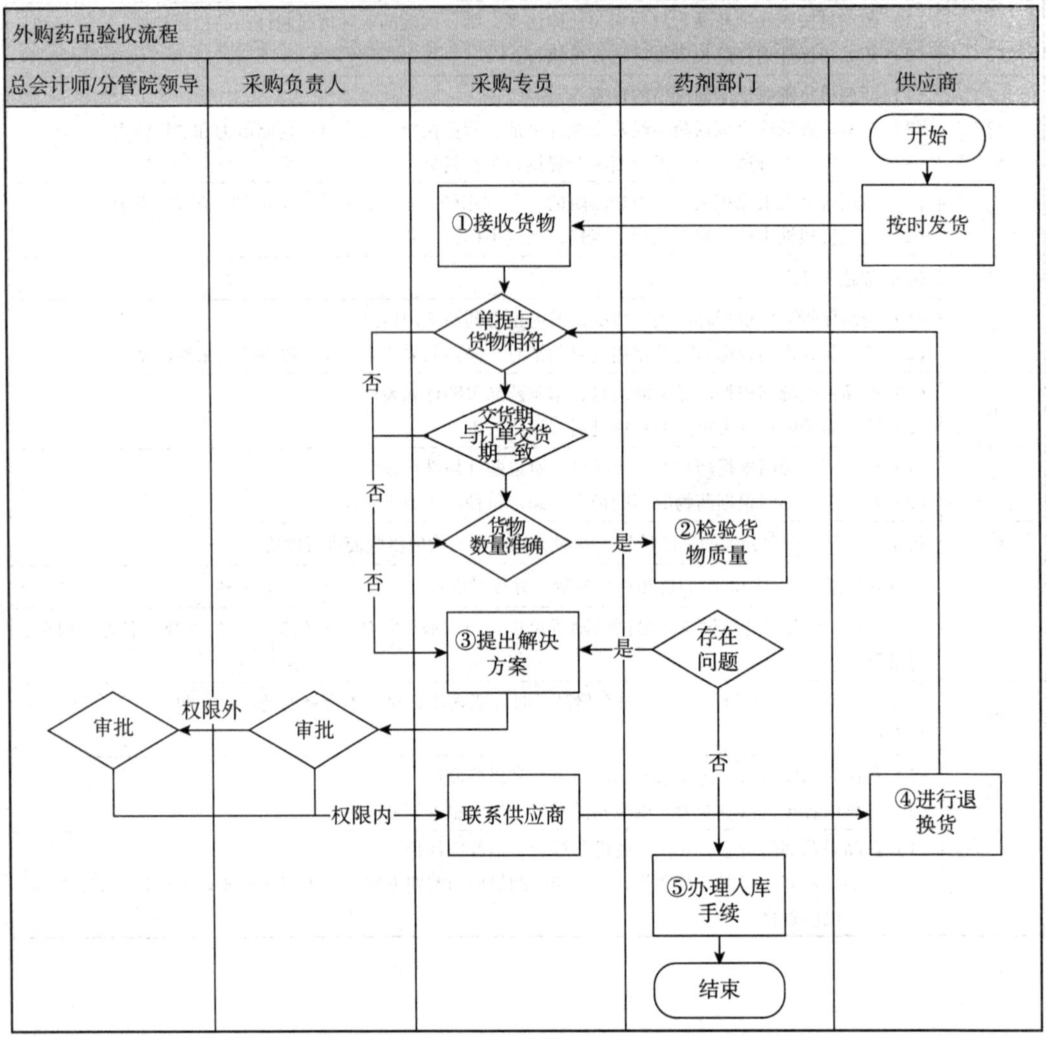

外购药品验收流程

总会计师/分管院领导　采购负责人　采购专员　药剂部门　供应商

开始
按时发货
①接收货物
单据与货物相符
交货期与订单交货期一致
货物数量准确
是
②检验货物质量
存在问题
是
③提出解决方案
否
否
否
审批
权限外
审批
权限内
联系供应商
④进行退换货
否
⑤办理入库手续
结束

图5－5　外购药品验收流程图

表5－4　医院外购药品验收关键节点说明

关键节点	医院外购药品验收关键节点说明
①	采购专员接收药品时，应按照采购订单上的内容逐一核对，对于临时申请药品进行重点标注，重点核对；核对完毕后，清点数量；数量无误后交由药剂科进行验收。
②	药剂科根据药品验收管理制度，参照药品的实际特点，进行质量检验，尤其应该关注药品的品名、有效期、有无破损等关键信息。
③	若药品存在质量问题的，药剂科上报采购专员，采购专员根据医院规定及药品的实际情况提出具体的解决方案，提交采购负责人和总会计师/分管院领导审批；采购专员在清点核对货物时出现问题，应提出具体解决方案，提交采购负责人和总会计师/分管院领导审批。药剂科负责实物保管与退回。
④	若货物存在问题，采购专员与供应商就具体问题协商后，进行退换货处理。
⑤	验收合格的货物，由药剂科库管员办理入库手续。

5.4.4　药品存放管理流程（如图5－6、表5－5）

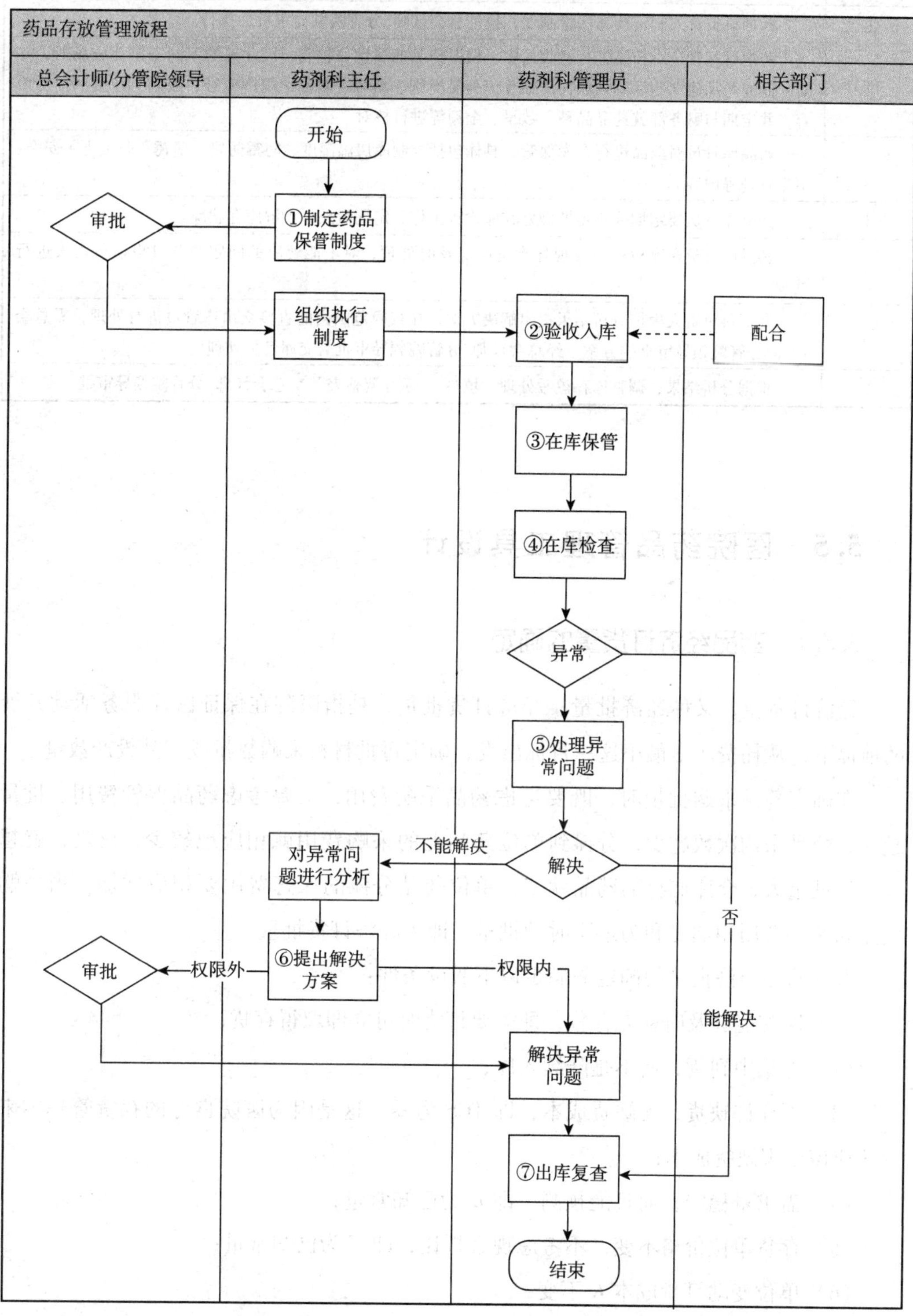

图5－6　药品存放管理流程图

表 5－5 医院药品存放管理关键节点说明

关键节点	医院药品存放管理关键节点说明
①	药剂科负责人制定药品保管制度，报请总会计师/分管院领导审批后执行。
②	药剂科库管员对药品进行验收入库，根据药品的属性、包装、尺寸等的不同安排存放场所，并对入库的药品建立药品明细账，详细登记药品类别、编号、名称、规格型号、数量、计量单位等内容，并定期与财务部就药品品种、数量、金额等进行核对。
③	药品库管员对药品进行在库保管，具体包括控制库房温湿度、防霉防腐、防锈、防虫害、安全、卫生管理等内容。
④	药品库管员要定期或不定期做好在库检查工作，定期盘点，了解库存状况。
⑤	药品库管员在库检查中发现异常情况应及时处理，对不能解决的问题要及时报请负责人进行处理。
⑥	药剂科负责人根据分析结果提出解决方案，在权限范围内的直接交由库管员进行处理，需总会计师/分管院领导审批的方案，经总会计师/分管院领导审批后交库管员处理。
⑦	根据分析结果，调整库存盈亏处理，填写“库存调整表”交总会计师/分管院领导审批。

5.5 医院药品管理工具设计

5.5.1 药品经济订货量的确定

经济订货量，又称经济批量、经济订货批量，是指医院在保证医疗服务活动开展的前提下，从耗费成本最小这一目标出发，确定每批材料采购数量或产品投产数量。

在确定药品采购批量时，既要考虑药品采购费用，又要考虑药品保管费用。批量越大，药品采购次数越少，分摊到单位药品上的采购费用就相应地较少，反之，就越多。但批量大，仓库储存的药品就多，单位药品分摊的保管费用要相应增加。当采购费用和库存费用相加之和为最小时的批量，即为经济订货批量。

医院药品经济批量的确定需满足以下假设条件：

（1）医院能够及时补充存货，即需要订货时可立即取得存货；

（2）能集中到货，而不是陆续入库；

（3）不允许缺货，无缺货成本，即 TCS 为零，这是因为医院良好的存货管理本来就不应该出现缺货成本；

（4）需求量稳定，而且能预测，即 D 为已知常量；

（5）存货单位价格不变，不考虑现金折让，即 U 为已知常量；

（6）单位变动订货成本 K 不变；

（7）单位变动储存成本 K_c 不变；

（8）医院现金充足，不会因现金短缺而影响进货；

（9）所需药品供应充足，不会因买不到需要的药品而影响进货。

经济订货批量的基本模式只涉及两项相关成本，订货的变动成本 TC_a 和变动性的储存成本 TC_c。

假设存货年耗用量为 D，每次订货的变动成本为 K，全年订货次数 n，每次订货量为 Q，则：

$$TC_a = K \cdot n = K \cdot \frac{D}{Q}$$

假设存货的年平均单位变动储存成本为 K_c，年平均储存量为 $\overline{Q}$，则：

$$TC_c = K_c \cdot \overline{Q} = K_c \cdot \frac{Q}{2}$$

存货的年相关总成本是变动成本与变动储存成本之和。

$$TC_{(Q)} = TC_a + TC_c = K \cdot \frac{D}{Q} + K_c \cdot \frac{Q}{2}$$

如何确定使存货成本达到最小化的经济订货量，可用三种计算方法。分别是列表法、图解法、数学模型法。

假定某医院每年需用某药品 20000 件，每次订货成本为 10 元，储存成本每件每年为 1 元，试计算每次订货的最佳数量应为多少，才能使全年存货成本达到最低？现利用图解法确定最佳数量。

根据上述所提供的数据：订货成本、存储成本、存货总成本分别以三条线表示。如图 5－7 所示。

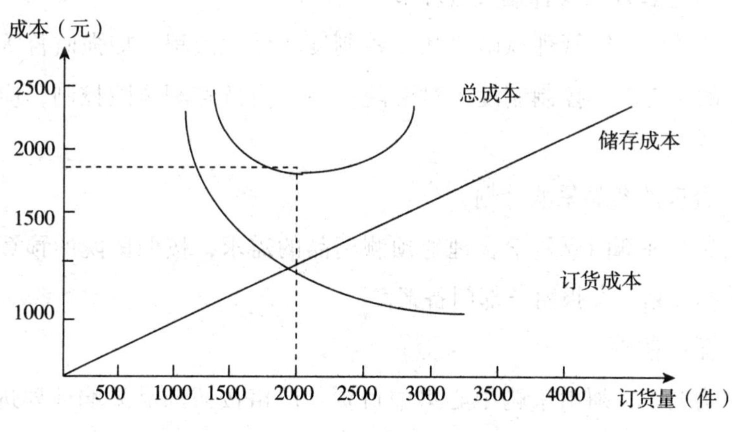

图 5－7　医院药品经济订货量

从图 5－7 所示可见，存货的储存成本与每次订货成正比增加。因为订货数量越大，储存时间越长，所花的相关费用也就越大。而订货成本与每次订货量成反比减少。因为订货批量越大，分摊到每件药品、材料的采购费越小。当存货储存成本与订货成本相等时（也就是它们的交点）正是与总成本曲线的最低点处于同位置，即每次订货最佳数量为2000件。

5.5.2 药品供应链风险控制

1. 药品供应链管理常见风险

医院药品供应链是指药品在医院内部流转的过程，医院的药品流转过程为：采购——入库——药房——患者，医院药品供应链管理水平对医院的发展具有决定性的作用。在医院内部供应链中，每一个环节都有可能出现风险，有可能导致损失发生的不确定性因素，防范风险是医院开展财务控制的目的之一，常见的风险有：

（1）药品采购行为违反国家法律、法规，可能造受外部处罚，导致经济损失和信誉损失；

（2）药品采购计划不合理，与医院医疗活动不协调；

（3）供应商选择不当，可能导致采购药品质次价高；

（4）药品采购验收不规范，造成账实不符，造成损失；

（5）药品保管不善，可能导致药品损坏、过期、失效、被盗和流失；

（6）付款审核不严格，付款方式不恰当，资金受到损失；

（7）药房领用药品不规范，对药品需求估计不当，造成不能满足实际需求；

（8）药品使用后，其质量信息未能及时向药房反馈；

（9）药品采购部门未能及时向供应商反馈药品质量信息。

2. 药品供应链管理风险控制关键环节

控制医院药品供应链管理风险要从完善制度、优化流程、加强监督等关键环节入手，建立完善的医院内部控制制度。对医院药品供应链管理风险控制，应从以下关键点入手。

（1）编制合理的药品采购计划。

医院的药品管理部门要科学合理地预测药品的需求，按照医院的预算以及实际情况制定药品采购计划，并报财务部门备案。

（2）强化采购监督。

在药品采购上，必须由采购中心集中负责，严格按照药品采购计划进行，当出现临时突发状况需要对原定计划进行调整时，要严格按照程序进行，即由医院采购中心提出申请，经院长审核批准，对于数量较大的由医院领导层进行集体讨论并作出决定，变更申请经批准后予以实施。

（3）做好入库验收工作。

医院采购中心以及库房的相关责任人要在药品采购入库时进行严格的检查，检查的内容主要涉及到药品的种类、规格、数量等，确保准确无误后方可入库。同时办理相应的药品付款的结算手续。医院的财务及审计部门要对医院药品的库存进行监督。

（4）促进信息化建设。

医院药品供应链的管理要加强信息化建设，因为只有建立起完善的信息系统，实行电子处方和医嘱，并实现药品采购、领取使用单据的电子化，才能确保药品供应链管理的高效运转。

5.6　医院药品业务表单设计

5.6.1　药品采购请购表（表5－6）

表5－6　药品采购请购表

药品类别	每门诊人次消耗量	预计门诊消耗	每住院人次消耗量	预计住院消耗	消耗合计
西药					
中成药					
中草药					
合计	—		—		

5.6.2　药品验收表

1. 药品质量检查记录（表5－7）

表5－7　药品质量检查记录

检查人：　　　　　　　　　　　　　　　　　　　　检查日期：

药品名称	数量	批号	失效期	备注

2. 药品质量问题处理表（表5－8）

表5－8　药品质量问题处理表

问题说明	供应商	中文通用品	商品名称	规格单位	产地	生产批号	生产批准文号

填表人：　　　　　　　　　　　　　　　　　　　　　　填表日期：

5.6.3　药品盘点登记表（表5－9）

表5－9　药品盘点登记表

药库（房）名称：　　　　　　　　盘点基准日：　　　　　　　　盘点号：

序号	药品代码	药品名称	药品规格	单位	厂家	零售价格	系统数量	实盘数量	盘点差异

药剂科主任：　　　　药库（房）主管：　　　　药库管理员签字：　　　　药品会计：

5.6.4 药品财务管理表

1. 药品应付账款汇总表（表5－10）

表5－10 药品应付账款汇总表

提交科（处）室：采购中心　　　　日期：　　年　　月　　日

序号	收款单位全称	本月赊购金额	累计应付账款金额	备注
1				
2				
3				
4				
5				
6				

主管院长：　　财务审批：　　采购中心主任：　　制表：　　经手：

2. 药品出库单汇总表（表5－11）

表5－11 药品出库单汇总表

年　　月　　日

领用单位	出库单张数	金额	备注
门诊西药房			
病房药房			
急诊药房			
合　计			

复核：　　　　制表：

3. ××库房出库分类汇总表（表5－12）

表5－12 ××库房出库分类汇总表

出库方式：

科室名称	张数	零售金额	科室名称	张数	零售金额
眼科门诊			中心 ICU 病房		
眼科门诊手术室			耳鼻咽喉科门诊		
普外病房1			泌尿病房		
骨科病房			胸外病房		
神外病房			妇产科门诊		
产科病房			急诊内科门诊		
皮肤门诊			CT		
其他X光			核磁		
超声诊断科			核医学科		

续表

科室名称	张数	零售金额	科室名称	张数	零售金额
—	—	—	—	—	—
合　计			合　计		

制表：　　　　制表日期：

4. 药品实际消耗月报表（表5－13）

表5－13　药品实际消耗月报表

年　　月　　日

科　目	本期销售额
门诊药房	
病区药房	
合　计	
门诊中成药	
总合计	

复核：　　　　制表：

5. 药品分类明细账（表5－14）

表5－14　药品分类明细账

年	月	日	凭证字号	摘要	借方金额	贷方金额	借/贷	余额
				上年结转			借	
				当前合计				
				当前累计				

5.7　医院药品管理方案设计

5.7.1　药品采购管理方案

一、目的

1. 确定药品采购管理，确保医院药品流转有计划、有步骤进行。

2. 有利于保证药品供需平衡，防范储备风险。

3. 改进和完善医院财务管理，提高医院的资金效益。

二、职责界定

1. 医院成立采购中心，具体负责执行医院的采购工作。

2. 药品的实际库存管理由药剂科负责统管理。

三、药品采购管理

1. 月药品采购计划。

每月盘点结束后，由药品保管员根据库存、出库量、控量、临床需求及季节变化等情况作出合理的药品计划，签字后，交药品采购员。

药品采购员接到药品计划单后，根据药品使用情况认真审查药品名称、规格、产地、数量、控量等，并确认配送公司，签字后，报药品采购管理办公室主任。

药品采购管理办公室主任收到药品计划单后，对药品计划的数量、分配合理性进行审查，签字确认后转交药品采购员执行。中标药品必须通过政府药品集中采购平台网上采购。

2. 临时药品采购计划。

为满足临床基本用药需求，药品保管员根据月计划配送情况、库存量、出库量、控量等具体情况对部分药品作出临时采购计划，交药品采购员直接执行。

3. 临时用药采购流程。

临时用药是为了满足特殊病人一次性用药需求，由临床科室主任提出书面申请，说明用药的必要性，交药品采购管理办公室主任领取一次性用药审批表。

临床科室主任必须严格按照一次性用药审批程序填写审批表，由临床主治医师填写申请理由和申请药品的合理数量，病人或家属同意，科室主任签字确认，药剂科负责人、医务处负责人、总会计师/分管院领导签字后交药品采购管理办公室，药品采购管理办公室主任签字后交药品采购员执行。

四、药品的入库及验收

药品到货后，药品采购员必须与药品保管员一起验收，包括：药品名称、规格、数量、产地、检验报告、批签发、配送公司等，验收合格后方可入库，完成采购任务。

5.7.2 药品分类管理方案

一、目的

1. 确定药品分类成本控制管理，改进和完善医院财务管理。

2. 有利于保证不同药品的不同级别管理，加强药品重点控制。

二、职责界定

医院药剂科主要负责库存药品分级管理，并及时反映库存情况。

三、方案内容

参考企业常用的ABC成本控制法，对医院药品进行分类管理。ABC成本控制法的原理是按成本比重的高低，将成本项目分为A、B、C三类，对不同类别的成本采取不同的控制方法。根据医院的具体情况，可将临床用药分为A、B、C三类，同时进行药品存储控制。

A类：占用资金多、消耗量小的新（特）药及贵重药。对此类药品进行重点控制，从计划、采购到入库，专人层层把关，实行库存量最高不超过药品库存总量的20%，库存金额占总药品金额的70%左右，力争做到零库存。

B类：B类药品的价格及消耗量介于A类和C类之间，对此，可采用一般控制，使其存储药品总量的比重不超过30%，而存储药品的金额为总药品金额的20%左右。

C类：占用资金少、消耗量大的药品。这类药品品种较多，而单价较低，可根据医院临床用量制定药品最低库存量。一般情况下，其库存药品量不宜少于总存量的50%，而库存金额则保持在总库存的10%左右即可。这样，既保证了临床用药，又可避免不必要的多批量采购，节省了采购成本。药品管理部门要针对不同种类药品建立辅助账，对各类药品进行数量、金额管理。反映其分布及使用以及消耗状态。

5.7.3 医院基本药物合理使用管理方案

一、目的

基本药物是能够满足基本医疗卫生需求，剂型适宜、价格合理、能够保障供应，公众可公平获得的药品。为认真落实国家深化医药卫生体制改革的需要，保障群众基本用药，减轻医药费用负担，制定此方案。

二、组织领导及职责

1. 医院成立基本药物优先合理使用领导小组，人员由药事管理和药物治疗学委员会委员兼任。

2. 职责及分工：

（1）基本药物优先合理使用领导小组负责建立健全基本药物的引进、使用、评价及监管等各项制度。

（2）医务处负责组织基本药物优先合理使用的宣传、培训及监管。

（3）药剂科和药品采购管理办公室提供技术支持，负责基本药物的供应、处方点评及《基本药物临床应用指南》、《基本药物处方集》等相关知识的资料收集。

三、基本药物的配备及引进

1. 新品种引进：药剂科根据临床需求、国家基本药物政策等相关要求拟定需要增补的基本药物品种、品规目录，报药事管理和药物治疗学委员会审核。

2. 现有品种调整：调整基本用药供应目录时，医院现有基本药物品种予以保留。

3. 药剂科将基本药物调整情况报药事管理和药物治疗学委员会备案。

四、基本药物优先合理使用相关措施

1. 加强基本药物优先合理使用培训。药剂科和药品采购管理办公室收集国家及省增补基本药物目录、基本药物处方集及基本药物临床应用指南等相关材料，由医务处采用网上学习或集中培训等方式，对医师进行培训考核。

2. 实行临床科主任责任制，各科制定本科室常用基本药物目录，报医务处备案，临床用药需将基本药物作为首选。

3. 医院将基本药物使用金额的比例分解到每个临床科室，原则上每个临床科室基本药物使用金额占全部药品金额的比例不低于17%，特殊情况下无法达到此比例的科室应书面向医务处说明理由，经医务处论证后确定基本药物使用金额比例。

五、监督管理

1. 医院每月对临床科室基本药物使用指标的执行情况进行综合追踪检查和统计分析，对基本药物使用不达标的科室进行公示。

2. 药剂科按规定对基本药物的使用进行专项处方点评，并将点评结果及时上报医务处，医务处对处方点评结果进行公示，并进行有效干预。

3. 建立基本药物优先合理使用的长效机制，将基本药物合理使用情况与医师定期考核、职称晋升、绩效工资发放、年终评奖评优等工作挂钩，推动医师优先、合理使用基本药物。

5.7.4 药品实时管理与动态追踪管理方案

一、目的

1. 通过管理系统加强对医院药品实时管理和动态追踪，建立高效的药品链式管控体系。

2. 加强药品财务核算，定期盘点，及时处理资产差异。

二、职责界定

1. 医院药剂科负责医院药品实时管理和动态追踪，年度全面盘点清查。

2. 财务部门进行药品财务核算，保证账实相符。

三、方案内容

药品分析主要参照各临床科室业务月/季度/年增减量、药品在各科室收支比重等数值，通过管理信息软件构造函数评估比对临床科室的药品使用情况，实现月追踪和季度分析，并找出变化原因。财务部门根据药剂科等相关科室上报的各类药品报表数据进行财务核算，真实完整地反映药品数量、金额管理，药品成本的发生实行先进先出法、个别计价法或加权平均法，实时反映各个药库房的即时结存数和发出情况。财务部门定期参与药品管理部门的药品盘点工作，年终必须进行全面盘点清查，保证账实相符。对于盘盈、盘亏、变质、毁损等情况，应当及时查明原因，根据管理权限报经批准后，按照国有资产管理有关规定处理。

第六章　医院采购、招标及合同精细化管理

6.1　医院采购、招标及合同管理体系设计

6.1.1　医院采购管理的作用

采购是指医院根据医院运营活动的需要，通过信息搜集、整理和评价，寻找、选择合适的供应商，并就价格和服务等相关条款进行谈判，达成协议，以确保需求得到满足的活动过程。采购管理就是指为保障医院药品、卫生材料、设备、服务等的供应而对医院采购进货活动进行的管理活动，是对整个医院采购活动的计划、组织、指挥、协调和控制活动。

采购是一种经济活动，是构成医院竞争力的重要部分，对医院的医疗、教学、科研工作的正常运行、医院质量安全及运营绩效都有重大影响，采购的作用表现在以下几个方面：

（1）采购是保证医院正常运行的重要保证；

（2）采购是保证医疗质量的重要环节；

（3）采购是控制成本的重要手段之一；

（4）采购是科学管理的开端；

（5）采购是医院和资源市场的关系接口；

（6）采购可以促使医院合理使用与配置卫生资源。

6.1.2　医院招标采购管理机构设置

招标采购是在完全市场化竞争的条件下，将为医院提供各类物资的供方，通过合理的组织和引导，促使其进行有序的竞争，让医院最终获得优质、优价的物资。

招标采购具有公开性，招标采购面向社会，把采购的信息、宗旨、要求公布于众，使所有的人和单位都有机会参加这一活动，极大地扩大了物资的来源，使挖掘市场潜力的概率达到最大化。

医院应建立适当形式的招标采购组织结构，良好的组织体系是实现医院招标采购

目标，提高管理工作效率的基本保障。

1. 招标委员会全面负责医院招标工作，医院招标委员会由院领导、财务部门、招标采购办公室、纪检、审计处及各业务科室人员组成，根据招标业务内容的不同，分为招标监督工作组、基建工程招标、后勤物资采购招标、维修工程招标、医疗仪器设备招标、卫生耗材招标、药品试剂招标、信息设备招标、广告宣传招标、服务劳务招标等工作小组，分别履行相应招标职能。

2. 招标采购办公室是招标工作的具体管理机构，在招标委员会的领导和监督下，由招标采购办公室负责全院招标工作的组织、管理和实施。

3. 招标监督工作组是医院招标活动的监督机构，对招标采购整个环节进行监督，保证招标采购活动的顺利进行。

4. 各招标工作组是负责相关项目招标的具体实施机构，各招标工作组实行组长负责制，工作组组长为第一责任人。

医院招标采购的主要目的是在保证标的物资质量的前提下，有效降低采购成本，同时注意防范采购风险。因此，建立规范的招标采购机构，有效地实施物资招标，对于医院来说，可以最大限度地降低各种设备、药品、材料的采购成本，减少医院的成本压力；有利于公平、公开、公正，避免医院采购腐败现象的发生；有助于降低病人的经济负担，合理使用卫生资源，提高医疗卫生资源的使用效益。

6.1.3 医院采购、招标及合同管理体系

医院的药品、卫生材料、设备、服务等的供应是一项综合性的工程，涉及采购计划、采购预算、供应商管理、采购招标、采购合同、采购验收、采购结算等环节，医院的采购、招标要构建科学、合理的管理体系，以确保医院所需物品及服务等的正常供应，实现医院的可持续发展。

1. 采购计划体系

采购计划是指医院在对医疗市场需求、物资及服务等使用及供给规律充分了解的情况下，对计划期内物资及服务采购管理活动所做出的预见性的安排和部署。

2. 采购预算体系

采购预算是指采购部门在一定计划期间编制的物资及服务采购的用款计划，它是一种用数量表示的计划，将医院未来一定时期内运营目标，通过有关数据系统地反映出来，是医院经营决策具体化、数量化的表现。

3. 供应商管理体系

供应商是指那些向医院提供卫生材料、药品、设备、服务等的厂商或公司。供应商的管理是指对供应商的了解、选择、开发、评价和控制等综合性的管理工作。

4. 采购招标体系

采购招标体系包括建立招标委员会、编制招标文件、发布招标公告、招标资格审查、接受招标文件、开标、定标、发布招标公告、招标争议处理等内容。

5. 采购合同管理

采购合同是医院与供应商经过谈判协商获得一致意见签订的法律性文件，合同双方都应该遵守和履行。采购合同的管理包括采购合同编制、采购合同评审、签订采购合同、采购合同履行、采购合同变更、采购合同争议处理等环节。

6. 采购验收体系

采购验收是核对资证和凭证，对药品、卫生材料、设备等进行数量和质量检验的技术活动的总称。做好采购的验收工作，是提高医院医疗质量、保证医院正常运营的重要过程。

7. 采购结算体系

采购结算是指对物品交易、服务供应等经济往来引起的货币收付关系进行清偿的过程。

医院采购、招标及合同管理体系，如图 6 – 1 所示。

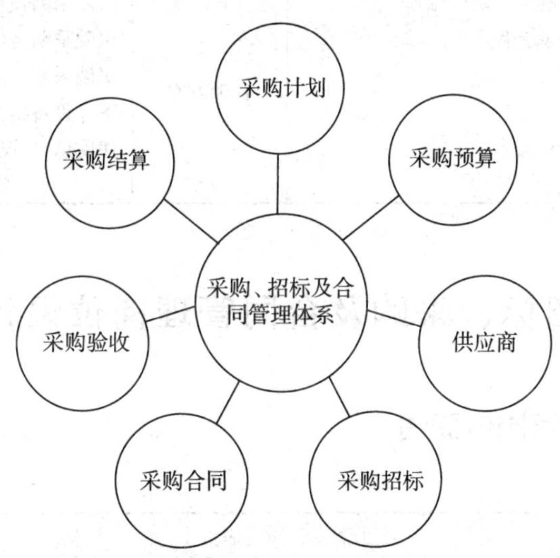

图 6 – 1　医院采购、招标及合同管理体系

6.1.4　医院采购、招标及合同精细化管理设计维度及要素

医院物资的采购、招标及合同的精细化管理是实现医院科学、规范管理，有效降低医疗成本，减轻病人经济负担，促进医院发展的重要途径。采购、招标及合同管理受到市场发展、管理理念与技术等诸多因素的影响，因此，建立完备的采购、招标与合同管理对医院来说十分重要。医院物资的采购、招标及合同的精细化管理要实现精、

准、细、严四个特征。通过精细化管理，以建立完整、规范的采购、招标及合同管理体系，使采购、招标及合同的管理科学化、标准化、程序化。医院采购、招标及合同管理体系可从岗位职责、管理制度、业务流程、管理工具、业务表单和管理方案六个维度进行设计。采购、招标及合同精细化管理体系的要素见表6-1。

表6-1 采购、招标及合同管理体系设计要素

设计维度	设计要素	设计维度	设计要素
岗位职责	采购主管岗位职责 采购专员岗位职责 招标采购岗位职责 合同管理岗位职责	管理工具	采购管理风险控制 采购计划编制 采购成本控制 供应商管理 采购价格管理 医院采购方式
管理制度	医疗设备申购管理制度 医院采购管理制度 医院招标管理办法 医院经济合同管理制度	业务表单	采购计划表 采购成本分析表 供应商评价表 采购绩效考核表 采购合同信息表 合同签订审批表
业务流程	医院设备采购需求确定流程 设备采购管理流程 招标工作流程 政府采购招标流程 采购合同管理流程 项目采购流程	管理方案	医院采购预算编制方案 医院采购定价方案 医院采购合同管理方案 医疗设备招标方案 医院信息管理系统招标方案

6.2 医院招标、采购及合同管理岗位设计

6.2.1 采购主管岗位职责

采购主管岗位职责
• 制定采购部门规章制度和工作流程； • 编制年度采购预算和采购计划； • 参与商定对供应商的付款条件，提出参考意见； • 药品、卫生材料、设备等价格分析、市场行情分析； • 审核购货合同和采购订单； • 在授权范围内签订购货合同； • 办理大宗物资及重要物资的采购； • 组织进行合格供应商的选择和评审工作； • 维护与供应商的关系，争取优势资源； • 完成领导交办的其他相关工作。

6.2.2 采购专员岗位职责

采购专员岗位职责
• 进行市场调查，填写询价比价单； • 负责起草购货合同和填制采购订单； • 分析产品市场，有效寻找订单产品，并及时进行采购； • 提出采购付款申请； • 实施采购、办理退还货事宜； • 对采购产品进行有效管理，整理供应商信息，逐步形成供应商体系； • 建立、更新与维护供应商档案； • 参与对供应商质量、交货情况等的评价； • 反馈产品和市场信息，协定产品价格； • 完成领导交办的其他相关工作。

6.2.3 招标采购岗位职责

招标采购岗位职责
• 负责医院的招标采购工作； • 认真执行国家有关招标、投标的政策、法规； • 按照医院制定的招标采购管理规定开展招标管理工作； • 履行职责，遵守纪律，严守秘密，廉洁自律； • 客观、公开、公正、公平、诚信地参与评审工作； • 明确提出个人意见并对所提意见承担责任； • 与招标项目或与投标人有利害关系的应主动回避； • 利用电子商务手段进行网上招标工作，建立和完善招标档案管理； • 完成领导交办的其他相关工作。

6.2.4 合同管理岗位职责

合同管理岗位职责
• 建立合同管理体系，审核医院合同管理制度及流程； • 负责规范优化合同业务流程，协调处理合同业务事项； • 制定并监督执行合同风险防范措施； • 审核医院的合同台账； • 审核医院的合同格式； • 审核各部门的合同文本，有效降低合同风险； • 参与重大合同谈判及医院招标工作； • 参与处理合同实施过程中出现的纠纷； • 审核有关合同纠纷的法律诉讼文件； • 监督医院合同的签订及履行情况； • 组织合同履行完毕后的总结、评价工作； • 完成领导交办的其他相关工作。

6.3 医院采购、招标及合同管理制度设计

6.3.1 医院医疗设备申购管理制度

为科学、规范、高效地管理医疗设备，按照卫计委《医疗卫生机构医学装备管理办法》[卫规财（2011）24号文件]、《×××级政府采购工作规程》及×××级政府集中采购目录等法规要求，特制定本制度。

第1条 医疗设备的购置列入医院年度预算计划管理。每年第三季度，各科室按照医院预算计划通知，科室负责人召开科务会，商定明年开展学科建设、新技术等多方面工作所需的设备购置计划。

第2条 按照卫计委《大型医用设备配置与使用管理办法》规定，医院购置大型（甲、乙类）医疗设备需上报行政主管部门批准后方可进行。对于医院拟购置的大型（甲、乙类）医疗设备，设备处必须事先编写可行性报告及大型医疗设备配置申请表，上报卫生厅、卫计委批准后，方可列入预算执行。

第3条 各科室应使用医院规定的专用表格（电子版在医院网络公共文档），对拟购置的医疗设备提出申请；经分管科室的职能部门、分管院长签字批示，交设备处汇总。科室申请的医疗设备价值超过5万元，须同时提交该设备的可行性论证报告。

第4条 设备处汇总全院各科室医疗设备申请计划，对申请设备从社会效益和经济效益等方面进行充分地调查研究、考察评估，总结出初步意见提交医院医学装备委员会。医学装备委员会召开会议，确定下年度医疗设备预算编制草案，上报院长办公会确定下年度设备预算计划。

第5条 设备处按照年度预算计划，做好医疗设备的分批购置计划。设备处会同使用科室制定拟购设备的技术参数及配置要求；然后转交至医院政府招标采购办公室执行。

第6条 政府招标采购办公室委托由上级备案认可的招标公司组织招标，公开发布招标公告，并组织相关职能部门、设备申请科室负责人员全程共同参与招标。招标公司宣布中标结果，待公示期结束后，设备处、申请科室负责人与中标方一起针对配置清单、优惠条款进行核对，签订合同。

第7条 科室负责人现场签字后的合同文本，交审计处对合同进行审计，如有修改意见则返回设备处，设备处及时联系政府招标采购办公室、中标公司、申报科室对合同进行针对性的修改，再次报审计处。合同审核无问题，签字确认后报财务部门负

责人确认，提请分管院领导签字后，由采购中心执行合同。

第8条　对于因设备突发故障且无修复价值的急需小型设备（价值小于5万元），科室负责人向设备处提交申请购置更新设备，经分管院长批复后，按照医院规定程序采购。

第9条　设备处会同相关部门、设备中标方做好设备机房的事前准备、到货安装事宜，负责设备的商务验收及出入库工作，负责设备技术验收和使用人员培训考核验收工作。

第10条　设备处完善设备合同、设备合格证、安装报告、验收单、考核培训表、院办公会纪要等档案材料后，转至档案科存档，同时对大型医疗设备的效益、应用状态等跟踪分析、登记，查对是否与科室购置论证报告相符，并对出现的问题进行整改。

第11条　对于赠送、科研合作等非购置渠道引进的医疗（含教学、科研）设备，必须按程序办理相关手续，并经医疗、科研、设备等管理部门审核，上报院领导批准后执行。如违反规定，造成的医疗事故及其他纠纷，由科室负责人承担有关的责任。

第12条　本制度由设备处制定并监督实施。本规定未作规定或没有明确规定的事项须医学装备委员会批准，然后执行或办理。

第13条　本制度自20××年××月××日起实施。

6.3.2　医院采购管理制度

为保证医院各项物资、材料供应及时，确保医疗工作顺利开展，制定本制度。

第一章　总　则

第1条　凡医院工作所需劳保用品、采暖五金、电器设备、医疗器材、维修材料等物料采购，均适用此制度。

第二章　后勤用品采购管理

第2条　后勤采购包括劳保用品、采暖五金、电器设备等非医疗用品的采购，含固定资产和办公用品的采购（执行《固定资产管理制度》与《办公用品管理制度》）。

第3条　依据各部门申报的采购计划（经部门负责人签字，院领导审批）与后勤库管核对库存后集中进行采购。

第4条　采购员必须充分掌握市场信息，收集市场物资情况，预测市场供应变化，为医院物资采购提出合理化建议。

第5条　采购工作必须做到坚持原则，掌握标准，执行制度，严格财经纪律，不允许有损公肥私的现象存在，做到无计划不采购，质量规格不明不采购，价格不合理不采购。

第 6 条 采购物资做到及时、准确、适用，严把质量关；避免盲目采购造成积压浪费。

第 7 条 对外加工订货，要对生产厂家及物资的性能、规格、型号等进行考察，将结果与使用单位协商，择优订货。

第 8 条 签订定购合同，必须注明供货品种、规格、质量、价格、交货时间、货款交付方式、供货方式、违约经济责任等。

第 9 条 凡购进一切公用物资，必须经库房办理验收手续，库房验收时，应对数量、质量、规格等认真核查，做到发票与实物相符，并依据采购员采购发票办理入库手续，否则不予入库。

第三章 医疗器材采购管理

第 10 条 普通器械：根据各科室工作要求，由设备处供应人员与科室协商制定品种、规格及数量基数。正常损耗交旧换新，由于任务变更等原因可增减基数。

第 11 条 装备性仪器设备：由各科室年终提出下年度新购进、更新计划并填写可行性报批表（包括品名、规格、数量、价格、产地、申报理由等），交设备处汇总。万元以上仪器装备应附有技术论证报告（即从技术上说明购买该台仪器及选定该厂产品的较详细理由），报院医疗器械管理委员会（或药械科）研究，报请上级主管及财政部门，经批准后实施。

第 12 条 各科室的普通器械及消耗物品，按消耗规律定期提出计划交供应部门采购供应。

第 13 条 装备性仪器设备一般为合同订货，统一由设备处对外订购。合同应明确以下事项：

1. 关键性指标，如质量、性能技术要求；
2. 到货不合要求应立即提出退换或索赔；
3. 交货期限，规定到期不交货的赔偿条件；
4. 保修期限及培训计划；
5. 付款方式等。

第 14 条 科室有特殊需要的器械、仪器设备需自行购买的，要经科室主任审查、签字同意，向设备处申请后，报上级主管及财政部门调整预算，经批准后实施。

第 15 条 所有医疗器械和仪器设备都由设备处仓库发放，各科室指派专人凭领物单领取。

第 16 条 医师个人使用的听诊器、叩诊锤、音叉、检眼镜等，医院正式医师由科室主任或医务部门批准，由设备处一次性配备登记，易损部分以旧换新，调离本院或离开医师岗位时应交回撤账；实习生、进修生、研究生个人使用的器械，发给负责管理的人员保管，并保持适当数量，轮流使用。

第四章 附 则

第17条 本制度由设备处制定并监督实施。本规定未作规定或没有明确规定的事项须医学装备委员会批准，然后执行或办理。

第18条 本制度自20××年××月××日起实施。

6.3.3 医院招标管理办法

为加强对医院招标工作的管理，规范招标活动，根据《中华人民共和国招标投标法》、《中华人民共和国政府采购法》、《关于医疗机构药品集中招标采购工作规范（试行）》等有关文件规定，结合医院实际情况，制定本办法。

第一章 总 则

第1条 招标项目必须严格按照国家有关法规及相关规定执行。凡招标范围和内容涉及政府采购项目的，同时应执行国家关于政府采购的有关规定和程序。

第2条 招标投标工作应当遵循公开、公平、公正、择优、诚实守信的原则。任何单位或个人不得借故阻扰招标投标工作的正常进行，不得化整为零或者以其他任何方式规避招标。

第二章 招 标

第3条 招标范围。凡属下列项目，无论使用财政资金或单位自筹资金，涉及相应项目的有关部门都应根据项目类别，通过相应的招标工作组进行招标：

1. 购买价值总额在5万元及以上的（含批量、单件）各类仪器设备，包括教学设备、实验器材、实验材料、网络设备等。

2. 各类大宗物资年度合计在5万元及以上的，包括卫生材料、化学试剂、印刷品、图书资料、劳保用品、办公设备及用品、家具等。

3. 5万元及以上的基建或维修工程，包括土建、水电安装、装饰、园林绿化等。

4. 通过招标确定年采购额度20万元以上的药品供应商。

5. 购买价值总额在2万元及以上的各类服务，包括宣传、保险、各类咨询等。

6. 5万元以下采购项目组织议标。

7. 医院招标委员会认为必须进行招标的其他项目。

第 4 条 依法必须进入省市或有关招投标中心进行招标的项目，按照国家及省市的有关规定执行。

第 5 条 招标项目应具备下列条件：

1. 有项目投资计划且项目资金已落实。

2. 履行项目立项审批手续。

3. 临时、紧急项目有项目说明及有关院领导的审批意见和资金投资预算。

4. 投资金额较大的项目有批准的项目建议书或可行性研究报告。

5. 具有满足项目招标需要的设计文件、图纸、项目预算书及其他相关技术资料。

第 6 条 医院组织的招标采取以下方式：

1. 公开招标：招标单位或其委托的招标代理机构，通过招标投标管理机构、新闻媒介、信息网络和其他媒介，以招标公告的方式发布招标信息，邀请不确定的法人或其他组织投标。

2. 邀请招标：招标单位以邀请书的方式邀请 3 个以上（含 3 个）具备承担项目能力，资信良好的特定的法人或其他组织投标。

3. 竞争性谈判：直接邀请 3 个以上（含 3 个）的供应商，就招标项目进行谈判、协商，以确定中标单位。

建筑面积在 500 平方米以下或投资额 30 万元以下，不宜实行公开招标或邀请招标的，经招标工作委员会批准，可实行竞争性谈判。

第 7 条 招标程序：

1. 凡属本办法规定之内应进行招标的项目，用户单位均应按项目使用要求至少提前一个月向相应的归口管理部门提出采购申请。

2. 项目管理部门向相关医院招标工作组提出招标申请，并经相关委员会批准；填报由招标采购办公室统一印制的《医院招标申请表》并提供相关技术要求，提供的招标申请书及有关技术资料应对招标项目进行详细全面的描述，应满足编制招标文件的要求。由于技术资料不准确而导致招标失败或延误工作由责任方负责。

3. 招标工作组受理招标申请后，负责招标项目的立项，履行项目立项审批手续；拟定招标内容、招标方式、招标方案和评标原则，并报招标委员会审批。

4. 招标工作组根据项目要求编制招标文件。招标文件应包括招标项目所有实质性要求和条件以及拟定合同的主要条款。招标文件中有关资金情况及支付方式，由财务部门负责审核。招标文件不得要求或者标明特定的产品供应者以及含有倾向性或者排斥潜在投标人的内容。招标文件经财务部门、招标采购办公室审核，由财务部门、招标采购办公室和招标工作组共同会审签字并报招标工作委员会分管副主任委员和主任委员审批后方为有效。

5. 招标采购办公室根据招标方式的规定发布招标公告或邀请书等招标信息。

6. 招标采购办公室接受投标报名并开展资格审查工作，确定合格投标人。经招标采购办公室审核确定的候选投标人名单经招标委员会审批后为最终候选投标人。

7. 招标采购办公室向符合条件的投标人发售招标文件等资料，发售招标文件只能收取工本费。

8. 招标工作组集体组织投标人踏勘现场和投标答疑会，解答投标单位对招标文件、图纸、有关技术资料和勘察现场所提出的疑问，形成书面答疑文件，由招标采购办公室负责在 2 天内分发给所有候选投标人，并作为招标文件的补充文件。

9. 建设施工项目招标，需编制标底的，应当根据国家和省有关建设工程标准、技术经济标准定额以及批准的概算等，并参照市场价格编制，由招标采购办公室组织具有编制标底资格的造价咨询机构编制标底。

10. 招标采购办公室组织评标准备工作，开标前在招标监督工作组的监督下，从院专家库中随机抽取一定数量的行业专家，组成 5 人以上单数评标委员会，评标委员会人员名单在开标评标前保密。评标委员会中指定人员需由招标委员会批准。

11. 在招标委员会、招标监督工作组共同监督下，由招标采购办公室组织开标、评标、定标活动。开标应当按照招标文件规定的时间、地点和程序，以公开方式进行，开标时当众验明所有投标文件的密封保存情况。评标委员会根据招标文件的标准和要求，以方案可行性、质量可靠性、技术先进性、报价合理性和售后服务可靠性为依据进行综合评定，通过评分、投票或评议的方式，对候选投标人进行排序，向招标委员会推荐一至三名候选中标人，并形成书面评标报告。

12. 招标委员根据评标委员会的评标报告和候选中标人名单，择优确定中标单位；招标委员会可以授权评标委员会直接确定中标人。

13. 招标采购办公室发布招标中标公示后向中标人签发中标通知书。

14，发布中标公示，公示期结束后，15 日内以书面形式向中标单位发《中标通知书》，30 日内各职能部门在招标采购办公室配合下与中标方签订政府采购合同、经济合同及协议书等。

15. 招标采购办公室将招标申请书、招标文件、开标评标过程纪要、评标报告、投标书等有关资料编制归档，形成招标档案。

第三章　招标原则及要求

第 8 条　投标人申请投标，应向招标人提供以下资料：营业执照、资质证书、法人授权委托书、一般纳税人税务登记证、生产许可证、产品质量证明、企业简历、企业自有资金情况、近几年工作业绩等资料。

第9条 合格投标人条件

1. 具有独立法人资格；

2. 持有相应资质证书，并具有良好的商业信誉和健全的财务会计制度，具有履行合同所必需的设备和专业技术能力；

3. 参加投标的产品必须是成熟的产品。未经考验的新产品、试制品不能参加投标。

第10条 对技术性强、价格不透明的招标项目，可在招标前根据招标项目要求成立考察小组，考察小组应由使用部门、招标委员会成员及有关专家组成，其中专家人数不少于成员人数的三分之二，考察小组根据采购需求，从符合相应资质条件的供应商名单中确定不少于三家的供应商进行竞标。确需进行单一采购的要经招标委员会批准后实施。

第11条 资格审查应主要审查潜在投标人或者投标人是否符合下列条件：

1. 是否为正式注册的法人或其他组织；

2. 是否具有招标项目所需的相应资质；

3. 现有人员、设备情况及财务状况；

4. 现有实施任务；

5. 拟投入本招标项目的设备、负责人（项目经理）及主要技术人员；

6. 近三年内是否有质量责任和重大安全责任事故及其他严重违约、违法情形；

7. 近五年内承担类似项目的业绩情况；

8. 法律、行政法规或者招标文件规定的其他资格条件。

第12条 投标文件有下列情况之一的，招标人不予受理：

1. 逾期送达的或者未送达指定地点的；

2. 未按招标文件要求密封的。

第13条 投标文件有下列情形之一的，由评标委员会初审后按废标处理。

1. 无单位盖章并无法定代表人或法定代表人授权的代理人签字或盖章的；

2. 未按规定的格式填写，内容不全或关键字迹模糊、无法辨认的；

3. 投标人递交两份或多份内容不同的投标文件，或在一份投标文件中对同一招标项目报有两个或多个报价，且未声明哪一个有效，按招标文件规定提交备选投标方案的除外；

4. 投标人名称或组织结构与资格预审时不一致的；

5. 未按招标文件要求提交投标保证金的；

6. 联合体投标未附联合体各方共同投标协议的；

7. 投标人法定代表人或者法定代表人委托人均未参加开标会议的；

8. 符合专业条件的供应商或对招标文件作实质响应的供应商不足三家；

9. 出现影响招标活动的违法、违规行为；

10. 因重大变故招标项目取消；

11. 法律、法规、规章和招标文件规定的其他情形。

第 14 条　每个标的只能确定一个标底，标底在评标中应当作为参考，但不得作为评标的唯一依据。评标前标底必须严格保密，密封保存到开标时，所有接触过标底的人均负有保密责任，标底泄漏的招标无效。

第 15 条　招标工作组应当根据招标项目的特点和需要，编制招标文件。招标文件一般包括下列内容：

1. 投标须知；

2. 招标总则和招标依据；

3. 招标项目的投资规模、性质、资金落实情况、标段划分、设计、监理等；

4. 技术规格；

5. 投标报价的要求及其计算方式；

6. 评标原则、方法和评标标准；

7. 交货、竣工或提供服务的时间；

8. 投标人应当提供的有关资格及资信证明；

9. 投标保证金的数额或其他形式的担保；

10. 投标文件的编制要求；

11. 提交投标文件的方式、地点和截止时间；

12. 开标地点和投标有效期；

13. 合同格式和主要合同条款；

14. 需要载明的其他情况。

招标文件中规定的实质性要求和条件，应用醒目的方式标明。招标文件规定的各项技术标准应符合国家强制性标准。招标文件中规定的各项技术标准均不得要求或标明某一特定的专利、商标、名称、设计、原产地或生产供应者，不得含有倾向或者排斥潜在投标人的其他内容。如果必须引用某一生产供应者的技术标准才能准确或清楚地说明拟招标项目的技术标准时，则应当在参照后面加上“或相当于”的字样。

第 16 条　对投标人不足三家的招标项目，或虽然超过三家，但评标过程中因废标等情况而不足三家的，应重新招标。

第 17 条　招标工作组和项目管理、使用部门负责对中标人履约情况进行验收。

第 18 条　签订招标项目合同后，如使用方需追加与合同标的相同的货物、工程或服务的，在不改变原合同其他条款的前提下，可与供应商签订金额不超过原合同金额10%的补充合同，如追加金额超过原合同价 10% 的或项目经招标后短时期内发生同样项目招标的，需经招标委员会批准后续标，并报招标采购办公室备案后，方可实施。

第19条 招标采购办公室在招标过程中收取的相关费用，实行集中管理、专款专用，由医院财务部门统一管理并单独设立账户，作为招标工作经费，招标工作的各项费用开支由此支付。

第20条 评标专家库的管理：

1. 为保证评标活动的公平、公正，提高评标质量，医院组建评标专家库。为满足各类招标项目评标的需要，专家库成员包括院内、院外各行业专业人员。

2. 入选为评标专家库的成员一般应具有副高级以上（含副高级）专业技术职称水平或具有同等专业水平，从事相关工作八年以上，能够认真、公正、诚实、廉洁地履行职责，具有较高的政治素质，能够承担评标工作。

3. 被入选的评标专家应定期接受招标投标法规及相关业务知识的培训。对院内招标专家库实行动态管理，对在评标过程中由于技术水平不能胜任评标工作的，或串通投标单位，有意造成不公平、不公正评标的，取消其评标专家资格。

4. 根据招标项目评标的需要，由招标办公室提出评标组所需专家人员的人数、专业技术要求，在招标监督工作组的监督下从专家库中随机抽取评标行业专家。

5. 评标委员会成员由项目申请科室代表、相关职能部门代表或招标工作组成员、招标委员会委员及从专家库抽取的行业专家组成，随机抽取确定的行业专家不少于评标委员会成员的三分之二。特殊招标项目或因专家库中该行业专家人数达不到规定人数，经招标委员会审批确定评标专家名单。

6. 招标监督工作组和招标采购办公室的工作人员原则上不得参与评标活动，负责工程、设备、物资采购项目具体实施的人员原则上不得参与评标、定标等活动，凡与投标单位具有直接或间接利害关系，可能影响公正、公平评标的人员应回避。

7. 评标委员会完成评标后，应当向招标委员会推荐一至三名中标候选人，并提出书面评标报告。评标报告须经评标委员会全体成员签字。对评标结论持有异议的，应当以书面方式阐述其不同意见和理由。拒绝在评标报告上签字且不陈述其不同意见和理由的，视为同意评标结论。评标委员会应当对此做出书面说明并记录在案。

第21条 中标结果按照规定网上公示。

第22条 招标活动须严格程序，讲求效率。项目用户单位应根据项目使用需要提前一个月向相应的归口管理部门提出采购申请；招标工作组应在三个工作日内办理完有关项目立项和招标内容、方式、方案等审批手续，并同时向招标采购办公室提交招标申请；招标工作组在履行立项审批手续后三至五个工作日内拟定招标文件并报招标采购办公室审批；招标采购办公室在接到招标申请后七至十个工作日内接受投标报名、进行标前考察、报审候选投标人名单、审批招标文件；招标项目从招标文件会审签订到开标一般为七至十个工作日。需进市场集中招标的项目依照招标主管部门规定时间内完成。

第四章 招标工作纪律

第23条 招标活动要严格遵守下述工作纪律：

1. 参加招标的工作人员必须遵守国家的法律、法规和有关规章制度，坚持原则，廉洁自律，严禁收受钱、物、有价证券等，严禁接受宴请或任何形式的娱乐活动，严禁利用工作之便徇私情、谋私利；

2. 严禁把项目化整为零，故意规避招标；

3. 与招标工作无直接关系的任何单位和个人，不得以任何理由、任何方式干预和影响医院的招标活动；

4. 严禁未经招标或集体讨论确定施工（供货）单位；严禁明招暗定，严禁违规操作；

5. 所有参与医院招标活动的人员要遵守保密纪律，严禁以任何方式泄漏应当保密的、与招标活动有关的信息和资料；

6. 各投标人在报名的同时与医院签订廉政承诺书（承诺内容另定）。

对违反以上规定者，要追究直接责任人和有关领导人的经济责任和行政责任，构成犯罪的，移交司法机关追究刑事责任。

第五章 附 则

第24条 本制度由财务部门制定并监督实施。本规定未作规定或没有明确规定的事项须财务部门批准，然后执行或办理。

第25条 本制度自20××年××月××日起实施。

6.3.4 医院经济合同管理制度

为加强医院合同管理，规范合同行为，提高经济效益，根据《中华人民共和国合同法》及有关法规的规定，结合医院的实际情况，制定本制度。

第1条 医院所有基本建设、修缮工程、新增设施、设备、药品、物资材料采购、承包、租赁、技术开发、转让、咨询等对外经济活动必须事先签订经济合同。

第2条 签订经济合同之前，主管部门或项目责任人须了解、掌握对方是否具有法人主体资格、经营权、履约能力及其资信等情况，对方签约人是否法定代表人或法人委托人及其代理权限。无经营资格或资信的单位不得与之签订经济合同。

第3条 合同审查的内容主要集中在合同的可行性、合法性、效益性三方面。

1. 可行性审查。签订合同是否属医院业务所需。

2. 合法性审查。所签订合同是否具有法律依据；合同必备主要条款是否完整；合同项目、单价、金额、付款方式、双方权利、义务、合同期限、违约责任是否符合国家有关法律、法规和医院有关制度规定的要求；法人资格、资质证明等是否真实、有效。

3. 效益性审查。要审查合同履行后能否给医院带来预期的经济效益。

第 4 条 合同执行过程中，所涉及到的变更、增减、隐蔽事项必须由主管部门或审计人员现场签证认定后方可列入决算，否则不予承认，损失由对方自负。

第 5 条 医院与有关部门签订的内部承包合同也应严格遵守本制度，当事人应按合同的有关条款认真履行义务，维护医院内部经济秩序。

第 6 条 各主管部门将初审后的经济合同以书面形式报审计、财务审查汇签后，由总会计师/分管院领导签字，报法定代表人或法定代表人书面委托代理人同意，签字后加盖合同专用章方可生效。

第 7 条 合同签订后，经双方协商对合同进行变更或解约的，应以书面形式确认并由双方签字盖章。

第 8 条 本制度由财务部门制定并监督实施。本规定未作规定或没有明确规定的事项须财务部门批准，然后执行或办理。

第 9 条 本制度自 20××年××月××日起实施。

6.4　医院采购、招标及合同管理流程设计

6.4.1　医院设备采购需求确定流程（如图6－2、表6－2）

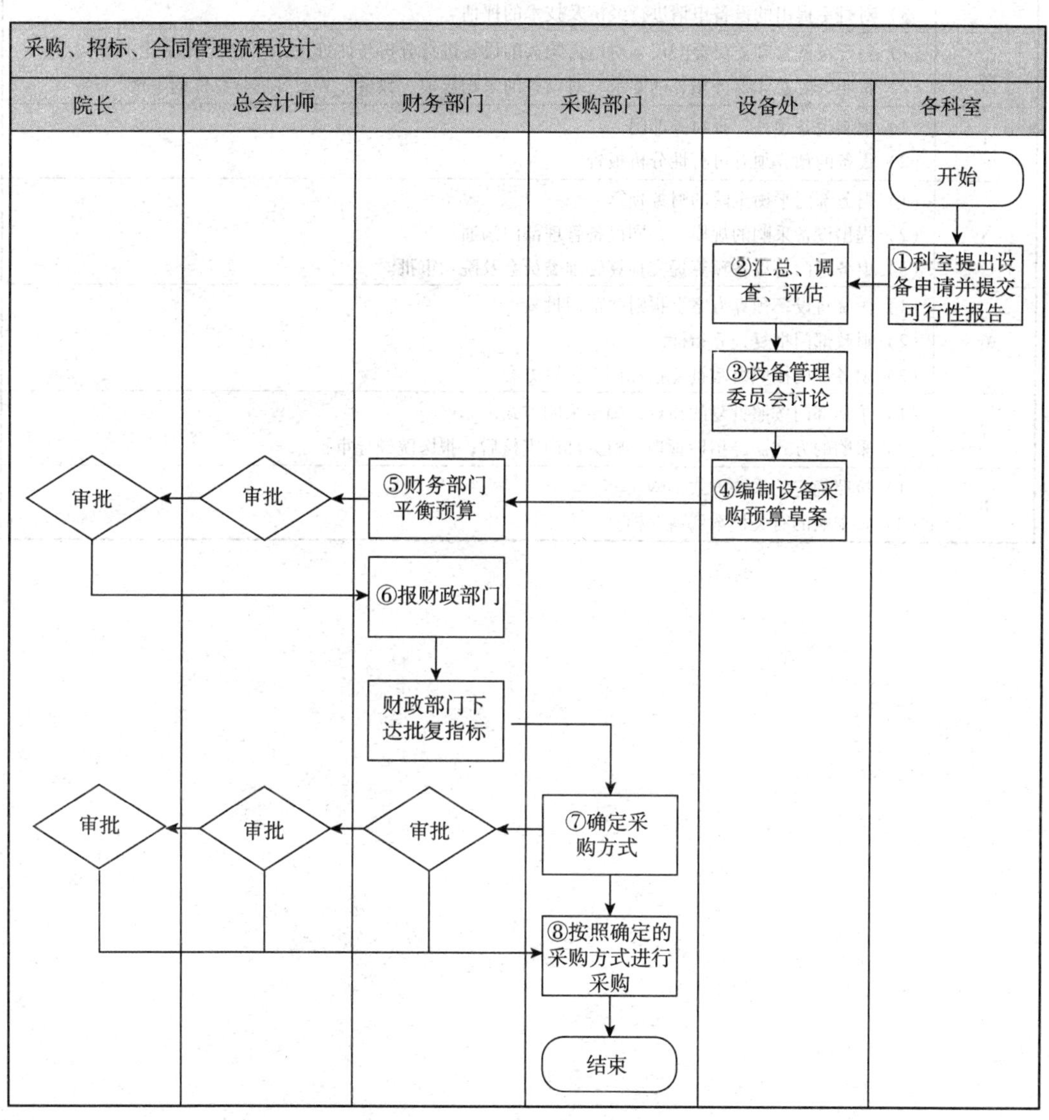

图6－2　医院设备采购需求确定流程

表6－2 设备采购需求确定流程关键节点说明

关键节点	设备采购需求确定流程关键节点说明
①	（1）科室根据学科发展、医疗市场的状况，提出设备需求。 （2）对所提出的设备做可行性分析，提出可行性分析报告，报设备管理部门。
②	（1）设备处汇总科室的医疗设备采购需求。 （2）对医院设备的使用情况进行分析。 （3）对科室提出的设备申请进行经济及技术的评估。
③	（1）召开设备管理委员会会议，对所需购买的设备进行分析与评价。 （2）按照医院总体财务预算的要求，对设备的采购规模、数量、类型等进行总体的平衡。
④	（1）编制设备预算，报财务部门。 （2）设备的预算须有可行性分析报告。
⑤	（1）财务部门平衡全院的财务预算。 （2）提出设备采购的规模，并同设备管理部门沟通。 （3）财务部门将设备预算提交预算管理委员会及院长审批。
⑥	（1）医院将设备预算方案上报财政部门批复。 （2）财政部门批复预算指标。 （3）财务部门按照财政批复指标调整预算方案。
⑦	（1）采购部门按照批复的预算，确定采购方式。 （2）采购的方式需经招标管理、财务部门审核后，报医院领导审批。
⑧	（1）按照确定的采购方式采购。 （2）将采购的有关档案资料存档。

6.4.2 设备采购管理流程（如图6-3、表6-3）

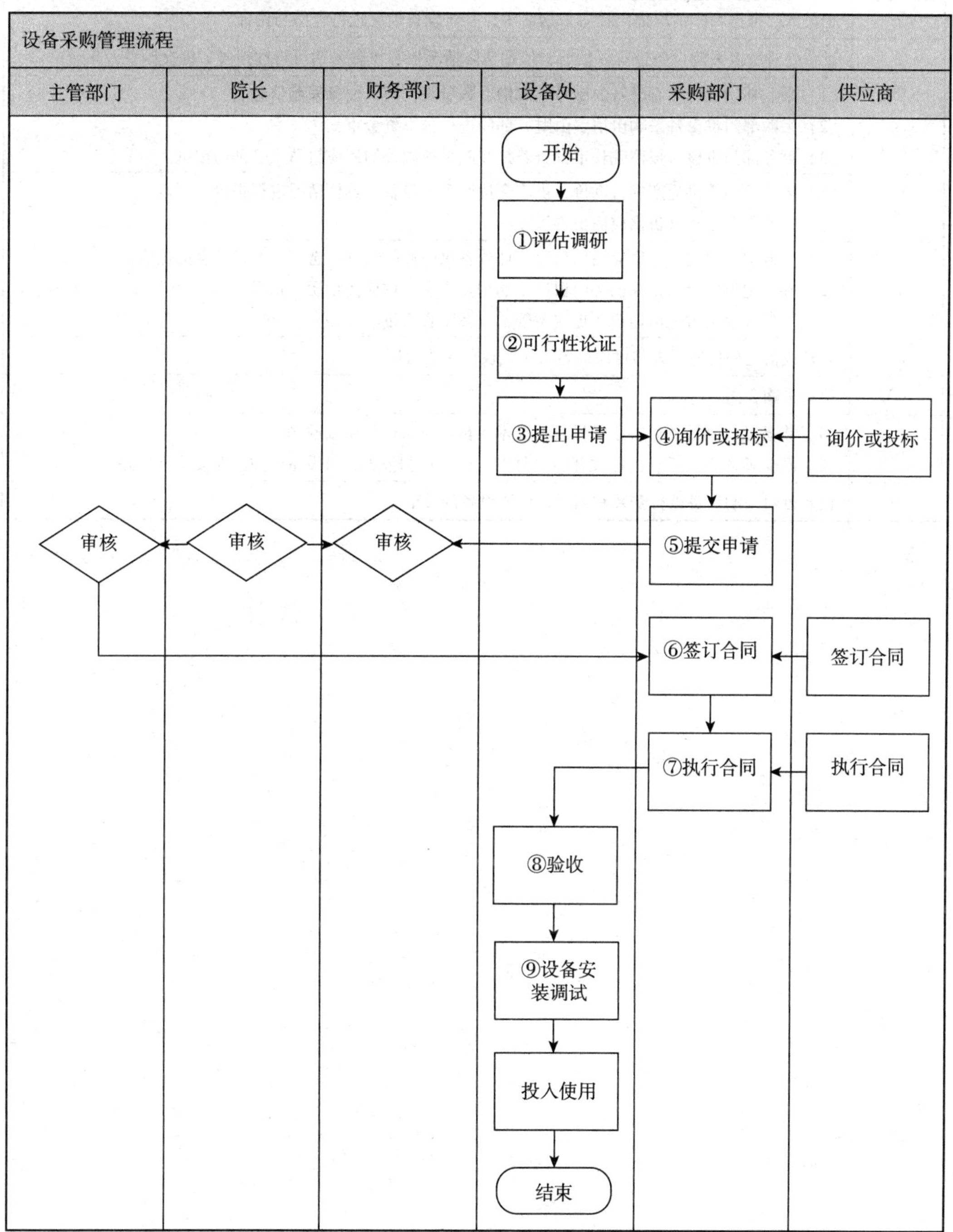

图6-3 设备采购管理流程图

表6-3 设备采购管理流程关键节点说明

关键节点	设备采购管理流程关键节点说明
①	相关部门根据实际情况提出设备采购需求，并对设备情况进行评估与论证。
②	设备处对所需采购设备进行评估后，依据实际情况撰写设备采购可行性报告，提交医院及审核部门。
③	（1）采购部门统计所需设备的型号、规格、数量等，确认设备采购信息。 （2）采购部门将设备采购申请表由财务部门进行预算资金审核。 （3）财务部门审核后报请院长审批，若是在院长权限外的还应报请主管部门审批。
④	（1）采购部门向供应商进行询价，供应商按照采购设备的具体情况进行报价。 （2）采购部门整理分析供应商报价。
⑤	（1）采购部门根据汇总供应商信息综合评价各供应商的情况，选定一个最适合的供应商。 （2）在选定供应商后，采购部门根据采购物资要求、供应商情况、医院本身管理要求、采购制度及方针等要求拟定申请单，提交主管部门及院长审批。
⑥	院长或指定替代签署人与供应商签订正式设备采购合同。
⑦	执行采购合同。
⑧	（1）设备处收到设备后，组织设备处技术人员对设备进行质量检测。 （2）质量检测结束后，由相关部门出具设备质量检测报告，对设备的质量和安全性能进行评估。
⑨	设备处对采购设备进行安装和调试，检测设备的性能。

6.4.3　医院招标工作流程（如图6－4、表6－4）

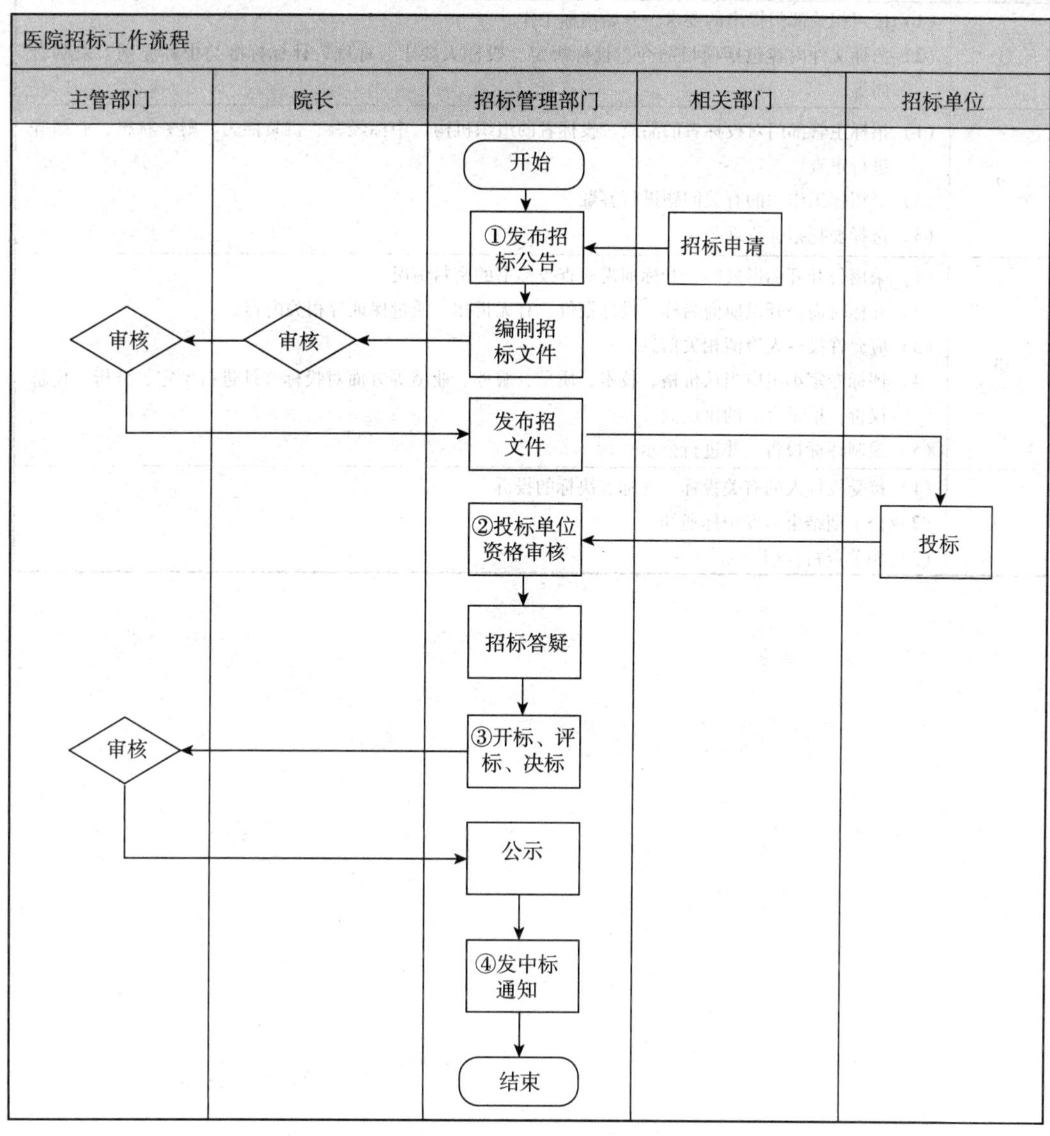

图6－4　医院招标工作流程图

表 6-4 招标工作流程关键节点说明

关键节点	招标工作流程关键节点说明
①	（1）按照相关部门提出的要求，开始招标工作。 （2）招标文件内容包括项目简介、投标规定、投标人要求、标底、评标标准与中标原则、采购合同等。
②	（1）招标主管部门对投标者的品质、投标者的组织机构、中标经验、供货能力、财务状况、业绩等进行审查。 （2）对招标工作中的有关问题进行答疑。 （3）选择委托招标代理公司。
③	（1）采用公开开标形式的，开标前需检查投标书的密封情况。 （2）开标时需公开供应商名称、投标报价、有无折扣、质量保证等相关内容。 （3）应允许投标人澄清相关信息。 （4）评标专家小组应当从价格、技术、质量、服务、业绩等方面对投标文件进行鉴定、分析、比价议价，推举合适的供应商。 （5）编制评标报告，并进行公示。
④	（1）接受投标人的有关投标、评标、决标的投诉。 （2）公示期结束，发中标通知。 （3）相关资料存档。

6.4.4 政府采购招标工作流程（如图6－5、表6－5）

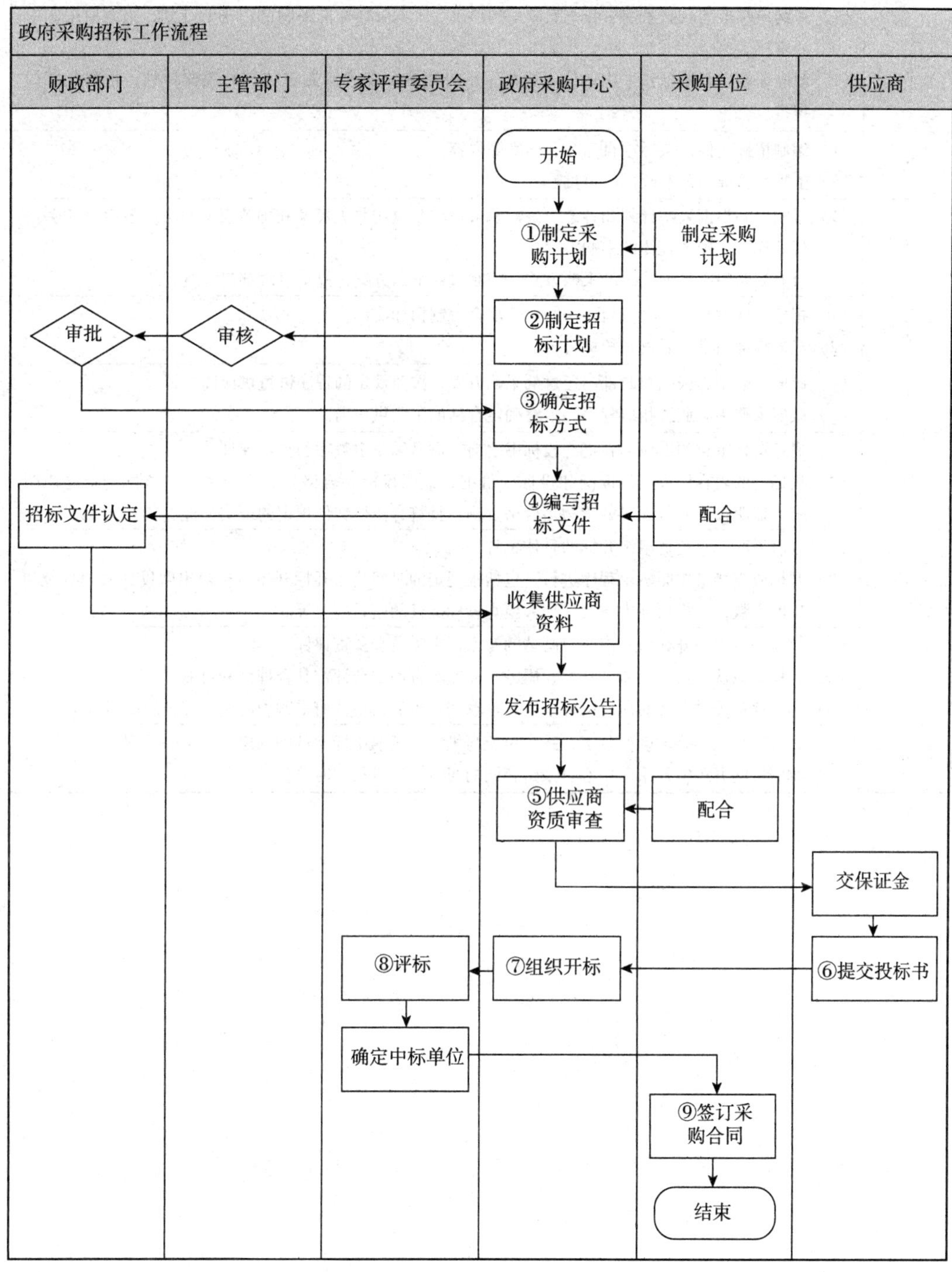

图6－5 政府采购招标工作流程图

表6-5 政府采购招标工作流程关键节点说明

关键节点	政府采购招标工作流程关键节点说明
①	（1）采购单位根据政府采购中心下发的采购项目、采购限额标准编制部门采购计划，报政府采购中心审核。 （2）政府采购中心根据各采购单位上报的采购计划和采购预算制定统一的采购计划，报财政部门审批。
②	（1）编制招标文件，包括项目简介、标底等内容。 （2）上报主管部门及财政部门审批。
③	（1）采购中心根据采购计划和各部门采购要求，按照《中华人民共和国政府采购法》及政府相关法规的规定，确定具体的采购方式。 （2）政府采购中心根据确定的采购方式，编制政府采购方案，提交财政部门审核。
④	（1）招标文件财政部门批复后，采购单位配合编制招标文件。 （2）经上级部门批准后发布招标公告。
⑤	（1）政府采购中心根据财政部门通过的采购方案，按照规定的程序进行供应商选择。 （2）政府采购中心通过相应程序，最终确定合格的采购供应商。
⑥	（1）通过资格审查的供应商在提交投标书之前，需缴纳一定数额的投标保证金。 （2）投标书的内容构成有投标函和投标标价书，证明投标人合格且具有能力履行合同的资格说明书，证明投标人所提供的货物是合格货物，且符合招标文件规定的证明文件。
⑦	（1）政府采购中心负责组织开标的具体事宜。 （2）开标应当严格按照法定程序进行，包括按规定的时间公布开标开始，核对出席投标人的身份和出席人数，安排投标人或其代理人检查投标文件的密封情况等。
⑧	（1）政府采购中心开标后，由政府聘请的专家评审委员会负责评标。 （2）评标应该从价格、品质、技术、服务、业绩等方面综合评定其合理性和可靠性。 （3）专家评审委员会在对所有的标书进行审查和评审后，由政府采购中心确定并公示中标单位。
⑨	（1）在政府采购办公室的监督下，采购单位与供应商按照中标文件的约定签订采购合同。 （2）政府采购办公室及采购中心对采购合同的履行情况进行实时监控。

6.4.5 采购合同管理流程（如图6-6、表6-6）

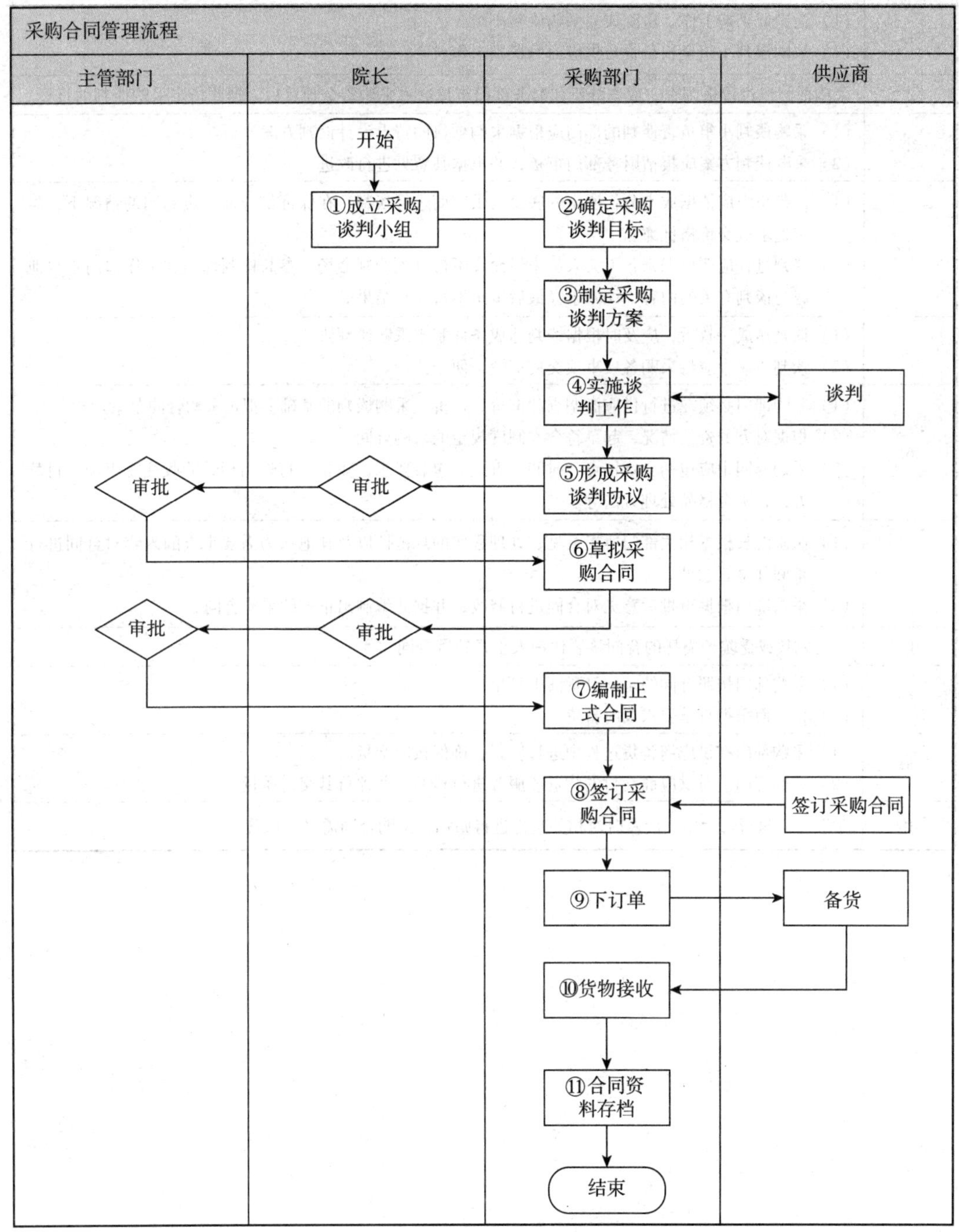

图6-6 采购合同管理流程图

表 6-6 采购合同管理流程关键节点说明

关键节点	采购合同管理流程关键节点说明
①	（1）为做好采购工作，医院成立采购谈判小组。 （2）采购谈判小组全权负责与供应商的谈判工作。
②	采购部门经过价格调查、成本分析和财务部门审批通过采购资金预算后，据此指定采购谈判的目标。
③	（1）采购谈判小组负责谈判的部门应根据采购项目的特点设计谈判方案。 （2）采购谈判方案应报请财务部门审核，并根据其意见进行改进。
④	（1）谈判小组应依据成本分析所定的底价与供应商进行谈判，在保证供应商一定利润的情况下，尽量追求成交价格低廉。 （2）谈判过程应严格保密，无关人员未经允许不得进入谈判会场，参与谈判部门和工作部门不得泄露与谈判有关的内容，谈判未经最后审定不得宣布结果。
⑤	（1）谈判达成一致后，应及时根据谈判达成条件制定采购谈判协议。 （2）谈判协议中应将采购各项事项交代清楚、便于执行。
⑥	（1）采购部门必须在进行供应商调查和询价、比价、采购谈判的基础上拟定采购合同草案。 （2）根据对方的资信情况，起草符合本制度规定的采购合同。 （3）采购合同中应包括交货地点、时间、方式、包装要求，规格、特性指标，验收注意事项，付款方式，不合格品处理方法等。
⑦	（1）医院院长根据相关部门所提意见、办理程序的规范性以及其他认为需要审查的内容对合同进行审阅并签署意见。 （2）采购部门根据审批后意见对合同进行修改，并据此编制出正式的采购合同。
⑧	医院院长或受院长委托的合同签署代理人正式签署合同。
⑨	（1）采购部门按照合同约定向订货商下订单。 （2）供应商根据订单要求及时备货。
⑩	（1）采购部门在供应商备货过程中进行监督，确保按时交货。 （2）采购部门应对供应商交付的物资或服务进行检验，并评价其交付质量。
⑪	采购合同执行过程中，应及时对相关文件进行归档，采购合同需妥善保管。

6.4.6　项目采购流程（如图6－7、表6－7）

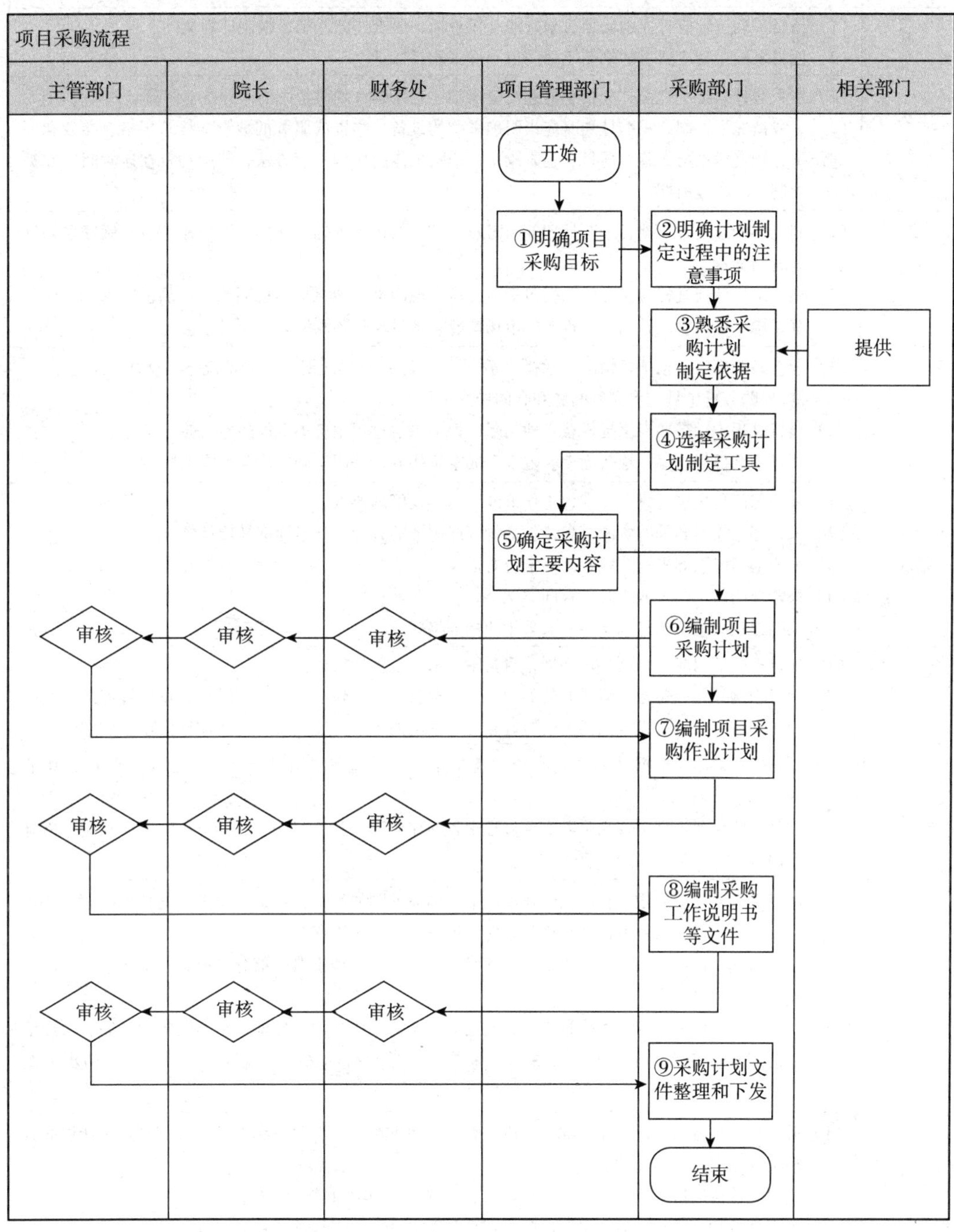

图6－7　项目采购流程图

表 6－7 项目采购管理流程关键节点说明

关键节点	项目采购管理流程关键节点说明
①	（1）项目采购主管应首先明确项目采购的工作目标，要求在此基础上编制计划文件。 （2）项目采购主管应要求计划制定部门也明确采购目标。
②	（1）在采购计划指定之前，项目采购部门应明确制定采购计划需考虑的问题。 （2）一般情况下，制定采购计划时应当明确采购的设备、物资或服务的数量、技术规格、参数和要求，物资运输与保管。项目实施阶段，对采购工作的协调管理方法，明确物资在途时间，并据此制定采购提前期。
③	（1）制定采购计划时，项目采购计划部门需熟悉计划的执行依据，从中提取所需信息，做好采购计划编制准备。 （2）项目采购计划过程应熟悉的依据包括项目需求说明书、项目范围说明书、产品说明书、工作分解结构、项目管理计划书、资源的市场情况、项目风险预测等。
④	（1）项目采购部门根据项目情况，选择合适的工具制定采购计划，一般情况下，使用工具包括自制/外购分析工具、专家判断法和合同选择工具。 （2）项目过程中，需要专家提供技术性判断，评估采购过程中各类文件的标准性与规范性。 （3）项目采购部门应根据项目周期、范围、成本价格分析等因素确定采购合同类型。
⑤	（1）采购部门首先确定采购需求、工作范围、内容及管理要求。 （2）采购部门需明确采购资源信息，包括物资或服务的数量、技术标准和质量要求。 （3）采购部门应预测采购风险，并确定应对措施。 （4）采购部门需选择采购方式与合同类型。 （5）采购部门必须明确计划文件所需采用的标准格式。
⑥	（1）项目采购部门应先编制采购计划，清楚阐述采购过程如何进行管理。 （2）项目采购计划应包括采购合同的类型安排、项目采购工作的责任人、总体安排、管理潜在供应商的办法、采购过程各项活动的协调办法、标准的采购单证、采购文件来源及形式等内容。
⑦	（1）项目采购部门应根据计划及各类资源需求信息，通过各种方法和工具，制定出具体的作业计划。 （2）项目采购作业计划中规定采购实施过程中各项作业的日程、方法、所购资源、责任和应急措施等内容。
⑧	（1）项目采购部门应制定项目采购工作说明书，描述采购的细节，包括需要考虑的技术问题、注意事项等，以便于供应商确认自己是否能够提供本项目所需资源。 （2）项目采购工作说明书由采购说明书、项目工作分解结构和字典三部分组成，在采购过程中还需不断进行修订。 （3）项目采购部门还应编制工作过程中所使用的一系列工作文件，保证项目采购顺利开展、采购信息能够及时传递；这些采购文件包括采购询价单、招标文件、项目谈判邀请书、初步意向书等。
⑨	（1）采购计划中各项文件编制完成后，应经财务部门审核，主管部门和院长审批，对采购计划的各项文件提出合理修改建议。 （2）按照建议修改后的采购计划应报请审核后，方可作为项目实施的依据。 （3）各项文件均审核无误后，采购部门应汇总各项文件，并进行整理和下发。

6.5　医院采购、招标及合同管理工具设计

6.5.1　采购管理风险控制

1. 采购管理常见风险

风险是指在一定的环境和期限内，有可能导致损失发生的不确定性因素。风险控制是医院从内部和外部预防和控制风险的过程。防范风险是医院开展财务控制的目的之一，常见的采购风险如：

（1）采购行为违反国家法律法规和医院制度规定；

（2）采购计划不合理，与医院医疗活动不协调；

（3）缺乏采购申请制度，请购未经审批或越权；

（4）供应商选择不当，可能导致采购物资质次价高；

（5）采购管理不善，出现差错、舞弊、欺诈、贪污；

（6）采购定价机制不合理，缺乏监督，造成医院资金损失；

（7）签订协议、采购合同不当，导致医院权益受到侵害；

（8）缺乏合同履行管理，运输不当，导致物资损失；

（9）采购验收不规范，造成账实不符，采购物资损失；

（10）付款审核不严格，付款方式不恰当，资金受到损失。

2. 采购管理风险控制关键环节

风险控制涉及到医院经营的方方面面，既包括国家经济政策、外部经济环境、医院管理体制、管理模式、重大经营决策等宏观方面，也包括医院运营的微观方面，如医院内控机制的建立与完善等。一所医院的内控工作是否做得好，主要看其关键控制点是否设置到位；控制采购风险应从完善制度、优化流程、加强监督等关键环节入手，建立完善的医院内部控制制度。对医院采购内部风险控制，应从以下关键点入手，具体见表 6－8 所示。

表 6－8　采购内部控制关键点

序号	关键点	采购内部控制关键点说明
1	树立风险控制理念	医院应高度重视、狠抓落实，将内部控制规范转化为医院的领导理念和管理思想，营造良好的风险控制环境。
2	建立风险识别机制	医院采购应建立系统、科学的风险识别系统，建立风险评估、风险预警、风险应对和风险监控的管理体系。

续表

序号	关键点	采购内部控制关键点说明
3	制定采购内控制度	建立内部控制管理架构，完善内控制度，制定内部监督控制制度和风险防范行为规范。
4	建立岗位分离控制机制	采购权限分配应实行分级管理，各岗位明确职责，各负其责，并且要相互监督、相互牵制。
5	采购行为合规合法	医院的请购事项应当明确，请购依据应当充分；采购行为应当合法合规，采购验收应当明确规范。采购的过程要遵守国家法律法规。

6.5.2 采购计划编制

采购计划是指医院在结合医院医疗活动特点和药品、卫生材料、设备等使用规律的基础上根据市场的供需特点，对医院某一时期医疗活动所需的物资进行计划性和预见性的部署。采购计划的制定是采购活动的第一步，采购计划的编制是一项复杂而细致的工作，编制采购计划需要领导的层层指示以及各部门通力配合才能完成，做好采购计划管理有助于医院规范采购工作部署，提高采购管理水平，确保医院医、教、研各项活动的顺利进行。医院采购计划的编制见表6－9。

表6－9 采购计划编制关键点

序号	关键点	采购内部控制关键点说明
1	采购需求计划	（1）采购计划人员应收集采购历史数据、医院医疗工作情况等数据资料。 （2）采购计划应结合医院年度经营目标制定年度需求计划，包括需求量、金额、时间等内容。
2	编制年度采购预算	（1）根据采购需求和预算编制年度采购计划。 （2）确定采购种类、数量、时间、方式等。
3	分解采购计划	（1）采购计划制定完成后，需按月、季度对采购计划进行分解，形成月度、季度采购计划。 （2）对采购计划按部门、种类进行分解，形成部门、种类采购计划。
4	制定采购作业计划	（1）采购计划制定好后，应结合医院的运营情况，前期采购计划分解，制定具体的采购作业计划。 （2）具体的采购作业计划应报经批准。
5	采购计划监督执行	（1）医院应按采购计划执行采购工作，并对采购过程进行监督。 （2）如果执行过程中出现问题，需对计划进行及时调整。

6.5.3 采购成本控制

采购成本是指因采购活动而引起的成本，它包括维持成本、订购成本以及缺货成本。采购成本的管理是否到位，是否恰当，直接关系到医院的经济效益的好坏。因此，加强对采购成本的分析与控制，对于医院的发展具有重要意义。

1. 从供应链的角度讲，影响医院采购成本的因素主要有医院的内部因素、供应的外部因素和其他因素

（1）内部因素：部门之间的协作与沟通；采购数量、批量、批次；交货期、交货地点、付款方式；采购价格成本及谈判能力；采购时机与季节性。

（2）供应因素：市场供需情况；与供货商的合作关系；供货商的销售策略；供货商的产品技术水平及质量水平。

（3）其他因素：自然灾害、疾病流行、战争等；国家经济政策、卫生政策、财政金融政策、国家物价收费政策等。

2. 医院采购成本控制

采购成本的降低对于提高医院的经济效益具有重要意义，如何恰当地掌控成本的降低过程，以及合理而科学地应对采购成本降低过程中所产生的问题，这些都是医院在控制采购成本时需关注的问题。采购部门、财务部门以及医疗、设备、后勤等部门在控制采购成本中起着重要的作用，需要各部门通力合作，协调管理，建立有效的采购成本控制机制。具体来讲，控制医院的采购成本关键点见表 6 – 10 所示。

表 6 – 10 采购成本控制关键点

序号	关键点	采购内部控制关键点说明
1	健全采购定价机制	（1）采取协议采购、招标采购、竞争性采购等多种方式，科学合理地确定采购价格。 （2）认真研究物资的成本构成及市场价格变动趋势，确定重要物资的采购执行价格或参考价格。 （3）建立采购价格数据库，定期开展物资的供求及价格行情分析。 （4）建立严格的询价议价体系，确保采购谈判过程中制定合理价格。
2	制定物资需求计划	（1）建立科学的物资需求管理系统。 （2）准确地预测所需物资的需求数量以及需求时间等。 （3）制定合理的物资需求计划和采购计划。 （4）正确预测采购日期，确保采购物资按时供应。
3	加强采购会计系统控制	（1）建立完善的会计核算制度及采购成本核算制度。 （2）准确核算各类物资的采购成本、费用。 （3）选择合理的采购成本核算方法。
4	做好采购成本控制工作	（1）加强对供应商渠道的控制与管理。 （2）认真做好采购计划和控制工作。 （3）改善采购流程和策略。 （4）建立对采购人员的绩效评价体系。

6.5.4 供应商管理

医院采购的物资来自于供应商，供应商是医院的重要的利益相关者，对供应商的

管理是采购管理中一项非常重要的工作。选择优质、稳定的供应商对于确保医疗活动正常运行，提高医疗质量，降低医疗成本，减轻病人的经济负担具有重要作用。如果供应商选择不当、管理不善轻则会影响医院的医疗活动，重则可能会使医院陷于困境。

1. 供应商管理的风险点

医院供应商管理过程中，可能出现的风险表现在三个方面，一是供应商选择不当，二是与供应商合作出现问题，三是缺乏对供应商的考察评价。如图 6－8 所示。

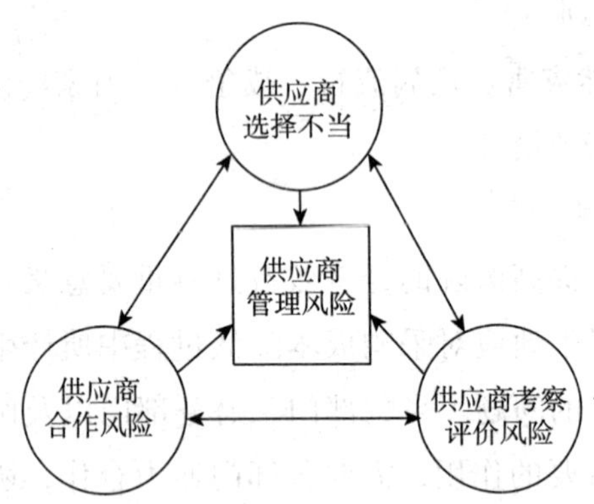

图 6－8 医院供应商管理风险

供应商选择不当是供应商管理过程中的主要风险，该风险主要表现在选择供应商之前，没有对供应商进行充分的调查和评价；选择供应商的过程中过度侧重于价格，忽略了质量、服务等因素；供应商选择过程中存在商业贿赂、回扣等舞弊行为。医院与供应商应进行长期、稳定的合作，可以保证医院的采购工作顺利进行，降低采购成本及供应风险，如果与供应商合作出现问题，则容易造成医院与供应商之间不能相互信任、共担风险、共享信息；供需双方未能有效履行合同、不能有效协调存在问题，造成医院与供应商合作出现风险。医院在供应商的管理过程中，如果没有建立完善的供应商考察评价体系，就难以准确掌握供应商的绩效；如果缺乏对供应商的评价工作，就会导致现有供应商缺乏竞争意识、服务水平低下，低水平的供应商不能及时淘汰，其他优秀的供应商不能及时入选等问题。

2. 供应商管理

医院对于供应商的管理可以从以下几个方面来做，建立完善的供应商选择体系，建立与供应商的合作伙伴关系，建立完善的供应商考核体系。供应商的管理体系构建，如表 6－11 所示。

表 6－11 供应商管理控制关键点

序号	关键点	供应商管理控制关键点说明
1	建立供应商选择体系	（1）建立完善的供应商选择制度并落实。 （2）确定科学的评审标准，确保选到最合适的供应商。 （3）在供应商评审和名单确立过程中做好内控工作，防止出现供应商选择过程中出现舞弊等违规行为。 （4）开展对供应商的质量认证工作，确保合格供应商具备长期履约能力。
2	构建与供应商合作伙伴关系	（1）采购部门要在调研的基础上，对供应商进行分析、分类，确定伙伴型供应商对象。 （2）根据供应商伙伴关系的要求，制定达成目标的行动计划。 （3）采购部门要通过供应商会议、供应商访问等形式对供应商实施组织和进度跟进，对质量、交货、服务、产品类型、新技术开发等方面的改进进行跟踪考核。 （4）采购部门需定期检查，及时调整行动，早日提升与供应商的合作关系。 （5）对于供应过程中出现的问题，及时向供应商反馈并提出改进要求。 （6）关注供应商的利益诉求，力求达到共赢。
3	建立供应商考核体系	（1）建立供应商考核指标。 （2）确定考核与评价标准。 （3）确定优秀供应商的奖励措施。 （4）建立不合格供应商的淘汰机制。 （5）确定合理的考核期限，并明确考核工作的分工。

6.5.5 采购价格管理

1. 影响采购价格的因素

采购环节是医院保证医疗、教学、科研正常运营的基础和前提，又是影响医院成本和效益的重要因素。现在，人们越发认识到采购领域蕴藏着巨大的经济潜力，因此，医院在进行采购时，如果科学合理确定采购价格，就能够大大降低医院成本，成本的降低就是医院提高竞争力，实现可持续发展的良好开端，而科学地确定合理的采购价格则是获取良好开端的前提。

采购价格的高低受到各种因素的影响，采购价格的确定受到市场的供需关系以及许多因素的影响，包括规格、服务、交货期、运输等都对价格有很大的影响。从我国国内市场来看，了解采购价格的影响因素，在采购价格谈判中做到“知己知彼”，这样才能“百战百胜”，最终以合理的价格采购到最满意的物资。采购价格的主要影响因素，如表 6－12 所示。

表 6－12 影响采购价格的主要因素

采购价格影响因素	具体说明
采购物品的供需关系	供需关系决定市场价格，决定采购价格，如果医院处于主动地位，可以获得优惠的价格折让。如果供应商处于主动地位，商家就会趁机抬高物品价格，以谋求更高利润。

续表

采购价格影响因素	具体说明
规格与品质	作为采购方，如果对采购的药品、卫生材料、设备的规格、品质、工艺等要求越复杂，则价格就越高，医院在追求费用、成本最低的同时，确保采购的物品的质量、规格能满足医疗需求，不能一味地追求价格低廉而忽视物品的质量。
医院的采购数量	采购数量多，供应商为了回报采购方或是向采购方示好，会在采购价格的议定上或多或少地给予数量折扣或降低价格。因此，大批量、大额度、集中采购、联合采购是一种降低采购价格的有效途径。
供应商的成本	供应商的货物成本是影响采购价格最根本、最直接的因素。因此，医院采购的货物一般是在供货商的成本之上，两者之间的差额就是就是供应商的利润额度，可见，供应商的成本就是采购价格的底线。讨价还价以及谈判就是为了压缩供应商的利润空间。
付款条件	在付款条件上，供应商一般多会提供折让等优惠条件，用以刺激采购方提前付款或现金付款。因此，在这种付款优惠条件下，医院若能遵守，那么采购价格就会降低。
交货条件	交货条件也是影响采购价格非常重要的因素之一，交货条件主要包括运输方式、交货地点、交货条件、交货期的缓急等。
供应商的合作意愿	供应商为了获得长期的与医院合作的机会，或想成为医院重要的供应商，采购货品时供应商往往会比其他商家的报价低，医院应充分把握供应商的报价策略和供应商的心理。

2. 采购价格管理

采购价格的确定一直都是医院和供应商关注的焦点。医院作为采购方希望尽可能获得质优价廉的采购物资，降低成本。而供应商则是希望卖出最好的价格，保持供方利润最大化。因此，采购价格的确定成为双方在采购活动中共同关注的重要内容。价格是供求关系的表现，也是双方讨价还价进行交流的结果，因此，采购价格的确定是有方式方法可循的。采购价格管理的内容见表6-13所示。

表6-13 采购价格的管理

主要内容	具体说明
确定采购价格的方式	常用的采购价格确定方式主要有询价采购方式、招标采购方式、谈判采购方式、公开市场采购、订价采购等方式。医院应根据有关政策、规定的要求，根据采购的特点选择合适的采购方式。
做好采购询价工作	在采购作业流程中，询价是采购人员必须经过的一个重要阶段。正常情况下，采购人员在预算编制、计划时，就应该开展询价工作。采购人员应将询价的结果制成书面报告，报经有关部门和领导进行审核。
审核供应商的报价	报价是指供应商在有效期内对医院采购货物的口头询价或书面询价做出的价格反馈。供应商报价的基础有成本加价法、市价法、投资报酬率法、竞争导向定价法。作为采购人员，要想获得满意的采购价格，应做好供应商的成本分析，摸清供应商定价策略及心理是必要的前提。

续表

主要内容	具体说明
做好市场价格分析工作	采购部门应组建价格采购分析小组，通过对各种采购价格的资料分析，确定影响采购价格的因素，价格分析人员根据物资数量、特性、并结合供应商的详细情况，进行价格分析，编制价格分析报告。
确定采购最低价格	采购人员在全面收集市场的价格信息，并对信息进行整理、分析的基础上，对采购物资成本进行分析，确定采购物资成本的合理性和适当性。根据采购的方式、采购物资价格等因素拟定采购底价计算公式，计算最低的采购底价，并报经有关部门和领导。
议价的策略	在议价活动中，采购方和供应商各自抱着目的和期望，议价的具体内容多是一些采购方同供应方的分歧点和存在的问题，如采购货品的规格、品质、服务、价格等要求的协商，其他方面也包括交货期、运费负担、付款方式等问题。议价活动应该本着以达成合作为目的，兼顾彼此的利益，解决分歧、协商一致，最终实现双赢的局面 。

6.5.6　采购方式

采购是从资源市场获取资源的过程，采购管理是否得当、到位直接影响采购成本和效率，因此，确定科学、合理的采购方式是决定医院采购成本与效率的重要关键。不管是何种采购方式，都有其利弊。医院要根据自身需求和上级有关规定选择合适的采购方式，医院采购方式的类型见表 6－14 所示。

表 6－14　医院采购方式

序号	分类标准	采购类型
1	按采购实践分类	招标采购
		议价采购
		比价采购
2	按采购机制分类	集中采购
		分散采购
		混合采购
3	按采购对象分类	有形采购
		无形采购
4	按采购时间分类	长期合同采购
		短期合同采购

6.6 医院采购、招标及合同管理表单设计

6.6.1 医院采购计划表（表6－15）

表6－15 医院采购计划表

编号：____________

医院名称										填表日期					
															金额单位：元
物资编号	物资名称	使用部门	规格	型号	单位	单价	数量			预算金额	采购周期	采购方式	订货时间	到货时间	采购负责人
							预采购量	安全存量	库存余量						
	……														
备注															

6.6.2 医院采购成本分析表（表6－16）

表6－16 医院采购成本分析表

编号：____________

医院名称																						
金额单位：元																						
供应商基本信息																						
名称	代码			信誉度				发展情况							解决问题的能力、效率							
物资基本情况								成本费用支出情况								使用情况			总评			分析结果
名称	编号	规格	型号	合格单（%）	单位	使用部门	耗损周期	材料价格	历史价格	运输	库存	维修保养	员工费用	相关材料费用	其他费用	售后服务	产品合格率	市场需求	投入总资金	医疗收入	结余	

续表

<table>
<tr><td>是否长期合作</td><td colspan="2"></td></tr>
<tr><td colspan="3">采购部门负责人意见

签章　　　　年　月　日</td></tr>
<tr><td>备注</td><td colspan="2"></td></tr>
</table>

6.6.3 医院供应商评价表（表6－17）

表6－17 医院供应商评价表

编号：________

<table>
<tr><td colspan="2">医院名称</td><td></td><td>制表时间</td><td colspan="2"></td></tr>
<tr><td colspan="2">供应商名称</td><td colspan="4"></td></tr>
<tr><td colspan="2">供货起止时间</td><td colspan="4">年　月　日至　年　月　日</td></tr>
<tr><td colspan="6">评价基本情况</td></tr>
<tr><td>序号</td><td>评价项目</td><td colspan="2">评价结果</td><td>评价记录</td><td>评价时间</td></tr>
<tr><td>1</td><td>样品是否合格</td><td colspan="2">□是　□否</td><td></td><td></td></tr>
<tr><td>2</td><td>包装是否合格</td><td colspan="2">□是　□否</td><td></td><td></td></tr>
<tr><td>3</td><td>生产规模是否达标</td><td colspan="2">□是　□否</td><td></td><td></td></tr>
<tr><td>4</td><td>质量体系是否能保证</td><td colspan="2">□是　□否</td><td></td><td></td></tr>
<tr><td>5</td><td>材料价格是否合理</td><td colspan="2">□是　□否</td><td></td><td></td></tr>
<tr><td>6</td><td>供货能力是否符合标准</td><td colspan="2">□是　□否</td><td></td><td></td></tr>
<tr><td>7</td><td>供货速度是否合格</td><td colspan="2">□是　□否</td><td></td><td></td></tr>
<tr><td>8</td><td>产品质量是否稳定</td><td colspan="2">□是　□否</td><td></td><td></td></tr>
<tr><td>9</td><td>质量检验系统是否完善</td><td colspan="2">□是　□否</td><td></td><td></td></tr>
<tr><td>10</td><td>产品价格与同类产品是否存在较大差异</td><td colspan="2">□是　□否</td><td></td><td></td></tr>
<tr><td>11</td><td>产品开发能力是否强</td><td colspan="2">□是　□否</td><td></td><td></td></tr>
<tr><td>12</td><td>产品认证水平是否完善</td><td colspan="2">□是　□否</td><td></td><td></td></tr>
<tr><td>13</td><td>产品和各批次是否在规定范围内</td><td colspan="2">□是　□否</td><td></td><td></td></tr>
<tr><td>14</td><td>配合是否符合要求</td><td colspan="2">□是　□否</td><td></td><td></td></tr>
<tr><td>15</td><td>交货是否正常</td><td colspan="2">□是　□否</td><td></td><td></td></tr>
<tr><td>16</td><td>售后服务是否到位</td><td colspan="2">□是　□否</td><td></td><td></td></tr>
</table>

续表

评价基本情况				
序号	评价项目	评价结果	评价记录	评价时间
评价结果	列入免检类别的供应商	结果说明		
	合格供应商类别	结果说明		
	改善后可列入合格类别的供应商	结果说明		
	不合格类别的供应商	结果说明		
评价小组意见				
采购部门				
备注	在符合的“□”上打上“√”			

6.6.4 医院采购绩效考核表（表6－18）

表6－18 医院采购绩效考核表

编号：____________

医院名称			考核期间			
考核时间		年 月 日至 年 月 日				
序号	考核项目	具体内容	标准		考核结果	情况说明
			0分	1分		
1	采购流程	是否按照采购的具体流程进行采购				
2	医院形象	采购过程是否始终坚持维护医院形象				
3	物资合格率	所采购物资的合格率是否达到医院规定要求				
4	采购制度执行	是否按医院制定的采购制度进行采购				
5	采购成本控制	是否将采购成本控制在最低范围内				
6	对物资的管理	是否合理有效地对库存物资进行周转				
7	供应商的选择	是否选择对医院发展最为有利的供应商				
8	资金浪费情况	是否有错购的情况，造成医院资金浪费				
9	采购计划完成情况	是否按时、按量地完成采购计划				
10	发票上交及时率	是否有采购发票上报延误或漏报的现象				
11	订单延误的时间	是否出现采购订单被长时间延误的情况				
部门意见 签字：____________ 年 月 日			绩效部门意见 签字：____________ 年 月 日			
备 注	1. 在“标准”的栏下相应分值栏中打上“√” 2. 未按照规定执行的得“0分”，符合规定的得“1分” 3. 由部门主管依据数据报表开展绩效评估，肯定成果，指出不足并提出改善措施					

6.6.5　医院采购合同信息表（表6－19）

表6－19　医院采购合同信息表

医院名称																	金额单位：元
序号	合同编号	合同内容	合同签订日期	供应商基本信息				采购物资基本信息							合计金额	采购形式	采购时间	采购负责人
				姓名	单位名称	联系方式	联系人	名称	规格	型号	单位	单价	技术等级	质量级别				
采购合同部门负责人审核意见 签章 年　月　日																		
备注																		

6.6.6　医院合同签订审批表（表6－20）

表6－20　医院合同签订审批表

编号：＿＿＿＿＿＿

医院名称													金额单位：元
采购业务类型	供应商基本信息				合同编号	草签合同日期	采购物资基本信息				交货日期	特别条款	采购负责人
	姓名	单位名称	联系人	联系方式			名称	单价	数量	总金额			
采购部门审核意见 签章 年　月　日													
采购部门审核意见 签章 年　月　日													
采购部门审核意见 签章 年　月　日													
备注													

6.7 医院招标、采购及合同管理方案设计

6.7.1 医院采购预算编制方案

一、目的

1. 规范采购预算编制工作，加强医院对采购预算的管理。

2. 提高资金的利用效率，有效降低采购成本，确保医院医疗活动的正常开展。

二、职责界定

1. 采购部门负责编制采购预算，并严格执行。

2. 财务部门协助采购部门制定采购预算，并平衡医院整体预算，监督采购预算的执行情况。

三、采购预算编制的原则

1. 实事求是。

2. 保证医疗需要。

3. 确保质量，比质比价。

4. 积极稳妥、留有余地。

四、服务量预测应考虑的因素

医院在编制采购预算时，应考虑以下因素：

1. 医院以前年度服务量及预算年度预测；

2. 医疗市场的竞争状况、医疗需求状况；

3. 卫生政策、医保政策的变化、采购环境；

4. 医院目标、年度计划、技术与服务情况。

五、服务量预算编制步骤

医院采购预算编制一般应按照以下程序进行。

1. 资料收集：资料收集的内容包括医院年度计划、卫生政策、医保政策、医疗市场、采购环境、以前年度物资采购情况。

2 提出预算数字：采用目标数据、历史数据相结合的方法确定预算数字。采购部门必须对预算留有余地，以应对紧急状况。

3. 采购预算草案：根据预算数字编制采购预算草案，报财务部门，与财务及相关部门协商，平衡采购预算草案。

4. 修正采购预算：采购预算应根据以下三个步骤加以改善：确定预算偏差范围、

计算预算偏差值、调整不当预算。

5. 提交采购预算：采购部门应根据预算草案及预算调整建议编制正式的采购预算，报医院审批。

六、采购预算的审批

1. 采购预算须经医院预算管理委员会批准，并报主管部门、财政部门批复后方可执行。

2. 预算外的采购行为必须经院长批准方可执行，数额较大的采购、重要的采购须报经主管及财政部门批准方可执行。

七、采购预算的执行

1. 采购部门应将医院的采购预算分解为月度、季度采购预算，当期未动用的，不得保留。

2. 未列入预算的紧急采购，由使用部门领用后补办相关手续。

八、采购预算的调整

1. 采购预算的调整与采购预算的编制程序一致，不得更改。

2. 医院遇到下列情况之一的，采购预算需要进行调整，但重要的调整应报经财政部门批准：

（1）受重大自然灾害的影响；

（2）突发公共卫生事件的影响；

（3）突发疾病流行的影响；

（4）医院的经营计划发生重要改变。

6.7.2　医院采购定价方案

一、目的

降低采购价格，降低医院成本，减轻病人经济负担，提高医院的经济及社会效益。

二、职责界定

1. 采购部门、财务部门、审计处、相关业务科室负责对采购物品的估价、询价、比价、议价等相关工作。

2. 医院成立价格审议小组，其人员主要由财务部门、采购部门、审计处及相关部门人员组成，其主要工作职责：负责审议“采购报价单”，并最终确定采购价格；负责收集有关供应价格信息，建立物资的价格档案；负责考核采购部门的议价工作。

三、价格审议小组工作流程

1. 采购专员根据询价、比价、议价结果编制“采购报价单”，经采购部门负责人审议后报价格审议小组；

2. 审议价格小组召开会议，讨论价格审议方法；

3. 审议小组进行审议，并将审议结果填入“采购价格审议表”（略）；

4. 审议小组向采购部门、财务部门等相关部门传达审议结果；

5. 采购部门根据审议结果，办理采购或重新与供应商议价等；

6. 相关部门根据审议结果实施奖惩。

四、采购底价的制定需收集的资料

1. 医院在确定采购底价时，应考虑以下因素：

（1）医院过去的物资的采购价格情况；

（2）市场调查资料、报载行情状况；

（3）同行医院采购的价格状况；

（4）供应商的货物的质量、成本、营销策略。

2. 采购底价的计算。

采购地价 = 总成本 + 采购对象的预期利润

总成本 = 采购需求量 × 采购价格 + 其他费用

在实际的操作中，若供应商无法接受底价，财务及采购部门须根据各采购项目的资料，逐一检查分析原因，原因合理的，报院长审批后，修正采购项目底价。

6.7.3 医院采购合同管理方案

一、目的

1. 确保医院采购合同的有效执行。

2. 改进和完善医院合同管理，确保医院物资采购的正常进行。

4. 为考核、评价医院采购合同管理提供依据。

二、职责界定

1. 组织制定医院采购合同管理，并负责监督各项制度的执行。

2. 根据工作需要以及合同管理流程，编制、统一采购合同范本。

3. 负责合同谈判、合同签署以及合同执行工作。

4. 预测合同履行风险，并制定风险防范措施。

5. 负责建立合同资料库，健全采购合同体系。

三、合同管理风险控制点

合同管理工作从大的方面可以划分为合同订立阶段和合同履行阶段。合同订立阶段包括合同调查和、合同谈判、合同文本拟订、合同审核、合同签署等环节，合同履行阶段包括合同履行、合同补充、合同解除、合同结算、合同登记等环节。合同管理的风险隐藏在以上合同管理环节当中，具体的主要风险点见表 6-21。

表 6-21 合同管理风险表

合同风险点	具体说明
供应商资质风险	（1）忽视对供应商的资格审查工作，未调查其是否具有主体资格和履约能力。
	（2）供应商不具备相应的民事权利能力和民事行为能力，或者不具备特定资质。
	（3）医院与不具备资质、代理权或越权代理的供应商签订合同，导致合同无效或引发潜在风险。
	（4）医院在签订合同前对供应商的信用状况、合同履行没有持续关注对方的资信变化，致使医院蒙受损失。
	（5）医院对供应商的履约能力评价不当，与不具备履约能力的供应商签订合同。
合同谈判风险	（1）忽略合同重大问题或在重大问题上做出不当让步。
	（2）谈判经验不足，缺乏法律、财务、技术知识的支撑。
	（3）医院的谈判策略泄露，导致医院在谈判中处于不利地位。
	（4）对参与谈判的人控制不利，导致谈判人员与对方串谋，泄露谈判底线。
	（5）谈判过程措辞不当或礼仪使用不当，破坏医院形象。
合同内容风险	（1）合同形式选择不恰当，一般情况下必须使用书面形式。
	（2）签订的合同与国家法律法规、医疗卫生政策等发生冲突。
	（3）合同内容和条款不完整、表述不够严谨，导致合法权益受损。
	（4）未按规定将合同文本报经领导或上级主管部门批准。
	（5）合同审核人员因专业素质和工作态度原因未能发现不当内容。
	（6）合同起草人员没有根据合同审核人员的改进意见修改合同。
权限及印鉴风险	（1）签署合同的人员不具备合同签订的资格或超越权限签订合同。
	（2）合同签订后被篡改。
	（3）合同印章管理不当，失去控制作用。
	（4）合同手续不全或印鉴存在问题导致合同无效。
合同履行风险	（1）医院或供应商没有恰当履行合同中约定的义务，如交货的物资质量不合格、交期拖延等。
	（2）合同生效后，对合同条款未明确的约定事项没有及时协议补充，导致合同无法正常履行。
	（3）合同履行过程中，未能及时发现可能导致医院利益受损的情况，或未能采取有效措施导致医院利益受损。
	（4）因不可抗力等导致合同无法正常履行。
	（5）合同纠纷处理不当，导致医院遭受处罚、诉讼失败，利益受损。
合同结算风险	（1）违反合同条款，未按合同规定期限、金额或方式付款。
	（2）在与供应商谈判时，约定的结算方式不利于医院。
	（3）在没有合同依据或货物质量没有完全检查前盲目地付款等。
合同存档风险	（1）合同签订后没有制作副本或没有及时对原件进行存档。
	（2）合同档案保管不善导致合同泄密。

四、合同风险控制管理（表6－22）

表6－22　合同风险控制管理

合同风险控制点	具体说明
完善合同管理体系	(1) 建立分级授权管理制度，对于数额较大的采购合同管理部门应加强管理，并监督合同签订过程 。
	(2) 实行统一归口管理，医院可制定相关部门归口管理合同，制定统一合同的规范管理，定期检查和评价合同管理中的薄弱环节。
	(3) 医院合同承办部门应明确分工与职责，并履行相应的义务，并承担责任。
	(4) 建立健全考核与责任追究制度，开展合同签订后评估，对出现的违法违规行为，应当追究有关机构或人员的责任。
开展供应商审查	(1) 审查供应商的法人登记证书、资质证明、授权委托书等证明原件，必要时，可通过发证机关查询证书的合法性、真实性。
	(2) 获取供应商的财务报告、以往经营记录、业绩，并在合同履行过程中持续关注其资信变化，评估其财务风险和信用状况。
	(3) 必要时对供应商进行现场调查，实地了解和全面评估其生产能力、技术能力、产品类别、质量、服务等，分析其合同履约能力。
	(4) 与供应商的主要客户、开户银行、主管税务机关和工商管理部门等进行沟通，了解其生产经营、商业信誉、履约能力等。
	(5) 对拟定框架协议的供应商的主体资格、信用状况等进行风险评估，框架协议的签订应引入竞争机制，确保供应商具备履约能力。
合同谈判控制	(1) 收集相关资料，熟悉其情况，做到知己知彼，研究国家相关法律法规、医疗卫生政策，正确制定谈判策略。
	(2) 关注核心内容与条款，包括合同标的数量、质量技术标准、合同价格、计算方式、履约期限和方式、违约责任、争议的解决方式、合同变更或解除条件等。
	(3) 必要时可聘请外部专家参与相关工作。
	(4) 对谈判过程中的重要事项和参与谈判人员的主要意见予以记录并妥善保存，作为避免合同舞弊的重要手段和责任追究的依据。
	(5) 加强谈判过程中的保密工作，严格推行责任追究制度。
签署权限印鉴控制	(1) 采购部门需按照规定的权限和程序签订合同。
	(2) 对外订立的合同应当由医院法人或其授权的代理人签名或加盖有关印章，授权签订合同的，应当签署授权委托书。
	(3) 严格合同专用章的保管工作，印章用完后，保管人应当立即收回，并按要求妥善保管，以防他人滥用。
	(4) 采取恰当措施防止已签署的合同被窜改。
	(5) 按照国家有关法律法规、卫生政策法规规定，需办理批准的，要等手续办完之后方可执行。

续表

合同风险控制点	具体说明
合同履行控制	（1）强化对合同履行情况及效果的检查、分析和验收，敦促对方积极履行合同，确保合同全面有效地履行。
	（2）对合同的履行情况实施有效的监控，一旦发现可能违约或违约行为，应当及时提示风险，并立即采取相应措施将合同损失降到最低。
	（3）对于合同中没有约定或约定不明确的内容，双方可通过协商对合同进行补充；对于显失公平、条款有误或存在欺诈行为的合同，应按规定报告，经双方协商一致，按照规定权限和程序办理合同变更或解除事宜；双方当事人提出中止、转让、解除合同而造成医院经济损失的，应向对方书面提出索赔。
	（4）在合同履行过程中发生纠纷，应当依据国家相关法律法规，在规定的时间内与当事人协商并按规定权限和程序及时报告。
	（5）合同纠纷经协商一致意见的，双方应当签订书面协议。合同纠纷经协商无法解决的，根据合同约定选择仲裁或诉讼方式解决。
合同结算审查	（1）财务部门应当在审核合同条款后办理计算业务，按照合同规定付款。
	（2）未按合同条款履约或应签订书面合同而未签订的，财务应拒绝付款。
	（3）对于合同中存在的问题，财务部门应向院长报告。
合同存档评估	（1）合同管理部门应加强合同的登记管理，充分利用信息化手段，定期对合同进行统计、分类和归档。
	（2）合同档案中应详细登记合同的订立、履行、变更、终结等情况。合同终结时，应及时办理销号和归档手续，以实行合同的全过程的封闭管理。
	（3）加强合同的保密管理，未经批准，任何人不得以任何形式泄露合同订立与履行过程中涉及的国家或商业秘密。
	（4）医院应建立合同履行情况评估制度，每年对合同的总体情况和重大合同履行进行分析评估，并对不足加以改进。

6.7.4　医疗设备招标方案

一、供应商须知

（一）说明

1. 适用范围。

本招标文件仅适用于本招标项目的货物、工程及服务。

2. 定义。

（1）“采购人”系指××医院。

（2）“投标人”系指按照招标文件的规定，获得招标文件，并向招标人提交投标文件的企业或事业或科研单位的独立法人。

（3）“中标人”系指由评标委员会评审符合招标文件要求，综合竞争实力最强、赢得供货合同的投标人。

（4）“用户”系指××医院。

（5）“货物”：就本招标文件而言，投标人在合同项下需要提供、安装、集成的、包括与信息处理和交流有关的硬件、软件，以及所有有关的文件，统称为“货物”。

（6）“服务”：由投标人提供的有关运输、保险、安装、集成、调试、培训、技术支持、维护和维修以及其他使货物正常运转所必需的服务，统称为“服务”。

（二）招标内容

本项目为××医院医疗设备采购项目，包括对采购设备的供货运输、安装调试及售后服务。

（三）供应商资格及信誉要求

1. 在中华人民共和国依照《中华人民共和国公司法》注册的、具有独立法人资格的有能力提供招标设备的供应商。

2. 供应商为制造商的，应具有医疗器械生产许可证；供应商为代理商的，必须具有制造商或国内总代理的固定且授权证明一年以上。

3. 投报设备须具有医疗器械注册证、供应商具有医疗器械产品经营许可证（投标设备为科研设备可不受此项条件限制）。

4. 供应商应符合《中华人民共和国政府采购法》第二十二条、《政府采购货物和服务招标投标管理办法》第八条规定的条件。

5. 供应商应是其他法律、行政法规、规章、政府部门文件规定的未被限制投标资格的单位。

6. 在以往的政府采购活动中无违法、违纪、违规、违约行为，具有良好的银行资信和商业信誉。

7. 供应商提供的资格、资质证明文件真实有效。

8. 供应商在近三年内未发生过通过行贿等手段骗取中标行为，且未出现严重违约，因质量问题、安全事故或其他原因被国家或有关部门通报，禁止参加投标且在处罚期内的。

9. 供应商未处于被责令停业，或投标资格被取消，或财产被接管、冻结、破产状态。

10. 未涉及正在诉讼的案件，或涉及正在诉讼的案件但经谈判小组认定不会对此项目造成重大影响。

二、采购招标文件说明

（一）谈判文件组成

1. 谈判文件由谈判文件目录所列内容组成。

2. 谈判文件澄清。

供应商对谈判文件提出澄清要求，应以书面形式通知采购机构，在文件要求提交报价文件截止时间 3 日前收到文件的澄清要求。

3. 谈判文件修改。

谈判文件必须修改的内容，须在文件要求提交报价文件截止时间 3 日前，以书面形式通知已购买文件的供应商，补充文件作为谈判文件的组成部分，对所有供应商具有约束力。

（二）报价文件组成

<table>
<tr><th>序号</th><th colspan="3">内 容</th></tr>
<tr><td>1</td><td colspan="3">报价文件封面</td></tr>
<tr><td>2</td><td colspan="3">报价文件目录</td></tr>
<tr><td>3</td><td colspan="3">报价函</td></tr>
<tr><td rowspan="16">4</td><td rowspan="16">商务部分</td><td colspan="2">报价一览表及分项表</td></tr>
<tr><td colspan="2">分项报价表、报价明细表</td></tr>
<tr><td rowspan="10">资格证明文件</td><td>供应商概况表</td></tr>
<tr><td>有本年度年检记录的营业执照副本复印件</td></tr>
<tr><td>组织机构代码证及税务登记证复印件</td></tr>
<tr><td>法定代表人授权委托书</td></tr>
<tr><td>制造商或国内总代理授权书</td></tr>
<tr><td>进口医疗器械注册证、医疗器械经营许可证、经营进口设备资格证明</td></tr>
<tr><td>制造方情况</td></tr>
<tr><td>近两年同类型设备销售业绩一览表</td></tr>
<tr><td>近两年财务报表</td></tr>
<tr><td>供应商认为需要提供的其他相关证明</td></tr>
<tr><td colspan="2">商务情况表</td></tr>
<tr><td colspan="2">商务偏离表</td></tr>
<tr><td colspan="2">优惠条件</td></tr>
<tr><td colspan="2">供应商认为需要说明的其他内容</td></tr>
<tr><td rowspan="12">5</td><td rowspan="12">技术文件</td><td colspan="2">主要技术数据和性能的详细描述、产品组成说明</td></tr>
<tr><td colspan="2">关键元器件明细表</td></tr>
<tr><td colspan="2">产品制造、安装、验收标准</td></tr>
<tr><td colspan="2">详细的交货清单</td></tr>
<tr><td colspan="2">专用工具及备件清单（如果有）</td></tr>
<tr><td colspan="2">所投设备的近期检测、检验报告</td></tr>
<tr><td colspan="2">培训计划</td></tr>
<tr><td colspan="2">所投设备生产许可证</td></tr>
<tr><td colspan="2">技术服务和售后服务内容及承诺</td></tr>
<tr><td colspan="2">技术偏离表</td></tr>
<tr><td colspan="2">产品样本</td></tr>
<tr><td colspan="2">供应商认为需要提供的其他相关技术文件</td></tr>
</table>

（三）报价

1. 本次报价非一次性报价，供应商有再次报价的机会。但是供应商的第一次报价将作为进入再次报价的重要评审依据。

2. 报价币种为人民币报价，必须是完税报价。

3. 供应商在投标时只允许提供一个方案。

4. 报价含主件、标准附件及保质期内备件、安装调试、检验、培训、技术服务、运杂费、卸车费、保险费及其他费用。

5. 报价明细中单列出备用品清单及价格。

6. 单独密封的报价一览表与报价文件正本不符，以报价一览表为准。

7. 供应商须提供分项单价和总价，如果单价和总价不符，以单价为准，但单价金额小数点有明显错误的除外，供应商对同一设备只允许一个报价。

8. 如果大写金额与小写金额不一致时，以大写金额为准。

9. 供应商免费提供的项目，应先填写该项目的实际价格，并注明免费，不记录总报价。

10. 供应商代表必须按文件规定签署报价文件、报价一览表，并在报价文件封面加盖供应商单位公章。

11. 供应商准备投标文件分为正本与副本，并注明，一旦正本副本有差异，以正本为准；报价文件应分别密封，在封面标注：项目编号、名称、正本或副本、供应商名称（加盖公章）、地址、右边、电话及传真。

12. 采购项目保证金不低于报价的2%，保留到百位，未成交供应商保证金在成交通知书5个工作日内返还，成交供应商谈判保证金在签订合同并提交中标服务费后5个工作日内退还，但因供应商违规行为导致废标时，保证金将被没收。

13. 从报价文件递交截止之日起，报价有效期为90日，报价函的有效期比本须知有效期短的，视为未实质性响应谈判文件，按照无效报价处理。

（四）报价文件递交

1. 供应商须在公开报价截止时间前将报价文件送达指定地点，否则拒收。

2. 采购代理机构负责签收供应商递交的报价文件。电报、电话、传真、电子邮件等形式不予接受。

3. 供应商在谈判文件要求时间前，可以修改或撤回已提交的报价文件，书面形式通知相关机构。

4. 任何修改内容必须经法定招标人签字，不得涂改，公开报价截止时间后不允许对报价文件进行实质性修改，报价有效期内不得撤回投标。

（五）公开报价、谈判，确定供应商

1. 公开报价。

（1）按照谈判文件规定时间、地点公开报价。公开报价时，由供应商或公证人员检查文件的密封情况并经过供应商签字确认，并进行公证。

（2）工作人员当众拆启报价文件，唱标员宣读供应商名称、报价内容等。

（3）记录员将报价内容分项记录。

2. 谈判小组。

采购单位将根据项目特点组建谈判小组，其成员有采购人和经济、技术等方面的专家组成，成员人数为三人以上单数，其中经济、技术等方面的专家不得少于成员总数的三分之二，谈判小组负责对报价文件进行评审，确定供应商。

3. 谈判原则。

“公平、公正、择优、效益”为谈判基本原则，同时在谈判过程中遵守以下原则：

（1）客观性原则：谈判小组按照文件要求，对报价文件进行认真评审，对文件的评审权仅依据报价文件本身。

（2）统一性原则：谈判小组按照统一性谈判原则和方法，用统一标准进行谈判。

（3）独立性原则：谈判工作在谈判小组内部进行，不受外界干扰，评委对出具意见承担个人责任。

（4）保密性原则：采购机构应当采取必要措施，保证谈判在严格保密的情况下进行。

（5）综合性原则：综合分析、评审供应商的各项指标，而不以单项指标的优劣评定出后交供应商。

4. 谈判方法。

谈判采用综合评估法，按照谈判文件规定的各项因素综合评定各供应商提交的报价文件分别阐述意见，根据谈判小组成员推荐确定成交供应商。

5. 初步评审。

<table>
<tr><th>步骤</th><th colspan="2">重要内容</th></tr>
<tr><td>资格性检查</td><td colspan="2">出现下列情形之一的，按无效报价处理：
（1）不符合谈判文件中的有关规定的条件；
（2）未按谈判文件规定提交保证金的。</td></tr>
<tr><td rowspan="9">符合性检查</td><td rowspan="9">谈判小组确定供应商是否对竞争谈判文件要求做出了实质性响应，而没有重大偏离，实质性响应的投标是指投标符合竞争性谈判文件所有条款、条件和规定，没有重大偏离或保留。
如出现下列情形之一的，按无效报价处理。</td><td>报价文件不完整</td></tr>
<tr><td>报价超过采购预算，采购人不能支付</td></tr>
<tr><td>未按文件要求密封、签署、盖章的</td></tr>
<tr><td>报价文件中的设备配置、技术参数明显不符合竞争性谈判要求的</td></tr>
<tr><td>报价文件载明的交货时间超过谈判文件规定时间的</td></tr>
<tr><td>设备包装方式、检验标准和方法不符合谈判文件要求的</td></tr>
<tr><td>供应商不按谈判小组要求对其报价文件进行澄清、说明或纠正的</td></tr>
<tr><td>不符合竞争性谈判文件中规定其他实际性要求</td></tr>
<tr><td>法律法规规定的其他情形</td></tr>
</table>

续表

步骤	重要内容
澄清与修改	对报价文件不符合要求的，谈判小组可以要求供应商以书面形式进行澄清，说明或者补正，且必须由其授权的代表签字，澄清、说明不得超过报价文件范围或实质性改变报价文件的内容
	供应商澄清和说明的内容构成报价文件的组成部分
	谈判小组不接受供应商主动提出的澄清或补正
	谈判小组对拒绝被确定为非实质性响应的报价文件，供应商不能通过修正或撤销报价中的不符之处而使其投标称为实质性相应的投标
	谈判小组对各供应商进行评审，对超出预算的报价或低于成本的报价予以淘汰。发现供应商报价明显低于其他报价，使其报价可能低于其个别成本的，应要求供应商做出相应说明，并提供证明材料，否则作为无效报价处理
	通过上述评审的供应商，才能进入综合评审阶段

6. 综合评审。

谈判小组按照“综合实力最强、能够最大限度地满足竞争性谈判文件中规定的各项综合评价标准，并且报价合理”的原则对各供应商进行综合评审，并填写意见。最终综合谈判小组成员意见确定成交供应商。

（六）授予合同

1. 授予合同前调整设备的权力。

在授予合同前，采购人可依法对设备规格、数量进行适当调整。

2. 成交通知书。

确定中标结果后，在报价有效期内，向成交供应商签发《成交通知书》。

3. 签订合同。

（1）成交通知书发出30日内，按照谈判文件确定的事项签订合同。

（2）谈判文件、成交供应商的报价文件以及谈判过程的有关澄清、承诺文件均为合同的组成部分。

（七）投标费用

1. 成交服务费。

成交供应商在签订合同前需缴纳合同总金额的1.5%的中标服务费，无论通过过程的方法和结果如何，供应商自行承担所有参加投标的相关费用。

2. 公证费。

成交供应商按合同总金额的0.1%向公证机关缴纳公证费。

三、技术规范与要求

（一）相关说明

1. 项目报价范围包括设备的供货、安装及相应的技术咨询服务和售后服务等全部费用。

2. 技术部分如果涉及到品牌、型号等，并不表明该指标的被指定，而是仅供投标人参考。

3. 投标人技术部分应充分体现项目技术要求、实现目标、技术集成的合理性、实用性、兼容性、配套设备的完成性和未来的可扩展性。

4. 对于采购文件中存在的问题，或是对于采购范围的界定和采购内容的要求不清楚，认为存在歧视、限制的情况，投标人应按照规定寻求书面澄清。

6. 供应商所报价格应该包括项目设备及其他配件，供应商应按照生产厂家的出厂标准供货，投标人所提供的货物均应为质量完全符合国家或行业标准的全新产品，并提供设备的合格证。

7. 所列出的设备配置及技术、性能要求为招标人正常使用必须的配置与要求，各投标人在投标时所报方案，必须满足上述要求。

（二）设备的参数与基本要求

提供符合采购人要求的设备的基本技术指标、参数、名称、数量等事项，并对设备的安装、调试、检测、维修与保养等内容进行详细阐述。

（三）交货期

不长于 20 个工作日，投标人可根据自身情况自报最快交货时间。

（四）交货地点

所有产品交货地点均有由招标人指定（所在地域范围）。

（五）质量保证及售后服务

1. 质量保修期为整机一年包修，包修条款必须由产品的制造商书面确认，否则不予认可。第二年的包修费用报价须单独列明，不含在报价中。

2. 如设备出现问题，用户通知卖方后应在 48 小时内答复，96 小时内解决问题。

3. 卖方须向买方提供中、英文仪器操作手册各一套。

4. 设备安装后，医院按照国际和国家标准及厂方标准进行质量验收。卖方向买方提供详细的验收标准和验收手册。

5. 设备调试安装后，应提供免费现场与外阜技术培训，保证使用人员正常操作设备的各种功能，并使其完全掌握。

6. 免费为用户提供系统的工程师培训方案，并附详细培训计划。

7. 设备验收须提供材料：设备发票及复印件、《××医院医疗设备接收单》、产品合格证、《××医院新增医疗设备操作培训考核表》及提供考核试卷以及医用计量器具计量合格标志。

8. 付款方式。

设备验收合格后支付合同金额的90%款项，剩余10%一年后付清。

6.7.5 医院信息管理系统招标方案

一、投标人须知

（一）内容说明：

1. 适用范围。

本招标文件仅适用于本招标项目的货物、工程及服务。

2. 定义。

（1）“招标人”系指××医院。

（2）“投标人”系指按照招标文件的规定，获得招标文件，并向招标人提交投标文件的企业或事业或科研单位的独立法人。

（3）“中标人”系指由评标委员会评审符合招标文件要求，综合竞争实力最强、赢得供货合同的投标人。

（4）“用户”系指××医院。

（5）“货物”：就本招标文件而言，投标人在合同项下需要提供、安装、集成的、包括与信息处理和交流有关的硬件、软件，以及所有有关的文件，统称为“货物”。

（6）“服务”：由投标人提供的有关运输、保险、安装、集成、调试、培训、技术支持、维护和维修以及其他使货物正常运转所必需的服务，统称为“服务”。

3. 投标费用和条件。

（1）无论投标结果如何，投标方自行承担所有与参加投标有关的全部费用。

（2）中标服务费。

中标商应在合同生效后5个工作日内，依照合同金额采用差额定率累进计费方式向××医院交纳中标服务费。具体计算方式：

项目 方式	金额（万元）	收取比例
A	100	1%
B	100～500	0.8%
C	500	0.6%

（二）投标方条件

1. 投标人必须是合法IT企业，注册资本不少于人民币500万元。

2. 投标人必须通过ISO 9001：2000国际质量管理体系认证。

3. 投标人必须在中国境内注册，有固定的研发、实施和服务机构。投标人必须是具有法人资格的企业或事业及科研单位的独立法人，进行工商税务登记且年检合格。

4. 投标人应遵守《中华人民共和国招标投标法》、《中华人民共和国合同法》等有关的中国法律法规。

5. 投标人具备良好的供应和施工能力，具有完善的售后服务和良好的信誉，无不良经营行为。有能力提供相应商品和服务的制造商或制造商针对招标采购的授权代理商且具有良好的商业信誉。

6. 投标人需具有医院信息系统生产、安装经验以及成功案例。必须具有良好的售后服务保障体系。

二、技术规格与要求

本次招标的内容是医院信息系统，包括：厂商具有合法知识产权的商品化医院信息系统应用软件、为满足采购人实际应用需求所必须的应用软件客户化开发工作、应用软件功能扩充、修改、维护、基础数据准备、人员培训、售后服务、技术支持等建设内容。

投标商提供的应用软件不一定按照采购人所要求的模块进行划分，但必须包含所要求的基本功能，在基本功能上允许增添功能模块，增添的功能模块将作为重要的考虑因素，但因此因素造成的系统总价增加采购人不予考虑。

本招标文件仅适用于本次招标书中所述的招标项目，最终软件包含范围和实施模块等项目内容在商务合同中确定。

（一）软件平台

1. 技术结构：在局域网上运行的医院信息系统（HIS），采用先进的软件体系结构，并具有与医保等外部系统联接的接口。

2. 操作系统：数据库层为 WINDOWS2003 SERVER，应用服务层为 WINDOWS2005 SERVER，客户端为 WINDOWS2000 或 Windows XP 提供源代码，则技术部分加分。提供所有数据库结构。

3. 数据库平台：采用 MS SQL SERVER 数据库。

4. 前端开发工具：采用面向对象的编程语言。

（二）系统设计原则

原则	要求与说明
实用性	软件要易学、易操作、提示清晰、帮助丰富、与现有人员操作习惯或系统相似。便于维护和管理，有利于故障跟踪、检查和排除。

续表

原则	要求与说明
灵活性	（1）可按要求任意组合操作的内容和权限；可组合各种所需的查询数据，并以希望的形式打印出来和保存。 （2）支持各种打印界面的设计。 （3）支持各种流程的自定义和设计。
正确性	系统数据的保存完整、详尽，以保证数据提取再造的正确。
安全性	提供基于用户名、密码的用户身份认证系统和分别基于角色、基于功能、基于页面按钮的用户权限管理功能。数据安全性高，不能发生数据丢失、数据混乱、数据未授权被修改的情况；对每天的数据自动备份。重要修改均要求被记录。
规范性	（1）实施过程各阶段技术文档齐全，用户手册文档与实际系统严格一致。 （2）各个页面连接、页面的结构、页面的菜单、页面的显示的风格一致。 （3）人力资源管理的流程规范。
扩展性	（1）能方便地进行新模块的扩充和添加，以便新功能的扩展。 （2）支持功能的增加和扩展。 （3）支持与其他系统的整合。

三、投标文件的组成

（一）开标

1. 招标人在投标邀请中规定的时间和地点公开开标。开标由“招标小组”主持，邀请所有投标人参加。

2. 投标人应由法定代表人或法定代表人委托人参加，同时须携带法定代表人授权委托书和受托人的身份证，并签到证明其出席开标会议，否则视为该投标人自动退出投标。

3. 开标时，招标人和投标人将共同检查投标文件密封情况，在确认无误后开启标书。唱标时，只宣读“投标报价一览表”内容，以及招标方认为合适的其他内容。

4. 投标人可通过演讲或演示阐述投标书。“招标小组”将通过抽签决定演讲顺序。

5. 每个投标人的演讲或演示时间限制在40分钟以内。招标人可现场质询，质询时间为15分钟。非演讲投标人，不得在会场逗留。

6. 整个开标过程由“招标小组”做好记录，并存档备查。

（二）评标

1. 招标人将审查投标文件是否完整，缺少技术响应性文件或其他重要内容投标文件将不被接受。

2. 本院审计、财务部门、办公室等部门的相关人员组成“监督小组”监督招标过程。

3. 由“监督小组”指定专家和医院领导共同组成“评标委员会”，对投标文件审查及综合评估。

4. 评标标准。

序号	内 容	分 值
1	商务资质评标标准	30 分
2	售后服务评标标准	20 分
3	软件功能评标标准	40 分
4	经济指标综合评估	10 分

5. 评标原则及方法：对所有投标人的投标评估，招标人都采用相同的程序和标准；评标严格按照招标文件的要求和条件进行；评标坚持公开、公平、公正和质量优先、诚实信用的原则；在评标过程中，如出现评委不能解决的问题、突发事件或各种意料之外的细节，使评委难于打出确定的分数，可提交到相关部门或机构予以裁定；招标监督小组对评标进行全程监督。

6. 保密：评标是招标工作的重要环节，评标工作在评标委员会内独立进行。评标委员会将遵循评标原则，公正、平等地对待所有投标人；有关投标文件的审查、澄清、综合评估和比较以及有关授予合同的意向的一切情况都不得透露给任一投标人，或与上述评标工作无关的人员；在招标、投标期间，投标人不得向评委询问评标情况，不得进行旨在影响和干扰评标进程和结果的活动，否则将被废除其投标；为保证评标的公正性，在评标过程中，评委不得与投标人私下交换意见。在招标工作结束后，凡与评标工作有接触的任何人，不得也不应当将评标情况扩散出评委人员之外；评标委员会不向未中标人解释原因，不退还投标文件。

（三）定标

1. 定标准则。

（1）招标人将授权由若干权威专家组成定标组织，依据评标标准所给出的综合评估，在评标委员会推荐的候选人中，最终确定中标人。

（2）中标人应是符合招标文件要求、能圆满地履行合同，并完全有能力建设全面医院信息系统，对招标人最为有利的最佳投标人；不能保证最低报价的投标最终中标。

（3）招标人有接受和拒绝任何或全部投标的权利。

（4）招标人在授予合同之前有选择或拒绝任何或全部投标的权利，并对所采取的行动不作任何解释。

2. 中标通知书。

（1）定标结束后 5 日内，招标人将以书面形式发出《中标通知书》，《中标通知书》一经发出即发生法律效力；

（2）招标人在发出《中标通知书》的同时，向落标的投标人发出《落标通知书》；

《中标通知书》将作为签订合同的依据之一。

（四）合同订立

1. 中标人持《中标通知书》按指定的时间、地点与招标人签订合同。逾期视为放弃中标。

2. 签定合同时，允许根据实际情况有所变动，变动部分的价格参照投标单价。

3. 在项目执行过程中，如果需对产品的模块做出调整，由招投标双方协商解决，并签定补充合同。

4. 投标书及投标方投标时新的承诺构成合同的一部分。

（五）合同实施期

本合同实施期限为5个月。

（六）产品验收

当系统运行正常后，由中标方提出，由医院组织院内相关科室和院外有关部门进行验收。

（七）付款方式

1. 完成项目总体验收后，10个工作日内甲方支付合同总金额的90%；

2. 完成项目总体验收后，待系统运行满一年，10个工作日内甲方支付合同总金额的10%。

（八）违约责任

1. 中标公司未在规定时间内启用系统，每延迟一天，扣除总货款的1%作为违约金。如果延迟启用时间超过一周，招标方有权终止合同。

2. 若中标方提供的产品质量不合格，招标方有权退换所有产品，并要求中标方赔偿相应损失。

3. 对于电话方式无法解决的问题或系统发生严重故障时，开发商现场到人响应时间为4小时。服务期为7×24小时。由于招标方责任不能按时付款，按相关法律支付违约金。

（九）其他

1. 若投标方违约，则根据国家相关法律追究投标方责任。

2. 未尽事宜由双方协商解决。

3. 涉及法律事宜由招标单位（即××医院）所在地法院或仲裁机构判决或裁决。

第七章　医院固定资产精细化管理

7.1　医院固定资产管理体系设计

7.1.1　医院固定资产管理作用

医院固定资产是指单位价值在1000元及以上（其中，专业设备单位价值在1500元及以上），使用年限在1年以上（不含1年），并在使用过程中基本保持原有物质形态的资产。单位价值虽然未达到规定标准，但耐用时间在1年以上（不含1年）的大批同类物资，应作为固定资产管理。

医院固定资产分为四类：房屋及建筑物、专业设备、一般设备、其他固定资产。一般情况下，医院的固定资产呈现出以下特点：

（1）长期拥有并在医院运营过程中持续发挥作用。

（2）固定资产投资数额大，运营风险也相对较大。

（3）固定资产反映了医院的医疗技术、科研水平。

（4）对医院的经济效益和财务状况影响较大。

（5）变现性差。

固定资产是医院运营过程中的重要劳动手段，在医院的医疗、科研、教学过程中发挥着重要的作用。它有助于医院提高效率、提升医疗服务质量、有效控制医疗成本。固定资产在资产总额中所占的比重较大，固定资产管理是医院管理的重要组成部分。在市场经济高速发展的今天，在深化医药卫生体制改革的新形势下，加强医院的固定资产管理，建立科学合理的医院固定资产管理新体制，对于实现资源的有效配置和使用，促进医院发展具有重要作用。

7.1.2　医院固定资产管理体系

固定资产是医院进行业务活动的基础，对医院的经营效率、效果有着重大的影响。它具有种类繁多、形态各异、存放地点分散、单位价值较高、与日常工作紧密联系等特点，使其容易产生盲目购建、丢失、擅自处置、形成账外资产、私自挪用、毁损和虚列成本等不真实、不正确、不合规及营私舞弊等现象。为加强和规范医院的固定资产管理，提高管理水平和投资效益，防止固定资产毁损和流失，依据《事业单位国有资产管理暂行办法》，医院应当建立固定资产内部控制制度，使固定资产管理工作规范化、制度化、科学化，保证固定资产的安全、完整，提高固定资产的使用效率。

医院应当设置专门管理机构或专人，使用单位应指定人员对固定资产实施管理，并建立健全各项管理制度。大型医疗设备实行责任制，指定专人管理，制定操作规程，建立设备技术档案和使用情况报告制度。建立健全三账一卡制度，即：财务部门负责总账和一级明细分类账，固定资产管理部门负责二级明细分类账，使用部门负责建卡（台账）。大型医疗设备实行责任制，指定专人管理，制定操作规程，建立设备技术档案和使用情况报告制度，并以业务流程为主线，实现固定资产的生命周期全过程管理。医院应当提高资产使用效率，建立资源共享、共用制度。

通过医院固定资产管理体系的构建，建立对固定资产的全生命周期管理和全过程跟踪，实现资产的动态自动核对。对医疗设备进行单机核算和考核，实现按单机的成本效益分析、单机使用效率分析，为资产的管理、分配、购置提供有力的数据支持。固定资产管理体系如图 7－1 所示。

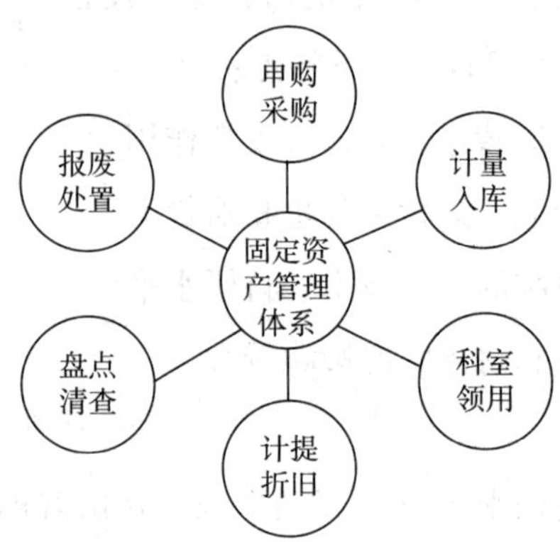

图 7－1 固定资产管理体系

7.1.3 医院固定资产精细化管理设计维度及要素

医院固定资产精细化管理的本质是对医院实物资产的生命周期进行监控和考核，是避免国有资产流失，实现国有资产保值增值，优化国有资产服务效益的重要保障。医院固定资产精细化管理要实现精、准、细、严四个特征，精是目标精确，准是信息准确，细是执行细化，严是监控严格。通过精细化管理，以建立完整、规范的固定资产管理体系，使固定资产管理科学化、标准化、程序化。医院固定资产精细化管理体系可从岗位职责、管理制度、业务流程、管理工具、业务表单和管理方案六个维度进行设计。精细化预算管理体系的要素见表7-1。

表7-1　固定资产管理体系设计要素

设计维度	设计要素	设计维度	设计要素
岗位职责	固定资产管理岗位职责	管理工具	固定资产计提折旧方法 固定资产评价方法
管理制度	固定资产管理制度 固定资产核算管理制度	业务表单	固定资产配置可行性评估报告 固定资产申购单 固定资产入库单 固定资产出库单 固定资产卡片 固定资产处置申报表 固定资产清查盘点表 固定资产对账表
业务流程	固定资产管理流程 固定资产折旧流程 固定资产盘点流程 固定资产清查流程 固定资产报废流程	管理方案	医疗设备管理方案 工程项目管理方案

7.2　医院固定资产管理岗位职责设计

7.2.1　固定资产管理岗位职责

固定资产管理岗位职责
• 制定固定资产管理各项规章制度； • 汇总编制医院固定资产投资预算； • 设置固定资产台账及卡片； • 定期盘点固定资产，编制盘盈盘亏报告； • 定期检查各类固定资产的使用损耗情况； • 拟定固定资产的盘点、更新、维修、报废和投保计划； • 办理固定资产增加、转移、报废、调拨、外借等各类手续； • 组织固定资产报废、报损的技术鉴定，提出处理建议； • 参与固定资产的采购工作。

7.3 医院固定资产管理制度设计

7.3.1 固定资产管理制度

为加强医院固定资产管理，规范和加强各科室、职能部门固定资产管理行为，科学合理购置、分配、使用医院固定资产，进一步促进医院固定资产使用效能的发挥，根据《医院财务制度》和《医院会计制度》要求，结合医院实际情况，特制定本制度。

第一章 总 则

第1条 医院固定资产是指单位价值在1000元及以上（其中，专业设备单位价值在1500元及以上），使用年限在1年以上（不含1年），并在使用过程中基本保持原有物质形态的资产。单位价值虽然未达到规定标准，但耐用时间在1年以上（不含1年）的大批同类物资，应作为固定资产管理。

第2条 医院固定资产实行三账一卡管理，即：财务部门负责总账和一级明细分类账，固定资产管理部门负责二级明细分类账，使用部门负责建卡（台账）。

第二章 固定资产分类

第3条 固定资产需要按不同标准分类。按经济用途，医院固定资产可分为行政管理用固定资产和医疗服务用固定资产。

第4条 按使用情况，医院固定资产可分为使用中固定资产、未使用固定资产和不需用固定资产。

第5条 按自然属性分类，医院固定资产可分为房屋和建筑物、专用设备、一般设备、其他固定资产。

房屋和建筑物，指医院拥有或控制的房屋和建筑物及其附属设施。其中房屋包括门诊、病房、影像室、制剂室等医疗服务用房、库房、职工宿舍、职工食堂、锅炉房等；建筑物包括道路、围墙、水塔等；附属设施包括房屋和建筑物内的电梯、通讯线路、输电线路、水气管道等。

专用设备，指医院根据业务工作的实际需要购置的具有专业性能和专门用途的设备，如CT、手术台等。

一般设备，指医院持有的通用性设备，如办公家具、交通工具等。

其他固定资产，指以上各类未包含的固定资产，其中包括图书。

第三章　外购固定资产验收

第6条　采购设备运到后，设备处和设备使用部应对设备进行开箱检查，并填列《设备开箱验收单》。

第7条　设备处人员在《设备开箱验收单》上填列所收到设备的名称、数量、规格型号、相关参数、出厂日期、制造单位，以及附属设备和技术文件等。

第8条　《设备开箱验收单》一式三联，在与采购合同或采购订单核对一致后，由设备处人员、设备使用部门和供货商分别签字确认，并由三方分别归档保存。

第9条　设备试运行。

1. 无需试运行处理。

（1）在对设备进行开箱验收后，设备处人员填制《固定资产移交单》，将验收合格后的固定资产移交给使用部门。

（2）由设备处人员和使用部门相关人员分别在《固定资产移交单》上签字确认。

（3）《固定资产移交单》一式三联，其中一联由使用部门保管，一联由资产管理部门归档保存，并以此作为设备转入的依据，一联随《固定资产转交申请表》交给财务部门。

2. 需要试运行处理。

（1）在进行开箱验收确保型号、数量与合同规定一致后，应先由设备使用部门对设备进行试运行。

（2）试运行过程中，应详细填列相关的试运行记录。

（3）试运行合格后，应由设备试运行部门相关人员、安装技术人员、检验员以及供货商签字确认，同时，填列《固定资产移交单》，与设备使用部门办理移交手续。

第10条　验收后续工作。

1. 对购入设备办完移交手续后，资产管理部门固定资产管理员应对固定资产及时进行编号。

2. 固定资产一经编号，不得改变，也不能重复编号，同一编号不能重复使用。

3. 验收后应及时生成该固定资产序号并及时贴于固定资产上。

4. 固定资产管理人员同时登记《固定资产台账》。

5. 《固定资产台账》至少应包括以下内容：设备编号、设备名称、规格型号、制造厂家、使用部门、存放地点、出厂日期、出厂编号、使用日期、设备价值、折旧年限等。

第四章　自行建造固定资产验收

第11条　医院建造的固定资产主要是工程项目，工程项目的验收有逐期验收和完工验收2种。

第12条 逐期验收由设备处依据工程合同书估验该工程无误后，填写验收单。

第13条 完工验收。

1. 由施工单位在工程完成后，向医院提出验收申请。

2. 资产管理部门会同设备处、使用部门、施工单位，依据工程合同书及工程设计蓝图的规定，核对进度及竣工图，汇总整理工程分段验收记录、监工记录、材料结算书、检验报告和其他有关资料，逐项核对查验，针对施工进度及质量进行验收作业。

3. 验收无误后，将验收结果填在验收单上。

第14条 重要工程应聘请第三方评审机构进行验收，并编制验收决算报告，其中包括工程总结、试运行报告、财务决算和环保、消防、职业安全卫生、防疫等综合情况。

第15条 验收结算报告需由设备处核对后，交财务部门复核。

第16条 验收决算报告核对无误后，送交使用部门、设备处和财务部门的负责人签字确认，然后交院长审批。

第17条 审批后，财务部门根据发票以及验收决算报告按照医院规定的付款程序进行付款，将工程项目转为固定资产。

第五章 编制固定资产目录

第18条 编制固定资产目录及统一编号，是实行固定资产归口分级管理与建立岗位责任制的重要基础工作，是编制固定资产台账、建立固定资产卡片、进行维修、编制统计报表及进行固定资产核算与管理的依据。

第19条 固定资产目录按每一固定资产项目进行编制。

第20条 固定资产项目是指一个完整的独立物体，或者连同其必不可少的附属配套的综合体。

第21条 编制目录时，要注意划清两个界限。

1. 划清固定资产与低值易耗品的界限。

2. 划清医疗用和非医疗用固定资产的界限。

第22条 编制固定资产目录及统一编号时应注意以下5个事项。

1. 进行固定资产编号时应遵循统一规定的编号方法。

2. 号码一经编定不能随意变动。

3. 新增固定资产应从现有编号依次续编。

4. 每一固定资产编号确定后，实物标牌号应与账面编号一致。

5. 编号只有发生固定资产处置，如固定资产调出、报废等情况时才能注销，并且编号一经注销通常不能补空。

第六章　建立固定资产卡片

第 23 条　建立固定资产卡片，是用于进行固定资产明细核算的依据。

第 24 条　固定资产卡片由财务部门签发，通常一式三份，财务部门、资产管理部门和使用部门各一份。

第 25 条　固定资产卡片应按每一独立登记对象登记，一个登记对象设一张卡片。登记对象的确定方法如下：

1. 房屋：以每所房屋（连同附属建筑物及设备）作为一个独立登记对象。

2. 建筑物：以每一独立建筑物（连同附属装置）作为一个独立登记对象。

3. 动力设备：以每一动力机器（连同机座和附属设备）作为一个独立登记对象。

4. 传导设备：以在技术上能够构成一个完整的传导系统的设备作为一个独立登记对象。

5. 工作机器及设备：以每一独立机器（连同基座、附属设备和工具、仪器等）作为一个独立登记对象。

6. 工具、仪器及生产用具：以每一具有独立用途的各种工作用具、仪器和生产用具（连同便于操纵控制的各种附具）作为一个独立登记对象。

7. 运输设备：以每一独立的运输工具（如一辆汽车、一艘船、一架飞机等）作为一个独立登记对象。

8. 管理用具：以每件管理用具作为一个独立登记对象。

第 26 条　在每一张卡片中，应记载该项固定资产的编号、名称、规格、技术特征、技术资料编号、附属物、使用单位、所在地点、建造年份、开始使用日期、中间停用日期、原价、使用年限、购建的资金来源、折旧率、大修理基金提存率、大修理次数和日期、转移调拨情况、报废清理情况等详细资料。

第 27 条　固定资产卡片应根据交接凭据和有关折旧、大修理、报废清理等凭证进行登记。

第七章　建立固定资产登记簿

第 28 条　为了汇总反映各类固定资产的增减变动和结存情况，使固定资产卡片适应固定资产增减变动的要求，资产管理部门应按固定资产类别建立固定资产增减登记簿。

第 29 条　增减登记簿的两种登记核算形式。

1. 按固定资产使用部门开设账页，登记固定资产的增减变动及余额。

2. 按固定资产类别开设账页，登记固定资产的增减变动及余额。

第 30 条 增减登记簿以固定资产调拨（增减变动）通知单作为增减登记的依据，对固定资产的增减进行序时核算，每月结出余额。

第八章 固定资产盘点

第 31 条 盘点准备。

1. 固定资产管理员根据盘点计划准备盘点表，并预先编号。

2. 在盘点前，资产管理部门召开盘点准备会议，向使用部门和财务部门传达盘点计划，进行人员的安排和动员，发放盘点表，提前做好盘点的各方面准备。

第 32 条 进行盘点。

1. 在实地盘点时，应由资产管理部门固定资产管理员、财务部门固定资产会计以及固定资产的使用部门人员共同参与，进行盘点。

2. 盘点应该以静态盘点为准则，因此盘点开始后禁止一切固定资产的进出和移动。

第 33 条 盘点结果差异及存档。

1. 盘点结果和差异应由固定资产管理员、会计和固定资产使用部门 3 方签字确认。

2. 固定资产盘点以及盘点差异表分别由资产管理部门和财务部门归档保存。

第 34 条 固定资产盘盈盘亏处理审批。

1. 对医院固定资产的盘盈和盘亏，应由资产管理部门和使用部门分析差异原因，及时形成处理意见，落实责任人，并上报财务部负责人审核。

2. 财务部负责人对固定资产盘点差异表和处理意见进行审核，交院长审核批准。

第九章 固定资产处置

第 35 条 固定资产处置具体包括固定资产的报废、毁损、捐赠等。医院在医疗运营中，对那些不适用或不需用的固定资产进行转让，对不能继续有效使用的固定资产按规定进行清理，对遭受灾害而发生毁损的固定资产进行毁损清理，将固定资产捐赠等都属于固定资产的处置。

第 36 条 申请报废的固定资产应符合下列条件之一。

1. 已经超过使用年限，且不能继续使用。

2. 因工艺设置改变和技术进步而遭淘汰，需要更新换代的。

3. 严重毁损，使固定资产失去了原有的功能并且无法恢复到正常使用的状态。

4. 申请报废的固定资产虽未超过使用年限，但实际工作量超过其产品设计工作量，且继续使用易发生危险的。

第 37 条 固定资产报废申请。

1. 对于使用期满、正常报废的固定资产，固定资产管理员根据报废计划填制固定资产报废单。

2. 对于使用期未满、非正常报废的固定资产，由固定资产使用部门提出报废申请，注明报废理由。估计清理费用和可回收残值、预计出售价值等。

第38条　固定资产报废审批。

固定资产报废申请审批按照《固定资产授权批准制度》相关规定进行报批。

第39条　固定资产报废程序。

1. 固定资产的报废，需填写一式三联的报废单，报废单应包括固定资产卡片上所记载的所有内容以及报废理由、预计处理费用及收回的残值。

2. 固定资产报废应有相应的技术鉴定。

3. 固定资产报废单应交财务部门和资产管理部门会签，并按规定审批权限报相关负责人审批。

4. 审批完的报废单分别交资产管理部门、财务部门留存。固定资产管理员在授权范围内在固定资产管理台账和卡片上盖作废章，以示注销。财务部门根据报废单进行资产报废账务处理。

5. 报废固定资产应按审批要求及时处理，报废所得残值收入应交财务部门做账务处理。

第40条　固定资产报废清理之后，库房、使用科室、财务等部门要注销报废固定资产的记录资料。

第41条　当固定资产破损或丢失时，固定资产使用部门填写《固定资产报损（报失）申请表》，交资产管理部门审核。

第42条　资产管理部门对固定资产报损或报失情况进行核实后，在《固定资产报损（报失）申请表》内填写调查意见，并签字确认，并将《固定资产报损（报失）申请表》送财务部门审核。

第43条　财务部门对报失的固定资产的价值进行估算并填写相关数据，报财务部门负责人和院长在各自的权限范围内审核。

第44条　固定资产捐赠是无偿产权转让，应严格履行报批手续，资产管理部门填写《固定资产捐赠申请表》，报财务部门负责人、院长审核、审批后方可办理捐赠手续。

第45条　医院办理固定资产捐赠手续，必须取得固定资产捐赠接收方的相关接收凭证，并作为财务部门账务处理的凭证。

第十章　固定资产内部调拨

第46条　固定资产使用部门根据实际需要，提出固定资产调拨申请，填写《固定资产内部调拨单》，调拨单的内容包括调拨原因、固定资产调出入双方。

第 47 条 固定资产内部调拨的审核和批准。

1. 固定资产调拨单经使用部门负责人审核签字后报资产管理部门。

2. 资产管理部门对使用部门提出的调拨单进行审核，并核对年度固定资产购置预算，对预算外采购须在调拨单上注明，资产管理部门负责人在调拨单上签字批准。

3. 资产管理部门审核批准后交财务部门，财务部门审核调拨单，对预算进行监督，同时审核价值。

4. 经审核的调拨单呈报财务部门负责人审批，财务部门负责人在权限范围内进行审批，无最终审批权的，财务部门负责人应附上自己的审核意见，报院长批准。

第 48 条 移出部门收到经批准的《固定资产调拨单》后，资产移出方负责人办理固定资产交接手续。

第 49 条 资产管理部门收到审批的资产调拨单后办理相关固定资产调拨手续。

第 50 条 财务部门固定资产会计对固定资产的内部调拨进行账务处理。

第 51 条 资产管理部门固定资产管理员及时更新固定资产管理台账。

第十一章 附 则

第 52 条 本制度由资产管理部门制定并负责监督实施。

第 53 条 本制度自 20××年××月××日起实施。

7.3.2 固定资产核算管理制度

为加强医院固定资产核算管理，监督固定资产核算工作的规范和准确，促进医院固定资产管理工作，根据《医院财务制度》和《医院会计制度》要求，结合医院实际情况，特制定本制度。

第一章 总 则

第 1 条 固定资产的初始计量的基本原则是采用实际成本原则，即固定资产在取得时，应当按取得时的实际成本入账。取得时的实际成本应当包括买价、包装费、运输费、交纳的有关税金等费用，以及为使固定资产达到交付使用状态前所必要的支出。

第 2 条 固定资产后续计量包括计提固定资产折旧和发生后续支出。医院应当对固定资产计提折旧，在固定资产的预计使用寿命内系统地分摊固定资产的成本，反映固定资产的价值消耗水平。与固定资产有关的后续支出，分为资本化的后续支出和费用化的后续支出。

第二章　初始计量

第3条　对于购入固定资产，设备价值应包括买价、增值税、进口关税等相关税费，以及为使固定资产达到预定可使用状态前所发生的可直接归属于该资产的其他支出，如场地整理费、运输费、装卸费、安装调试费用和专业人员服务费等。如果不能及时取得发票，可按合同金额或采购订单上的金额登记《固定资产台账》，待取得发票后，再对设备原值进行调整。

第4条　对于自行建造固定资产，初级计量要求如下：

1. 在设备达到可使用状态后，固定资产管理员应填列《固定资产转固申请表》，连同《固定资产移交单》一起报给财务部门进行审批和相关账务处理。

2.《固定资产转固申请表》至少应包括以下内容：编号和名称、规格型号、制造厂家、原值、残值率、折旧年限、设备出厂日期、验收日期以及开始使用日期等。《固定资产转固申请表》一式两联，一联由资产管理部门归档备查，一联作为财务转固的依据。

3. 财务部门固定资产会计对《固定资产转固申请表》进行审核，审核的内容包括：转交金额是否与合同或采购订单一致，选用的折旧年限是否合理，是否满足转交条件，同时，审阅相应的《固定资产移交单》，对该设备的开始使用时间进行核实。

4. 固定资产会计在对《固定资产转固申请表》核实无误后，生成相关的转交凭证。

第5条　固定资产会计应于每月月末与固定资产管理员核对当月新增固定资产，从而保证固定资产账账相符、账卡相符。

第三章　固定资产折旧

第6条　责任单位。

1. 财务部门负责医院固定资产的折旧核算。

2. 资产管理部门和固定资产使用部门协助完成折旧核算。

3. 财务部门负责人批准固定资产的折旧方法、使用年限及净残值率。

第7条　在用固定资产折旧范围。

1. 房屋和建筑物。

2. 季节性停用和大修停用的固定资产。

3. 融资租入和以经营租赁方式租出的固定资产。

4. 在用机器设备、计算机设备、运输工具、工具器具等。

第8条　在建固定资产折旧范围。

1. 在年度内办理竣工决算手续的，按照实际成本调整原来的暂估价值，并调整已计提的折旧额，作为调整当月的成本、费用处理。

2. 如果在年度内尚未办理竣工决算的，应当按照估计价值暂估入账，并计提折旧，待办理了竣工决算手续后，再按照实际成本调整原来的暂估价值，调整原已计提的折旧额，同时调整年初留存收益各项目。

第 9 条 不需计提折旧的固定资产。

1. 房屋、建筑物以外的未使用、不需用固定资产。

2. 以经营租赁方式租入的固定资产。

3. 已提足折旧且继续使用的固定资产。

4. 按规定单独估价作为固定资产入账的土地。

第 10 条 固定资产折旧时间和总额。

1. 按月提取折旧，当月增加的固定资产，当月不提折旧，从下月起计提折旧，当月减少的固定资产，当月照提折旧，从下月起不提折旧。

2. 医院在每年年底对固定资产的使用寿命和折旧方法进行复核，并根据复核结果进行调整。具体内容如下：

（1）使用寿命预计数与原先估计数有差异的，应当调整固定资产使用寿命。

（2）与固定资产有关的经济利益预期实现方式有重大改变的，应当改变固定资产折旧方法。

3. 固定资产提足折旧后，不论能否继续使用，均不再提取折旧。

4. 提前报废的固定资产，也不再补提折旧。

第四章 固定资产处置

第 11 条 资产管理部门根据审批通过的《固定资产报损（报失）申请单》注销固定资产的台账和卡片，财务部门根据审批通过的《固定资产报损（报失）申请单》进行报失固定资产的账务处理。

第 12 条 财务部门在处理捐赠固定资产账务时，应严格按照国家相关规定。

第 13 条 盘盈固定资产处理。

1. 盘盈的固定资产，按照同类或类似固定资产的市场价，减估计折旧的差额计入其他收入。

2. 对属于建设项目的，应冲减工程成本。

第 14 条 盘亏固定资产处理。

1. 盘亏及毁损的固定资产，按照原价扣除累计折旧、变价收入、过失人及保险公司赔款后的差额计入其他支出。

2. 对属于建设项目的，应计入工程成本。

第15条　盘盈或盘亏固定资产账务处理。

对盘盈或盘亏的固定资产，由资产管理部门负责填制或注销固定资产卡片，财务部门负责更改固定资产相关账务。

第五章　附　则

第16条　本制度由财务部门制定并负责监督实施。

第17条　本制度自20××年××月××日起实施。

7.4　医院固定资产管理流程设计

7.4.1　固定资产管理流程图（如图7－2、表7－2）

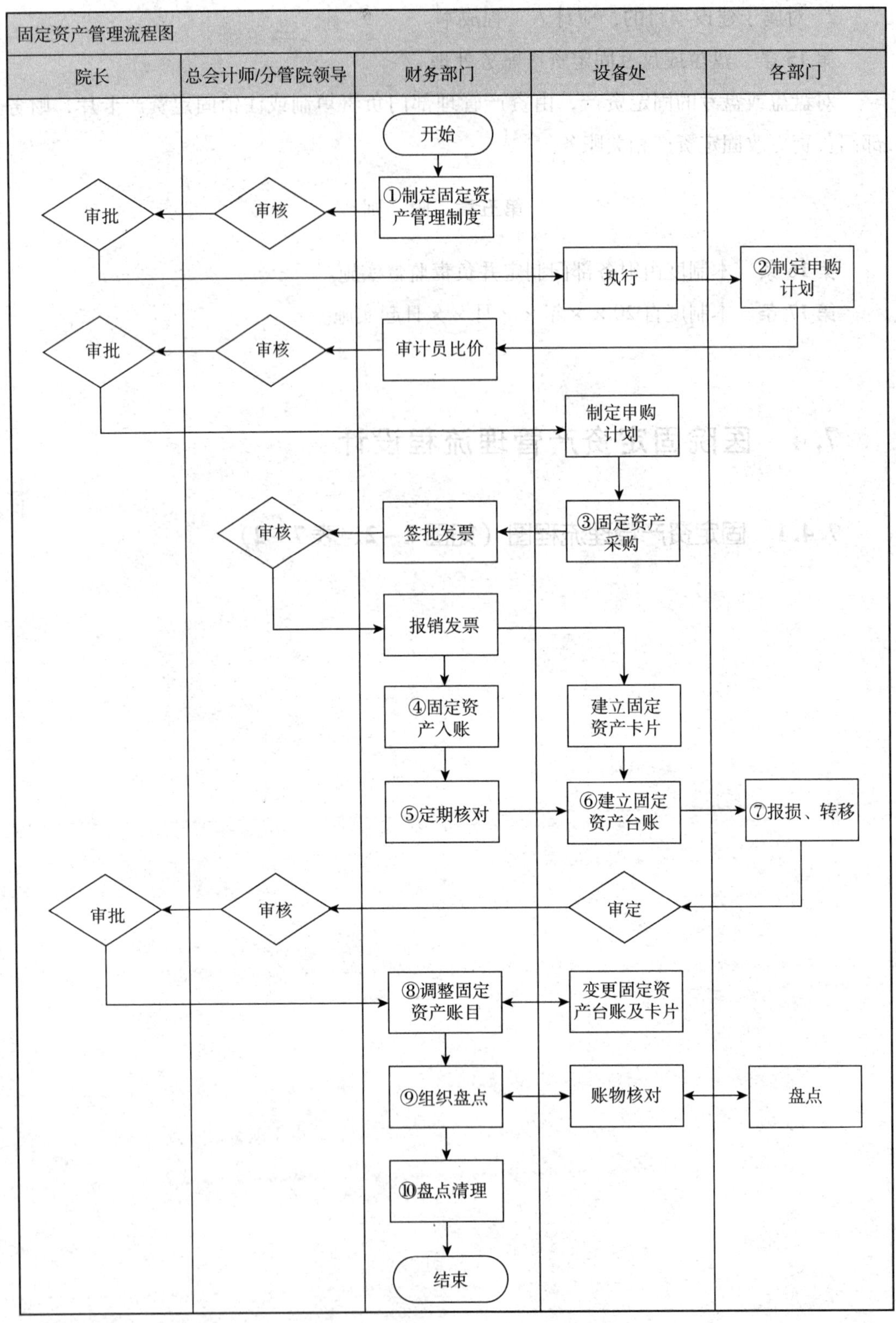

图 7－2 医院固定资产管理流程图

表 7-2　医院固定资产管理流程关键节点说明

关键节点	医院固定资产管理流程关键节点说明
①	（1）财务部门制定固定资产的预算审批、申购、采购、报销、报损及盘点等制度。 （2）总会计师/分管院领导对固定资产管理制度草案进行修改、补充、审定，然后将拟好的制度送院长审批。 （3）院长审批签字后，财务部门将制度下发各部门执行。
②	（1）设备处按照公布的制度进行固定资产管理工作，医疗用固定资产属于设备处管理。 （2）各部门依据制度，结合实际情况制定固定资产申购计划与预算清单，预算清单中应详细列明申报物品的名称、规格、数量，并提供与市场价格相符的预算报价。 （3）财务部门按制度进行比价。 （4）财务部门对各部门上报的申购计划进行合理性、可行性审核，将审核后的申购计划上交总会计师/分管院领导审核，总会计师/分管院领导审核后报院长审批。 （5）设备处按院长签字的申购计划制定固定资产采购计划。
③	（1）设备处按院长签字的申购计划执行固定资产采购程序。 （2）将采购货物的发票送总会计师/分管院领导审核，确保所购设备符合采购计划或批件要求。
④	（1）财务部门核对发票金额与预算金额是否相符，若发生不相符的情况，则对超购金额部门提出质疑，必要时应追究相关单位的责任。 （2）发票由总会计师/分管院领导审批合格后签字。 （3）财务部门办理发票报销手续。 （4）财务部门办理固定资产入账手续。 （5）设备处建立固定资产卡片，固定资产卡片中应注明固定资产的归属单位和固定资产的名称、规格、价格、数量、购置时间等详细资料。 （6）各部门将购置的固定资产投入使用。
⑤	（1）财务部门入账后进行固定资产总账及明细账的核算。 （2）财务部门应定期核对固定资产的账目，确保固定资产台账与设备处、行政部门等设备使用或管理部门的台账相符。
⑥	根据固定资产卡片的记录情况，设备处建立固定资产台账。
⑦	（1）固定资产在各部门投入使用后，随着时间的推移会发生损坏，或者在各部门之间借用或调移，提取折旧以及报废都应及时向设备处提交报告或证明。 （2）设备处根据各部门提交的固定资产报损、转移、折旧、报废报告及时对固定资产进行清理、核对，并报总会计师/分管院领导审定、院长审批。
⑧	（1）依据批示，财务部门调整固定资产账目。 （2）设备处变更固定资产卡片和台账。
⑨	（1）财务部门应组织各部门于一定时间内对单位固定资产进行全面、详细盘点。 （2）各部门进行盘点，提交盘点详细清单。 （3）财务部门对账、物进行认真核对，编制固定资产盘存盈亏表，详细说明盈亏原因，由盘点部门与使用部门双方签字，装订成册。
⑩	（1）财务部门将最终的盘点结果整理、汇总交总会计师/分管院领导审定，总会计师/分管院领导对盘点报告提出处理意见并签字，对疏于管理而造成的损失，要对责任人提出行政处罚及赔偿意见。 （2）盘点报告上交院长审批。

7.4.2　固定资产折旧流程（如图7－3、表7－3）

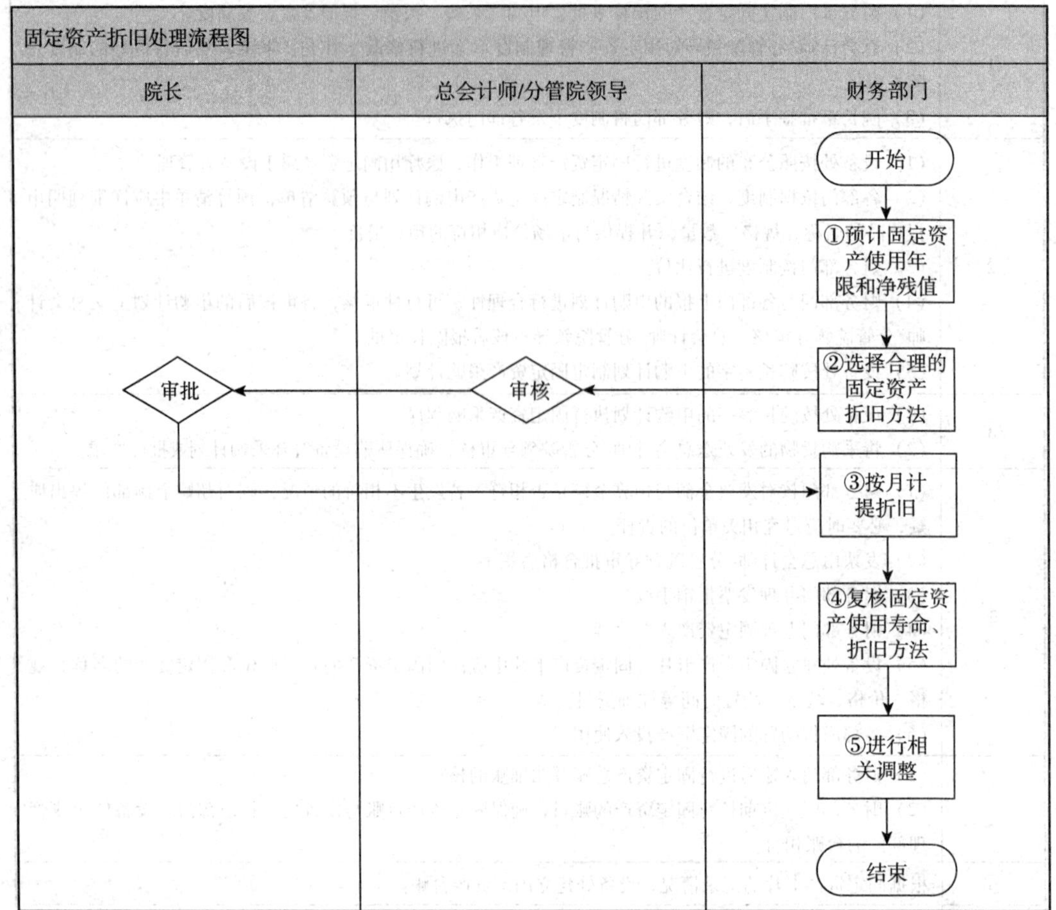

图7－3　医院固定资产折旧流程图

表7－3　医院固定资产折旧流程关键节点说明

关键节点	医院固定资产折旧流程关键节点说明
①	（1）财务部门应当根据固定资产的性质和使用情况合理确定固定资产的使用年限和预计净残值。 （2）固定资产的使用寿命和预计净残值一经选定不得随意调整。 （3）固定资产的使用寿命要根据固定资产的更新速度、行业内的发展、医院会计制度以及医院实际情况等合理确认。
②	（1）根据固定资产预计使用年限选择折旧方法，可选用的折旧方法包括年限平均法、工作量法。 （2）折旧方法一经选定不得随意变更。 （3）选用的折旧方法与固定资产使用年限均由总会计师/分管院领导审核，总会计师/分管院领导审核通过后报院长审批。
③	（1）财务部门按月计提固定资产折旧，编制固定资产折旧计算表，据以编制记账凭证。 （2）财务部门在实际计提固定资产折旧时，对于当月增加的固定资产，当月不计提折旧，从下月计提折旧；对于当月减少的固定资产，当月仍计提折旧，从下月起停止计提折旧。

续表

关键节点	医院固定资产折旧流程关键节点说明
④	财务部门应当定期对固定资产的使用寿命、预计净残值、折旧方法等进行复核。
⑤	(1) 财务部门对固定资产的使用寿命进行复核后，如果固定资产使用寿命的预期数与原先的估计数有重大差异，则应当相应调整固定资产的折旧年限。 (2) 财务部门对固定资产折旧方法进行复核后，如果固定资产包含的预计使用年限有重大变化，那么应当改变固定资产折旧方法。

7.4.3 固定资产盘点流程（如图7-4、表7-4）

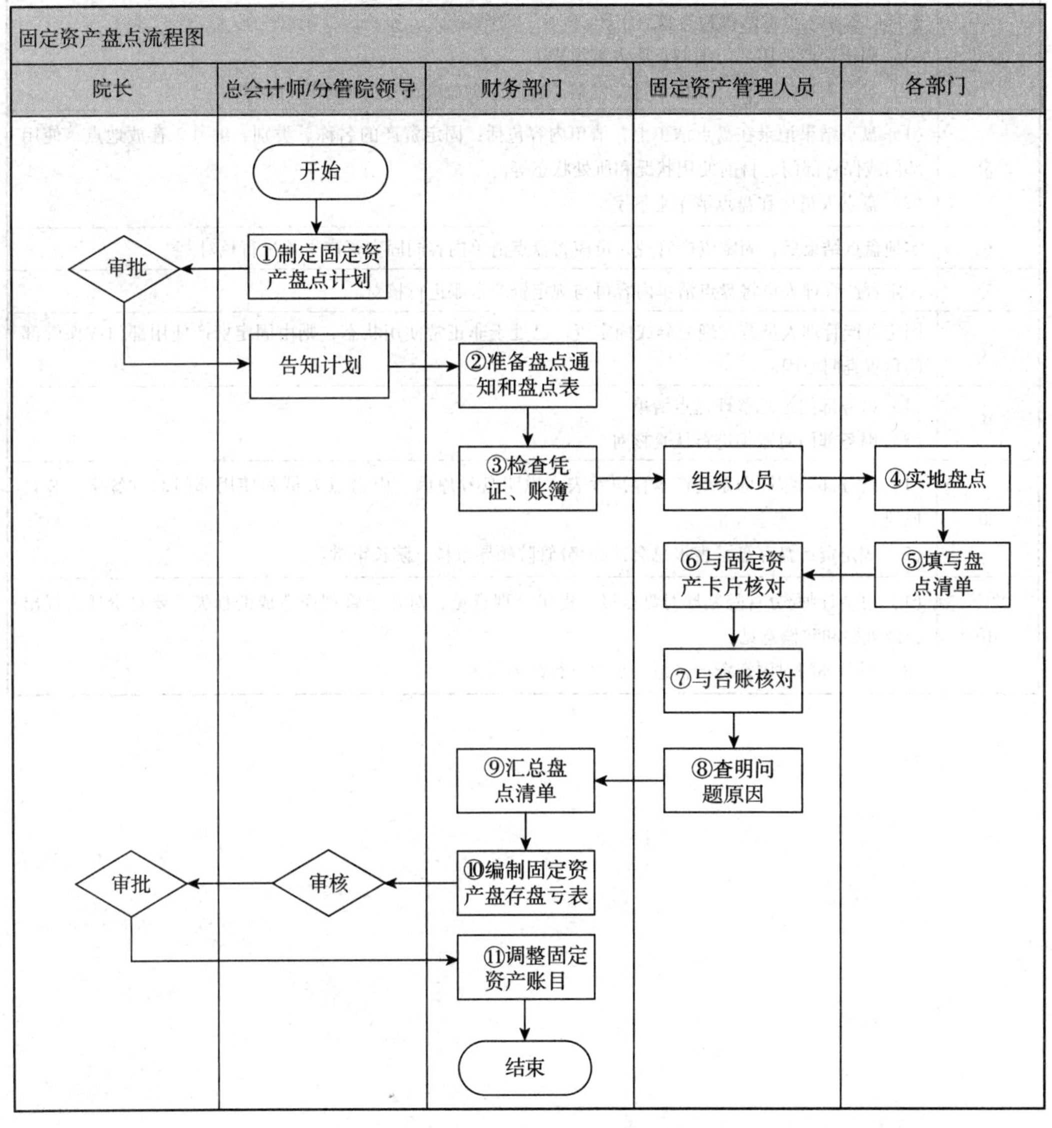

图7-4 医院固定资产盘点流程图

表 7-4 医院固定资产盘点流程关键节点说明

关键节点	医院固定资产盘点流程关键节点说明
①	(1) 总会计师/分管院领导依据固定资产制度制定固定资产盘点计划。 (2) 盘点计划包括：盘点时间、盘点范围、盘点人员等。
②	(1) 固定资产盘点计划经院长审批后，财务部门组织相关人员进行盘点准备。 (2) 盘点人员准备盘点通知、盘点表。
③	财务部门必须检查有关固定资产增减变动的凭证是否齐全，若有尚未入账的会计事项，应及时入账，并结出各项财产的账存数字。
④	(1) 固定资产管理人员组织人员进行固定资产盘点。 (2) 盘点人员由固定资产使用部门或保管部门指派，负责点计数量；会点人员由财务部门或固定资产管理部门指派，负责会同盘点并记录，与盘点人员分段核对，确定数据工作；监点人员由审计监察部门指派，负责监督检查盘点工作。 (3) 固定资产使用部门编制盘点人编组表。 (4) 盘点人员依实物、规格型号、发票、合同、盘盈或盘亏的顺序进行盘点。
⑤	(1) 盘点结果记录在盘点清单上，清单内容包括：固定资产的名称、类别、编号、存放地点、使用部门或保管部门、目前使用状况和所处状态等。 (2) 盘点人员应在盘点清单上签字。
⑥	实地盘点结束后，固定资产管理人员应将盘点清单内容同固定资产卡片进行核对。
⑦	固定资产管理人员将盘点清单内容再与规定资产台账进行核对。
⑧	固定资产管理人员若发现差异或固定资产已处于非正常使用状态，则由固定资产使用部门或保管部门负责查明原因。
⑨	(1) 财务部门汇总整理盘点清单。 (2) 财务部门对账物进行认真核对。
⑩	(1) 财务部门编制固定资产盘存盈亏表，说明盘亏原因，由盘点人员和使用部门双方签字，装订成册。 (2) 固定资产盘存盘亏表报总会计师/分管院领导审核、院长审批。
⑪	(1) 总会计师/分管院领导对盘点报告提出处理意见，对疏于管理而造成的损失，要对责任人提出行政处罚和赔偿意见。 (2) 财务部门对固定资产盘盈、盘亏进行账务处理。

7.4.4　固定资产清查流程（如图7－5、表7－5）

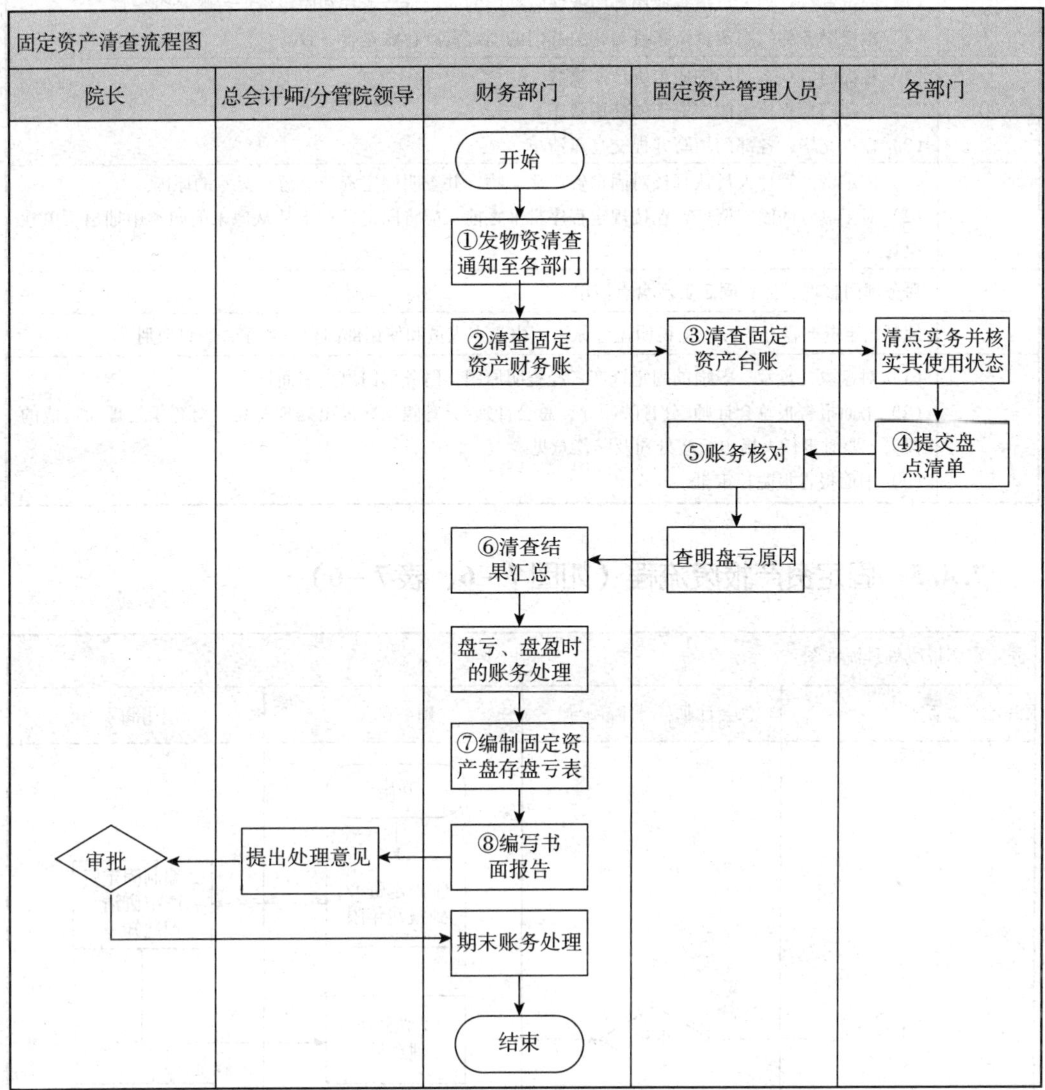

图7－5　医院固定资产清查流程图

表7－5　医院固定资产清查流程关键节点说明

关键节点	医院固定资产清查流程关键节点说明
①	（1）财务部门应会同固定资产使用部门或保管部门在一定时间内对单位的固定资产进行一次全面的、详细的盘点。 （2）财务部门通知各部门进行盘点。
②	（1）财务部门核对固定资产账目，包括总账及明细账的核对。 （2）核对账目要做到账账相符。

续表

关键节点	医院固定资产清查流程关键节点说明
③	（1）固定资产管理人员清查使用部门或保管部门的固定资产卡片和固定资产台账是否一致。 （2）检查财务部门固定资产账目与相关部门的固定资产台账是否一致。
④	（1）各部门清点本部门的固定资产实物数。 （2）各部门检查核实固定资产的使用状态。 （3）盘点完毕，各部门填写并提交盘点清单。
⑤	（1）固定资产管理人员认真核对固定资产账、物，并查明固定资产盘盈、盘亏的原因。 （2）对于盘亏的固定资产，在按规定程序批准之前，应将固定资产卡片从原来的归类中抽出，单独保管。
⑥	财务部门整理、汇总固定资产盘点清单。
⑦	编制固定资产盘存盈亏表，说明盈亏原因，由盘点人员和使用部门双方签字，装订成册。
⑧	（1）对盘盈、盘亏、毁损的固定资产，经查明原因，财务部门出具书面报告。 （2）书面报告报总会计师/分管院领导，总会计师/分管院领导提出处理意见，对疏于管理而造成的损失，要对责任人提出行政处罚及赔偿意见。 （3）书面报告报院长审批。

7.4.5 固定资产报废流程（如图7－6、表7－6）

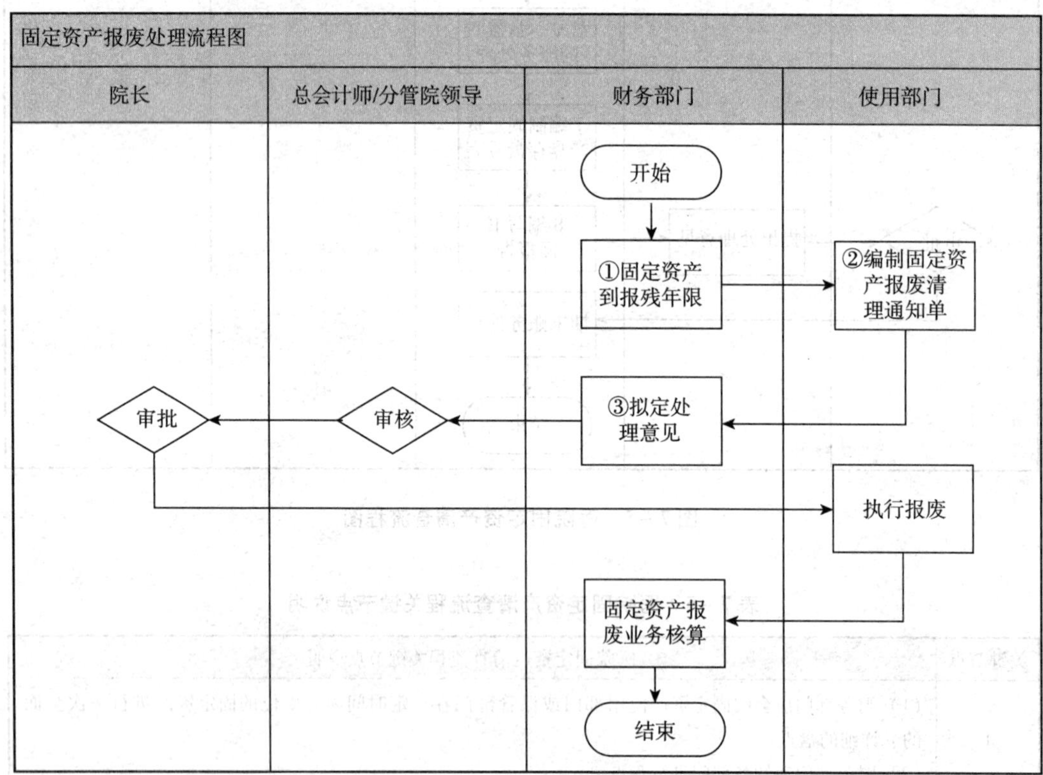

图7－6 医院固定资产报废处理流程图

表7－6　固定资产报废处理流程关键节点说明

关键节点	固定资产报废处理流程关键节点说明
①	固定资产达到报废年限后应实行报废。
②	（1）固定资产使用部门编制固定资产报废清单通知单，通知单内容包括：固定资产卡片上记载的所有内容、报废理由、估计清理费用、估计残值回收等。 （2）规定资产报废清理通知单至少一式三联，一联由审批人留底备案，一联作为执行报废工作的授权证明，一联交财务部门。
③	（1）财务部门根据固定资产报废清理通知单的内容，对拟报废的固定资产进行核查，拟订处理意见。 （2）固定资产报废清理通知单和处理意见呈总会计师/分管院领导审核、院长审批。

7.5　医院固定资产管理工具设计

7.5.1　固定资产计提折旧方法

医院财务制度规定应当对除图书外的固定资产计提折旧，在固定资产的预计使用年限内系统地分摊固定资产的成本。医院原则上应当根据固定资产的性质，采用年限平均法或工作量法计提折旧，医院计提固定资产折旧不考虑残值。

1. 年限平均法

年限平均法也称直线法。是将固定资产应计提折旧额均衡分摊到固定资产预计使用寿命的一种方法。计算公式：

$$\text{固定资产年折旧额} = \frac{\text{固定资产原价}}{\text{预计使用年限}}$$

$$\text{固定资产月折旧额} = \frac{\text{固定资产年折旧额}}{12}$$

$$= \text{固定资产原价} \times \text{月折旧率}$$

在实际工作中，固定资产折旧额通常是按事先规定的折旧率计算。固定资产折旧率是一定时期内固定资产折旧额与原始价值的比率。其计算公式：

$$\text{固定资产年折旧率} = \frac{\text{固定资产年折旧额}}{\text{固定资产原价}} \times 100\%$$

$$\text{固定资产月折旧率} = \frac{\text{固定资产年折旧率}}{12}$$

采用年限平均法计算固定资产折旧比较简便，但它也存在着一些明显的局限性。首先，固定资产在不同使用年限提供的社会效益或者经济效益是不同的。一般来说，固定资产在其使用前期工作效率相对较高，所提供的服务或者经济效益也较多；而在其使用后期，工作效率一般呈下降趋势，因而所能够提供的服务或者带来的经济效益也就逐渐减少。年限平均法不考虑这一事实，有其不合理之处。其次，固定资产在不同的使用年限发生的维修费用也不一样。固定资产的维修费用将随着其使用时间的延长而不断增大，而年限平均法也没有考虑这一因素。

当固定资产各期的负荷程度相同，各期应分摊相同的折旧费用，这时采用年限平均法计算折旧是合理的。但是，若固定资产各期负荷程度不同，采用年限平均法计算折旧时，则不能反映固定资产的实际使用情况，提取的折旧数与固定资产的损耗程度也不相符。

2. 工作量法

工作量法又称作业量法，是根据固定资产在使用期间完成的总的工作量平均计算折旧的一种方法。工作量法是假定固定资产在使用期内依工作量均匀损耗，按工作量平均计算折旧，在一定期间内固定资产的工作量越多，其计提的折旧就越多。

假定固定资产成本代表了购买一定数量的服务单位（可以是行驶里程数、工作小时数或产量数），然后按服务单位分配成本。这种方法弥补了平均年限法只重使用时间，不考虑使用强度的特点。计算公式如下：

单位工作量折旧额 = 固定资产原价/预计总工作量

折旧方法一经确定，不得随意变更。确需采用其他折旧方法的，应按规定报经审批，并在会计报表附注中予以说明。

7.5.2 固定资产评价方法

1. 回收期法

回收期法，是指根据投资方案的预计回收期来确定该方案是否可行的决策分析方法。回收期，是指以投资项目的各年现金净流量来回收该项目的原始投资总额所需的时间（通常用年来表示）。

一般来说回收期越短，回收投资的速度越快，该项投资的效果就越好，所冒风险越小，反之，回收期越长，回收投资的速度就越慢，投资方案承担的风险就越大。

回收期的计算方法，因各年的“现金净流量”是否相等而有所不同，现分别介绍如下：

当投入使用后每年的现金流量相等时，其计算公式如下：

$$回收期 = \frac{原始投资额}{每年的现金净流量}$$

若每年的现金净流量不相等时，要根据每年年末尚未收回的投资额来确定投资回收期，即于每年年末计算净现金流量的累计值，在此基础上，计算每年年末尚末回收的投资额，直至此值等于零，此时的年限即为投资回收期。

应用投资回收期进行决策的规则是，首先应确定一个要求达到的回收期，做为判断的标准，当方案的投资回收期小于或等于标准回收期时，此方案可行，否则方案不可行，当对两个或两个以上的方案进行对比选优时，以回收期短者为最优方案。

2. 平均投资报酬率法

平均投资报酬率法，是指根据投资方案的预期平均投资报酬率的高低为依据来评价投资方案优劣的一种方法。平均投资报酬率，是指投资方案的年平均净收益同其原始投资额的比率。其计算公式如下：

$$平均投资报酬率 = \frac{年平均净收益}{原始投资额} \times 100\%$$

采用平均投资报酬率法评价投资方案的规则是，首先应确定投资项目要求达到的平均报酬率，或称必要报酬率，当判别一个方案是否可行时，若该方案的平均投资报酬率高于必要报酬率则方案可行，如果同时有两个或两个以上的方案就应选择平均投资报酬率高的投资方案。

7.6　医院固定资产业务表单设计

7.6.1　固定资产配置可行性评估报告

固定资产配置可行性评价报告见表 7－7。

表 7－7　固定资产配置可行性评价报告

本部分由科室填写

一、固定资产基本情况			
设备名称		使用科室	
存放地点		资金来源	
设备单价		设备数量	
规格型号		购置性质	□更新　□新增
是否为新技术、新项目	□是　□否	是否有相关资质操作人员	□是　□否
是否新增耗材或配件　　□是　□否			
新增耗材或配件的金额（请注明是定期投入还是一次性投入）：			

续表

<table>
<tr><td colspan="5">本科室有无同类固定资产（若有请填写第二项）：□是　□否</td></tr>
<tr><td colspan="5">二、同类固定资产使用情况</td></tr>
<tr><td>同类固定资产使用情况描述（包括资产数量、存放地点、进行状态）</td><td colspan="4"></td></tr>
<tr><td>同类资产年平均工作量</td><td></td><td rowspan="2">同类资产年均维护费</td><td rowspan="2" colspan="2"></td></tr>
<tr><td>同类资产年均收入</td><td></td></tr>
<tr><td colspan="5">三、新设备预计使用情况</td></tr>
<tr><td>预计新设备年工作量</td><td></td><td>预计新设备年收入</td><td colspan="2"></td></tr>
<tr><td rowspan="5">预计新设备涉及收费项目</td><td>收费项目名称</td><td>单价</td><td colspan="2">数量（指完成单位工作量涉及的项目数量）</td></tr>
<tr><td></td><td></td><td colspan="2"></td></tr>
<tr><td></td><td></td><td colspan="2"></td></tr>
<tr><td></td><td></td><td colspan="2"></td></tr>
<tr><td></td><td></td><td colspan="2"></td></tr>
<tr><td colspan="5">四、设备购置必要性及社会效益</td></tr>
<tr><td colspan="5"></td></tr>
<tr><td colspan="5">五、设备使用中可能存在的风险和对策</td></tr>
<tr><td colspan="5"></td></tr>
<tr><td colspan="5">科主任签字：　　　　年　　月　　日</td></tr>
</table>

本部分由相关审批科室填写

<table>
<tr><td colspan="4">一、医工处审批意见</td></tr>
<tr><td>相关许可证</td><td></td><td>防护要求</td><td></td></tr>
<tr><td colspan="4">1. 同类资产使用状况核实意见（包括资产数量、存放地点、运行状态）
2. 同类设备及新设备维护费核实意见：</td></tr>
<tr><td colspan="4">签字：　　　　日期：</td></tr>
</table>

续表

<table>
<tr><td colspan="4">二、总务处审批意见</td></tr>
<tr><td>安装地点</td><td></td><td>水电配备</td><td></td></tr>
<tr><td>配套改造</td><td></td><td>承重要求</td><td></td></tr>
<tr><td colspan="4">该设备安装条件是否具备：</td></tr>
<tr><td colspan="4">签字：　　　　　　日期：</td></tr>
<tr><td colspan="4">三、质控部审批意见</td></tr>
<tr><td colspan="4">同类设备工作量核实情况：</td></tr>
<tr><td colspan="4">预计新设备工作量核实情况：</td></tr>
<tr><td colspan="4">新技术新项目是否已完成审批：</td></tr>
<tr><td colspan="4">备注：</td></tr>
<tr><td colspan="4">签字：　　　　　　日期：</td></tr>
<tr><td colspan="4">四、医保办审批意见</td></tr>
<tr><td colspan="4">签字：　　　　　　日期：</td></tr>
<tr><td colspan="4">五、财务处审批意见</td></tr>
<tr><td colspan="4">物价是否合规：</td></tr>
<tr><td colspan="4">原有设备使用效率：</td></tr>
<tr><td colspan="4">新设备预计使用效率：</td></tr>
<tr><td colspan="4">新设备预计回收期：</td></tr>
<tr><td colspan="4">新设备保本工作量：</td></tr>
<tr><td colspan="4">经济效益综述：</td></tr>
<tr><td colspan="4">签字：　　　　　　日期：</td></tr>
<tr><td colspan="4">六、采购委员会意见</td></tr>
<tr><td colspan="4">可行性意见综述：</td></tr>
</table>

7.6.2 固定资产申购单（表7－8）

表7－8 固定资产申购单

<table>
<tr><td>申购科室</td><td></td><td>科室代码</td><td></td></tr>
<tr><td>联系人</td><td></td><td>联系电话</td><td></td></tr>
<tr><td>产品名称</td><td></td><td>推荐品牌</td><td></td></tr>
<tr><td>购置数量</td><td></td><td>资金来源</td><td></td></tr>
<tr><td>预算金额</td><td></td><td>还款年限</td><td></td></tr>
<tr><td>申购理由</td><td colspan="3" rowspan="2">申请科室主任：</td></tr>
<tr><td>功能配置</td></tr>
<tr><td>安装维修及原有设备情况</td><td colspan="3">医工处处长：</td></tr>
<tr><td>课题经费</td><td colspan="3">科教处处长：</td></tr>
<tr><td>预算性质</td><td colspan="3">财务处处长：</td></tr>
<tr><td>综合意见</td><td colspan="3">采购中心主任：</td></tr>
<tr><td rowspan="2">批复意见</td><td>科室主管院领导：</td><td colspan="2">主管采购副院长：</td></tr>
<tr><td colspan="3">院长：</td></tr>
</table>

7.6.3 固定资产入库单（表7－9）

表7－9 固定资产入库单

供货单位：　　　　　　　　　　　　　　　　　　　　单据号：

采购人：　　　　　　日期：　　　　　　发票号：　　　　　　备注：

<table>
<tr><th>设备编码</th><th>设备名称</th><th>规格型号</th><th>数量</th><th>单位</th><th>单价</th><th>金额</th><th>设备类别</th></tr>
<tr><td></td><td></td><td></td><td></td><td></td><td></td><td></td><td></td></tr>
<tr><td></td><td></td><td></td><td></td><td></td><td></td><td></td><td></td></tr>
<tr><td></td><td></td><td></td><td></td><td></td><td></td><td></td><td></td></tr>
<tr><td></td><td></td><td></td><td></td><td></td><td></td><td></td><td></td></tr>
<tr><td>合　计</td><td colspan="7"></td></tr>
</table>

资金来源：　　　　科室：　　　　　　　　　　制单：　　　　　　　　验收：

7.6.4 固定资产出库单（表7-10）

表7-10　固定资产领物单

单据号：

科室：　　日期：　　经办人：

备注：

设备编码	设备名称	规格型号	数量	单位	单价	金额
合　计						

制单：　　领物人：

7.6.5 固定资产卡片（表7-11）

表7-11　固定资产卡片

购置日期		设备编码	
固资类别		固资编码	
固资名称		规格型号	
采购商		生产厂家	
单位		经费来源	
单价		数量	
现状		金额	
使用日期		使用科室	
备注			

附属设备

名称	规格型号	单位	数量	金额	备注

维修记录

单据号	维修日期	维修原因	更换配件情况	金额

续表

变动记录

单据号	变动日期	变动原因	变动情况	备注

注销记录

注销人	注销日期	注销原因	处理情况	备注

建卡人：　　　　建卡日期：

7.6.6 固定资产处置申报表（表7－12、表7－13、表7－14）

表7－12 医院固定资产处置申请单

申报科室：　　　　单位：元

<table>
<tr><td>资产名称</td><td></td><td>账面原值</td><td></td><td>购建时间</td><td></td></tr>
<tr><td>规格型号</td><td></td><td>折旧年限</td><td></td><td>主管库房</td><td></td></tr>
<tr><td>设备编号</td><td></td><td>已使用年限</td><td></td><td>标签号</td><td></td></tr>
<tr><td>随机附件</td><td colspan="5"></td></tr>
<tr><td colspan="6">申报原因

科主任签字：</td></tr>
<tr><td colspan="6">技术部门鉴定意见：

高级工程师签字：</td></tr>
<tr><td colspan="3">使用科室意见：

负责人：

年　月　日</td><td colspan="3">主管库房意见：

负责人：

年　月　日</td></tr>
<tr><td colspan="3">主管库房意见：

负责人：

年　月　日</td><td colspan="3">院长意见：

负责人：

年　月　日</td></tr>
</table>

表7－13 行政事业单位固定资产处置申报表

单位：元

<table>
<tr><td>资产名称</td><td></td><td>账面原值</td><td></td><td>购建时间</td><td></td></tr>
<tr><td>规格型号</td><td></td><td>已提折旧</td><td></td><td>计划使用年限</td><td></td></tr>
<tr><td>单价</td><td></td><td>净值</td><td></td><td>已使用年限</td><td></td></tr>
<tr><td>数量</td><td></td><td>估计残值</td><td></td><td>处置形式</td><td></td></tr>
<tr><td>处置方向</td><td colspan="5"></td></tr>
<tr><td colspan="6">申报原因</td></tr>
<tr><td colspan="2">申报单位技术鉴定：

负责人：</td><td colspan="2">申报单位资产管理部门意见：

负责人：</td><td colspan="2">申报单位财会部门意见：

负责人：</td></tr>
<tr><td colspan="2">申报单位盖章：

年 月 日</td><td colspan="2">主管部门审核意见：：

（章）
年 月 日</td><td colspan="2">财政部门审批意见：

（章）
年 月 日</td></tr>
</table>

表7－14 行政事业单位固定资产处置情况年度汇总表

申报单位：

<table>
<tr><th>序号</th><th>资产编号</th><th>资产名称</th><th>资产类别</th><th>取得方式</th><th>处置形式</th><th>资产原值</th><th>处置收益</th></tr>
<tr><td></td><td></td><td></td><td></td><td></td><td></td><td></td><td></td></tr>
<tr><td></td><td></td><td></td><td></td><td></td><td></td><td></td><td></td></tr>
<tr><td></td><td></td><td></td><td></td><td></td><td></td><td></td><td></td></tr>
<tr><td></td><td></td><td></td><td></td><td></td><td></td><td></td><td></td></tr>
<tr><td></td><td></td><td></td><td></td><td></td><td></td><td></td><td></td></tr>
<tr><td></td><td></td><td></td><td></td><td></td><td></td><td></td><td></td></tr>
<tr><td colspan="6">价值合计</td><td></td><td></td></tr>
<tr><td colspan="8">申报单位意见（公章）</td></tr>
<tr><td colspan="8">主管部门审核意见（公章）</td></tr>
<tr><td colspan="8">负责人</td></tr>
</table>

负责人： 填表人： 填表日期：

7.6.7　固定资产清查盘点表（表7－15）

表7－15　　固定资产清查盘点表

序号	固定资产分类代码	固定资产编号	名称	使用科室	规格型号	取得日期	使用状况	卡片金额	账面余额	清查有问题资产		损溢原因
										增加数	减少数	
	1	2	3	6	7	8	11	12	13	19	20	22
一、实盘资产		—	—	—	—	—	—					—
二、盘亏资产		—	—	—	—	—	—			—		—
三、盘盈资产		—	—	—	—	—	—			—		—
合　计		—	—	—	—	—	—					—

7.6.8　固定资产对账表（表7－16）

表7－16　固定资产在库余额调节表（截止20××年×月）

项　目	金额	项　目	金额
会计核算期初余额：		各库房期初余额：	
		库房	
		总务库房	
		东区库房	
		南区库房	
		房屋	
		图书	
加：会计核算本期增加		加：各库房本期增加：	
		库房	
		总务库房	
		东区库房	
		南区库房	
		房屋	
		图书	
减：会计核算本期减少		减：各库房本期减少：	
		库房	
		总务库房	
		东区库房	
		南区库房	

续表

项　目	金额	项　目	金额
		房屋	
		图书	
调整前会计核算期末余额		调整前库房期末余额	
加：会计核算本期减少，库房下期减少：		加：库房本期减少，会计核算下期减少：	
减：会计核算本期增加，库房下期增加：		减：库房本期增加，会计核算下期增加：	
调整后会计核算余额：		调整后库房余额：	

财务负责人：　　　　　　　　　　制表人：　　　　　　　　　核对人：

7.7　医院固定资产管理方案设计

7.7.1　医疗设备管理方案

一、目的

1. 按照医院会计制度和医院财务制度中资产的标准分类全面地管理医院资产，通过资产的全生命周期管理和全过程跟踪，实现资产的动态管理。

2. 通过和会计核算和成本核算系统业务整合，使资产的购置、报废、转移能够及时准确地反映在会计账上和成本核算系统中。

3. 通过资产卡片、资产档案管理和审批流程，能够及时更新资产的使用记录，准确描述和评价资产的使用现状。

4. 加强管理提高设备的使用效率与效益。

二、职责界定

1. 医院设立固定资产管理部门和固定资产管理专员，负责固定资产管理工作。

2. 医院固定资产管理应由设备处、财务处、固定资产使用部门等共同参与。

三、医疗设备折旧年限确定

（1）医用电子仪器：5 年　　主要包括心、脑、肌电图、监护仪器、除颤器、起博器等

（2）光学仪器及窥镜：6 年　　主要包括验光仪、裂隙灯、手术显微镜、内窥镜等

（3）医用超声仪器：6 年　　主要包括超声诊断仪、超声手术刀、超声治疗机等

（4）激光仪器设备：5 年　　主要包括激光诊断仪、激光治疗仪、激光手术设备等

（5）医用高频仪器设备：5 年　　主要包括高频手术、微波、射频治疗设备等

（6）理治疗及体疗设备：5 年　　主要包括电疗、光疗、理疗、生物反馈仪等

（7）高压氧舱：6 年

（8）中医仪器设备：5 年　　主要包括脉相仪、经络仪、穴位治疗机、电针治疗仪器等

（9）医用磁共振设备：6 年　　主要包括永磁型、常导型、超导型等

（10）医用 X 线设备：6 年　　主要包括 X 射线、CT、造影机、数字减影机、X 光刀等

（11）高能射线设备：8 年　　主要包括医用加速器、放射治疗模拟机等

（12）医用核素设备：6 年　　主要包括核素扫描仪、SPECT、钴 60 机、PET 等

（13）临床检验分析仪器：5 年　　主要包括电泳仪、色谱仪、生化分析仪、血氧分析仪、蛋白测定仪、肌肝测定仪、酶标仪等

（14）体外循环设备：5 年　　主要包括人工心肺机、透析机等

（15）手术急救设备：5 年　　主要包括手术床、麻醉机、呼吸机、吸引器等

（16）口腔设备：6 年　　主要包括牙钻、综合治疗台等

（17）病房护理设备：5 年　　主要包括病床、推车、婴儿暖箱、供氧设备等

（18）消毒设备：6 年　　主要包括各类消毒器、灭菌器等

（19）其他：5 年　　以上未包括的医药专用设备等

四、医疗设备账务管理

1. 医院应设置专门管理机构或专人，使用单位应指定人员对医疗设备实施管理，并建立健全各项管理制度。

2. 建立健全三账一卡制度，即：财务部门负责总账和一级明细分类账，固定资产管理部门负责二级明细分类账，使用部门负责建卡（台账）。

3. 医院应当设置“固定资产登记簿”和“固定资产卡片”，按固定资产类别、使用部门和每项固定资产设置明细账，进行明细核算。出租、出借的固定资产，应设置备查簿进行登记。

4. 医院应当在固定资产明细账中登记每项固定资产入账成本中财政补助资金、科教项目资金、其他资金的金额及其所占的比例。

5. 经营租入的医疗设备，应当另设辅助簿进行登记，不在“固定资产”科目核算。

6. 大型医疗设备实行责任制，指定专人管理，制定操作规程，建立设备技术档案和使用情况报告制度。

7. 医院应当提高医疗设备使用效率，建立资产共享、共用制度。

五、医疗设备报废

符合下列条件之一的固定资产可申请报废：

（1）超过使用年限，精确度达不到最低检查或治疗要求，又无法降级使用或该类固定资产已淘汰无修复价值的。

（2）因固定资产无法使用或无改装价值的。

（3）固定资产因腐蚀、老化、性能低劣无修复价值的。

（4）因房屋改造，固定资产无法迁移或无使用改装价值的。

（5）因事故或其他情况，使固定资产遭受严重损坏，无修复价值的。

（6）其他符合报废条件的情况。

六、医疗设备的管理控制

医疗设备资产控制是指医院为了提高固定资产管理效率，保证会计核算真实可靠，防范固定资产流失，促进法律法规有效遵循，实现医院对固定资产管理目标而制定和实施的一系列内部控制方法、措施和程序。

医疗设备控制的范围与其业务流程紧密相关，其流程主要分为购入、使用和处置三个阶段。每个阶段都有细化的业务活动，主要包括投资规划、预算控制、购建、验收控制、使用环节控制、维修保养控制、变动处置控制、盘点清查控制等。

（1）投资规划。医院要根据业务发展的实际需要和资源条件，对医疗设备购置进行可行性研究，对处置环节进行控制等。投资规划应经过集体讨论决策。

（2）预算控制。医疗设备的投入如不能带来社会效益和经济效益，就会形成投资风险。因此，医院必须根据报经批准的投资规划对需要增加的医疗设备进行论证后方能编制预算，以防止盲目购建。

（3）购置、验收控制。医院直接购入的医疗设备，需要采购部门根据批准的预算进行采购、安装、调试、验收，使用部门应签署验收合格意见后方可办理交付使用手续。

（4）使用环节控制。包括医疗设备的会计控制，医疗设备的计价、计提折旧等账务处理，必须按照《医院财务制度》和《医院会计制度》规定进行核算；为了使医疗设备发挥最大效用，还应建立医疗设备日常保养、维护和维修制度，建立岗位责任制，确保医疗设备的正常使用。

（5）处置环节控制。包括医疗设备的清查盘点、报废、调出等环节。为了保证医疗设备的账实相符，医院必须每年至少一次进行全面的固定资产清查盘点，建立清查盘点制度；对医疗设备报废、调出、捐赠等应组织有关部门进行技术鉴定和正确估价，经过严格的审核和报批手续后方可办理。

七、医疗设备效益评估指标（表7-17）

表7-17　医疗设备效益评估指标

编号	名　称	公　式	解　释
1	大型医疗设备年检查率	大型设备使用天数/365	大型医疗设备年检查率
2	单位固定资产门诊量	年门诊数/固定资产总额	单位固定资产门诊量
3	百元固定资产业务收入	业务收入/年平均固定资产×100	反映医院固定资产的创收能力，参照同类医院全省平均水平
4	百元固定资产医疗收入	医疗收入/年平均固定资产×100	间接产出
5	设备使用率	实际工作量/额定工作量×100%	实际工作量指在绩效评价期内，医用设备检查或治疗的实际病例数。额定工作量指在相同时间内，该设备满负荷工作能够检查或治疗的病例数
6	机时利用率	有效机时/额定机时×100%	有效机时指医用设备每天实际运行时间。额定机时指该设备的每天设计运行时间
7	设备完好率	正常使用时间/额定使用时间×100%	正常使用时间指在绩效评价期内，医用设备可以正常使用的天数。额定使用时间指在相同时间内，该设备应该正常使用的天数。
8	功能利用率	使用功能数/既有功能数×100%	使用功能数指医用设备所具备的全部功能中已经开发利用的功能数。既有功能数指医用设备所具备的全部功能数。
9	检查阳性率	检查阳性病例数/总检查病例数×100%	检查阳性病例数指在绩效评价期内，医用设备检查病例中结果为阳性的病例数。总检查病例数指该设备同期检查总病例数。
10	治疗有效率	治疗有效病例数/总治疗病例数×100%	治疗有效数指在绩效评价期内，医用设备治疗有效的病例数。总检查病例数指该设备同期治疗总病例数。对于不同治疗设备，视设备类型，选择合理的治疗有效率指标
11	不良事件发生率	不良事件发生数/总检查或治疗病例数×100%	不良事件发生数指在绩效评价期内，因医用设备导致不良事件发生的数量。总检查/治疗病例数指该设备同期检查/治疗总病例数
12	投资收益率	设备年净收入/设备投入总额×100%	设备的收益能力
13	利润率	当年净收入/当年收入总和×100%	设备的获利能力
14	维保支出比	当年维保费用总额/设备采购总价×100%	设备维保费用占采购总额的比重

7.7.2 工程项目管理方案

一、目的

1. 按照医院会计制度和医院财务制度中关于在建工程和基建工程的要求，加强对工程项目的全过程管理。

2. 对工程项目资金筹集与运用、物资采购与使用、财产清理与变动等业务进行管理和会计核算，真实、完整地反映工程项目资金流入、流出情况及财产物资的增减变动情况。

二、职责界定

1. 医院应明确工程项目管理的职责分工，合理设置相关岗位，对不相容岗位职务应做到相互分离：项目申请、可行性研究与项目决策岗位必须相互分离；概预算编制与审核岗位必须相互分离；项目实施与价格付款岗位必须相互分离；竣工决算与竣工审计岗位必须相互分离。

2. 医院对于重大工程项目应实行集体决策制度，决策过程应有完整的书面记录。不得由同一部门或一人办理工程项目业务的全过程。

三、工程项目概预算的编制

工程概预算是建设项目的重要文件，编制和审核概预算是工程项目控制的重要环节。医院应组织工程、技术、财务、审计等部门的相关专业人员对编制的概预算进行审核，重点审查编制依据、项目内容、工程量的计算、定额套用等是否真实、完整、准确，确保概预算编制科学、合理。

工程预算在100万元以上的必须履行政府采购程序。工程预算在100万元以下项目，医院应按照《中华人民共和国招标投标法》的有关规定，实行招标投标制度。

四、工程项目的会计核算

财务部门根据资金来源渠道，设置相应的会计科目，用于核算工程进度款。财务部门应严格按照建设工程合同规定条款、工程进度、实际完成的工作量及工程监理情况结算和支付。工程结束后，建设单位应按照合同规定的金额或比例提留质量保证金。在质量保证期满并验收合格后，方可将质量保证金支付给施工单位。

会计人员应对工程合同约定的价款支付方式、有关部门提交的价款支付申请及凭证、审批人的批准意见等进行审查和复核。复核无误后，方可办理价款支付手续。会计人员在办理价款支付业务过程中发现拟支付的价款与合同约定的价款支付方式及金额不符，或与工程实际完工情况不符等异常情况，应及时向有关领导报告。

因工程变更等原因造成价款支付方式及金额发生变动，应提交完整的书面文件和其他相关资料。财务部门应根据审计结论支付价款。

五、工程项目的竣工结算

工程项目竣工时，应严格执行竣工清理、决算、审计、验收规定，确保竣工决算真实、完整、及时。未实施竣工决算审计的工程项目，不得办理竣工验收手续。

归口管理部门应及时对验收合格的工程项目编制财产清单，对新建的固定资产项目办理资产入库手续。对改造固定资产项目，根据评估结果办理资产增值手续。

第八章　医院收入精细化管理

8.1　医院收入管理体系设计

8.1.1　医院收入及分类

医院收入是指医院开展医疗服务和其他活动依法取得的非偿还性资金，以及从财政部门和其他部门取得的经费。

医院在开展医疗、科研、教学以及与之相关的其他活动时，需要消耗各种资源，为了使各项医疗活动不间断地进行，对消耗的资源就需要不断地得到补偿。医院取得的补偿是多形式多渠道的，包括国家财政补助、向病人收取医疗服务费用、医疗保险机构或商业保险机构付费、用于科研教学项目的补助等。医院还可以通过开展同医疗相关的活动取得收入，如制剂生产、对外投资等，用来补偿医疗活动中的耗费。

医院收入来照来源可分为：

（1）医疗收入：即医院开展医疗服务活动依法取得的收入，是医院收入的主要来源。医疗收入包括门诊收入和住院收入。

（2）财政补助收入：即医院按部门预算隶属关系从同级财政部门取得的各类财政补助收入，包括基本支出补助收入和项目支出补助收入。基本支出补助收入是指由财政部门拨入的符合国家规定的离退休人员经费、政策性亏损补贴等经常性补助收入；项目支出补助收入是指由财政部门（包括发展改革部门安排的基建投资）拨入的主要用于基本建设和设备购置、重点学科发展、承担政府指定公共卫生任务等的专项补助收入。

（3）科教项目收入：即医院取得的除财政补助收入外专门用于科研、教学项目的收入。

（4）其他收入：即医院取得的除医疗收入、财政补助收入、科教项目收入以外的其他收入。包括培训收入、食堂收入、银行存款利息收入、租金收入、投资收益、财产物资盘盈收入、捐赠收入、确实无法支付的应付款项等。

8.1.2 医院收入的管理体系

收入是医院经济活动的前提，收入管理是医院财务管理的重要部分。医院收入按其在经济活动中的流向分为收入组织体系、收入核对核算体系和收入分析考核体系三个管理体系。

医院收入管理体系设计如8－1图所示。

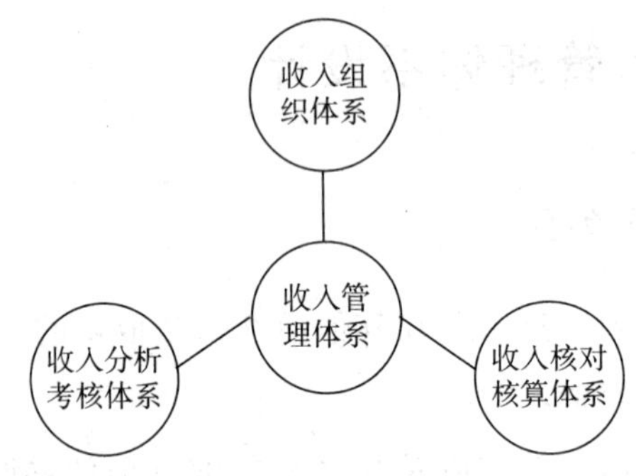

图8－1 医院收入管理体系

1. 收入组织体系

医院各项收入、支出均应全部纳入医院预算，而医院支出应当有可靠的收入来源和规模作保障，医院需要编制与确定收入预算后才能安排相应的支出。医院应根据年度工作计划及预算年度的变动因素来科学编制收入预算。在收入预算确定后，应充分利用现有条件积极组织收入。

在市场条件下，医院若要发展，除财政部门给予支持外，还必须充分利用人才、技术、设备等资源优势，在保证服务质量的前提下，不断提高效率，拓宽服务范围，积极合理地组织各种收入，不断扩大财源，增强自我发展的能力。

2. 收入核对核算体系

医院确认各项业务收入，应当以权责发生制为基础，财政补助收入和科教项目收入以收付实现制为基础。

医院在组织收入的过程中，要特别强调监督收入的合规性、合理性、真实性和完整性。合规性是指医院要依法办事，严格执行国家物价政策，建立健全各项收费管理制度，不得自立项目乱收费或多收费。合理性是指医院在开展医疗业务活动过程中，必须将社会效益放在首位，通过适宜的诊疗技术来获得合理的收入，不能单纯追求经济效益而忽视社会效益。真实性是指医院在医疗业务活动时应该严格按照所执行的医疗项目来获得收入，要求收费清单的项目与数量与医嘱记录能相符。完整性是要求医院在组织收入时，必须将所有收入均纳入财务部门统一管理，并保证收入及时足额收取，及时记录登账，不得隐匿收入或收入流失。

医院财务部门要设置合理的收入会计核算账簿体系，根据核对后的门诊、住院结算处定期上报的收入日报表进行会计核算。财政补助收入、科教项目收入、其他收入根据其他相关凭证进行会计核算，保证收入核算的及时性、真实性和正确性。

3. 收入分析考核体系

医院应定期组织对收入进行分析，主要分析收入结构变化情况和收入增减变动情况，还要分析各责任科室预算收入的执行情况，找出影响收入变动的原因，进行因素分析。

现代医院的收入来源多渠道化，所以医院在分析收入时，应重点分析医院收入实际实现程度。因管理不善被第三付费方拒付的损失及医院收入产生的现金回笼情况是医院管理者重点关注的内容。针对存在的问题通过分析提出应对措施和建议。对预算执行情况及收入监督结果根据医院相关考核制度落实奖惩措施。

8.1.3　收入精细化管理设计维度与要素

医院收入的精细化管理是建立在收入常规管理的基础上，将收入预算目标进行分解、细化和落实的深层次管理方法。医院收入精细化管理的实现路径需要从制度流程的规范化、日常管理手段的精细化以及符合医院自身经济运行规律的个性化三个层次着手。医院收入精细化管理体系可从岗位职责、管理制度、业务流程、管理工具、业务表单和管理方案六个维度进行设计。精细化管理体系的要素见表 8－1。

表 8－1　收入管理体系设计要素

设计维度	设计要素	设计维度	设计要素
岗位职责	门诊收费岗位职责 住院结账岗位职责 票据管理岗位职责 收入稽核岗位职责	管理工具	收入的确认与计量 医疗收入管理控制
管理制度	医疗收入管理制度 财政补助收入管理制度 科教项目收入管理制度 其他收入管理制度 严控“小金库”管理制度	业务表单	门诊收费员日报表 门诊收入日报表 住院收入日报表 住院收费员日报表 住院结算日汇总表 发票核销表
业务流程	门诊收入管理流程 住院收入管理流程 门诊退费流程	管理方案	医疗收入稽核方案 收入内部控制方案

8.2 医院收入管理岗位职责设计

医院收入管理涉及门诊收费岗位、住院记账岗位、收入稽核岗位、会计核算岗位、会计报表岗位等多个岗位。现将各岗位的职责进行列举。

8.2.1 门诊收费负责人岗位职责

门诊收费负责人岗位职责
• 认真贯彻执行国家的有关的财经方针政策、法规，遵守医疗机构各项财务管理制度和物价收费政策。在财务部门领导下负责门诊收费处日常的收款管理工作； • 加强对医疗收入的监督管理，保护医院的合法权益，确保医院资金安全，防止损害国家和患者利益的现象发生； • 负责门、急诊收费处就诊卡发放工作及收费票据的领用、核销、保管的工作； • 合理设置收费员、票据管理、收费会计岗位，建立定期轮岗制度。负责对收费结算、审核汇总、退费审批、票据使用等环节的监管工作。负责建立门诊收费处业务流程和相应的内部控制岗位职责，确保门诊收入安全、完整，加强欠费、逃费、漏费管理，并做好对欠费、逃费、漏费的科室协调工作； • 深入了解门诊收费系统，熟悉本部门工作，按照相关财经纪律规范前台操作流程，严格指导收费员做好建卡、挂号、收费、结算等各项前台业务。落实门诊医保政策的执行，发现问题及时上报科室； • 指导各班组做好门、急诊收费前、后台报表结算工作； • 完成门、急诊收入报表、挂号人次报表、医保费用报表的编制、上报工作。在此基础上，按需完成各类经济分析报表的编制、上报工作； • 严格按照预交金收退操作规程，对预交金实现结算系统内的双重核对，实行收费员、收费会计、财务部门审核三级审核控制体系。退费作废票据应随当日汇总日报表一并上缴财务部门。对违反制度、徇私舞弊等行为及早上报总会计师/分管院领导； • 建立收费专用章备案制度，设置专人保管印章，按照统一编号进行登记备案，记录印章名称、使用人姓名、工号、启用时间、领用人签字确认，明确责任，对收费章统一备案管理； • 积极配合审计、财务等部门的不定期检查，对工作中发现的问题应及时解决，定期检查各岗位工作执行情况，定期或不定期组织现金盘点，发现长短款应查找原因、及时报告，并作好检查后相关的文字记录； • 负责与财务部门等相关科室的数据上报、核对工作。发现信息异常状况及时与信息中心沟通、解决，并上报科室备案。遇到有无法追回的款项及时处理外欠，结算上报，找相关主任、院长等领导审批； • 负责组织门诊病人收费咨询工作，协调解决收费窗口纠纷。对所涉及的投诉纠纷，进行分析并填写投诉登记表； • 应付突发事件，为相关科室提供查询信息；完善收费处管理制度的建立及更新； • 对本部门的会计档案保管、归档，逐年编制保管清册，上报档案室备案； • 负责医院挂号系统的日常维护和号源维护工作； • 组织本科室人员认真完成本职工作，牢固树立“以病人为中心”的服务思想，杜绝冷、硬、顶、推等现象发生，做好窗口服务工作。

8.2.2　门诊收费员岗位职责

门诊收费员岗位职责
• 严格遵守国家的财经纪律，熟悉《会计法》、《医疗机构财务会计内部控制规定（试行）》和医疗机构各项财务管理制度。根据物价管理部门规定的标准正确收费，严禁多收、少收、漏收、错收； • 严格遵守科室相关规定，保管好备用金、收费印鉴、各类票据、空白就诊卡、办公钥匙。确保章、账、钱的安全性，不得遗失； • 利用电脑收费管理系统为门、急诊病人按所需就诊科别进行就诊建卡、挂号、预约取号，并按规定的收费标准收取挂号费、诊疗费，不得重复收费、收错费，票据打印清晰、完整。办理挂失、恢复、冻结、解冻、上交、归还时，需手续齐全； • 服务态度主动热情，使用“窗口文明用语”，禁用“服务忌语”，不与病人争执，落实首接负责制，不得推诿病人，做好窗口服务工作； • 熟悉医院内部就诊流程，掌握各项医保政策及价格政策，通过收费管理系统按规定向病人收退各种门、急诊费用，按需为病人办理各种结算手续，禁止乱收、多收、漏收，严格执行医院退费管理规定，按照退费权限及相关程序审核后办理退费手续； • 当日收入的现金做到当日上交，不得将公款挪作私用；库存现金不得超过规定限额，特殊情况要及时报告收费负责人或财务部门； • 每日交班前要编制门诊收入日报表，当日收入现金全部缴交财务部门或本单位开户银行，做到表款相符。交款凭证必须与收入报表同时报稽核人员复核； • 实行日清日结制度，每天进行现金盘点一次，做到表款相符，账款相符，发现问题及时上报各班组； • 坚守工作岗位，保持工作场所的干净整齐，严格执行交接班制度，严格遵守安全管理制度； • 认真保管和使用收费收据，作废的票据要按规定缴销，已用完的收据存根应按序号及时销号。

8.2.3　住院结账处负责人岗位职责

住院结账处负责人岗位职责
• 认真贯彻执行国家的有关的财经方针政策、法规，遵守医疗机构各项财务管理制度和物价收费政策，在财务部门领导下负责住院结算处日常的收款管理工作； • 加强对医疗收入的监督管理，保护医院的合法权益，确保医院资金安全，防止损害国家和患者利益的现象发生； • 负责住院收费处预交金收据及医药费收据的领用、核销、保管的工作； • 合理设置收费员、票据管理、收费会计岗位，建立定期轮岗制度。负责对收费结算、审核汇总、退费审批、票据使用等环节的监管工作，严格指导收费员做好在院收费、出院结算、信息修改、医保管理、欠费催缴分析等各项前台业务。发现问题及时上报科室； • 做好住院收费前、后台报表结算工作。将收费月报表与财务部门相关账目对账，确保账账相符； • 每月完成发生制报表、结账制报表、出院病人结欠、结余状况报表的编制、上报工作。在此基础上，按需完成各类经济分析报表的编制、上报工作； • 负责住院收费处资金安全，定期检查各岗位工作执行情况，定期或不定期组织现金盘点，发现长短款应查找原因、及时报告，并作好检查后相关的文字记录； • 严格按照预交金收退操作规程，对预交金实现结算系统内的双重核对，实行收费员、收费会计、财务部门审核三级审核控制体系。退费作废票据应随当日汇总日报表一并上缴财务部门。对违反制度、徇私舞弊等行为及早上报总会计师/分管院领导； • 建立收费专用章备案制度，设置专人保管印章，按照统一编号进行登记备案，记录印章名称、使用人姓名、工号、启用时间、领用人签字确认，明确责任，对收费章统一备案管理；

续表

住院结账处负责人岗位职责
• 积极配合审计、财务等部门的不定期检查，对工作中发现的问题应及时解决，定期检查各岗位工作执行情况，定期或不定期组织现金盘点，发现长短款应查找原因、及时报告，并作好检查后相关的文字记录； • 对外负责与财务部门等相关科室的数据上报、核对工作。发现信息异常状况及时与信息中心沟通、解决，并上报科室备案。遇到有无法追回的款项及时处理外欠，结算上报，找相关主任、院长等领导审批； • 负责组织住院病人收费咨询工作，协调解决收费窗口纠纷。对所涉及的投诉纠纷，进行分析并填写投诉登记表； • 应付突发事件，为相关科室提供查询信息；完善住院处管理制度的建立及更新； • 对本部门的会计档案保管、归档，逐年编制保管清册，上报档案室备案； • 组织本科室人员认真完成本职工作，牢固树立“以病人为中心”的服务思想，杜绝冷、硬、顶、推等现象发生，做好窗口服务工作。

8.2.4 住院结算员岗位职责

住院结算员岗位职责
• 严格遵守国家的财经纪律，熟悉《会计法》、《医疗机构财务会计内部控制规定（试行）》和医疗机构各项财务管理制度。根据物价管理部门规定的标准正确收费，严禁多收、少收、漏收、错收； • 严格遵守医院及科室相关规定，保管好备用金、收费印鉴、各类票据、空白就诊卡、办公钥匙。确保章、账、钱的安全性，不得遗失； • 利用电脑收费管理系统为住院病人办理住院预交金的收退、住院费用结算工作。不得重复收费、收错费，票据打印清晰、完整。办理挂失、恢复、冻结、解冻、上交、归还时，需手续齐全； • 使用“窗口文明用语”，禁用“服务忌语”，不与病人争执，落实首接负责制，不得推诿病人，做好窗口服务工作； • 熟悉医院内部就诊流程，掌握各项医保政策及价格政策，通过收费管理系统按规定向病人收退各种诊疗费用，按需为病人办理各种结算手续，禁止乱收、多收、漏收。严格执行医院退费管理规定，按照退费权限及相关程序审核后办理退费手续； • 出院结账时要收回预收款收据，要开具财政部门监制的住院票据，票据的书写或打印应清晰、工整；收付现金要“唱收唱付”，与病人当面点清，留有存根复核和备查； • 每日交班前要编制当日住院收入和住院预交金日报表，当日收入现金全部缴交财务部门或本单位开户银行，做到表款相符。交款凭证必须与收入、预交金报表同时报稽核人员复核； • 当日收入的现金做到当日上交，不得将公款挪作私用；库存现金不得超过规定限额，特殊情况要及时报告收费负责人或财务部门； • 实行日清日结制度，每天进行现金盘点一次，做到账款相符，发现问题及时上报各班组； • 坚守工作岗位，保持工作场所的干净整齐，严格执行交接班制度； • 认真保管和使用收费收据，作废的票据要按规定缴销，已用完的收据存根应按序号及时销号。

8.2.5 票据管理岗位职责

票据管理岗位职责
• 严格遵守国家的财经纪律，熟悉《会计法》、《票据法》、《医疗机构财务会计内部控制规定（试行）》和医疗机构各项财务管理制度。负责票据的购买、登记、发放和票据核销等工作； • 按医疗机构的《收费许可证》中规定的收费项目和票据的性质分别设立《票据管理登记簿》，并按时间顺序详细记录票据的购进、发放、核销、结存等情况；

续表

票据管理岗位职责
• 票据发放前应核对票据是否缺页漏号。发放时应在《票据管理登记簿》中完整记录发放日期、数量、起止编号、使用部门和领用人等信息，并做好签字记录； • 票据核销前，应认真审核票据内容和金额是否正确，是否按规定加盖相关“收讫”章，票据号码是否连续无跳号。票据核销应采取号码对应、票款对应方式，并按日结清，做好销号记录。核销中发现的问题应及时查明原因，出现差错及时上报有关领导； • 有价票据的库存管理应采用金额管理，采用计算机记录购进、发放、核销全过程，并实时监控票据使用情况。门诊收费票据、住院结算票据的管理采用号码先输机、后领用方式。 • 定期对已领用而未核销的票据进行抽查。重点查看票据号码使用的连续性和上缴票据号码的一致性，保障相关登记和账实相符。定期对库存票据进行盘点，核对《票据管理登记簿》和《票据购领证》记录一致。相关检查、盘点结果应书面记录、定期报告； • 做好已使用票据的保管工作。凡需要查阅或复印已使用票据的单位或个人，应按照票据查阅手续或会计档案借阅手续出具相应证明，经相关领导批准后方可办理，同时做好书面登记手续； • 做好票据档案的管理工作。定期将核销的票据、《票据管理登记簿》、抽查盘点记录、查阅登记、书面报告等文档资料分类保管，年终装订成册作为会计档案移交； • 人员变动时，应在财务部门相关领导监督下办好票据移交工作； • 按照医疗机构财务管理需要，完成相关工作。

8.2.6 收入稽核岗位职责

收入稽核岗位职责
• 严格遵守国家的财经纪律，熟悉《会计法》、《医疗机构财务会计内部控制规定（试行）》和执行医疗机构各项财务管理制度； • 熟悉并遵守医院内部就诊流程，掌握各项医保政策及价格政策； • 稽核医院各类收入，保证收入账实相符、账表相符。审核收入报表是否数字真实、计算准确、内容完整和报送及时等； • 稽核收费员当天门诊收入票据、住院收入票据、病人预交金票据起止号码是否衔接，有无跳号、漏号现象，定期将已使用票据交票据管理岗位办理注销等相关手续； • 稽核应收与实退金额是否正确，稽核退费手续是否严格按要求办理，稽核收费票据金额和当天收入日报表金额是否相符； • 稽核当日上缴资金（含现金和支票等）、当日资金日报表、银行回单金额是否一致； • 不定期抽查门诊及住院收费员库存现金和备用金情况； • 按照医疗机构财务管理需要，完成相关工作。

8.3 医院收入管理制度设计

8.3.1 医疗收入管理制度

为加强医院收入的日常管理，健全收入内部控制制度，规范收入结算行为，确保收入的安全及完整，保证收入账实相符，根据《医院财务制度》、《医院会计制度》、《医疗机构财务会计内部控制规定（试行）》等规章制度，结合本院实际情况，制定本管理制度。

第一章 总 则

第1条 医疗收入是医院开展医疗服务活动取得的收入，包括门诊收入和住院收入。其中：

门诊收入是指为门诊病人提供医疗服务所取得的收入，包括挂号收入、诊察收入、检查收入、化验收入、治疗收入、手术收入、卫生材料收入、药品收入、药事服务费收入、其他门诊收入等。

住院收入是指为住院病人提供医疗服务所取得的收入，包括床位收入、诊察收入、检查收入、化验收入、治疗收入、手术收入、护理收入、卫生材料收入、药品收入、药事服务费收入、其他住院收入等。

第2条 医院的全部收入均要纳入医院财务部门统一核算和管理，任何个人、科室不得私收、截留、转出或私分，其他部门和个人都不得私自收取任何费用。严禁私设“小金库”和账外账。

第3条 医院的医疗收入要认真执行国家的物价政策，严格执行国家制定的收费标准，依法组织收入。不得巧立名目乱收费。新增医疗项目、调整收费标准要按程序申报，经批准后执行。

第4条 医院取得收入时必须开具按规定统一印制的票据，取得收入后按财务制度规定及时入账。

第5条 充分挖掘和利用现有卫生资源，扩大医疗服务项目。根据“总量控制、结构调整”的精神，合理调整收入结构，增加补偿能力。

第二章 门诊收入管理

第6条 门诊收费工作由门诊收款处设立收费岗位，并相应建立岗位责任制和岗位责任书，门诊收费人员应持有会计从业资格证书上岗。

第7条 门诊收费应按照物价管理部门制定的收费标准和相关规定执行，收费员唱收唱付、钱款当面点清，做到收费合法、合规，杜绝漏收、错收现象。

第8条 门诊收费应严格遵守院内现金管理规定，做到资金日清日结，当日送存银行。

第9条 门诊收入实行三级稽核制度，即收费员、收款处审核责任人和财务部门审核责任人三级稽核负责制。

第10条 财务和审计部门应对每位门诊收费员进行不定期的库存现金检查，并做好相关检查记录的留存备案工作。

第11条 财务部门要加强对门诊收费印章的统一管理。

第三章　住院结算管理

第12条　住院结算工作由住院结算处设立结算岗位，并相应建立岗位责任制和岗位责任书，住院结算人员应持有会计从业资格证书上岗。

第13条　办理出院结算时，住院患者必须出具住院预交金收据，若预交金收据遗失，应按相关规定补办。

第14条　出院患者结算完毕后，原则上不允许撤销结算。如有特殊情况确需撤销结算的，应按医院有关规定处理。

第15条　住院结算实行三级稽核制度，即结算员、住院部审核责任人和财务部门审核责任人三级稽核负责制。

第16条　财务和审计部门应对结算人员库存现金进行不定期盘查，防止截留、挪用、侵占，并做好相关记录的留存备案工作。

第17条　财务部门要加强对住院收费印章的统一管理。

第四章　医院退费管理

第18条　医院应建立退费管理制度和流程，严格退费手续，防范资金风险。

第19条　办理退费业务时，需持有经相关部门审核完毕的退费单据方可办理退费业务，其中办理退药手续时，还需经药房相关负责人签字后方可办理退费手续。

第20条　门诊收费员应区别情况办理退费手续，确保退费准确无误。门诊退费主要包括门诊患者医疗服务项目退费、药品退费（退药）以及预付费模式下的预交金退费等情形。

第21条　住院结算员退费办理应区分医保患者和自费患者情形，同时严格管理住院预交金流程，确保退费准确无误。

第22条　成功办理退费业务后，需将相关退费单据妥善保存，一并上交会计室存档。

第五章　附　则

第23条　本制度自20××年××月××日起实施。

8.3.2　医院财政补助收入管理制度

为了加强医院财政补助收入管理，规范医院财务行为，提高财政资金使用效益，依据《中华人民共和国会计法》、《医院财务制度》、《医院会计制度》等相关法律法规，结合医疗单位实际情况制定本制度。

第一章　总　则

第 1 条　本制度所指的财政补助收入是指医院按部门预算隶属关系从同级财政部门取得的各类财政补助收入，包括基本支出补助收入和项目支出补助收入。

第二章　预算管理

第 2 条　医院财政补助收入应根据主管部门的预算编制要求和地方补助政策编制，纳入医院总收入预算管理，报主管部门审核并报财政部门核定，财政部门按照法定程序审核批复。

第 3 条　医院要严格执行批复的财政补助收入预算，定期开展预算执行情况分析，提出改进措施和意见，督促和保障医院预算执行部门顺利完成全年预算，并为编制下年度预算提供参考。

第三章　收入管理

第 4 条　医院应根据自身发展建设需要，积极向主管部门争取财政补助政策，正确合理组织财政补助收入。

第 5 条　医院必须遵循国家相关部门的规定和要求，财政补助收入做到按计划控制执行，按资金用途执行，确保专款专用。

第 6 条　医院财政补助收入应纳入财务部门统一核算和管理，严禁设置账外账和小金库。

第 7 条　医院应加强财政补助收入管理，保证收入及时确认和记录，不得提前或推迟确认收入，不得虚列和隐瞒收入。

第 8 条　医院财政补助收入应按主管部门规定的流程申请使用。

（附流程：财政部门下达补助指标——医院报送用款计划——主管部门审核汇总——财政部门相关业务科室审批——国库支付中心审批——医院根据项目具体内容填报财政直接支付申请书或授权支付额度通知单进行支出审批）

第四章　附　则

第 9 条　本制度自 20××年××月××日起实施。

8.3.3　医院科教项目收入管理制度

为了加强医院科教项目收入管理，规范医院财务行为，提高科教项目资金使用效益，依据《中华人民共和国会计法》、《医院财务制度》、《医院会计制度》等相关法律法规，结合医疗单位实际情况制定本制度。

第一章　总　则

第1条　本制度所指的科教项目收入是指医院取得的除财政补助收入外专门用于科研、教学项目的补助收入，包括科研项目收入和教学项目收入。

第二章　预算管理

第2条　医院应根据国家和主管部门的年度科教项目立项计划，科学编制科教项目收入预算，纳入医院总收入预算管理，报主管部门审核并报财政部门核定，财政部门按照法定程序审核批复。

第3条　医院要定期开展预算执行情况分析，提出改进措施和意见，督促和保障医院预算执行部门顺利完成全年预算，并为编制下年度预算提供参考。

第三章　收入管理

第4条　医院应根据自身科教工作发展计划，组织科教项目选报，积极争取各级科教项目，正确合理组织科教项目收入。

第5条　医院科教项目收入主要来源于除财政部门之外的科研、教育管理部门、上级主管部门和其他单位，项目主要涉及各级科教课题、各级重点学科经费、药物临床试验等，具有指定用途，医院要严格按资金用途执行，确保专款专用。

第6条　医院科教项目收入应纳入财务部门统一核算和管理，医院的任何部门、科室不得私自收取现金，严禁设置账外账和小金库。

第7条　医院应加强科教项目收入管理，保证收入及时确认和记录，不得提前或推迟确认收入，不得虚列和隐瞒收入。

第四章　附　则

第8条　本制度自20××年××月××日起实施。

8.3.4　医院其他收入管理制度

为了加强医院其他收入管理，规范医院财务行为，提高资金使用效益，依据《中华人民共和国会计法》、《医院财务制度》、《医院会计制度》等相关法律法规，结合医疗单位实际情况制定本制度。

第一章　总　则

第1条　本制度所指的其他收入是指医院除医疗收入、财政补助收入、科教项目收入以外的其他收入，包括培训收入、食堂收入、银行存款利息收入、租金收入、投资收益、财产物资盘盈收入、捐赠收入、确实无法支付的应付款项等。

第二章　预算管理

第2条　医院应根据其他收入具体项目的不同内容和有关业务计划合理编制其他收入预算，纳入医院总收入预算管理，报主管部门审核并报财政部门核定，财政部门按照法定程序审核批复。

第3条　医院要定期开展预算执行情况分析，提出改进措施和意见，督促和保障医院预算执行部门顺利完成全年预算，并为编制下年度预算提供参考。

第三章　收入管理

第4条　医院应正确合理组织其他收入，可以根据收入性质申请纳入政府财政非税收入管理，使用财政部门统一监制的非税收入票据。

第5条　医院其他收入内容零星分散，但必须严格执行医院有关规定、合同和收费标准。

第6条　医院其他收入应纳入财务部门统一核算和管理，医院的任何部门、科室不得私自收取现金，严禁设置账外账和小金库。

第7条　医院应加强其他收入管理，保证收入及时确认和记录，不得提前或推迟确认收入，不得虚列和隐瞒收入。

第四章　附　则

第8条　本制度自20××年××月××日起实施。

8.3.5　医院关于严控设立“小金库”的管理制度

根据《中央办公厅、国务院办公厅关于深入开展“小金库”治理工作的意见》、卫计委《关于加强医疗机构财务部门管理职能、规范经济核算与分配管理的规定》、《医疗机构财务会计内部控制规定（试行）》和财政部的有关要求，为不断深化和巩固医院“小金库”专项治理工作的成果，构建防治“小金库”的长效机制。结合本院实际，特制定以下管理办法。

第一章　总　则

第1条　“小金库”范围。

凡违反国家财经法规及其他有关规定，侵占、截留国家和单位收入，未列入本单位财务会计部门账内或未纳入预算管理，私存私放的各项资金均属“小金库”。

“小金库”的形成和来源主要形式包括：

（一）截留各项收入、私存私放。将医院应获得的各项收入全部或部分截留在医院大账外。

（二）虚列支出，将医院款项违规转出，私存私放；或以重复列支等手段套取款项。

（三）利用假发票等欺骗手段，套取款项。

（四）与外单位或个人相互勾结，弄虚作假，套取款项。

（五）通过伪造会计凭证，撤换并重新编制会计账簿、篡改财务报告等手段，隐瞒收入或扩大支出。

（六）将应缴款项以定期存单或个人储蓄的形式私存私放。

（七）其他账外收支资金。

第二章　收入管理

第2条　医院收入统一由财务部门组织收取并及时入账。各科室和个人必须严格执行医院医疗服务价格管理制度，严禁部门和个人擅自收费。

第3条　以医院或医院部门名义接受的各类捐赠、赞助款项，或对外提供劳务、设计、咨询等业务需经医院批准并签订正式合同，须按合同约定及时、足额上缴所得收入。严禁逾期、截留或坐收坐支。

第4条　各部门在业务活动中收受的回扣、折让或好处费等以现金形式返还的应及时、足额上缴医院财务，不得截留、藏匿。

第5条　医院出租场地、房屋、设备或资产报废、变卖等应经上级主管部门批准，所得收入应及时上缴财务，财务部门按照“收支两条线”原则上缴财政主管部门。禁止部门或个人擅自出租、出借或处理医院资产。

第6条　部门和个人代收的各项费用应及时清算，不得将代收的收入私自截留、私存私放。

第三章　支出管理

第7条　严禁以虚列项目、重复列支等手段，将资金转出医院账目外，私存私放。

第8条　禁止利用假票据或购买非法票据等欺骗手段，套取现金，或转入私设账户中私存私放。

第9条　严禁通过伪造会计凭证，撤换并重新编制会计账簿、篡改报告等手段，隐瞒收入或扩大支出，将资金转出，私存私放。

第10条　确实无法支付或偿还的其他单位各类应付款项及无法发放的职工工资、

奖金等需退还医院财务，严禁变相支付或截留。

第 11 条 严禁将部门资金或其他公款私自借予其他单位和个人，或以定期存单或个人储蓄的形式私存私放。

第四章 其他管理

第 12 条 加强预算管理。各部门的收支都应编制部门预算，编制的预算应全面反映收支内容，不得隐瞒、分解各项收入，不得巧立名目或虚列支出项目。

第 13 条 加强账户管理。银行账户由医院财务部门统一管理，任何单位或个人不得以医院名义开立银行账户，不得变相出租出借银行账户，为单位或个人提取现金。严格执行库存现金限额，超过部分应及时存入银行。

第 14 条 加强结算审核。结算支付时，收款单位须与提供商品及劳务的单位名称一致，不得将款项支付给与本单位未发生经济业务事项的单位；代收款项要及时清算。

第 15 条 规范票据使用。医院收费票据由财务部门统一管理，其他部门和个人一律不得私自购置和印制各种票据，严禁使用非法票据。不准相互转借、转让发票或收据。发票和收据领用、注销、存档必须有专人负责登记、保管。发票使用中不得空号、跳号，作废收据必须加盖“作废”戳记。

第 16 条 加强国有资产、库存物资等实物资产管理。规范库存物资的入库、领用、发出和清查盘点工作，明确库存物资的库存量，建立健全对帐制度，实物和库存保管账每月核对，做到账账相符，账实相符。

第五章 监督和处罚

第 17 条 医院纪委监察、审计、财务等部门紧密协作、相互配合，认真履行财务监督职责，加强财务监督检查。通过加强宣传、鼓励举报、审计检查等措施进行监督。

第 18 条 加大处罚力度。没收私存私放的“小金库”资金，对私分和违规支出的“小金库”资金，要如数追回；对设立和使用“小金库”款项的责任人员，加大监督检查力度，依法严肃查处。

第六章 附 则

第 19 条 本制度自 20××年××月××日起实施。

8.4 医院收入管理流程设计

医疗收入是医院收入的主要组成部分，也是医院主要经济活动货币化的体现。医疗收入管理流程是与医疗收入的业务流程相辅相成的。

8.4.1 门诊收入管理流程设计（如图8－2、表8－2）

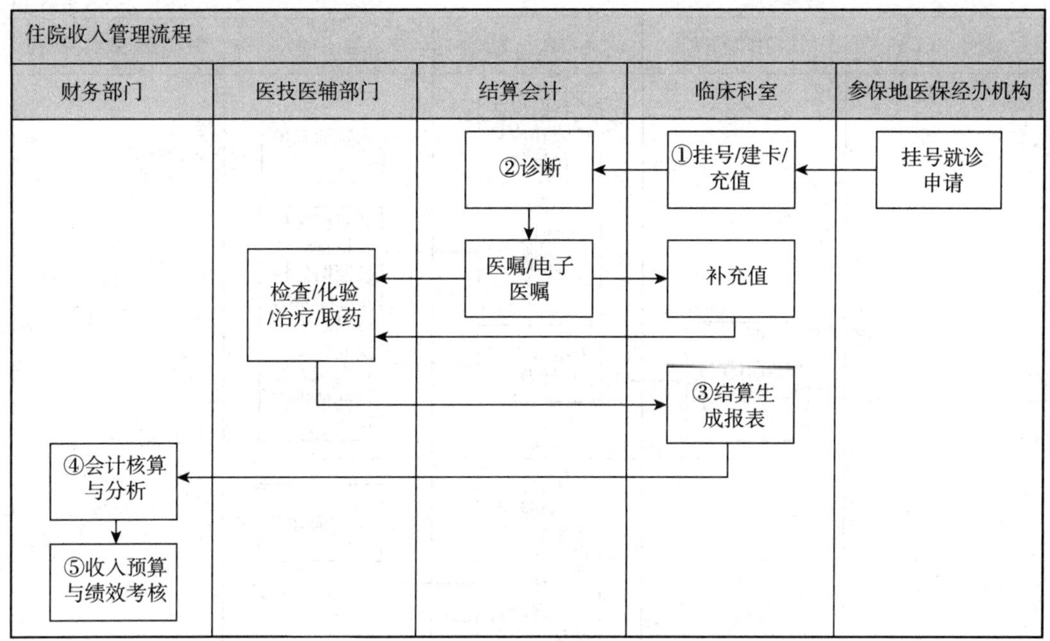

图8－2　门诊收入管理流程图

表8－2　门诊收入管理关键节点说明

关键节点	门诊收入管理关键节点说明
①	（1）初诊患者在就诊挂号时需要建立就诊卡。 （2）复诊患者在挂号时若就诊卡内余额不足需要在窗口或自助设备上进行充值。 （3）患者可以在窗口或自助设备上根据自己病情挂相应科室的门诊号。 （4）没有实行就诊卡的医院，患者在窗口直接用现金挂号。
②	（1）医生接诊后，根据专业知识对患者进行诊断，并开具相关的检查、化验、治疗项目或处方（或在门诊信息系统中直接开具）。
③	（1）信息系统自动汇总生成门诊各科室收入日报表，含各类门诊医保结算数据。 （2）门诊日报表按科室与收入类科目两个维度进行统计，二者数据应该相同。 （3）门诊收费员日报表反映各收费员的工作量、票据使用情况、收退门诊病人预交金情况、各科室门诊收入情况。
④	医院财务部门根据《医院会计制度》的要求，对门诊日报表按权责发生制进行会计核算。
⑤	（1）医院财务部门定期对医院门诊收入预算情况进行分析，找出差异原因，并选择相应策略。 （2）财务部门对各临床医技科室的门诊收入预算执行情况进行分析，找出差异原因，并按预算管理办法的规定进行奖惩。

8.4.2 住院收入管理流程设计（如图8-3、表8-3）

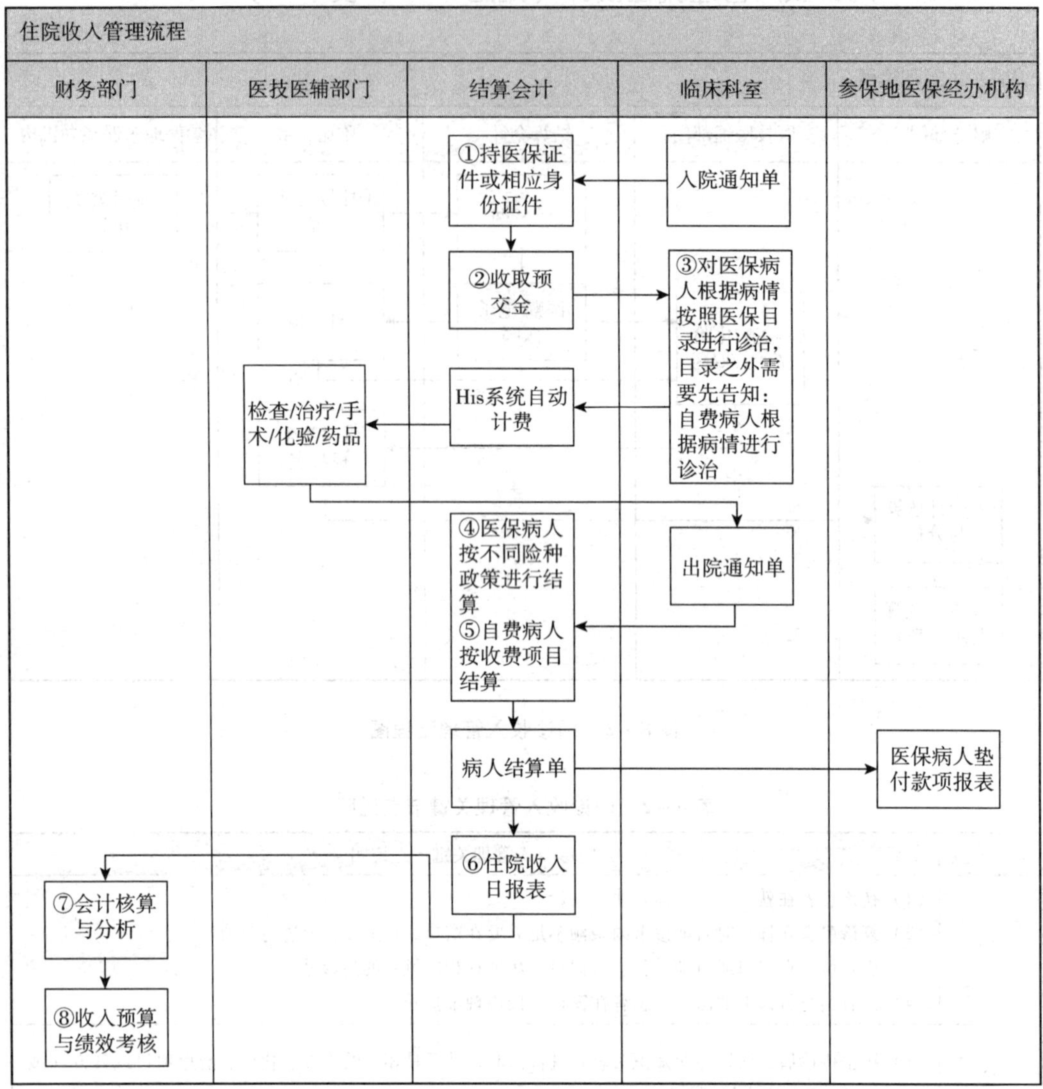

图8-3 住院收入管理流程图

表8-3 住院收入管理关键节点说明

关键节点	住院收入管理关键节点说明
①	在办理入院登记时，要区分登记病人的身份。如若是职工医保、居民医保、新型农村合作医疗、大学生医保、生育保险、工伤保险、干部保健对象等病人，需要提供相应医保证件。
②	（1）病人在办理入院时，应收取一定金额的住院预交金。 （2）自费病人与医保病人在收取预交金时应有所区别。 （3）采取总额预算或单病种费用支付方式的医保病人在缴纳住院预交金时，应按均次住院费用中自付费用的比例缴纳。

续表

关键节点	住院收入管理关键节点说明
③	各类医保病人住院时，应尽量使用医保目录的药品与诊疗项目。如若因病情需要使用医保目录外的药品或项目，应事先告知病人或家属并征得其书面同意。
④	（1）各类医保病人在出院时，按各自医保报销政策进行结算。 （2）根据各地医保费用支付方式不同，确定医保病人在出院时是全额或部分支付住院费用。
⑤	自费身份的病人在出院时，按在住院期间实际发生的收费项目费用合计进行结算。
⑥	（1）信息系统自动汇总生成各科室住院收入日报表，含各类医保结算数据。 （2）住院收入日报表按科室与收入类科目两个维度进行统计，二者数据应该相同。 （3）住院收费员日报表反映各收费员的工作量、票据使用情况、收退住院病人预交金情况、各科室住院收入情况。
⑦	医院财务部门根据《医院会计制度》的要求，对住院收入日报表按权责发生制进行会计核算。
⑧	（1）医院财务部门定期对医院住院收入预算情况进行分析，找出差异原因，并选择相应策略。 （2）财务部门对各临床医技科室的住院收入预算执行情况进行分析，找出差异原因，并按预算管理办法的规定进行奖惩。

8.4.3　门诊退费流程设计（如图8-4、表8-4）

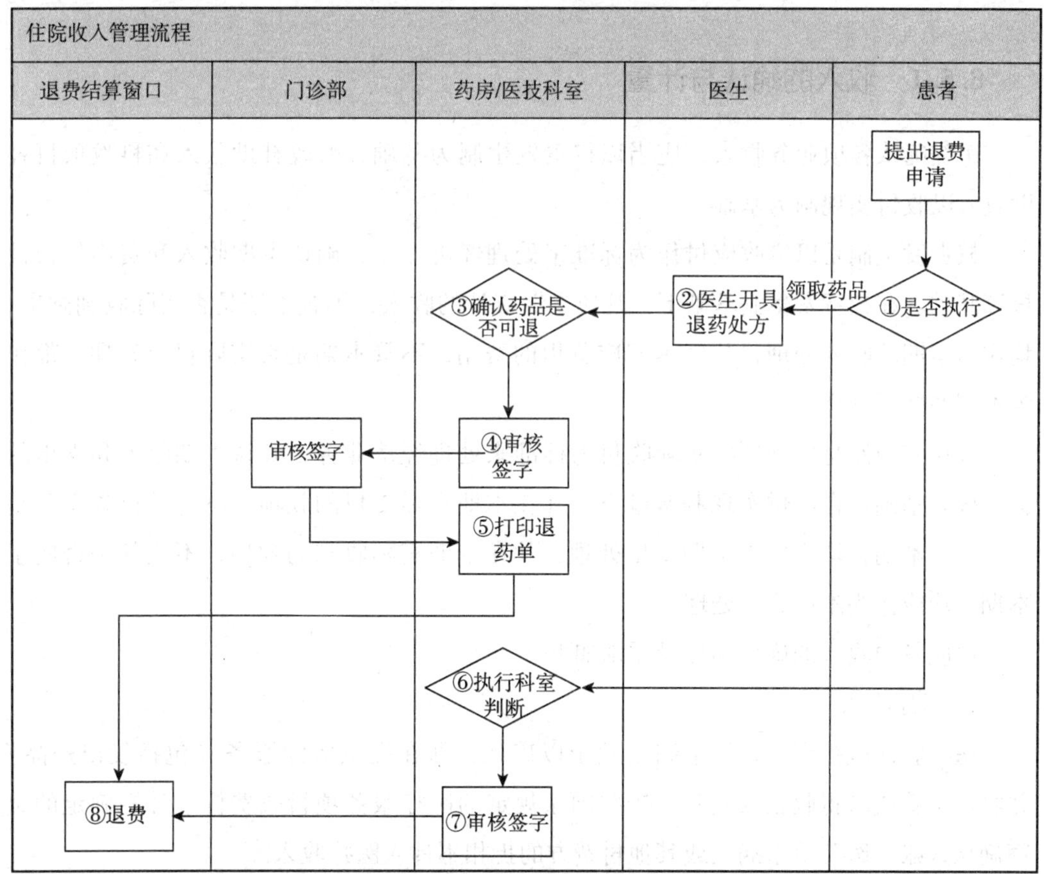

图8-4　门诊退费管理流程图

表 8－4　退费管理关键节点说明

关键节点	退费管理关键节点说明
①	(1) 是否领取药品 (2) 是否进行检查、化验等。已执行检查、化验等，不予退费。
②	患者回到开药医生处，医生开具退药红处方，注明退药原因。
③	药房确认患者手中药品是否可退，如不可退 ，不予退费。
④	药房负责人及退药经手人在退药发票和退药处方背书签名，并注明退药金额
⑤	药房在系统内记录退药原因，打印退药单并签字。
⑥	(1) 药房确认患者是否领取药品。 (2) 执行科室确认是否进行检查化验。
⑦	(1) 药房负责人及退药经手人在退药发票和退药处方背书签名，并注明退药金额。 (2) 医技科室指定负责人确认患者确实未做项目，在退费发票上签字确认。
⑧	收费员确认单据，回收单据，在系统内退费。

8.5　医院收入管理工具设计

8.5.1　收入的确认与计量

医院确认各项业务收入，应当以权责发生制为基础，财政补助收入和科教项目补助收入以收付实现制为基础。

权责发生制是以应收应付作为标准来处理经济业务，确认本期收入和费用的会计核算基础。在权责发生制基础下，凡属本期应计的收入，不管本期是否实际收到款项，均作为本期的收入处理；凡属本期应负担的费用，不管本期是否实际付出款项，都作为本期的费用处理。

收付实现制是以款项的实际收付为标准来处理经济业务，确认本期收入和支出的会计核算基础。在收付实现制基础下，凡在本期实际支付的款项，不论其付款义务是否归属于本期，均应作为本期支出处理；凡在本期实际收到的款项，不论其是否属于本期，均应作为本期收入处理。

医院各项收入的确认和计量原则如下。

1. 医疗收入

医疗收入应按照权责发生制基础予以确认，即在提供医疗服务（包括发出药品）并收讫价款或取得收款权利时，按照国家规定的医疗服务项目收费标准计算确定的金额确认入账。医院给予病人或其他付费方的折扣不计入医疗收入。

医院同医疗保险机构结算时，医疗保险机构实际支付金额与医院确认金额之间存在差额的，除医院因违规治疗等管理不善原因被医疗保险机构拒付以外的差额，应当调整医疗收入。

2. 财政补助收入

财政补助采用国库集中支付方式下拨时，在财政直接支付方式下，应在收到代理银行转来的《财政直接支付入账通知书》时，按照通知书中的直接支付入账金额确认财政补助收入；在财政授权支付方式下，应在收到代理银行转来的《授权支付到账通知书》时，按照通知书中的授权支付额度确认财政补助收入。

其他方式下拨的财政补助，应在实际取得补助时确认财政补助收入。

3. 科教项目收入

科教项目收入按照收付实现制基础予以确认，即在实际收到时，按照实际收到的金额予以确认。

4. 其他收入

其他收入中，固定资产出租收入、投资收益等按照权责发生制基础予以确认，其他收入一般在实际收到时予以确认。

8.5.2 医疗收入管理控制

我国公立医院是社会公益性的事业单位，国家对医疗收费价格实行管制，因而在现行补偿体制下，医疗收入不能完全补偿医院的资源耗费。医院的医疗收入范围广、项目多、差别大。医院应按照规定的收费标准收费，使收入合规、合理，做好医院医疗收入管理，应注意以下几点：

1. 严格执行医疗服务收费标准

医疗收费标准统一由省（市、自治区或单列市）物价部门、社会保障部门会同卫生主管部门制定。医疗收费标准，政策性很强，医院必须严格执行，不准以任何借口违反物价政策，更改收费标准。

2. 严格执行药品及卫生材料的价格管理及招标采购规定

医院必须认真执行国家关于药品及卫生材料挂网招标采购的有关规定，必须严格执行国家规定的价格以及加成标准。医院不得违反国家规定自行确定药品及卫生材料的价格。

3. 建立健全医疗收入凭证的控制、审核和管理

医院的医疗收入凭证，包括挂号、住院、诊察、检查、化验、手术、药品、材料等收费凭证都必须由医院财务部门根据规定统一印制、统一验收、登记和保管，其他任何部门不准自行印发，更不准以便条作为收入凭证。为规范收入凭证管理，财务部门应指定专人对各类凭证，包括已用完收回的存根，进行专门登记、保管。不准任意领发、销毁，要严格领发手续，按规定发放。医院的各项收入都必须依法开具收款收

据，凭证的填写要清楚，不得任意涂改，否则无效。收款收据要按编号顺序连号使用，作废的要全份保证注销，收款收据遗失要追究当事人的责任，严肃处理。医院财务部门要加强收入凭证的复核检查工作，医院各项收入凭证，要做到有专人进行复核或抽查，以防止错收、漏收，并堵塞漏洞。

4. 加强病人欠费管理，努力做好催收工作

门诊、住院病人发生的欠费，应根据实际情况配置专、兼职人员做好催收工作，尽量避免长期拖欠，以减少资金占用，避免坏账损失。对已发生的坏账应按规定及时处理。

5. 医疗收入应及时入账

医院的医疗收入必须及时入账。每日业务终了，挂号、收款员应将当日收入在核对无误的基础上，按照医院规定，填制缴款单、日报表或结算单，连同现金、银行存款等，解缴财会部门，由财会部门出纳员审核签收集中开户银行，或由门诊、住院收费处每日集中送存开户银行，以银行交款单与财务部门结算。不准任何人在门诊、住院收费处借用、挪用、垫支公款。

8.6 医院收入管理常用表单设计

8.6.1 医院门诊收费员日报表（表8-5）

表8-5 医院门诊收费员日报表

应交现金合计：

系统编号		收费员		起止时间			
收预交金笔数		收预交金金额		退预交金笔数		退预交金金额	
现金笔数		现金金额					
医保支付人次		医保支付金额		医保退款人次		医保退款金额	
软POS人次		软POS金额		软POS退款人次		软POS退款金额	
银医卡人次		银医卡金额		银医卡退款人次		银医卡退款金额	
支票人次		支票金额					
票据号段				票据总金额			
废票号码							

8.6.2 医院门诊收入日报表（表8－6）

表8－6　医院门诊收入日报

统计日期：　　至　　制表人：　　制表日期：　　制表时间：

项目名称	收入日报（门诊）											
	西药	中成药	中草药	化验	检查	治疗	挂号费	其他	手术费	小计	药品	
	金额	金额	金额	金额	金额	金额	金额	金额	金额	金额	金额	比例
肠道门诊												
简易门诊												
防保科												
干部门诊												
……												
合　计												

8.6.3 住院收入日报表

1. 按权责发生制统计（表8－7）

表8－7　医院住院收入日报（发生制）

统计日期：　　至　　制表人：　　制表日期：　　制表时间：

	收入日报（全项目）								
	西药	中成药	中草药	挂号诊察费	床位费	…	氧气费	其他	合计
	金额	金额	金额	金额	金额		金额	金额	金额
病区1									
病区2									
病区3									
……									
合　计									

2. 按收付实现制统计（表8－8）

表8－8　医院住院收入日报

统计日期：　　至　　制表人：　　制表日期：　　制表时间：

序号	科室	部门	结账人数	诊察费	床位费	护理费	治疗费	…	输氧费	输血费	药品小计	药品比例	总计金额
1	产科	产科一病区											

续表

序号	科室	部门	结账人数	诊察费	床位费	护理费	治疗费	…	输氧费	输血费	药品小计	药品比例	总计金额
3	儿科	儿科病区											
5	耳鼻喉科	耳鼻喉科病区											
	…												
	合计												

8.6.4 医院住院收费员日报表（表8-9）

表8-9 医院住院收费员日报表

统计日期： 收款员：

预收款统计					
收预收款共	笔	退预收款共	笔	作废押金	笔
金额合计		金额合计		实收合计	
其中现金		其中现金		现金实收	
支票		支票		支票实收	
发票统计					
处理发票	笔	处理退发票	笔	作废发票	笔
现金		支票		实收合计	
收		收			
退		退			
金额流动量统计					
现金合计		支票合计		金额总计	

8.6.5 住院费结算日汇总表（表8-10）

表8-10 医院住院费结算日汇总表

统计日期： 至 制表人： 制表日期： 制表时间：

项目名称	金额	项目名称	金额	项目名称	金额	项目名称	金额	项目名称	金额
01. 诊察费		02. 床位费		03. 护理费		04. 治疗费		05. 手术费	

续表

项目名称	金额	项目名称	金额	项目名称	金额	项目名称	金额	项目名称	金额
06. 检查费		07. 化验费		08. 西药费		09. 中成药		10. 中草药	
11. 伙食费		12. 其他		13. 材料费		14. 氧气费		15. 血费	

收入合计　　其中：药品收入　　治疗收入　　药品比例

二、预交金

项目名称	金额	项目名称	金额	项目名称	金额	项目名称	金额	项目名称	金额
01. 预交现金		02. 退预交现金		03. 预交支票		04. 退预交支票		收银行卡预交	
退银行卡预交		预交现金合计		预交支票合计		预交银行卡合计		预交金合计：	

三、出院结账

项目名称	金额	项目名称	金额	项目名称	金额	项目名称	金额	项目名称	金额
01. 冲退预交金		02. 银行支票		03. 省医保统筹支付		04. 省医保救助支付		05. 医保个人账户	
06. 市医保统筹支付		07. 市医保救助支付		08. 居保统筹支付		09. 居保救助支付		10. 病人欠款	
11. 新农合大病基金支付		12. 小儿大病救助支付		13. 新农合大病医院担负		14. 农合大病医院节余		15. 省保健委拨付	
16. 市生育医保统筹		17. 省生育医保统筹		18. 病人余额		19. 借支票		20. 补现金	
21. 退现金		22. 结算合计		23. 新农合补偿		24. 新农合救助		25. 市离休拨付	
26. 农合大病支付实时		27. 农合大病救助实时		28. 市工伤统筹		29. 市工伤救助		30. 大学生医保统筹	
31. 大学生医保救助		银行卡		结账收银行卡		结账退银行卡			

收入金额总计　　支出金额总计　　本日交现金　　本日交支票　　本日交银行卡

8.6.6 发票核销表（表 8－11）

表 8－11　医院发票核销月报

核销日期：　　年　　月　　日　　　　　　　　核销人：

序号	操作员	工号	张数	发票号段	金额总计	废票张数	废票号码
1	马 * *			* * *—* * *			
2	李 * *			* * *—* * *			
3	贾 *			* * *—* * *			
4	王 *			* * *—* * *			
	…						
	合计						

8.7 医院收入管理方案设计

8.7.1 医疗收入稽核方案

随着医院改善病人就诊流程及信息化程度的不继提升，影响门诊、住院医疗收入实现的资金形式，较以前现金、支票又增加了银医直联就诊、POS 缴费，医院归集医疗收入的银行账户从一家扩大到多家。同时，随着全民参保身份类型多样化，医疗收入结算款种类繁多，主要有省、市各类医保支付资金、新农合支付资金、异地职工医保即时结报支付资金、干部保健对象支付资金等。为准确、全面、及时了解医疗收入全面实现上缴财务情况，核实银行账目和医保资金，加强收费后台和科室层面对收入核实的内控管理，提供对医疗收入核实内容和方法的操作方案，构建医院医疗收入核实长效管理机制，制定本方案。

一、医疗收入稽核的内容

医疗收入，指医院开展医疗服务活动而取得的收入，包括门诊收入和住院收入，是医院最主要的收入形式之一。医疗服务是整个医院工作的主体，在医疗服务中医护人员借助各种医疗器械和手段，为病人提供检查、治疗等服务，这些服务分别在门诊就诊或住院就诊时发生。医疗收入涉及面广、政策性强，直接关系到医患双方的利益。

二、医疗收入稽核的目的

医疗收入核实是医院财务会计管理的重要组成部分，直接影响医院收入的会计核算与财务会计管理的质量。医疗收入形成的源头是医院收费结算处，核实收费结算处提供的各项收入数据的真实性，确保财务会计核算的正确结果，确保医疗收入“颗粒归仓”，组织和加强对医疗收入的核实工作至关重要。

三、医疗收入稽核的范围

医院每笔收入均需按照规范操作程序完成，收费员电脑工作界面设门诊、住院两种服务操作区域，收费员通过输入“工号”和“密码”进行身份确认后进入收费窗口系统，根据医生医嘱进行收费操作，从而完成医疗收入的实现。对医院而言，医疗收入的核实包括门诊、住院医疗收入基础数据真实性、准确性，其中涉及到各类报表、票据（含红字冲销、作废、退费的票据）、资金（现金、支票、银医卡缴费、POS 缴费）及信息系统稳定性的核实工作。

四、医疗收入稽核的方法

（一）医院内部稽核

1. 系统查询。医院收费处运用 HIS 系统和医院综合运营管理系统（以下简称

HERP 系统）进行门诊、住院收入查询。HIS 系统查询有两个操作界面，其一是 Medtrak 界面；其二是 HIS 网页界面。查询职能是对各种收入比如门诊、住院、伙食费等分别进行查询，分类进行统计。

2. 收入日报总表与多维度明细表之间互相印证核实。各收费员日报与每一笔收费明细；各收费员日报与汇总日报；日报表与月报表；报表与分项、报表与报表之间一一对应印证，确保准确相符。

3. 同一系统不同操作界面互相核实。HIS 系统 MedTrak 界面与 HIS 网页界面取数进行财务数据核对。

4. 不同财务系统间收入数据的核实。HIS 系统生成报表与 HERP 系统自动生成的相关财务数据进行核对。

5. 利用 Excel 表核实。对医院重点关注某单项收入，如伙食费、材料费等可以 Excel 表逐笔登记收入日报中该项目数据，月末汇总和系统月报表进行核对。

6. 利用公式进行数据间互相验证核实。

（二）医院与外部稽核

医院财务部门可以通过电话、邮件、人工等方式与有关部门进行收入数据的核实。

1. 每月省、市各类医保患者医疗费用支出与社保经办机构进行对账，定期决算。

2. 每月新农合患者医疗费用支出与联网县农合办进行对账，定期决算。

3. 每月干部病房保健对象医疗费用支出与省保健委进行对帐，定期决算。

五、医疗收入的稽核时间

收费员个人收入日报、资金、票据，收费后台每天核实。医疗收入等日报表每天先由收费后台核实签名，报科室业务负责人审核签名并盖章后再报医院财务科。医疗收入月报需及时出具，后台和科室业务负责人核实签名并盖章报院财务科。

六、医疗收入的稽核人员

收费后台报表主管人员、后台现金汇总员、收费结算科室业务负责人、财务科相关岗位人员。

七、具体实施医疗收入稽核的步骤与路径

门诊、住院收入内容、收费结算方法及报表格式各有不同，实施医疗收入核实的步骤与路径分门诊医疗收入核实和住院医疗收入核实，具体实施如下：

（一）门诊医疗收入

1. 核实收费员个人现金。

收费员上交现金额与个人日报表“其中现金”额进行核对；同时，利用公式验证：应交现金 = 收预交金额 - 退预交金额 - 医保支付额 + 直收现金额

医保支付额，是指享受门诊医保的患者在结算医疗费用时医院先垫付应由医保统

筹基金支付的部分，医保支付额后期通过社保经办机构与医院财务部门进行结算。

直收现金额，是指干部保健对象在门诊结算医疗费用支出时直接按自付比例所交的现金，不使用“就诊卡”预存现金的模式。

2. 核实现金汇总员上交银行收入。

现金汇总员上交银行收入数与所有收费员个人现金汇总进行核对；同时与 HIS 系统网页中“门诊财务结算查询”子菜单“门诊结算收入日报”中“应交现金合计”额进行核对。

3. 核实支票收入。

收费员个人上交支票与个人日报数据进行核对；同时，个人日报与汇总日报支票金额进行核对，并上交财务科与收款通知单核对。

4. POS 收入。

收费员个人上交的 POS 签购单据与个人日报表中列示 POS 金额核对；同时与“HIS 系统”中门诊计费下子菜单“门诊 POS 支付日报表”金额核对。

“门诊 POS 支付日报表”数额再和各家银行所提供纸质盖章 POS 对账单数额进行核对。

5. 核实票据。

废票、红字冲销票据、退费票据与个人日报列示的票据张数和号码进行核对，并记录存档，统一保管。

6. 核实门诊结账制医疗收入。

在 HIS 系统网页中“门诊财务结算查询”菜单中查询门诊结算医疗收入总额与个人报表汇总额进行核对。

7. 核实门诊发生制医疗收入。

在 HIS 系统 MedTrak 界面中查询“全院门诊收入日报”报表与 HIS 网面界面菜单“账户汇总查询”日报表进行核对，然后再和 HERP 系统数据核对（做到三模块核对），月报亦如此。

8. 核实门诊医保收入。

利用公式核对：“门诊医保结算费用日报”医保收入金额 = HIS 网页界面“门诊账户财务管理”子菜单“账户汇总查询”中的医保支付额 + 直接结算医保额。

（二）住院医疗收入的稽核

1. 核实收费员个人结算报表。

后台打印收费员个人结算报表、个人预交金明细报表。首先核对收费员个人预交现金、预交支票、预交 POS，个人退预交现金、退预交支票、退预交 POS。收费员收预交金额扣减出院结退金额，等于收费员个人每日应交现金。

2. 核实现金汇总员上交银行收入。

住院收费汇总员应交现金合计和“住院费结算记录”报表中“本日交现金”核对。

3. 核实票据。

收费员个人上交预交金票据和出院发票存根联与日报表核对，预交金和出院发票的废票、退票、红字冲销票据与个人日报表列示的号码进行核对，并记录存档，上交财务科。

4. 核实医疗收支是否平衡。

在 HIS 系统 MedTrak 界面报表中查询“住院费结算记录”报表，查看收支是否平衡，然后和 HIS 网页系统中“住院计费程序”下子菜单“个人发票业务查询”中进行对账，核对无误后可出具“住院费结算记录”报表。

5. 核实结账制住院收入 。

“住院费结算记录”报表中“收入合计”“结算合计”进行核对。

6. 核实发生制住院收入。

与 HERP 系统中的相关数据进行核对，同时记录每日统计数据，汇总后和发生制月报进行核对。

7. 核实当日银行 POS 收入

首先核对收款员上交的 POS 签购单与个人日报是否相符，再利用公式核对：“当日银行 POS 收入”的数额等于“住院费结算记录”报表中“本日交银行卡凭条”减“结账退银行卡”的数额。

当日银行 POS 收入与 HIS 系统中“门诊计费”下子菜单“POS 支付日报表”和“住院软 POS 对账明细”进行核对，然后和银行每日报送纸质盖章的 POS 对账明细单汇总金额进行核对。

8. 核实支票收入。

核对每日收支票和退支票金额，并核对前台收费员出院退支票金额书写的准确性；同时和“住院费结算记录”报表中“出院结账”项中“借支票”进行核对。

9. 核实各类医保收入。

“住院费结算记录”报表中各类医保统筹数据合计和收费员上交的发票存根联汇总合计额进行核对。

新农合补偿数据和收费员上交住院发票存根联汇总合计额进行核对，同时和“住院费结算记录”报表中“新农合补偿”进行核对，并与新农合分县（区）数额进行核对。

新农合大病患者新农合大病支付额和“住院费结算记录”报表的分县（区）数据进行核对。

10. 核实出院病人发票结欠额和结余额。

根据收费员上交的结余结欠发票和“住院费结算记录”报表的相关数据进行核对，同时与 HIS 系统 MedTrak 界面报表中“病人发票报表”相关明细进行查找核对。

11. 核实结账制和发生制伙食费、材料费等。

发生制伙食费收入和 HERP 系统中伙食费、材料费等进行核对。

结账制月报伙食费与 Excel 表每日逐笔记录的伙食费汇总额进行核对，以其金额小者为支付给外包餐饮公司的金额依据。

12. 核实在院病人预交金收入。

期初在院病人预交金余额 + 本期收预交金 - 本期冲退预交金 = 所有在院患者预交金总额

八、医疗收入稽核误差的处理方法

1. 经核对收费员个人现金、支票、POS 签购单及票据与账实不符，及时联系相关人员，查明长短款、少票及错票的原因。最后如短款由收费员据实补齐，长款上交后台，并按科室内部管理制度纳入考评。

2. 各报表由信息系统自动生成，经核对发现数据间不相符合，收费管理后台第一时间需向科室报告，及时分析不符原因，如果因收费员操作不当或信息、银行系统运行有问题必须要调整报表的，收费处不能随意调整，必须履行一定报批程序后由信息中心调整后再出具正确报表。

3. 经核对发现银医卡、POS 额与银行明细账产生差错，收费管理后台进行标注并出具差错报表，备注情况说明，经收费处、信息中心、财务部门签字核实并根据医院规定办理。

8.7.2 医院医疗收入内部控制方案

一、目的

1. 保证医院医疗收入业务活动符合有关法律、政策及规章制度。

2. 保证登记入账的医疗收入确已存在或者已经发生，所有收入的确认必须真实，不能提前和推迟确认收入以及任意虚列隐瞒收入。

3. 保证医疗收入及时足额收取，并及时记录，且均已登记入账，登记入账的医疗收入确已办理相关手续，无隐匿收入或收入流失现象。

4. 保证医疗收入核算分类正确，保证医疗收入正确地记入明细账，并经正确地汇总，并且在会计报表上正确地披露。

5. 防止和及时发现并纠正错误与舞弊，确保医院医疗收入控制目标的实现。

二、职责界定

1. 医院财务处、审计处具体负责执行医疗收入控制方案的制定工作。

2. 财务处、审计处负责监督收入控制管理工作。

2. 住院处、收款、挂号处等部门负责落实医疗收入控制工作。

3. 财务处、审计处根据医疗收入控制的效果提出奖惩方案。

三、医疗收入控制的范围

医院医疗收入从发生到确认实现、会计核算、核对、报告、分析等，这些基本环节都是收入控制的范围。

1. 医疗收入的发生环节。

医院所有医疗收入的发生和确认，必须保证其合法性，按国家政策规定取得。

2. 开票环节。

医院医疗收入，必须开具统一编号的收费收据，保证医疗收入的完整性。

3. 医疗收入的确认和计量环节。

医院医疗收入必须是已实现、已取得，并且是可以计量的。医院医疗收入应统一结账时间，保证医疗收入的正确确认和计量。

4. 医疗收入的会计核算环节。

设置合理的医疗收入会计核算账簿体系，健全医疗收入的总账和明细账进行总明账核算，保证医疗收入核算的真实性和正确性。

5. 医疗收入的核对环节。

收入的核对包括：总账与明细账核对，收入凭证与发票存根核对，汇总日报表与每个收费结算人员日报表核对、收入凭证与记账收入核对，科室核算收入与财务会计记账收入核对等，这些核对措施是保证收入安全完整的重要手段。

6. 编制医疗收入报告环节。

挂号、门诊、住院结算处每天定期编制个人日报表和汇总日报表，科室核算处每天汇总科室收入日报表，财务部门每天汇总记账收入汇总日报表，每月定期编制收入财务会计报表。

7. 分析医疗收入变化情况环节。

定期不定期分析收入变化情况，主要分析收入结构变化情况和收入增减变动情况，找出影响收入变动原因，认真进行因素分析，提出应对措施和建议。

8. 医疗收入授权环节。

医院收入全部由财会部门统一管理和核算，未经特殊授权，医院内部其他部门和个人，不得自行收取，不得设立“小金库”，必须纳入统一核算管理体系。

四、医疗收入控制的要点

医院医疗收入管理是对所有收入的全过程控制，包括对价格、预算、发生、退出、核算、报告、票据、检查、分析与考核等基本环节，这些基本环节都是医疗收入管理工具应用对象，也是医院医疗收入控制的要点，如图8－5所示。

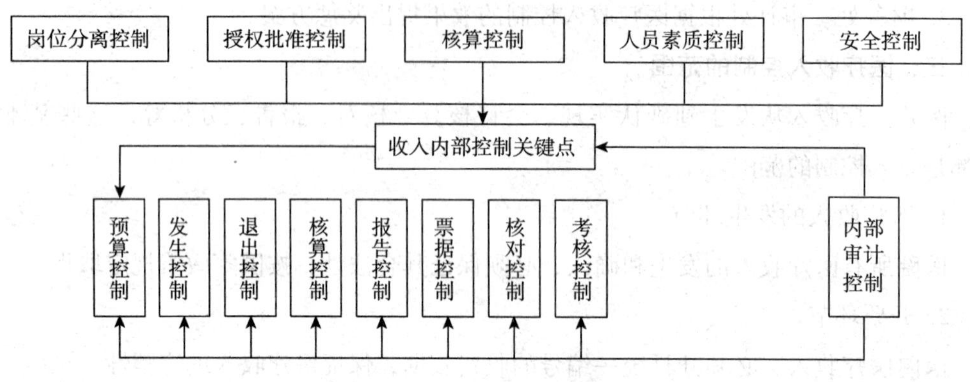

图8－5 收入管理控制要点

五、医院医疗收入控制方法

医院医疗收入管理控制的方法多种多样，最主要的形式有以下几种：

1. 岗位控制。

（1）健全岗位责任制，明确医疗收入岗位的职责和权限。

健全医院医疗收入岗位责任制度，实行职能分工控制，合理设置岗位，明确医疗收入岗位职责权限。

与医疗收入相关的岗位包括：医疗收入核算会计岗位、应收款核算岗位、价格管理岗位、票据管理岗位、票据复核岗位、科室收入核算岗位、收入核对岗位、门诊收费岗位、门诊收费处汇总复核岗位、住院结算岗位、住院结算处汇总复核岗位等。根据医疗收入岗位的工作要求，明确各岗位应承担的责任，使其做到尽职尽责，努力学习业务知识，提高业务素质和工作能力。

建立严格的授权审批控制，明确审批人员对医疗收入业务的批准审批方式、权限、程序、责任和相关控制措施，实行合理授权，明确医疗收入人员职责范围和工作要求。未经授权，任何部门和人员不得办理医疗收入业务；各项医疗收入由财务部门统一核算，统一管理，其他任何部门、科室和个人不得私自收取款项。

（2）建立岗位制约机制，明确不相容职务的相互分离。

医院应加强对医疗收入岗位人员的素质培养，提高业务素质和职业道德，并建立定期培训、轮岗制度。在收入岗位设置时，以下岗位均为不相容职务岗位，必须相互分离。

①提供服务与收取费用岗位分离：可以有效保证收入的安全和完整，防范少收费、

漏收费和乱收费行为。

②价格管理与价格执行岗位分离：可以有效地执行国家价格政策，防止乱收费、多收费、分解收费等不正当行为。

③收入票据保管与使用岗位分离：是收入安全的重要环节，可以有效防止收据借用、挪用和贪污收入的情况发生。

④办理退费与退费审批岗位分离：办理退费必须经过执行部门、管理部门和收费部门的审批后方可办理，未经审批，收费人员不得办理。不赋予一个人单独办理退费的权利。

⑤收入稽核与收入经办岗位分离：收入稽核岗位只有独立于收入经办岗位，才能保证稽核的可靠性。

2. 业务流程控制。

医疗收入流程控制的重点内容是门诊收入和住院结算收入的流程控制。控制的关键点包括收入提供、收入确认、价格管理、票据管理、退费管理、报告管理和核对管理。

3. 合规性控制。

医院应在符合法规的前提下积极合理组织收入，做到应收尽收，控制不合规不合法收入的发生。加强医院收入合规性的控制，也是维护患者利益的要求。合规性控制的关键点包括：收入取得必须符合物价政策；收入取得应开具规定票据；按制度确认和核算收入；全部收入必须纳入医院财务部门统一核算管理；实行收入全面预算管理，严禁设立“小金库”。

4. 收入票据控制。

医院的收入票据应由财政部门统一监制和印制，单位统一购买。加强收入票据的管理和控制，对于保证收入的安全与完整、防止由于因票据管理不善而造成资产流失具有重要意义和作用。收入票据的关键控制点包括：财务部门统一管理票据；明确票据管理岗位责任制；明确票据的购买、印制、批准、验收、领取、核销、归档等管理流程。

5. 收入结算时间控制。

医院收入的形成是动态的，每天24小时都有发生，如果门诊、住院收入每日、每月没有结算起止时间规定，与财务结账时间不统一，就不能及时正确反映当期收入的真实状况，财务与科室核算收入核对困难，不能及时发现收入流失的隐患。

结算时间控制的关键点就是每日、每月与财务统一结算起止时间。

6. 退费控制。

退费是在医院医疗收入过程中不可避免的，但退费如果控制不当，很容易造成收入流失，甚至发生重大经济案件。退费控制的关键点是退费凭证手续控制、授权审批控制、审查核对控制和退费凭证归档控制等。

第九章　医院成本精细化管理

9.1　医院成本管理体系设计

9.1.1　医院成本管理与医院战略管理控制

新医改政策要求公立医院必须加快自身内涵发展，才能达到“为群众提供安全、有效、方便、价廉的医疗卫生服务”的改革目标，努力平衡好社会责任、医院发展与队伍稳定三者的关系。加强医院科学化、专业化、精细化管理，是医院建设发展的必由之路。成本管理是指医院通过成本核算和分析，提出成本控制措施，降低医疗成本的活动。成本管理是由成本核算、成本分析、成本控制等各个方面有机组成的统一体系。《医院财务制度》第二十七条规定，成本管理的目的是全面、真实、准确地反映医院成本信息，强化成本意识，降低医疗成本，提高医院绩效，增强医院在医疗市场中的竞争力。医院成本管理是健全医疗服务定价、完善补偿机制、医保支付制度改革以及提高医院运营效率、优化资源配置和加强内部管理的客观需要。成本管理是医院管理中举足轻重的部分，成本管理的核心是成本控制。成本控制是指以成本作为控制的手段，通过制定成本总水平指标值、成本中心控制成本的责任等，达到对经济活动实施有效控制的目的的系列管理活动与过程。成本控制是加强成本管理的重要手段和环节。成本管理的目的是为了规范成本行为，降低成本水平，增加结余，维持医院的生存和发展。

成本控制对医院的战略发展有重要意义。第一，成本控制能合理改善医院的经营管理工作。成本控制的好坏直接关系到医院的经济效益，关系到医院的生存与发展，这就促使医院各科室加强管理，厉行节约，实现医院的精细化管理，从而改善整个医院的经营管理。第二，成本控制能有效增强医院成本信息的准确性。成本控制贯穿于成本形成的全过程，主要任务在于监督成本计划的执行情况，纠正不利差异。这些工作是以准确的原始资料为基础的，所以要求相应的成本数据必须符合实际，原始记录的工作制度必须健全。这就促使医院的发展基础及时、完整、合理及科学。第三，成本控制是优化服务流程、改善医患关系的需要；目前医疗费用逐年递增，政府对医疗机构投入不足，医疗补偿不到位，加强医院的成本管理，控制成本费用，促使医院用较少的物资消耗和劳动消耗，取得较大的社会效益和经济效益，不断降低成本费用，为患者提供比较优质的服务，不但是提高医院管理水平、保持医院可持续发展的需要，也是构建和谐医患关系的迫切需要。第四，健全成本控制考评制度，有助于建立有效的激励约束机制。医院要将预算执行结果、成本控制目标实现情况和业务工作效率等一并作为内部业务综合考核的重要内容，逐步建立与年终评比、内部收入分配挂钩的机制。成本与战略控制机制关系如图 9 - 1 所示。

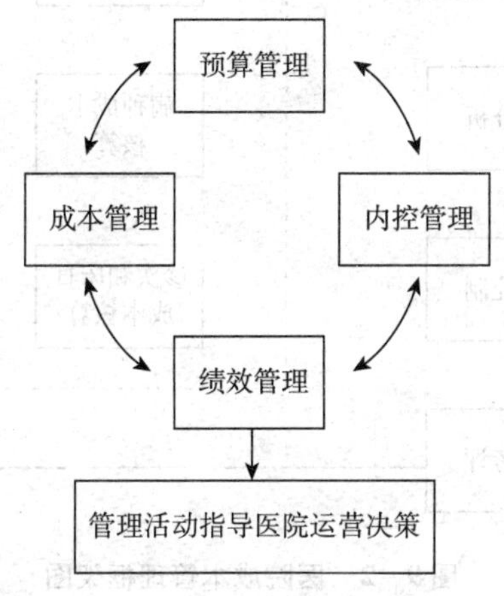

图 9 - 1　成本与战略控制机制关系

9.1.2　医院成本管控体系

医院成本控制管理是运用成本管理的基本原理与方法体系，依据现代医院成本运动规律，以优化成本投入、改善成本结构、规避成本风险为主要目的，对医院经营管理活动实行成本管理和控制。所以，医院成本管理体系应以成本管理的科学性为依据，建立由全员参与的成本控制与管理体系。建立科室成本管控体系是新医改新制度政策的宏观方向，加强医院管理科学化、专业化、精细化是医院发展的重要手段之一。全面成本控制管理包括全过程成本控制管理和全员成本控制管理。具体应包含三个层次：第一，加强成本的事前控制，即成本预算、成本决策、成本计划。第二，强化成本的过程控制，加强过程管理。第三，完善成本的事后控制，进行成本分析、成本考核。同时，强化医院成本管理，把全成本控制作为医院管理的重要手段。医院要统一领导，健全组织机构，明确工作职责，合理划分成本核算单元，确定及规范业务流程，整合医院信息系统，确保以医院成本控制为基础的经济与运营管理，建立一个自下而上、相互配合的以财务部门为中心的多层次全成本管理体系。医院成本管理框架如图 9 - 2 所示。

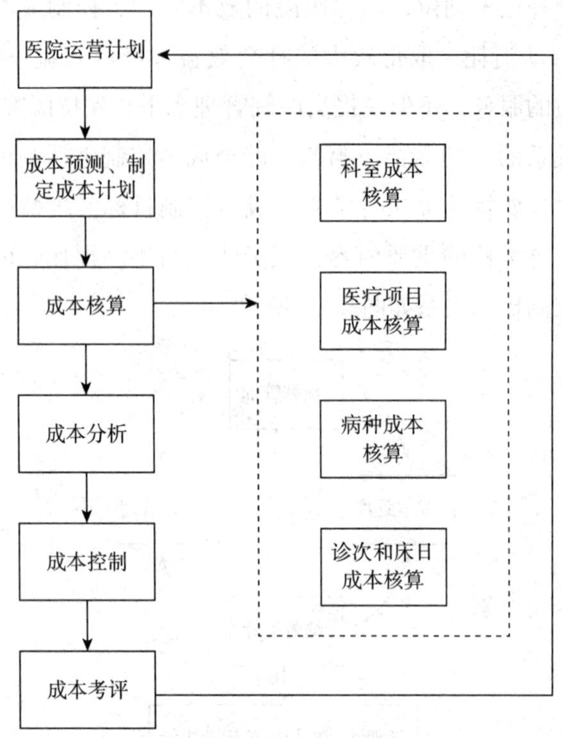

图9-2 医院成本管理框架图

9.1.3 医院成本精细化管理设计维度及要素

医院成本控制的本质在于按照既定的成本目标，对成本形成过程的一切消耗进行严格的计算、调节和监督，及时揭示偏差，并采取有效措施纠正不利差异，使成本被控制在预定的目标范围之内，以保证成本目标的实现。医院成本精细化管理体系可从岗位职责、管理制度、业务流程、管理工具、业务表单和管理方案六个维度进行设计。医院成本精细化管理体系的要素见表9-1。

表9-1 成本管理体系设计要素

设计维度	设计要素	设计维度	设计要素
岗位职责	成本核算工作小组 成本核算员 科室成本联络员	管理工具	科室成本核算方法 项目成本核算方法 病种成本核算方法 诊次和床日成本核算方法 作业成本法 成本分析方法

续表

设计维度	设计要素	设计维度	设计要素
管理制度	科室成本管理制度 项目成本管理制度 病种成本管理制度 诊次和床日成本管理制度	业务表单	医院各科室直接成本表 医院各科室全成本表 医院临床服务类科室全成本表 医院临床服务类科室全成本构成分析表 医疗服务项目成本报表 病种成本表
业务流程	科室成本核算流程 项目、病种成本核算流程 诊次、床日成本核算流程 成本核算总体流程	管理方案	医院科室成本管理方案 医疗项目成本管理方案

9.2　医院成本管理岗位职责设计

9.2.1　成本核算工作小组岗位职责

成本核算工作小组岗位职责
• 制定成本核算管理各项规章制度和工作流程； • 实行成本核算责任制，建立成本核算组织体系、设置成本核算员，逐级明确各部门的职责； • 确定成本核算对象，包括核算单元（核算科室）、核算项目及核算病种等； • 负责制定成本费用指标，并严格检查控制，以确保各月成本合理，收支平衡； • 负责成本预测、计划和决策工作，及时做好成本分析； • 定期考核各部门成本计划的执行情况，分析成本升降的原因，结合实际调查研究，确定年度医院成本控制方案； • 坚守岗位，坚持原则，及时统计报告各部门经营状况，设法降低成本，提高经济效益； • 开展院内成本管理业务培训和工作指导。

9.2.2　成本核算员岗位职责

成本核算员岗位职责
• 依据《医院财务制度》、《医院会计制度》要求，制订医院内部成本管理实施细则、岗位职责及相关工作制度等； • 归集成本数据，进行成本核算，按照有关规定定期编制、报送成本报表； • 开展成本分析，提出成本控制建议，为医院决策、管理提供支持和参考； • 组织落实医院成本管理工作领导小组的决定，监督实施成本控制措施； • 参与成本考核制度的制订，并组织实施； • 开展院内成本管理业务培训和工作指导； • 建立健全成本管理档案； • 完成医院交办的其他相关工作。

9.2.3 科室成本联络员岗位职责

科室成本联络员岗位职责
• 遵守成本核算管理各项规章制度和工作流程； • 收集科室成本核算所需的基础数据； • 定期上报成本核算所需要的科室基础数据给成本核算岗； • 根据成本分析情况的下达，进行本科室内部具体成本分析； • 针对本科室问题及时与科主任沟通，进行成本控制； • 设法提高经济效益，监督本科室经营状况的动态发展； • 定期与成本管理岗位人员沟通，以利于了解近期成本政策和科室其他情况，更好地进行科室成本控制； • 协助成本核算岗人员进行各项成本核算的数据采集等工作； • 完成医院交办的其他相关工作。

9.3 医院成本管理制度设计

9.3.1 医院科室成本管理制度

第一章 总 则

第1条 为规范医院成本管理工作，加强成本核算与控制，提高医院绩效，依据《医院财务制度》、《医院会计制度》及有关财经法律法规，结合医院财务管理实际情况，特制定本制度。

第2条 本办法适用于××医院开展科室成本核算及管理工作。

第3条 本办法所称成本管理包括成本核算、成本分析、成本控制、成本考核与评价等管理活动。

第4条 成本管理遵循统一领导、全面施行、分工负责、科学有效、控制合理、成本最优化原则。

第二章 科室成本核算

第5条 医院成本是医院为开展医疗服务活动而发生的各种消耗，其核算范围包括：

1. 人员经费：是指医院业务科室发生的工资福利支出、对个人和家庭的补助支出。工资福利支出包括基本工资、绩效工资（津贴补贴、奖金）、社会保障缴费等。对个人和家庭的补助支出包括医疗费、住房公积金、住房补贴、助学金和其他对个人和家庭的补助支出。

2. 卫生材料费：是指医院业务科室发生的卫生材料耗费。

3. 药品费：是指医院业务科室发生的药品耗费。

4. 固定资产折旧费：是指按照规定提取的固定资产折旧。

5. 无形资产摊销费：是指按照规定计提的无形资产摊销。

6. 提取医疗风险基金：是指按照规定计提的医疗风险基金。

7. 管理费用：是指医院行政及后勤管理部门为组织管理医疗、科研、教学业务活动而发生的各项费用，包括行政及后勤部门发生的人员经费、公用经费、医院统一负担的离退休人员经费、坏账损失、银行借款利息支出、汇兑损益、印花税等。

8. 其他费用：包括办公费、水电费、邮电费、取暖费、公用车运行维护费、差旅费、培训费、福利费、工会经费及其他费用等。

以上支出应当单独设立明细科目进行会计核算。

第 6 条　根据《医院财务制度》规定，以下支出不得计入成本范围：

1. 不属于医院成本核算范围的其他核算主体及经济活动发生的支出。

2. 为购置和建造固定资产、购入无形资产和其他资产的资本性支出。

3. 对外投资的支出。

4. 各种罚款、赞助和捐赠支出。

5. 有经费来源的科研教学等项目开支（科教等项目支出所形成的固定资产折旧、无形资产摊销除外）。

6. 在各类基金中列支的费用。

7. 国家规定不得列入成本的支出。

第 7 条　科室成本核算，是指将医院业务活动中所发生的各种耗费，按照科室分类，以医院最末级科室作为成本核算单元进行归集和分配，计算出科室成本的过程。

科室成本 = 科室直接成本 + 科室间接成本

根据成本核算边界，医院成本分医疗业务成本、医疗成本、医疗全成本和医院全成本。

1. 医疗业务成本是指医院业务科室开展医疗服务活动自身发生的各种耗费。不含医院行政及后勤管理部门的耗费、财政项目补助支出和科教项目支出形成的固定资产折旧和无形资产摊销。

医疗业务成本 = 人员经费 + 卫生材料费 + 药品费 + 固定资产折旧费 + 无形资产摊销费 + 提取医疗风险基金 + 其他费用

2. 医疗成本是指医院为开展医疗服务活动，各业务科室和行政及后勤各部门自身发生的各种耗费。不含财政项目补助支出和科教项目支出形成的固定资产折旧和无形资产摊销。

医疗成本 = 医疗业务成本 + 管理费用

3. 医疗全成本是指医院为开展医疗服务活动，医院各部门自身发生的各种耗费，以及财政项目补助支出形成的固定资产、无形资产耗费。

医疗全成本 = 医疗成本 + 财政项目补助支出形成的固定资产折旧和无形资产摊销

4. 医院全成本是指医院为开展医疗服务、科研、教学等活动，医院各部门发生的所有耗费。

医院全成本 = 医疗全成本 + 科教项目支出形成的固定资产折旧和无形资产摊销

上述各科目含义与会计核算口径一致。

第 8 条 科室成本核算应当遵循合法性、可靠性、相关性、分期核算、权责发生制、按实际成本计价、收支配比、一致性和重要性等原则。

1. 合法性原则。计入成本的费用必须符合国家法律、法规及相关制度规定，不符合规定的不能计入。

2. 可靠性原则。医院要保证成本核算信息免于错误及偏差，使其具有真实性、完整性、中立性和可验证性。

3. 相关性原则。医院成本核算所提供的成本信息应当符合国家宏观经济管理的要求，满足相关方面及时了解医院收支情况以及医院加强内部管理的需要。

4. 分期核算原则。成本核算的分期必须与会计期间一致，按月、季、年核算。

5. 权责发生制原则。医院收入和费用核算，科室成本核算均应当以权责发生制为核算基础。

6. 按实际成本计价原则。医院的各项财产物资应当按照取得或购建时的实际价值（即取得成本）核算，除国家另有规定外，一般不得自行调整其账面价值。

7. 收支配比原则。医院在进行成本核算时，应当按照“谁受益、谁负担”的原理，归集、分配各项成本费用，使各项收入与为取得该项收入的成本费用相配比；某核算科室的收入与该科室的成本费用相配比；某会计期间的收入与该期间的成本费用相配比。

8. 一致性原则。医院各个会计期间成本核算所采用的方法、程序和依据应当保持一致，不得随意改变；若确有必要变更，则应当在财务报告中详细说明变更的原因、对医院财务收支的影响等情况。

9. 重要性原则。医院在成本核算过程中，对于主要经济事项及费用应当分别核算、分项反映，力求精确；而对次要事项及费用，在不影响成本真实性的前提下，可以适当简化处理。

第 9 条 核算单元的确定：

核算单元是基于医院业务性质及自身管理特点而划分的成本核算基础单位。每个核算单元应当能单独计量所有收入、归集各项费用。财务部门为每个核算单元建立会计核算账户。核算单元具体分以下四类：

1. 临床服务类（以下简称临床科室），指直接为病人提供医疗服务，并能体现最终医疗结果、完整反映医疗成本的科室。包括门诊科室、住院科室等。

2. 医疗技术类（以下简称医技科室），指为临床服务类科室及病人提供医疗技术服务的科室，包括放射、超声、检验、血库、手术、麻醉、药事、实验室、临床营养科等科室。

3. 医疗辅助类（以下简称医辅科室），指服务于临床服务类和医疗技术类科室，为其提供动力、生产、加工、消毒等辅助服务的科室，包括消毒供应、病案、门诊挂号收费、住院结算等核算科室。

4. 行政后勤类，指除临床服务、医疗技术和医疗辅助科室之外从事行政后勤业务工作的科室，包括行政、后勤、科教管理等科室。

第10条 科室成本核算的主要流程是：各核算单元（核算科室）先进行医疗业务支出耗费归集，划分直接成本和间接成本。直接成本直接计入，间接成本分配计入，归集形成科室业务成本。再按照分项逐级分步结转的三级分摊方法，依次对行政后勤类科室耗费、医疗辅助类科室耗费、医疗技术类科室耗费进行结转，形成临床服务科室医疗成本。同时，根据核算需要，对财政项目补助支出形成的固定资产折旧和无形资产摊销、科教项目支出形成的固定资产折旧和无形资产摊销进行归集和分摊，分别形成临床服务医疗全成本、临床服务医院全成本。

第11条 各部门按照规范路径采集成本核算的基础数据。

1. 耗费数据。

（1）人员经费：根据会计分期和权责发生制原则，按支出明细项目采集到担任相应角色的人员。其中，工资津贴、绩效工资按计提发放项目采集到个人；社会保障缴费按养老、医疗保险等项目采集到个人；住房公积金按实际发生数采集到个人。对在同一会计期间内服务于多个核算单元的多重角色人员，应当根据其实际工作量情况将其人员经费分摊到相应的核算单元。

（2）卫生材料消耗：应当根据重要性原则，建立二级库房卫生材料管理制度，分别按计价收费与非计价收费、可计量与不可计量、高值与低值、植入人体与非植入人体、门诊与住院、一次性使用与可循环使用等因素对卫生材料进行分类核算，优先选择个别计价法，按单品种卫生材料采购成本和二级库房实际用量归集各科室的卫生材料成本。

（3）药品消耗：以“临床开单、药房发药”信息为基础，分别按计价收费与非计价收费、西药、中成药与中草药、门诊用药与住院用药、医保病人与非医保病人等因素对药品进行分类核算，优先选择个别计价法采集各会计期间单品种药品的采购成本。

（4）固定资产折旧：医院应当按照规定的固定资产分类标准和折旧年限建立固定资产管理制度，按会计期间、固定资产类别和品种将固定资产折旧核算到每一个成本核算单元，房屋折旧按科室占用面积计算。

（5）无形资产摊销：医院应当按成本核算单元采集。

（6）提取医疗风险基金：医院应当按成本核算单元采集。

（7）其他费用：均按照权责发生制原则，从业务发生源头、按成本核算单元进行采集。

2. 收入数据。

（1）医疗服务收入：按照权责发生制原则，分别按门诊与住院、临床医生、护理与医技执行单元、医疗保险病人与非医疗保险病人和医疗服务项目，采集医疗服务收入数据。

（2）卫生材料收入：按照权责发生制原则，分别按门诊与住院、临床医生、护理与医技执行单元、医保病人与非医保病人，采集计价收费的卫生材料收入。为使卫生材料收入与成本配比，医院应当建立卫生材料收费项目与物料编码的对应关系，以便根据收益原则核销不同材料、不同病人（病种）、不同成本核算单元的卫生材料成本。

（3）药品收入：按照权责发生制原则，分别按药品品规、门诊与住院、核算单元、临床医生、医保病人与非医保病人采集药品收入数据。

3. 服务量数据。

（1）服务工作量。

门诊人次：按就诊日期、挂号类别（普通、专家）、医保类型、专科进行明细统计，启用医生工作站的医院应当将工作量采集到医生。

住院占用床日：按住院日期、病区、专科、责任医生、医保类型等进行明细采集。

出院人次：按出院日期、病区、专科、医保类型等进行明细统计。

处方量：按病人、专科、医生、门诊、住院、病区、药房、发药人员统计处方张数和处方记录数。

手术工作量：按手术日期、病人、专科（病区）、医生、手术参与人员等进行明细统计。

大型医用设备检查工作量：按日期、专科（病区）、病人、设备编号、检查项目、技师等进行明细统计。

（2）外部服务计量。

对用水、用电、用气、用氧、洗涤、保洁、维修等外部服务，按服务时间、服务对象（科室）、服务项目进行明细统计。

（3）内部服务计量。

按提供服务的科室、接受服务的核算单元、服务日期、服务项目等进行明细统计。

第12条 科室成本的归集：

科室为开展医疗服务活动发生的直接成本，直接计入或采用按内部服务量、内部服务价格等方法计算后计入科室成本；间接成本按照一定原则和标准分配后计入科室成本。具体计量方法如下：

1. 人员经费：按核算科室对全院人员进行定位，将员工发生的各项人员经费直接计入该核算科室的成本。

2. 药品费：按药品进价计入核算科室的药品成本。

3. 卫生材料费：按各核算科室消耗的材料费用直接计入其成本；领用而未消耗的材料，视同库存管理，不计入成本。其中，对成本影响较大的低值易耗品可分期计入成本。

4. 固定资产折旧：按会计核算方法计提固定资产折旧，不考虑预计净残值。其中，房屋类固定资产按核算科室的实际占用面积计提折旧；设备类固定资产按核算科室使用的固定资产计提折旧。

5. 无形资产摊销：医院无形资产应当自取得当月起，在预计使用年限内采用年限平均法分期平均摊销，按受益科室确认无形资产摊销费用。

6. 提取医疗风险基金：以临床、医技科室当期医疗收入的3‰计提。

7. 其他费用：

（1）房屋、设备维修费：常规维修费用按科室（房屋、设备实际占用科室）实际发生数记录；设备维保费用按维保期间分期计入（符合大型修缮标准的固定资产维修支出增加固定资产原值，计提折旧）。

（2）水电费：按核算科室实际水、电用量计算确认费用；无实际计量的，可按照核算科室占用面积或收入等参数计算确认。

（3）办公费、印刷费：按实际发生的办公性费用直接计入或按领用记录计量计入。

（4）卫生材料以外其他低值易耗品：对成本影响较大的低值易耗品可分期计入成本。

（5）其他：按核算科室的实际消耗量直接或采用一定方法计算后计入费用。例如物业管理费可以按照占用面积，洗涤、交通费用可以按照工作量，计算取得各核算科室的费用。

第13条 科室成本的分摊：

各类科室发生的间接成本应当本着相关性、成本效益关系及重要性等原则，按照分项逐级分步结转的方法进行分摊，最终将所有成本转移到临床科室。具体步骤是：

1. 一级分摊：行政后勤类科室的费用分摊。

将行政后勤类科室的费用按人员比例向临床科室、医技科室和医辅科室分摊，并实行分项结转。

核算科室（临床、医技、医辅科室）分摊的某项行政后勤类科室的费用＝该科室职工人数/除行政后勤类外全院职工人数×当期行政后勤科室各项总费用

2. 二级分摊：医辅科室成本分摊。

将医辅科室成本向临床科室和医技科室分摊，并实行分项结转，分摊参数可采用收入比重、工作量比重、占用面积比重等。

（1）按收入比重分摊（适用于门诊挂号收费、住院结算室等成本分摊）：

某临床科室（或医技科室）分摊的某医辅科室成本＝该科室医疗收入/全院总医疗收入×当期某医辅科室各项总成本

（2）按工作量分摊（适用于门诊挂号收费、住院结算、洗衣、消毒、水、电、气等保障部门，病案部门等成本分摊）：

某临床科室（或医技科室）分摊的某医辅科室成本＝该科室消耗工作量（或医疗工作量）/某医辅科室待分摊的工作总量×当期某医辅科室各项总成本

（3）按占用面积分摊：

某临床科室（或医技科室）分摊的某医辅科室成本＝该科室实际占用建筑面积/全院临床、医技科室建筑总面积×当期某医辅科室各项总成本

3. 三级分摊：医技科室成本分摊。

将医技科室成本向临床科室分摊，分摊参数采用收入比重，分摊后形成门诊、住院临床科室的成本。

某临床科室分摊的某医技科室成本＝该临床科室确认的某医技科室收入（按开单科室归集）/某医技科室总收入×当期医技科室各项总成本

第14条 医院应当定期编制成本报表，按照统一格式和要求，随年度财务报表一并向卫计委和财政部报送以下报表。主要包括：

1. 医院各科室直接成本表（医疗成本，成本医01表）：反映管理费用和医疗技术、医疗辅助科室成本结转分摊前各科室医疗直接成本，包括医疗业务成本及管理费用。

同时，在本表基础上，加上财政补助支出形成的固定资产折旧和无形资产摊销、科教项目支出形成的固定资产折旧和无形资产摊销的直接成本，填报医院各科室直接成本表（医疗全成本和医院全成本，成本医01－1表）。

此表可根据医院会计核算体系数据填报。

2. 医院临床服务类科室全成本表（医疗成本，成本医02表）：反映管理费用、医

辅科室和医技科室成本逐步分摊转移到临床科室成本后，各临床科室的医疗成本情况，包括科室直接成本和分摊转移的间接成本。

同时，在本表基础上，加上财政项目补助支出形成的固定资产折旧和无形资产摊销、科教项目形成的固定资产折旧和无形资产摊销在分摊转移到临床科室后的成本，填报医院临床服务类科室全成本表（医疗全成本和医院成本，成本医 02 – 1 表）。

此表可根据会计核算体系数据和科室成本核算结果填报。

3. 医院临床服务类科室全成本分析表（医疗成本，成本医 03 表）：用于对医院临床科室全成本要素及其构成进行分析与监测。

同时，在本表基础上，加上财政项目补助支出形成的固定资产折旧和无形资产摊销、科教项目形成的固定资产折旧和无形资产摊销的成本，填报医院临床服务类科室全成本分析表（医疗全成本和医院成本，成本医 03 – 3 表）。此表可根据科室成本核算结果填报。

第三章　成本分析

第 15 条　成本分析的目的是了解医院成本状况，为做出相关决策和提高医院管理水平服务。成本分析的意义是通过分析成本揭示成本消耗现状，认识成本变动规律，寻求成本控制的途径，努力降低医疗服务成本，提高医院的社会效益和经济效益，促使医院走优质、高效、低耗的可持续发展之路。

第 16 条　根据成本核算报表和经营分析评价指标报表所反映的成本信息和指标信息，进行成本分析，并用文字说明成本变化的主要原因，提出有效管理和控制成本的合理化建议。成本分析报告定期向主管部门和医院成本核算领导小组报送。

第 17 条　医院根据自身管理的需要选择不同的分析方法，分析成本计划完成情况，产生差异的原因，并制定降低成本的措施，编制分析报告。其主要方法包括：

1. 按照分析的目的和要求不同，可以分为全面分析、局部分析、专题分析、全面分析与专题分析相结合。

（1）全面分析：也叫综合分析，是对医院总体收入、成本及收益情况进行综合、全面、系统的分析。通过分析，借以考核成本控制管理过程中所取得的主要经验和成绩以及存在的主要问题，以利于评价工作和改进工作。全面分析一般适用于对季度、年度报表的分析。

（2）局部分析：是对主要问题或主要指标进行扼要的剖析，与往期比较，或与预算比较，借以考核管理水平的提高程度，体现近期经济管理情况或某指标发展的基本趋势，局部分析一般适用于单个科室的分析。

（3）专题分析：是对某些重大的管理措施或重大项目进行分析，其特点是分析范围单一，研究透彻深入。

（4）全面分析与专题分析相结合。

在单项指标分析的基础上，将各指标形成一套完整体系，强化对医院经济运行的整体性分析，以掌握医院整体成本状况和效益。同时要针对医院管理中存在的薄弱环节开展专题分析。

2. 按照指标的比较方法不同，可以分为比较分析法、趋势分析法、比率分析法、因素分析法、收支平衡分析法。

（1）比较分析法。是将可比较的指标在时间上和空间上进行对比，以分析事物矛盾的一种最基本、最常用的分析方法。比较分析，按指标性质可分为绝对数比较和相对数比较；按比较形式可分为与预算比较，与以前期比较，与同类型科室数据比较。

（2）趋势分析法。是通过连续若干时期相同指标的对比，来揭示各期之间的增减变化，据以预测经济发展趋势的一种分析方法。

（3）比率分析法。是指在同一成本报表的不同项目之间，或在不同成本报表有关项目之间进行对比，以计算出的成本分析比率，反映各个项目之间的相互关系，据此评价医院的经营状况。

（4）因素分析法。是在多种因素共同作用于某项指标的情况下，分别确定各个因素的变动对该项指标变动的影响及其影响程度的分析方法。

（5）收支平衡分析法。通过分析收入与支出配比情况，找出配比不协调的项目，深入分析其中原因，寻找解决方案的分析方法。

3. 本量利分析。

主要研究如何确定保本点和有关因素变动对保本点的影响。保本点是指医院收入和成本相等的运营状态。

结余 = 医院收入 - 变动成本 - 固定成本

当结余等于零时，此时的业务量即为保本点的业务量。

$$保本点业务量 = \frac{固定成本}{单位收费水平 - 单位变动成本}$$

$$保本收入 = \frac{固定成本}{1 - 变动成本率}$$

医院通过对保本点的计算，反映出业务量、成本间的互动关系，用以确定保证医院正常有序发展所达到的保本点业务量和保本收入总额，进一步确定所必须的目标业务量和目标收入总额，同时固定成本和变动成本的改变也会影响医院的运营发展。

第四章　成本控制

第 18 条　医院应当在保证医疗质量和医疗安全的前提下，按照经济性原则、因地制宜原则以及全员参与的原则，利用有效管理方法和措施，按预定成本定额、成本计划和成本费用开支标准，对成本形成的全过程进行控制，努力实现成本最优化的目标。

第19条　医院成本控制主要方法：

1. 标准成本法：制订成本标准或计划，比较实际成本与标准成本的差异，分析产生差异的原因并予以纠正。这种方法既有成本计划、核算，也有成本分析和控制。

2. 定额成本法：制订合理的消耗定额，比较实际成本与定额成本的差异，分析产生差异的原因并予以纠正。这种方法能及时揭示成本差异。

第20条　医院成本控制的具体措施：

1. 预算约束控制。医院应当以成本数据为依据，以科室预算为基础，实施全面预算管理，做好营运成本分析与预测，将全部成本纳入管理范围，对各项经济活动进行统筹安排和全面控制。

2. 可行性论证控制。医院重大经济行为必须建立集体决策审议责任制度，经过充分的可行性论证，利用核算结果指导经济管理决策，避免决策的主观性和盲目性。

3. 财务审批控制。医院应当建立健全成本费用审核制度，加强内部控制，纠正、限制不必要的成本费用支出差异。

4. 执行过程控制。医院应当加强经济活动的内部审计监督，落实招标采购相关制度，对成本控制关键点进行检查、评价，不断改进成本管理水平。

5. 优化资源配置。医院应当结合成本效益分析，提高医疗设备利用率，减少卫生材料、办公用品等资源浪费，节约成本，增强自身的市场竞争力。

6. 加快技术革新。医院应当积极推动医疗技术革新，加强信息化建设，优化各项工作流程，提高劳动效率，降低运行成本。

第五章　成本考核与评价

第21条　为有效控制成本，医院应当强化成本考核，建立成本控制考评制度，评价成本控制效益，建立相应的绩效激励体系，将成本控制效果纳入科室绩效考核体系，做到奖惩分明，促使其能够自觉控制可控成本，减少资源浪费，降低费用。

第六章　附　则

第22条　本办法由成本核算工作小组负责解释。

第23条　本办法自20××年××月××日起施行。

9.3.2　医院项目成本管理制度

为加强医院科室成本管理，规范和加强各科室、职能部门成本核算的管理，科学合理降低成本，进一步促进医院事业的发展，根据《医院财务制度》和《医院会计制度》要求，结合医院实际情况，特制定本制度。

第一章 总 则

第 1 条 本办法适用于××医院开展成本核算及管理工作。

第 2 条 本办法所称成本管理包括成本核算、成本分析、成本控制、成本考核与评价等管理活动。

第 3 条 成本管理遵循统一领导、全面施行、分工负责、科学有效、控制合理、成本最优化原则。

第二章 医疗服务项目成本范围

第 4 条 医院成本是医院为开展医疗服务活动而发生的各种消耗，其核算范围包括：

1. 人员经费：是指医院业务科室发生的工资福利支出、对个人和家庭的补助支出。工资福利支出包括基本工资、绩效工资（津贴补贴、奖金）、社会保障缴费等。对个人和家庭的补助支出包括医疗费、住房公积金、住房补贴、助学金和其他对个人和家庭的补助支出。

2. 卫生材料费：是指医院业务科室发生的卫生材料耗费。

3. 药品费：是指医院业务科室发生的药品耗费。

4. 固定资产折旧费：是指按照规定提取的固定资产折旧。

5. 无形资产摊销费：是指按照规定计提的无形资产摊销。

6. 提取医疗风险基金：是指按照规定计提的医疗风险基金。

7. 管理费用：是指医院行政及后勤管理部门为组织管理医疗、科研、教学业务活动而发生的各项费用，包括行政及后勤部门发生的人员经费、公用经费、医院统一负担的离退休人员经费、坏账损失、银行借款利息支出、汇兑损益、印花税等。

8. 其他费用：包括办公费、水电费、邮电费、取暖费、公用车运行维护费、差旅费、培训费、福利费、工会经费及其他费用等。

以上支出应当单独设立明细科目进行会计核算。

第 5 条 根据《医院财务制度》规定，以下支出不得计入成本范围：

1. 不属于医院成本核算范围的其他核算主体及经济活动发生的支出。

2. 为购置和建造固定资产、购入无形资产和其他资产的资本性支出。

3. 对外投资的支出。

4. 各种罚款、赞助和捐赠支出。

5. 有经费来源的科研教学等项目开支（科教等项目支出所形成的固定资产折旧、无形资产摊销除外）。

6. 在各类基金中列支的费用。

7. 国家规定不得列入成本的支出。

第三章　医疗服务项目成本的原则

第6条　医疗服务项目成本核算应当遵循合法性、可靠性、相关性、分期核算、权责发生制、按实际成本计价、收支配比、一致性和重要性等原则。

1. 合法性原则。计入成本的费用必须符合国家法律、法规及相关制度规定，不符合规定的不能计入。

2. 可靠性原则。医院要保证成本核算信息免于错误及偏差，使其具有真实性、完整性、中立性和可验证性。

3. 相关性原则。医院成本核算所提供的成本信息应当符合国家宏观经济管理的要求，满足相关方面及时了解医院收支情况以及医院加强内部管理的需要。

4. 分期核算原则。成本核算的分期必须与会计期间一致，按月、季、年核算。

5. 权责发生制原则。医院收入和费用核算，科室成本核算均应当以权责发生制为核算基础。

6. 按实际成本计价原则。医院的各项财产物资应当按照取得或购建时的实际价值（即取得成本）核算，除国家另有规定外，一般不得自行调整其账面价值。

7. 收支配比原则。医院在进行成本核算时，应当按照“谁受益、谁负担”的原理，归集、分配各项成本费用，使各项收入与为取得该项收入的成本费用相配比；某核算科室的收入与该科室的成本费用相配比；某会计期间的收入与该期间的成本费用相配比。

8. 一致性原则。医院各个会计期间成本核算所采用的方法、程序和依据应当保持一致，不得随意改变；若确有必要变更，则应当在财务报告中详细说明变更的原因、对医院财务收支的影响等情况。

9. 重要性原则。医院在成本核算过程中，对于主要经济事项及费用应当分别核算、分项反映，力求精确；而对次要事项及费用，在不影响成本真实性的前提下，可以适当简化处理。

第四章　医疗服务项目成本的计算

第7条　医疗服务项目成本核算，是指以临床服务类、医疗技术类科室开展的医疗服务项目为对象，归集和分配各项支出，计算各项目单位成本的过程。核算办法是将临床服务、医疗技术类和医疗辅助类科室的医疗成本向其提供的医疗服务项目进行归集和分摊，分摊系数可采用各项目收入比、工作量等。

医疗服务项目核算就是围绕某一服务项目所发生的一切成本进行审核、记录、汇集和分配，并计算实际成本的过程。

医疗服务项目成本核算是以临床服务科室及医疗技术科室二次分摊后的科室成本为基础，以各科室开展的医疗服务项目为对象，归集和分配各项支出，计算出各科室所开展医疗服务项目单位成本的过程。

某医疗项目的单位成本 = 直接成本 + ∑成本动因成本

第 8 条 医疗服务项目成本的归集、分摊及汇总。

医疗服务项目成本是在科室成本核算的基础上，将临床科室、医技科室的医疗成本向其提供的医疗服务项目进行归集和分摊，分摊参数优先采用项目收入比、工作量等方法，并以上述二级分摊后的结果为基础。

临床科室（或医技科室）某医疗服务项目总成本 = 该项目医疗收入/（科室医疗总收入 − 单独收费卫生材料收入 − 药品收入） ×（二级分摊后的科室总成本 − 药品成本 − 卫生材料成本）

某科室医疗服务项目单位成本 = 该项目总成本/该项目工作量

第五章 附 则

第 9 条 本办法由成本核算工作小组负责解释。

第 10 条 本办法自 20 × ×年 × ×月 × ×日起施行。

9.3.3 医院病种成本管理制度

为加强医院科室成本管理，规范和加强各科室、职能部门成本核算的管理，科学合理降低成本，进一步促进医院事业的发展，根据《医院财务制度》和《医院会计制度》要求，结合医院实际情况，特制定本制度。

第 1 条 本办法适用于 × ×医院开展成本核算及管理工作。

第 2 条 本办法所称成本管理包括成本核算、成本分析、成本控制、成本考核与评价等管理活动。

第 3 条 成本管理遵循统一领导、全面施行、分工负责、科学有效、控制合理、成本最优化原则。

第 4 条 病种成本核算的定义。

病种成本核算，是指以病种为核算对象，按照一定流程和方法归集相关费用，计算病种成本的过程。

第5条　病种成本核算的路径。

按病种核算服务成本，应当包括患者从诊断入院到按治疗标准出院所发生的各项费用支出。病种成本核算办法是将为治疗某一病种所耗费的医疗项目成本、药品成本及单独收费材料成本进行叠加。

第6条　病种成本核算的方法。

1. 历史成本法，即通过较大样本的病例回顾性调查，以调查资料为依据，计算服务项目成本，同时将间接成本按一定的分摊系数分配到病种医疗成本中，最后归集为病种成本。其计算公式如下：

某病种总成本 = ∑（该病种出院病人核算期间内各医疗服务项目工作量 × 各该项目单位成本 + 药品成本 + 单独收费材料成本）

某病种单位成本 = 该病种总成本/该病种出院病人总例数

以上医疗服务项目工作量可以从收费系统取得，各项目单位成本可以项目成本核算结果为准。

2. 标准成本法，即对每个病种按病例分型制订规范化的诊疗方案，再根据该病种临床路径所需医疗服务项目的标准成本核算病种成本。

某病种标准成本 = ∑（临床路径下该病种各医疗服务项目工作量 × 该项目单位成本）+ ∑药品成本 + ∑单独收费材料成本

以上项目工作量可从主管部门确定的病种临床路径所包含的项目计算取得，各项目单位成本可以项目成本核算结果为准。

第六条　附　则

第7条　本办法由成本核算工作小组负责解释。

第8条　本办法自20××年××月××日起施行。

9.3.4　医院诊次和床日成本管理制度

为加强医院科室成本管理，规范和加强各科室、职能部门成本核算的管理，科学合理降低成本，进一步促进医院事业的发展，根据《医院财务制度》和《医院会计制度》要求，结合医院实际情况，特制定本制度。

第1条　本办法适用于××医院开展诊次和床日成本核算及管理工作。

第2条　本办法所称成本管理包括成本核算、成本分析、成本控制、成本考核与评价等管理活动。

第3条　成本管理遵循统一领导、全面施行、分工负责、科学有效、控制合理、成本最优化原则。

第4条 诊次和床日成本定义。

诊次和床日成本核算，是以诊次、床日为核算对象，将科室成本进一步分摊到门急诊人次和住院床日，计算出诊次成本和床日成本的过程。

第5条 诊次和床日成本归集分摊。

诊次、床日成本的核算方法是将临床科室成本按门急诊人次和住院床日进行分摊。

1. 全院平均诊次成本 = ∑临床科室门诊成本/全院门急诊总人次

2. 某临床科室诊次成本 = 某临床科室门诊总成本/该科室门急诊总人次

3. 全院平均实际占用床日成本 = ∑临床科室住院成本/全院住院病人实际占用总床日数

4. 某临床科室实际占用床日成本 = 某临床科室住院总成本/该科室住院病人实际占用总床日数

其中成本总额可以是：医疗成本总额、住院成本总额、科室成本总额、项目成本总额。

第七章 附 则

第6条 本办法由成本核算工作小组负责解释。

第7条 本办法自20××年××月××日起施行。

9.4　医院成本管理流程设计

9.4.1　科室成本核算流程（如图9－3、表9－2）

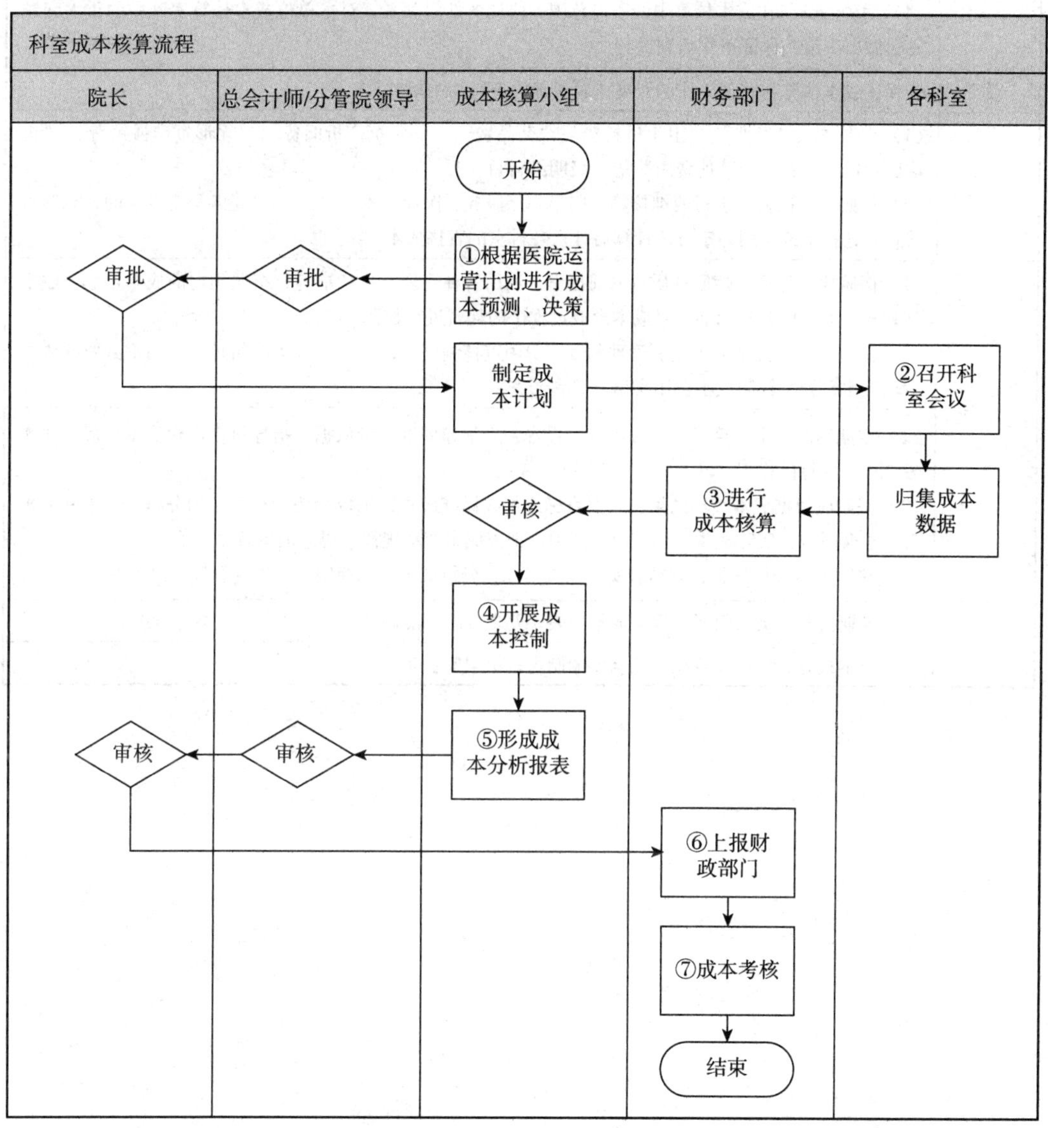

图9－3　科室成本核算流程

表 9-2 科室成本核算流程关键节点说明

关键节点	科室成本核算流程关键节点说明
①	(1) 科室成本核算遵循合法性、可靠性、相关性、分期核算、权责发生制、按实际成本计价、收支配比、一致性和重要性等原则 (2) 实行成本核算责任制，建立成本核算领导小组、设置专职及兼职成本核算员，逐级明确各部门的职责 (3) 召开科室成本会议，对科室进行培训，宣传下达 (4) 明确各部门在成本核算中的职能范围，协调各部门关系，对本单位成本核算实施中的重大问题迅速做出决策，保证工作顺利进行
②	为保证成本核算和管理工作的开展，对各部门进行相关培训
③	(1) 设置"人员经费"、"卫生材料费"、"药品费"、"固定资产折旧费"、"无形资产摊销费"、"提取医疗风险基金"、"其他费用" 等一级明细科目 (2) 按照各具体科室进行明细核算，归集临床服务、医疗技术 、医疗辅助类各科室发生的，能够直接计入各科室或采用一定方法计算后计入各科室的直接成本
④	(1) 医院应在保证医疗服务质量的前提下，利用各种管理方法和措施，按照预定的成本定额、成本计划和成本费用开支标准，对成本形成过程中的耗费进行控制 (2) 医院应建立健全成本定额管理制度、费用审核制度等，采取有效措施纠正、限制不必要的成本费用支出差异，控制成本费用支出
⑤	(1) 定期编制成本核算报表、成本分析报告，为领导提供决策依据，指导科室优化成本构成，切实发挥成本核算的作用 (2) 医院应根据成本核算结果，对照目标成本或标准成本，采取趋势分析、结构分析、量本利分析等方法及时分析实际成本变动情况及原因，把握成本变动规律，提高成本效率 (3) 撰写成本分析报告，并结合实际调查研究，分析成本变动原因，为医院管理、决策提供参考
⑥	每月定期按照上级部门要求报送成本报表，要求及时、准确
⑦	参与成本核算、管理及各项考核制度的制定，组织监督实施

9.4.2 项目及病种成本核算流程（如图9－4、表9－3）

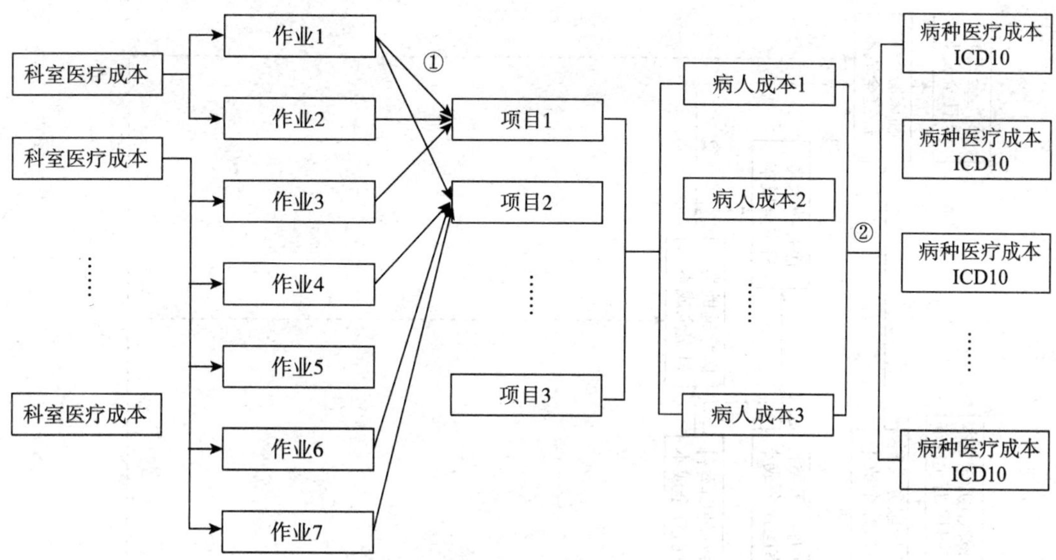

图9－4 项目及病种成本核算流程图

表9－3 项目及病种成本核算流程关键节点说明

关键节点	项目及病种成本核算流程关键节点说明
①	依据医院的医疗业务流程和财务数据，引入作业成本法，归集项目直接费用，以成本动因作为间接费用的分配依据，采用各自不同的分配标准，追踪资源消耗过程，分配计算项目间接成本，某医疗项目的单位成本＝直接成本＋∑成本动因成本
②	某病种成本＝∑（临床路径下该病种各医疗服务项目工作量×该项目单位成本）＋∑药品成本＋∑单独收费材料成本

9.4.3　诊次和床日成本核算流程（如图9－5、表9－4）

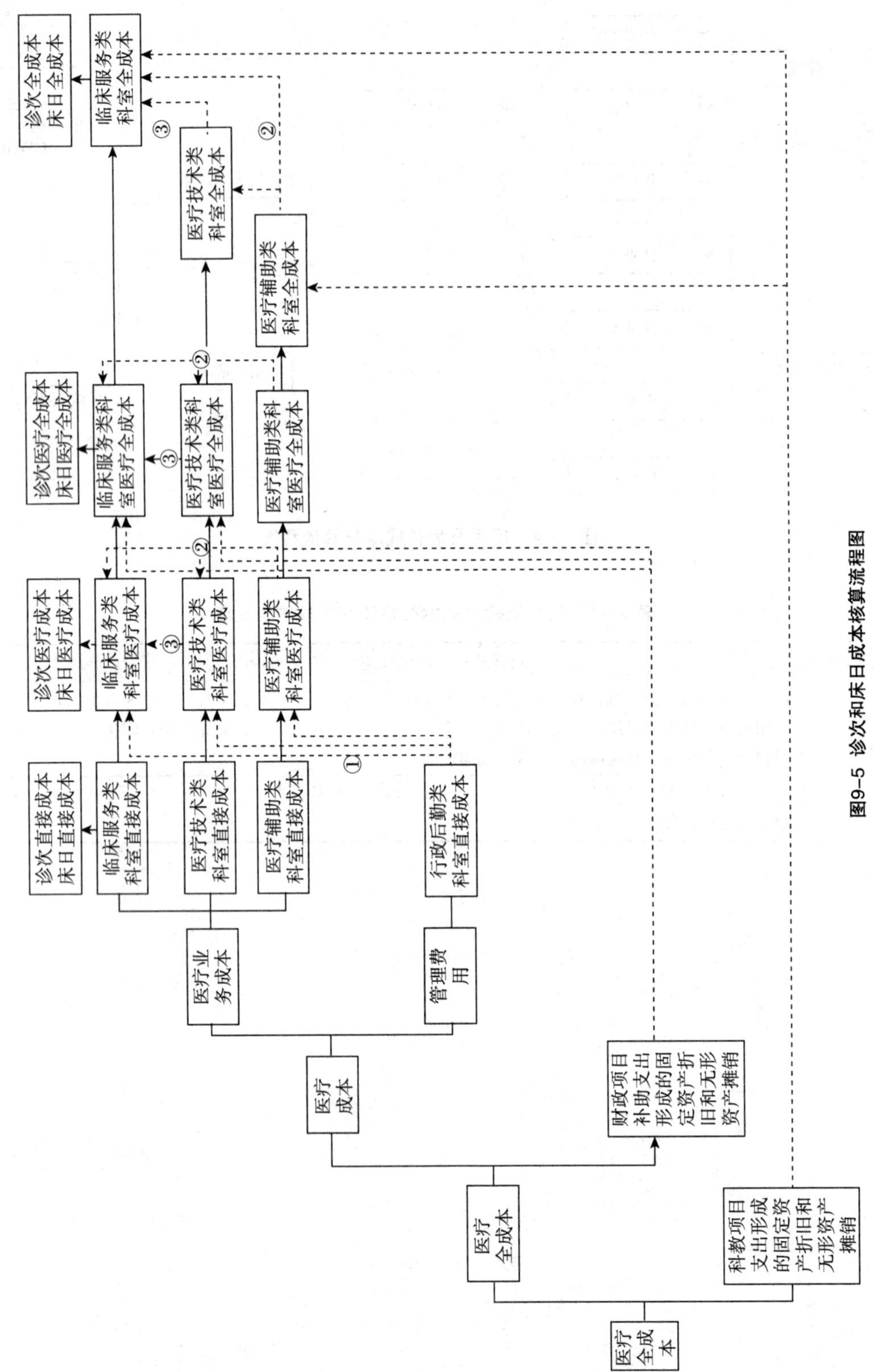

图9－5　诊次和床日成本核算流程图

表 9－4　诊次和床日成本核算流程关键节点说明

关键节点	诊次和床日成本核算流程关键节点说明
①	将行政后勤类科室的费用按人员比例向临床科室、医技科室和医辅科室分摊，并实行分项结转
②	将医辅科室成本向临床科室和医技科室分摊，并实行分项结转，分摊参数可采用收入比重、工作量比重、占用面积比重等
③	将医技科室成本向临床科室分摊，分摊参数采用收入比重，分摊后形成门诊、住院临床科室全成本

9.4.4　成本核算总体流程（如图 9－6、表 9－5）

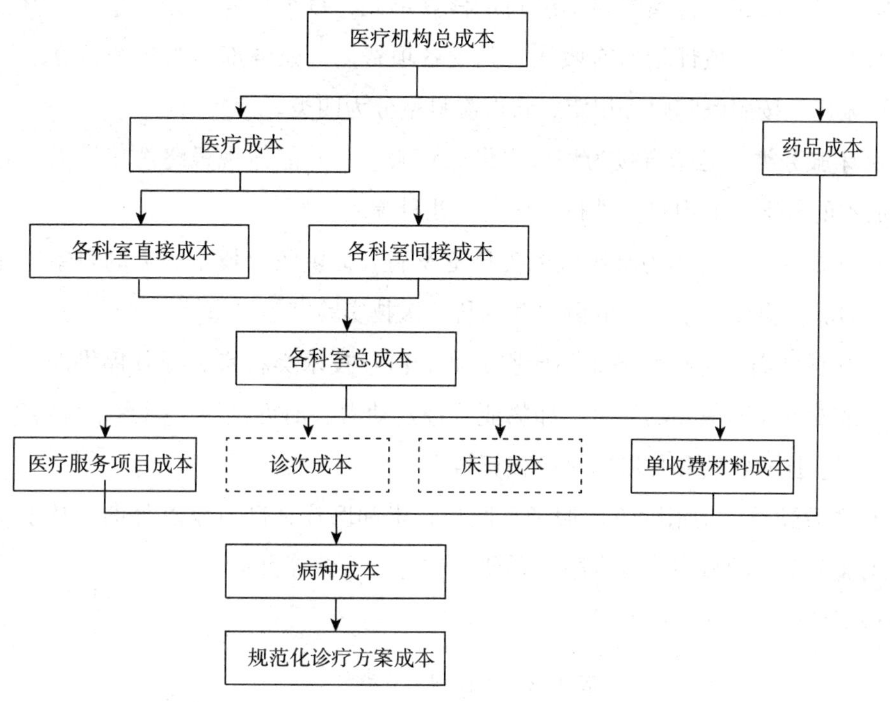

图 9－6　成本核算总体流程图

表 9－5　成本核算总体流程关键节点说明

关键节点	成本核算总体流程关键节点说明
①	医疗成本＝医疗业务成本＋管理费用
②	医疗辅助类科室医疗成本＝医辅类科室直接成本＋分摊行政后勤类科室成本 医疗技术类科室医疗成本＝医技类科室直接成本＋分摊行政后勤类科室成本＋分摊医辅类科室医疗成本 临床科室医疗成本＝临床类科室直接成本＋分摊行政后勤类科室成本＋分摊医辅类科室医疗成本＋分摊医技类科室医疗成本

9.5 医院成本管理工具设计

9.5.1 科室成本核算方法

1. 医院科室分类

核算单元是基于医院业务性质及自身管理特点而划分的成本核算基础单位。医院应根据实际情况，由成本管理领导小组确定核算单元，每个核算单元应是人、财、物相对独立的单元，能单独计量所有收入、归集各项费用。财务部门为每个核算单元建立会计核算账户。按照医院财务规定，将医院科室分为四类。

（1）临床服务类。是指直接为病人提供医疗服务，并能体现最终医疗结果、完整反映医疗成本的科室，如内科、外科、妇科、儿科等。

（2）医疗技术类。是指为临床服务类科室及病人提供医疗技术服务的科室，如放射、超声、检验、血库、手术、麻醉、药剂科、医技实验室等科室。

（3）医疗辅助类。是指服务于临床服务类和医疗技术类科室，为其提供动力、生产、加工、消毒等辅助服务的科室，如物业管理、动力、消毒供应、病案、材料库房、营养食堂、门诊挂号收费和住院结算等核算科室。

（4）行政后勤类。是指除临床服务、医疗技术和医疗辅助科室之外的、从事院内外行政后勤业务工作的科室，如人事、科研、教育、后勤等科室。

医院科室分类见表9－6。

表9－6 医院科室分类

科室分类	科室
临床服务类	某内科（某内科门诊、某内科病区）、某外科（某外科门诊、某外科病区）、妇科（妇科门诊、妇科病区）、儿科（儿科门诊、儿科病区）、肿瘤科（肿瘤科门诊、肿瘤科病区）、神经科（神经科门诊、神经科病区）等
医疗技术类	放射科、超声科、检验科、血库、手术室、麻醉科、药剂科、医技实验室、临床营养科等
医疗辅助类	物业管理科、消毒供应室、病案室、材料库房、门诊挂号收费处、住院结算处、营养食堂等
行政后勤类	院办公室、党务处、人事处（科）、医务处（科）、护理部、科教处（科）、总务处（科）、信息处（科）、财务处（科）、离休、退休等

2. 医院科室成本的归集

在医院成本核算下，资源实质上是指支持作业的成本、费用来源，是一定期间内为了提供医疗服务而发生的成本、费用项目，或者说是医疗服务过程中所需花费的代价。在医院里典型的资源项目一般有：药品、卫生材料、低值易耗品、其他材料、燃料与动力费用、工资及福利、折旧费、公用费用、维修费、其他。在科室成本核算时，通常将医院的成本分为直接成本和间接成本两类，分别进行归集到科室。

（1）直接成本。

直接成本是科室为开展医疗服务活动而发生的能够直接计入或采用一定方法计算后直接计入的各种支出。直接成本归集方法如下：

①确认标的消耗的需要直接成本分摊的资源。

②为这些资源估计单价（一般从进货上取得）。

③估计标的所消耗的各种资源的数量（一般来自信息系统或管理层的估计）。

④把消耗资源的单价和标的所消耗的数量相乘。

⑤汇总所有直接分摊的成本以获得该标的的直接成本。

（2）间接成本。

间接成本是为开展医疗服务活动而发生的不能直接计入、需要按照一定原则和标准分配计入的各项支出。间接成本分摊的原则是：

①尽可能将间接变为直接费用。

②收益性原则：谁受益、谁负担。

③及时性原则：真实与准确。

④成本效益性原则：分摊工作要强调成本。

⑤基础性原则：准确的原始记录、不能制造虚假成本。

⑥管理性原则：提高成本分配的科学性。

⑦多元性原则：成本分配标准、分配方法。

间接成本分摊的程序：

①确定分摊科室；

②归集共同费用；

③选择分配基础；

④确定分配系数。

3. 科室成本的逐级分摊

按照医院现行财务制度规定，科室成本核算采用分项逐级分步结转法，将医院的科室分为四类：行政后勤类、医辅类、医技类、临床服务类，对于各类科室发生的成本应当本着相关性、成本效益关系及重要性等原则，按照分项逐级分步结转的方法进行分摊，最终将所有成本转移到临床科室。具体步骤是：

（1）一级分摊。

一级分摊即行政后勤类科室的费用分摊。将行政后勤类科室的费用按人员比例向临床科室、医技科室和医辅科室分摊，并实行分项结转。

核算科室（临床、医技、医辅科室）分摊的某项行政后勤类科室的费用 = 该科室职工人数/除行政后勤类外全院职工人数 × 当期行政后勤科室各项总费用。

（2）二级分摊。

二级分摊是将医辅科室成本向临床科室和医技科室分摊，并实行分项结转。分摊参数可采用收入比重、工作量比重、占用面积比重等。

①按收入比重分摊（适用于门诊挂号收费、住院结算室等成本分摊）：

某临床科室（或医技科室）分摊的某医辅科室成本 = 该科室医疗收入/全院总医疗收入 × 当期某医辅科室各项总成本

②按工作量分摊（适用于门诊挂号收费、住院结算、洗衣、消毒、水、电、气等保障部门，病案部门等成本分摊）：

某临床科室（或医技科室）分摊的某医辅科室成本 = 该科室消耗工作量（或医疗工作量）/某医辅科室待分摊的工作总量 × 当期某医辅科室各项总成本

③按占用面积分摊：

某临床科室（或医技科室）分摊的某医辅科室成本 = 该科室实际占用建筑面积/全院临床、医技科室建筑总面积 × 当期某医辅科室各项总成本

（3）三级分摊。

三级分摊是将医技科室成本向临床科室分摊。分摊参数采用收入比重或作业成本法分摊，分摊后可以分别计算门诊、住院临床科室的成本

某临床科室分摊的某医技科室成本 = 该临床科室确认的某医技科室收入（按开单科室归集）/某医技科室总收入 × 当期医技科室各项总成本

9.5.2 项目成本核算方法

医疗服务项目成本核算是以二次分摊后的科室成本为基础，以各科室开展的医疗服务项目为对象，归集和分摊各项支出，计算出各科室所开展医疗服务项目单位成本的过程。对于项目成本的核算通常将成本分为直接成本和间接成本两类，分别进行归集。

1. 项目直接成本的归集

即收集可直接归集到各医疗服务项目的费用，如人员经费、卫生材料费等。

2. 项目其他成本的分摊

即将项目开展科室的医疗成本按照一定方法分摊至服务项目。

一般来说，成本分摊系数包括收入分摊系数、工作量分摊系数和操作时间分摊系数、约当量系数。

（1）收入分摊系数。

收入分摊系数是指某服务项目年医疗收入占该项目所在科室总医疗收入的百分比。

计算公式如下：

$$某服务项目成本=\frac{该服务项目医疗收入}{该科室总医疗收入}\times(该科室二次分摊后成本-可以单独收费的药品及材料成本)$$

（2）工作量分摊系数。

工作量分摊系数是指某服务项目工作量占该项目所在成本科室总工作量的百分比。

计算公式如下：

$$某服务项目成本=\frac{该服务项目工作量}{该科室总工作量}\times(该科室二次分摊后成本-可以单独收费的药品及材料成本)$$

（3）操作时间分摊系数。

操作时间分摊系数是指某项目的操作时间占该项目所在成本科室总操作时间的百分比。

计算公式如下：

$$某服务项目成本=\frac{该项目操作时间}{该科室总操作时间}\times(该科室二次分摊后成本-可以单独收费的药品及材料成本)$$

（4）约当量系数。

约当量系数是指某服务项目成本占该项目所在成本科室总成本的百分比。

计算公式如下：

约当量系数＝该服务项目成本/该科室总成本

某服务项目成本＝约当量系数×该科室全成本

3. 项目成本单位成本计算

$$项目的单位成本=\frac{该项目总成本}{该项目工作量}$$

9.5.3　病种成本核算方法

病种成本核算办法是将为治疗某一病种所耗费的医疗项目成本、药品成本及单独收费材料成本进行叠加来计算。按病种核算服务成本，应包括患者从诊断入院到按治疗标准出院所发生的各项费用支出。病种成本核算的方法有历史成本法、标准成本法两种：

1. 历史成本法

历史成本法，即通过较大样本的病例回顾性调查，以调查资料为依据，计算服务项目成本，同时将间接成本按一定的分摊系数分摊到病种医疗成本中，最后归集为病种成本。

其计算公式如下：

某病种总成本 = ∑（该病种出院病人核算期间内各医疗服务项目工作量 × 各该项目单位成本 + 药品成本 + 单独收费材料成本）

某病种单位成本 = 该病种总成本/该病种出院病人例数

以上医疗服务项目工作量可以从收费系统取得，各项目单位成本可以项目成本核算结果为准。

2. 标准成本法

标准成本法，即对每个病种按病例分型制订规范化的诊疗方案，再根据临床路径所需医疗服务项目的标准成本核算病种成本。

某病种标准成本 = ∑临床路径下该病种各医疗服务项目工作量 × 该项目单位成本 + ∑药品成本 + ∑单独收费材料成本

以上项目工作量可从主管部门确定的病种临床路径所包含的项目计算取得，各项目单位成本可以项目成本核算结果为准。

9.5.4 诊次及床日成本计算方法

科室成本二级分摊后，可以分别计算诊次和床日成本。诊次和床日成本核算是以诊次、床日为核算对象，将临床科室全成本按门急诊人次和住院床日进行分摊，计算出诊次成本、床日成本。

$$全院平均诊次成本 = \frac{\sum 临床科室（门诊）全成本}{全院门诊诊疗人次}$$

$$某临床科室诊次成本 = \frac{某临床科室（门诊）全成本}{该科室门诊诊疗人次}$$

$$全院平均实际占用床日成本 = \frac{\sum 临床科室（住院）全成本}{全院住院病人实际占用床日数}$$

$$某临床科室实际占用床日成本 = \frac{某临床科室（住院）全成本}{该科室住院病人实际占用床日数}$$

9.5.5　作业成本法

1. 作业成本法模型

医疗服务项目成本核算一般采用作业成本法（Activity-Based Costing）模型。作业成本法是一种通过对所有作业活动进行追踪动态反映，计量作业和成本对象的成本，评价作业业绩和资源的利用情况的成本计算和管理方法。它以作业为中心，根据作业对资源耗费的情况将资源的成本分配到作业中，然后根据产品和服务所耗用的作业量，最终将成本分配到医疗项目中。作业成本法的主要思想："作业消耗资源，产品消耗作业"，即把各医疗科室成本（资源）按照资源动因（工作量、收入比等）分配到作业中，以及把作业成本按照作业动因分配到医疗项目（产品）中的核算方法。作业成本法模型如图 9－7 所示。

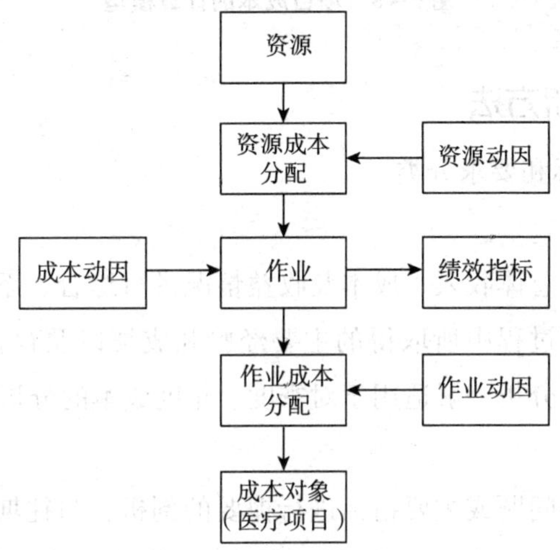

图 9－7　作业成本法的计算模型

2. 作业成本法实现步骤与框架

作业成本法的实现步骤如下：

第一步：确定核算科室、核算项目和数据采集期间

第二步：数据采集

第三步：制作基础字典表

第四步：划分科室作业

第五步：科室作业数据整理、归集

第六步：确定资源动因

第七步：资源成本分配计算，产出科室作业成本

第八步：医疗项目数据整理、归集

第九步：确定作业动因

第十步：作业成本分配计算，产出医疗项目单位成本

作业成本法的核算框架如图 9－8 所示。

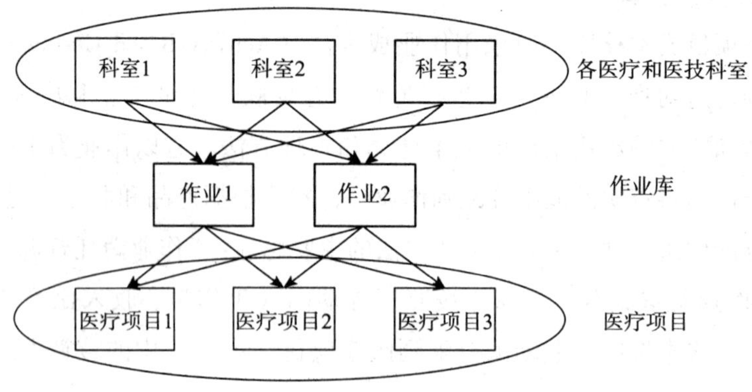

图 9－8　项目成本的计算模型

9.5.5　成本分析方法

1. 按照分析的目标和要求分类

（1）全面分析。

全面分析是对医院总体收入、成本及收益情况进行综合、系统的分析。通过分析，借以考核成本控制管理过程中所取得的主要经验和成绩以及存在的主要问题，以利于评价和改进工作。全面分析一般适用于对季度、年度成本的分析。

（2）局部分析。

局部分析是对主要问题或主要指标进行扼要的剖析，与往期比较，或与预算比较，借以考核管理水平的提高程度，体现近期经济管理情况或某指标发展的基本趋势，局部分析一般适用于单个科室的分析。

（3）专题分析。

专题是对某些重大的管理措施或重大项目进行分析，其特点是分析范围单一，研究透彻深入。

2. 按照指标的比较方法分类

（1）比较分析法。

是将可比较的指标在时间上和空间上进行对比，以分析事物矛盾的一种最基本、最常用的分析方法。比较分析，按指标性质可分为绝对数比较和相对数比较；按比较形式可分为与预算比较，与以前期比较，与同类型科室数据比较。通过比较分析发现问题，找出原因，合理控制成本。

运用比较分析法应注意两个问题：第一是对比指标的可比性，只有对比指标具有共同的基础，才能使比较结果有实际意义。第二是比较分析所获得的结果，只能说明

数量的差异，而不能说明差异的原因，为了查明差异形成的原因，还要进行深入的分析研究。

（2）趋势分析法。

是通过连续若干时期相同指标的对比，来揭示各期之间的增减变化，据以预测经济发展趋势的一种分析方法。

（3）比率分析法。

是指在同一成本报表的不同项目之间，或在不同成本报表有关项目之间进行对比，以计算出的成本分析比率，反映各个项目之间的相互关系，据此评价医院的经营状况。常用的比率分析有相关比率和构成比率分析。

① 相关比率分析。它是以某个指标和其他指标进行对比，求出比率。通过相关比率的分析，以便更深入地了解医院的经营状况。如将医院总成本和总收入相比，反映医院收入和成本的关系，从而分析医院单位收入所要付出的成本情况。

成本收入率 = 成本费用/业务收入 ×100%

成本收益率 = 收支结余/成本费用 ×100%

② 构成比率分析。它是以某一个经济指标的各个组成部分在总体中所占的比重来分析其构成内容的变化，以便进一步掌握该项经济活动的特点和变化趋势。其计算公式为：结构相对数/部分总体 ×100%。构成分析法的特点就是把分析对象的总体作为100，借以分析构成总体的各个部分所占的比重，以认识局部和总体关系的影响。

（4）因素分析法。

是在多种因素共同作用于某项指标的情况下，分别确定各个因素的变动对该项指标变动的影响及其影响程度的分析方法。收入、成本增减总是多种因素综合作用的结果，各种因素的影响不同，各种因素之间又存在着某种联系。要揭示出各个因素的影响方向和程度，就要运用因素分析法。其具体方法是：以指标体系为基础，逐次替换每个因素，当某个因素替换时，其他因素不变，由此所产生的差异，就是被替换的因素影响的结果。分析的结果，可用绝对值表示，也可以用相对数表示。

9.6 医院成本业务表单设计

9.6.1 医院各科室直接成本表（表9－7）

表9－7 医院各科室直接成本表

成本项目 / 科室名称	人员经费（1）	卫生材料费（2）	药品费（3）	固定资产折旧（4）	无形资产摊销（5）	提取医疗风险基金（6）	其他费用（7）	合计（8）=（1）+（2）+（3）+（4）+（5）+（6）+（7）
临床服务类科室1 临床服务类科室2 … 小　计								
医疗技术类科室1 医疗技术类科室2 … 小　计								
医疗辅助类科室1 医疗辅助类科室2 … 小　计								
医疗业务成本合计								
管理费用								
本月总计								

9.6.2 医院各科室全成本表（表9-8）

表9-8 医院各科室全成本表

成本医01-1表

编制单位：________年______月　　　　单位：元

成本项目 / 科室名称	医疗成本合计 (8)	财政补助固定资产折旧 (9)	财政补助无形资产摊销 (10)	医疗全成本合计 (11)=(8)+(9)+(10)	科教项目固定资产折旧 (12)	科教项目无形资产摊销 (13)	医院全成本合计 (14)=(11)+(12)+(13)
呼吸内科							
普通外科							
临床科室小计							
医学检验科							
医学影像科							
医技科室小计							
门诊收费处							
住院收费处							
医辅科室小计							
医疗业务成本合计							
管理费用							
本年合计							

9.6.3 医院临床服务类科室全成本表（表9－9）

表9－9 医院临床服务类科室全成本表

编制单位：________年______月

成本医02表
单位：元

成本项目 / 科室名称	人员经费（1）			卫生材料费（2）			药品费（3）			固定资产折旧（4）			无形资产摊销（5）			提取医疗风险基金（6）			其他费用（7）			合计 (8)=(1)+(2)+(3)+(4)+(5)+(6)+(7)		
	直接成本	间接成本	全成本	直接成本	间接成本	全成本	直接成本	间接成本	全成本	直接成本	间接成本	全成本	直接成本	间接成本	全成本	直接成本	间接成本	全成本	直接成本	间接成本	全成本	直接成本	间接成本	全成本
临床服务类科室1																								
临床服务类科室2																								
临床服务类科室3																								
科室全成本合计																								

说明：

1. 本表反映医院根据《医院财务管理》规定的原则和程序，将管理费用、医疗辅助类科室直接成本、医疗技术类科室直接成本逐步分摊转移到临床服务类科室后，各临床服务类科室的全成本情况。即：临床服务类科室全成本包括科室直接成本和分摊转移的间接成本。
2. 表中的“直接成本”反映间接成本分摊前各临床服务类科室发生的直接成本金额。
3. 表中的“间接成本”反映将管理费用、医疗辅助类科室直接成本、医疗技术类科室直接成本按规定的原则和程序分摊转移至各临床服务类科室的间接成本金额。

9.6.4　医院临床服务类科室全成本构成分析表（表9－10）

表9－10　医院临床服务类科室全成本构成分析表

成本医03－1表

编制单位：　　　　单位：元

科室名称 / 成本项目	呼吸内科		普通外科						临床服务科室合计	
	金额	%	金额	%					金额	%
人员经费										
卫生材料费										
药品费										
固定资产折旧										
无形资产摊销										
提取医疗风险基金										
其他费用										
科室医疗成本合计										
科室收入										
收入－成本										
床日成本										
诊次成本										
财政补助固定资产折旧										
财政补助无形资产摊销										
科室医疗全成本合计										
科室收入										
收入－成本										
床日成本										
诊次成本										
科教项目固定资产折旧										
科教项目无形资产摊销										
科室医院全成本合计										
科室收入										
收入－成本										
床日成本										
诊次成本										

9.6.5 医疗服务项目成本报表（表9－11）

表9－11 医疗服务项目成本表

报表类型代码	报表类型名称	报表编号	报表名称
T1	项目收益分析	T1－01	全院收益分析
		T1－02	科室收益分析
T2	项目构成分析	T2－01	全院单位成本构成分析
		T2－02	科室单位成本构成分析
		T2－03	全院单位成本分类分析
		T2－04	科室单位成本分类分析
T3	项目比较分析	T3－01	全院单位收益比较分析
		T3－02	科室单位收益比较分析
		T3－03	全院单位成本比较分析
		T3－04	科室单位成本比较分析
T4	项目趋势分析	T4－01	全院单位收益趋势分析
		T4－02	科室单位收益趋势分析
		T4－03	全院单位成本趋势分析
		T4－04	科室单位成本趋势分析
T5	项目同期分析	T5－01	全院单位收益同期分析
		T5－02	科室单位收益同期分析
		T5－03	全院单位成本同期分析
		T5－04	科室单位成本同期分析

9.6.6 病种成本报表（表9－12）

表9－12 病种费用成本表

病种编码	病种名称	病种费用	病种成本	病种收益	病历数	无数据分析原因
0001	结节性甲状腺肿甲状腺全切术					无对应的病历
0002	结节性甲状腺肿甲状腺次全切除术				3	
0003	结节性甲状腺肿甲状腺部分切除术				178	
0004	胃十二指肠溃疡远端胃大部切除术					无对应的病历
0005	胃十二指肠溃疡经腹腔镜远端胃大部切除术					
0006	胃十二指肠溃疡胃迷走神经干切断术					
0007	胃十二指肠溃疡经腹腔镜胃迷走神经干切断术					病种定义无对应诊断或手术码
0008	急性单纯性阑尾炎阑尾切除术				126	
0009	急性单纯性阑尾炎经腹腔镜阑尾切除术				2	

续表

病种编码	病种名称	病种费用	病种成本	病种收益	病历数	无数据分析原因
0010	直肠息肉经内镜直肠良性肿物切除术					无对应的病历
0011	腹股沟疝腹股沟疝修补术				178	
0012	下肢静脉曲张大隐静脉高位结扎 + 剥脱术				2	
0013	下肢静脉曲张大隐静脉腔内激光闭合术					无对应的病历
0014	胆石症胆囊切除术				9	
0015	胆石症经腹腔镜胆囊切除术				82	
0016	食管癌食管癌切除胃代食管胸内吻合术				5	
0017	食管癌经胸腔镜食管癌切除术				5	
0018	支气管肺癌全肺切除术				1	

9.7　医院成本管理方案设计

9.7.1 科室成本管理方案

一、目的

1. 确保医院成本管理的有效执行。

2. 将成本管控的结果与预算管理、绩效管理相结合，建立综合的运营体系和有效的激励约束机制。

3. 降低医院运营成本，提高运营效益，精细化医院管理，确保医院各项工作任务完成。

4. 为主管部门、财政部门考核医院管理层提供基础依据。

二、职责界定

1. 医院成本核算小组是考核的组织机构，具体负责执行分析与考核工作。

2. 财务部门成本核算员负责成本核算的资料收集、整理及分析工作。

3. 成本核算主管负责人根据成本核算分析的结果，提交管理层并与其他管理相结合指导工作。

三、考核时间

预算考核包括月度、季度和年度考核，考核的结果可根据具体情况，按月、季度、半年和年度执行分析。

四、核算对象

医院成本核算可根据核算对象的不同，分为科室成本核算、医疗服务项目成本核算、病种成本核算等。科室成本核算在具体考核流程中的地位和作用，如图9－9所示。

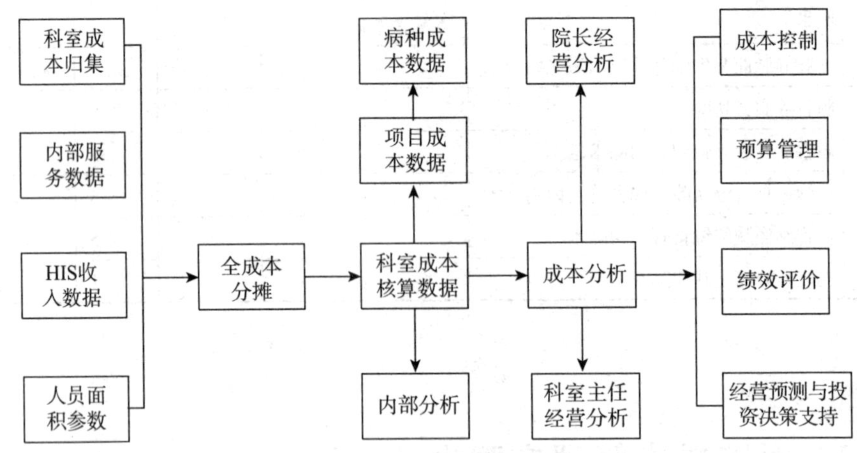

图9－9 科室成本核算地位作用

五、分析方法

通过对医院成本报表、会计报表、其他相关资料的收集整理，运用全面分析、局部分析、专题分析、全面与专题相结合分析，对同期、往期、构成、比率、因素等进行方法分析。

六、产出结果

每月产出5类32种主要统计报表数据，向管理层提供相关科室成本分析报告。

七、科室成本管理方案具体案例

（一）医院总体分析

1. 总体情况。

2013年6月三区实现医疗收入14 976.73万元，医院全成本19 035.88万元，亏损4 059.15万元。不含财政补助收入的收入成本收益情况如表9－13所示。

表9－13 医院收入成本收益情况

	2012年6月	2013年6月	2013年6月比上年同期变化
医疗收入	135 656 508.63	149 767 289.09	10.40%
医院全成本	144 607 247.05	190 358 816.03	31.64%
收益	－8 950 738.42	－40 591 526.94	－353.50%
收益率	－6.60%	－27.10%	－310.77%

2. 门诊住院情况分析。

（1）结构分布情况。

2013 年 6 月门诊及住院收益结构分布情况如表 9－14 所示。

表 9－14 医院门诊及住院收益结构分析

	医疗收入		医院全成本		收支结余	
	金额	结构比	金额	结构比	金额	收益率
总额	149 767 289.09		190 358 816.03		－40 591 526.94	－27.10%
门诊	83 370 887.61	55.67%	115 380 100.65	60.61%	－32 009 213.04	－38.39%
住院	66 396 401.48	44.33%	74 978 715.38	39.39%	－8 582 313.90	－12.93%

（2）收益趋势分析。

2013 年 6 月门诊及住院收益与同期变化情况如表 9－15 所示。

表 9－15 医院门诊及住院收益同期变化

	2012 年 6 月	2013 年 6 月	2013 年 6 月比上年同期变化
门诊	－2 368 718.27	－32 009 213.04	－1251.33%
住院	－6 582 020.15	－8 582 313.90	－30.39%

3. 医院的成本构成分析。

2012 年全年发生业务支出 198 328.20 万元，占总支出的 89%，其中医疗业务成本 146 267.86 万元，管理费用 49 246.07 万元，其他支出 2 814.27 万元；财政项目支出 17 136.02 万元，占总支出的 8%；科教项目支出 7 053.95 万元，占总支出的 3%。如图 9－10 所示。

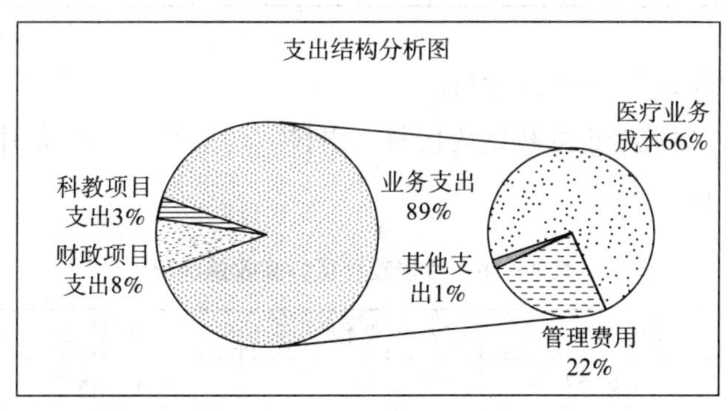

图 9－10 支出结构分析图

4. 成本项目结构分析。

2012 年全年发生的业务支出中，人员支出 65 878.04 万元，卫生材料费 45 176.91 万元，药品费 54 659.24 万元，固定资产折旧费 7 317.29 万元，无形资产摊销费 556.65

万元，提取医疗风险基金524.81万元，其他费用24 215.26万元。业务支出各项明细情况及业务支出中其他费用各项明细情况如表9－16所示。

9－16 业务支出明细情况表

支出明细	金额（万元）	占业务支出的比重
人员支出	65 878. 04	33.22%
卫生材料费	45 176.91	22.78%
药品费	54 659.24	27.56%
固定资产折旧费	7 317.29	3.69%
无形资产摊销费	556.65	0.28%
提取医疗风险基金	524.81	0.26%
其他费用	24 215.26	12.21%
业务支出合计	198 328.20	100.00%

（二）科室收入成本分析

1. 经营较好的前五位科室分析。

2013年6月经营较好的前五位科室为（按大科）体检中心、功能检查科、医学检验科、心导管室和医学影像科/放射科。具体收益情况见表9－17。

表9－17 经营较好科室收益情况

科室名称	收入	成本	收益	收益率
体检中心	4 408 711.06	1 427 909.37	2 980 801.69	67.61%
功能检查科	3 060 288.73	961 216.62	2 099 072.11	68.59%
医学检验科	9 375 779.00	7 402 870.16	1 972 908.84	21.04%
心导管室	3 240 423.38	1 441 394.79	1 799 028.59	55.52%
医学影像科/放射科	6 048 973.05	4 765 541.00	1 283 432.05	21.22%

2. 亏损较严重的前五位科室分析。

2013年6月亏损较严重的科室为内科、眼科、药剂科、外科和耳鼻咽喉科。具体亏损情况见表9－18。

表9－18 亏损较严重科室收益情况

科室名称	收入	成本	收益	收益率
内科	43 146 557.48	51 260 176.07	－8 113 618.59	－18.80%
眼科	46 323 807.04	54 148 141.41	－7 824 334.37	－16.89%
药剂科	44 733 610.86	50 953 635.22	－6 220 024.36	－13.90%
外科	16 259 920.76	21 817 581.03	－5 557 660.27	－34.18%
耳鼻咽喉科	14 186 272.66	19 405 742.30	－5 219 469.64	－36.79%

3. 具体科室分析。

以具体科室为例，对各项指标进行分析，期间对比、保本点分析、科室发展情况、成本节约情况等。可参考医疗项目成本分析中具体科室分析。

9.7.2　医疗项目成本管理方案

一、目的

1. 确保医院成本管理的有效执行。

2. 将成本管控的结果与预算管理、绩效管理相结合，建立综合的运营体系和有效的激励约束机制。

3. 降低医院运营成本，提高运营效益，精细化医院管理，确保医院各项工作任务完成。

4. 为主管部门、财政部门考核医院管理层提供基础依据。

二、职责界定

1. 医院成本核算小组是考核的组织机构，具体负责执行分析与考核工作。

2. 财务部门成本核算员负责成本核算的资料收集、整理及分析工作。

3. 成本核算主管负责人根据成本核算分析的结果，提交管理层并与其他管理相结合指导工作。

三、考核时间

预算考核包括月度、季度和年度考核，考核的结果可根据具体情况，按月、季度、半年和年度执行分析。

四、核算对象

医院成本核算可根据核算对象的不同，分为科室成本核算、医疗服务项目成本核算、病种成本核算等。医疗服务成本核算在具体考核流程中的地位和作用，如图 9 – 11 所示。

五、分析方法

成本比例系数法、成本当量法、作业成本法等。

六、产出结果

向管理层提供相关医疗服务项目成本分析报告。

七、医疗项目成本管理方案具体案例

（一）医疗项目成本分析数据基础

医疗项目成本分析是为卫生行政主管部门和医院管理者了解各医疗项目成本状况，辅助相关决策，提高医院管理水平服务的。医疗项目成本分析的意义是通过核算项目成本，正确计算各项医疗服务的实际消耗支出，通过核算过程及结果，寻找资源优化

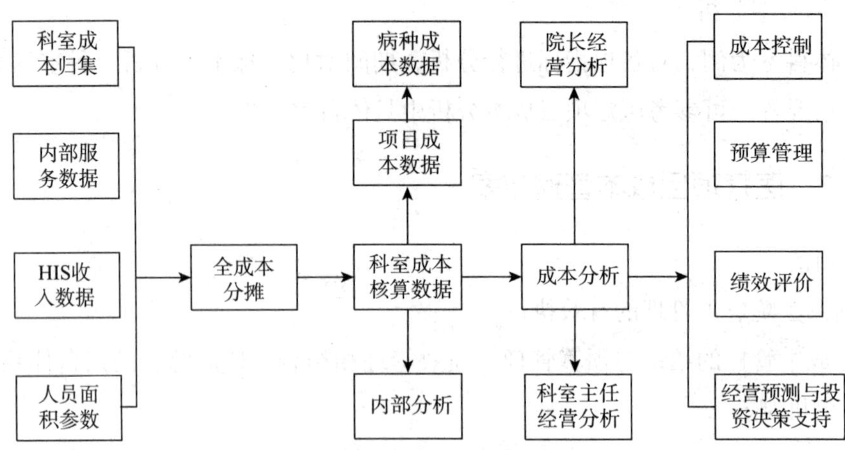

图 9-11　医疗服务成本核算地位作用

的途径，寻求成本控制的途径，并合理制定收费价格，合理安排财政对医院的补偿，使医疗卫生资源的消耗得到应有补偿，实现医院的良性运转。

医疗项目成本分析主要的数据来源：

1. 医疗服务项目报表（表 9-19）。

表 9-19　科室医疗项目情况表

项目名称	收费价格（元）	项目成本（元）	项目收益（元）	成本收益率（%）	工作量
血液科病房					
普通取活检	15	95	-80	-84.21	113
动脉穿刺	5	515.43	-510.43	-99.03	150
留置针穿刺	8	46.53	-38.53	-82.81	1047
心电监护/小时（进口）	5	50.03	-45.03	-90.01	1135
静脉抽血	1	65.95	-64.95	-98.48	4177
静脉输液	2	29.52	-27.52	-93.23	9163
中换药	5	89.19	-84.19	-94.39	2
导尿	5	42.92	-37.92	-88.35	25
气管插管	20	30.82	-10.82	-35.1	1
一级护理/日	9	64.88	-55.88	-86.13	1045……

2. 与医疗服务项目相关的辅助资料。

主要包括科室人员信息情况、物资器械情况以及服务项目数量情况。

例如：物资领用数据来源：物资系统，见表 9-20。

表 9－20　物资领用情况表

领用日期	物资分类	物资名称	规格	单价	数量	金额	领用科室
20*70112	医用材料	输液器	SYQ－PT－25X	27	640	17280	血液科病房
20*70201	……	……	……	……	……	……	……

3. 医疗服务项目收费标准。

主要是各地的《统一医疗服务收费标准》，见表 9－21。

表 9－21　《某市统一医疗服务收费标准》示例

编码	项目名称	计量单位	收费标准（元）	内容说明
W0201000037	膀胱冲洗	人次	4	导尿、药房另收。持续冲洗每日 8 元。
W0201000038	腹腔冲洗	人次	10	
W0201000039	盆腔冲洗	人次	10	
……	……	……	……	……

（二）医疗项目成本报表分析

1. 医疗服务项目成本总体分析（表 9－22、表 9－23）。

表 9－22　各分类平均项目收费数据

项目分类	平均收费标准	平均项目成本	收费成本差	收费成本比（%）
床位费	29.73	63.64	－33.91	46.72%
护理费	7.97	64.64	－56.67	12.33%
技术劳务	9.9	31.04	－21.14	31.89%
检验类	15.17	12.7	2.47	119.45%
仪器设备	24.07	14.95	9.12	161.00%
诊疗费	6.06	36.86	－30.8	16.44%
总　计	15.77	22.53	－6.76	70.00%

注：收费成本比是医疗服务项目收费标准与医疗服务项目平均实际成本的比率。收费成本比反映了医疗服务项目的收费水平在多大程度上覆盖了成本。收费成本比小于 100%，说明收费标准低于成本，收费成本比大于 100%，说明收费标准高于成本。

表 9－23　各分类平均项目收费数据

项目分类	亏损（项）	盈利（项）	总计（项）	项目数量亏损率（%）
床位费	61	25	86	70.93%
护理费	85	3	88	96.59%
技术劳务	1861	476	2337	79.63%
检验类	260	304	564	46.10%
仪器设备	369	444	813	45.39%
诊疗费	153	5	158	96.84%
总　计	2789	1257	4046	68.93%

按医疗项目6大类项目统计，该年度医院的所有项目数量亏损率为68.93%，收费成本比为70%。护理费、诊疗费、技术劳务类及床位费亏损较严重，在这些体现劳动价值的项目中，均呈现不同程度亏损情况，护理、诊疗费的收费成本比仅为12.33%、16.44%；技术劳务类项目收费价格和成本相差较大，平均为-21.44%，亏损率达到79.63%，技术劳务价格能弥补成本的31.89%。床位费价格能弥补成本的46.72%，70.93%的床位费项目亏损。而检验类、仪器设备类项目中的收费价格能弥补成本，其中检验类项目有2.47元结余，有46.10%的项目亏损。仪器设备类的项目收费价格比平均项目成本高9.12元，但亏损率为45.39%。也就是说，有近一半的大型仪器设备项目是亏损的，有一半的项目能有结余，但需要注意的是，大型仪器设备的部分结余是由于许多仪器设备为了满足患者需要，减少病人排队等时间仍然在超期服役，成本中无累计折旧而致使其结余，在所有大型仪器设备项目中已提足折旧的项目占该项目总计的22.14%。

2. 收费成本差。

收费成本差是指医疗服务项目平均收费标准与平均实际成本的差额。通过该分析可以得出在现有的医疗项目价格水平下，医疗收费与实际医院项目成本之间的差额，差额越大收费价格与劳务价值的背离越严重。

3. 具体医疗服务项目分析（表9-24）。

表9-24 床位类项目平均数据

床位分类	平均收费标准	平均项目成本	平均收益	年工作量
干部病房（综合类）	81.45	69.45	12	24643
干部病房（其他科）	119.5	53.88	65.62	676
监护病房	36.04	150.97	-114.93	30531
普通病房	23.92	52.98	-29.06	262917
合　计	29.73	63.64	-33.91	318767

表9-24是医院床位收费分析，表中干部病房床位费标准高于其成本，但其工作量只占床位类总工作量的7.94%，而工作量最大的普通病房，床位收益为-29.06元，因此，床位费类项目总体仍然亏损。

第十章　医院支出精细化管理

10.1　医院支出管理体系设计

10.1.1　医院支出及分类

支出是指医院开展医疗服务及其他业务活动过程中发生的资产、资金耗费和损失，包括医疗业务成本、财政项目补助支出、科教项目支出、管理费用和其他支出。

按照支出的功能分类，医院的支出分为医疗业务成本、财政项目补助支出、科教项目支出、管理费用和其他支出。

1. 医疗业务成本

医疗业务成本是指医院开展医疗服务及其辅助活动发生的支出，包括人员经费、耗用的药品及卫生材料费、固定资产折旧费、无形资产摊销费、提取医疗风险基金和其他支出，不包括财政补助收入和科教项目收入形成的固定资产折旧和无形资产摊销。

医疗业务成本是医院为了提供医疗服务而发生，按照成本项目、医疗科室等进行归集的直接支出。

2. 财政项目补助支出

财政项目补助支出是指医院利用财政项目补助收入发生的项目支出。

3. 科教项目支出

科教项目支出是指医院使用财政补助收入以外的科研、教学项目收入开展科研、教学活动所发生的各项支出。

4. 管理费用

管理费用是指医院行政及后勤管理部门为组织、管理医疗、科研、教学业务活动所发生的各项支出，包括医院行政及后勤管理部门发生的人员经费、公用经费、资产折旧（摊销）费等支出，以及医院统一负担的离退休人员经费、坏账损失、银行借款利息支出、银行手续费支出、汇兑损益、聘请中介机构费、印花税、房产税、车船使用税等。

管理费用属于期间支出，即为医院发生的、不能合理地归属于具体项目或对象，而只能按照一定会计期间归集的支出。

5. 其他支出

其他支出是指医院上述项目以外的支出，为本期发生的，无法归属到医疗业务成本、财政项目补助支出、科教项目支出、管理费用中的支出，包括出租固定资产的折旧及维修费、食堂支出、罚没支出、捐赠支出、财产物资盘亏和毁损损失等。

医院支出管理是指为了保证支出业务活动规范有序，提高利用效率，保护资产的安全、完整，防止、发现、纠正错误与舞弊，确保医院支出控制目标的实现，而对支出的各个工作岗位在授权批准、分工负责的前提下，采用一系列具有控制职能的方法、措施和程序，明确行政领导和职能部门有关人员在处理支出业务活动过程中的职责分工，相互联系、相互制约，对支出业务活动进行有效组织、制约、考核和调节，组成一个严密控制管理体系。

10.1.2 医院支出管理体系

医院支出管理应实行统一领导，集中管理，总会计师/分管院领导负责本院的财务支出控制工作，医院法定代表人对支出控制的建立和有效实施负责，财务部门具体负责支出控制措施的落实。医院建立健全完善的内部管理控制体系，并得以很好地执行，不仅会对控制支出、防范风险起到较大的作用，也会促使医院整体效益提高。

设计支出管理体系的目的有以下两点：

（1）规范医院支出的核算及管理工作。

（2）提升医院财务管理能力，使医院支出报销处理过程规范化，控制医院内耗，节约成本，不断完善财务制度体系。

医院支出管理是对所有支出的整个活动过程的控制，相关部门和各个环节的支出控制工作既相对独立，各项控制措施又贯穿于整个医院经济业务活动全过程之中，支出管理处于医院管理的重要地位。医院支出业务包括预算、支付、审核、核算、分析与考核等基本环节，这些基本环节都是支出控制的要点。如图 10－1 所示。

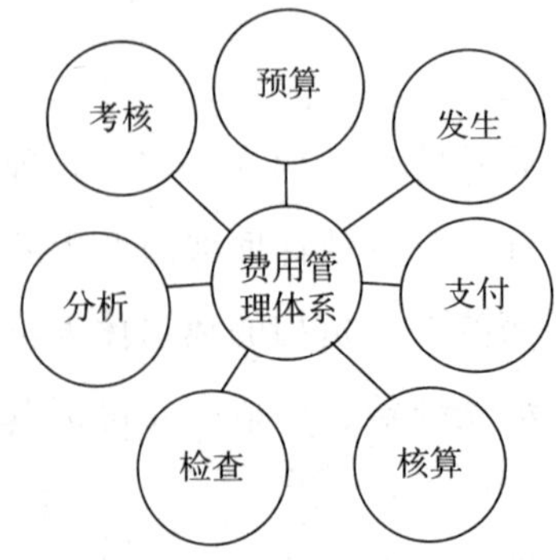

图 10－1 支出管理体系

10.1.3　医院支出精细化管理设计维度及要素

医院支出的精细化管理的本质是医院要加强对成本支出的管理，合理控制成本的支出和使用，掌握成本支出管理中可能存在的各类风险，并在成本支出管理中加以预防。要实现精、准、细、严四个特征，精是目标精确，准是信息准确，细是执行细化，严是监控严格。医院支出精细化管理体系要素见表10－1。

表10－1　支出管理体系设计要素

设计维度	设计要素	设计维度	设计要素
岗位职责	支出审批人员岗位职责 经办支出人员岗位职责 财务部会计人员岗位职责	管理工具	支出确认原则与方法 支出控制方法
管理制度	医院支出管理制度 医院经费审批制度	业务表单	支出报销单 支出申请单 出差费报销单 电费分配表 材料采购成本计算表
业务流程	支出管理流程 差旅费报销流程 科研经费报销流程	管理方案	支出控制管理方案 日常公用支出管理方案 维修费管理方案 差旅费管理方案 科研经费管理方案

10.2　医院支出管理岗位职责设计

10.2.1　支出审批人员岗位职责

支出审批人员岗位职责
• 审核支出定额、预算、制度和流程； • 复核支出计划，审批定额范围内的支出； • 审核定额范围外的支出； • 审查、审阅支出管理主要财务报表； • 审核支出管理科目的增减和调整申请。

10.2.2 经办支出人员岗位职责

经办支出人员岗位职责
• 负责审核支出报销原始凭证手续及审批是否齐全； • 认真审查原始凭证后，办理医院支出的日常报销业务； • 每日记录现金日记账和银行存款日记账。

10.2.3 财务部门会计人员岗位职责

财务部门会计人员岗位职责
• 复核原始单据的真实性和金额的正确性； • 编制记账凭证和明细账，进行账务处理； • 定期对支出执行情况进行分析； • 编制支出报表，为各级领导的经济决策提供准确的会计资料和经济信息。

10.3 医院支出管理制度设计

10.3.1 医院支出管理制度

为了加强医院支出管理，严格开支标准及开支范围，正确划分资金渠道，合理归集相关支出，依据卫计委《医院财务制度》、《医院会计制度》及《医疗机构财务会计内部控制规定（试行）》等相关文件，制定本制度。

第一章 医院支出的确认

第1条 医院经济活动的支出包括：人员支出；药品采购支出；卫生材料、其他材料、低值易耗品采购支出；办公用品采购支出；设备采购支出；专项支出；各项基金支出；修缮项目支出；列入年度预算的基本建设工程项目支出；单位维持日常运转的其他支出等。

第2条 严格执行国家的法律法规及有关政策，遵守财务制度和财经纪律，各项支出均应符合财务制度规定的开支标准和开支范围。

第3条 各项资金的使用，应正确划分资金渠道，按照制度规定科目分别核算。

第二章 医院支出的审批

第4条 医院法定代表人或授权的相关部门负责人按照审批权限履行审批职责，

根据单位财务计划、年度预算及经济合同（协议），负责审批相关权限范围内的支出。各项支出审批程序必须遵循各级归口管理部门负责制，不得办理越级审批。

第 5 条　医院支出应由各归口管理部门负责，按照批复的年度预算提出分月用款计划。财务部门根据批复的年度预算，核准部门用款计划。实行预算指标控制，各项支出均应由归口管理部门负责人按照审批程序执行。

第 6 条　医院进行设备采购、大型修缮项目，应严格按照财政部门发布的最新政府采购目录标准及限额执行，并经过集体招标、审计、询价后履行相关政府采购程序。

第 7 条　医院用款计划应在财务部门备案，并由其具体监督实施。

第三章　医院支出的审核

医院的各项支出必须由财务部门进行审核。审核支出是否在年度预算控制额度内；审核支出签批手续是否齐全；审核原始凭证项目的真实性、完整性、合法性；审核支出是否符合会计制度规定等项内容。

第 8 条　审核原始票据。

1. 审核票据是否由国家税务或财政部门统一监制的正式票据。

2. 审核票据的项目大、小写金额是否相符、是否有涂改或挖补、是否加盖出票单位财务专用章等。

3. 审核是否按照审批权限的范围审批签字。

第 9 条　审核支出项目是否在年度预算范围内。

第 10 条　设备购置结算付款时，应审核设备购置清单、合同、设备验收单等。

第 11 条　工程项目结算付款时，应审核相关经济合同（协议）原件、工程进度报告、工程项目完工验收单、结算审计报告等。

第 12 条　其他相关审核要求。

1. 人员经费支出及对个人和家庭补助支出应严格按照国家和人事部门规定的标准执行，不得任意扩大支出标准。

2. 公用经费支出应严格按照预算核定的数额，采用定额管理，严格控制执行。

3. 专项资金支出应根据量入为出的原则，专款专用，按照相关项目资金使用规定的用途和开支范围执行。

4. 事业基金、专用基金，应严格按照有关开支范围和开支用途专项列支。

第四章　医院支出的结算付款

第 13 条　医院一切支出必须凭经审核批准的支出申请、协议、合同、发票及有关凭证办理。支付款项所需的主要资料：

1. 原始发票。

2. 年度预算批复文件（含预算追加批复文件）。

3. 审批权限范围的责任人签字。

4. 经济合同（协议）原件。

5. 其他（工程项目结算付款须有工程进度报告、工程项目完工验收单、结算审计报告等；设备购置结算付款须有设备购置清单、设备验收单等）。

第 14 条 财务部门付款要求。

1. 财务部门应按照医院财务管理规定，严格审核相关原始单据。

2. 财务人员应按照医院的支出审批程序，确认相应审批签字手续完备后，方可付款。

3. 签发支票时，必须填写收款单位名称（与发票一致）、出票日期、金额、用途及密码，并由领用人签字确认，方可领取。

4. 需支付现金时，应严格按照国家现金管理条例的规定办理。

第五章 附 则

第 15 条 本制度自 20××年××月××日起实施。

10. 3. 2 医院支出审批制度

为规范财务管理，充分发挥财务核算、监督职能，最大程度发挥社会效益和经济效益，明确资金使用权限和支付职责，根据《会计法》、《医院财务制度》、《医院会计制度》等制度，特制订本制度。

第一章 总 则

第 1 条 严格执行国家规定的各项财务规章制度，维护财经纪律。医院各部门应当认真执行国家的法律、法规，各项开支均要符合国家规定的标准和范围。

第 2 条 严格执行经批准的支出预算。严格按照批准的预算执行，避免支出的盲目性和随机性，确保医院有限的资金在开展各项业务活动过程中得到合理的分配和使用。

第 3 条 节约支出，提高资金使用效益。医院在支出管理中，要精打细算，厉行节约，反对铺张浪费，争取用较少资金办更多的事。

第 4 条 建立有效的制约机制，严格执行内部控制制度。一项经济业务不能仅由同一部门或同一人办理全过程，经办、审批、审验应由不同部门或不同人承担。物品的采购入库、出库都要由当事人确认。现金、票据的领取和付出要按照分工，由执行不同职能的财务人员共同办理。

第 5 条　严格管理程序。各类经济业务应根据种类、属性分别由相关职能部门把关，并根据不同审批权限，经医院各级领导批准，由财务部门执行。

第二章　设备购置支出

第 6 条　各部门购置设备（包括医疗器械、家具、被服、器械、车辆等）要严格执行医院预算管理制度，编制购置计划，由采购部门、设备处、总务后勤部门等部门汇总上报主管院长，经院长办公会研讨后，根据轻重缓急结合财力的可能，与财务部门共同编制年度购置预算计划，并下达到有关部门严格执行。

第 7 条　执行时应按下列权限审批：

1. 单价在 500 元以下的预算内购置费，要填制设备购置申请单，经所在科室负责人提出购置理由，采购部门、设备处、总务后勤部门负责人审批即可办理。

2. 单价在 500 元～1 万元的预算内设备购置费，首先使用科室填报购置申请单，经采购部门、设备处、总务后勤部门确认后，报请主管院长批准后购置。

3. 单价在 1 万元以上 10 万元以下的计划内设备购置费，购置前必须根据申报的内容召开专门论证会，对产品质量、规格、性能、价格、主要用途、使用技术、安装条件、维修保养、成本、成本回收期等写出可行性论证报告，经院审计部门审计，院长批准后方能购买。

4. 单价在 10 万元以上的计划内设备购置费，需经院长办公会讨论通过、院长签批后，方可购置。相关院长办公会纪要需在财务部门备案。

5. 购买仪器设备等凡单价在 1000 元以上者，均需有两个人经手洽商；1 万元以上者，应由采购部门、审计处、主管院长参与，并应签订购货合同。

6. 凡预算外开支项目，单价 2000 元以下的设备购置，比照上述第 2 条执行。单价 2000 元以上的，按第 4 条执行，要经院长办公会讨论研究批准后执行。

第 8 条　各科室新购置设备，原则上实行有偿占用制度，按成本计算回收期限，签定按期偿还协议，由人事部门、财务部门照章执行。更新改造等基建项目、由财政拨款/科室基金/课题费购置、新设科室购置必需基本设备等，不扣科室成本。

第 9 条　严格控制各类仪器设备“先试用后购买”的做法，如必须试用，事前要经主管院长同意，试用合格需购入时，按规定履行各项手续，不得先斩后奏。

第 10 条　凡预付货款，应控制在 30% 以内，并按年度预算安排签订合同协议，附购置设备申请单。结算时，一定要经设备使用科室与物资管理部门专人验收合格并签字确认后，方能支付。国内预付定货款报账期限不得超过三个月，国外不得超过半年，在此期限内，经办负责人必须主动到财务部门办理结账手续。

第三章 修缮费及设备维修费支出

第11条 凡修缮和设备维修及零星基建项目要在年度12月20日前由总务后勤部门、设备处分别提出下年度计划，经院长办公会集体研究后，与财务部门根据所列项目，结合经费状况，妥善确定急需的重点，编入年度预算，审批权限如下：

1. 单项工程在10000元以内的修缮和仪器维修经办部门负责人要对支出、质量进行实际考察，根据要求签定合同、协议，报主管院长批准后，方可按合同、协议内容施工。

2. 单项工程在10000元以上（包括零星基建）要由总务后勤部门、设备处提出立项计划，通过招标进行支出比较和调研情况，写出书面报告，经院长办公会讨论通过，院长审批。工程预算必须经由医院审计处审计，出具审计意见后，方可预付工程款施工，30万元以上的维修工程送主管部门审计事务所审计后执行。

3. 因业务需要必须送院外修理的设备（包括车辆），送出前要写出外送修理理由及预计支出的报告，经主管领导携同有关人员进行实地验证批准后，方能外送修理。

第12条 各项工程修缮、修理，如需预付款时，最多不得超过合同总标的的30%，否则按工程进度分段付款，所有签定的合同应附工程预算单及工程项目清单，经办处室负责人首先审查签章，经审计处出具审计意见后，送交院领导批准。工程结算时，经工程科和使用部门专人验收并出具验收合格报告，审计处出具审计报告后，按合同规定结算付款。

第四章 库房物资支出

第13条 库房要在各部门主管领导下，于年度12月20日前根据当年的购入情况、实际消耗、年末结存，结合下一年度的业务发展，本着减少库存、加快周转的原则，编制采购计划表，并列出各项增减百分比，注明主要原因，报主管院长审批后，编入下年度预算，本着勤俭办事业的原则，精打细算，不得超支。科室如遇计划外的特殊开支，要填写购置申请书，各有关部门签署意见，处领导同意，主管院长批准，方可办理。各科室领用物资消耗与科室成本核算密切挂钩。

第14条 采购员应严格执行医院物资采购流程的规定，保证所购物资的质量，防止购入伪劣商品，库管员验收入库要严格把关，拒绝不符合要求的商品入库。

第15条 发票必须盖有报销专用章，采购经办人、库房验收人与各部门负责人签字，入库单有物资会计签章（电子）方与报销，结合《物资赊购流程》（附件）与《医院支付结算办法》办理物资款项结算业务。

第16条 库存药品如遇价格变动（上浮或下调）应分类列示调价药品的数量、金额，药品采购及药房主任签字确认后报会计室做调账处理。

第 17 条　要坚持盘点制度，对盘盈、盘亏无论数字多少，均需填制“盘点表”，如为合理损耗，“盘点表”经实物管理部门负责人、库管员、监盘员签字确认后报会计室作为调账依据；如为管理不善造成的盈亏，应交由主管院长审批，签署处理意见后报会计室作为调账依据，金额较大者需报请院长办公会签署处理意见后报会计室作为调账依据。

第 18 条　物资会计按月与财务部门会计核对账面余额，发现差错及时更正，确保账账相符。

第 19 条　为节约各种消耗品的开支，购入要有计划，库存要有限额，消耗要有规律和定额，严格执行有关制度，坚决杜绝有章不循的错误做法，防止浪费和漏洞，加强各库房的信息共享，做好库存物资的调配工作，最大限度地降低库存量，提高物资周转率。

第五章　人员经费支出

第 20 条　全院各类各项人员经费开支（非教育类），均由人事部门审核批准后方可支取。基职工资、各项津贴、补贴等按人事部门通知的标准范围定期核算、发放。新增调入人员、离退休人员、调出人员、出国人员、科室间人员调动等凭人事部门通知做工资变更。

第 21 条　交通补贴、取暖补贴、卫生材料、夜餐费、拖班费、加班费等在上级规定范围标准内，经人事部门核定后发放。

第 22 条　临时工、返聘人员工资，用人科室制表，报人事部门审批、主管院领导批准后到会计室支取。清洁公司、服务公司等支出按合同规定执行，要通过人事部门审核、主管院长批准后支取。干部职务津贴，以月度为单位按医院规定的标准，由人事部门、财务部门负责人审批后发放。

第 23 条　节日补贴、出勤补贴、清凉饮料费等由人事部门通知按根据医院规定定期统一发放。

第 24 条　抚恤金、丧葬费、临时或定期福利补助等均凭人事部门通知的标准发放。

第 25 条　奖金、集体福利等开支，根据医院相关政策按月核算，统一制表，人事部门审核，经财务部门负责人、主管院长、院长审批，于次月底发放。

第 26 条　关于周六、日加班、外出会诊、挂牌提成等，客服部、会计室奖金岗制表，经人事部门、主管院长、院长批准后，随奖金发放。

第 27 条　逢年过节及特殊情况的单项奖励，经院务会讨论，制定出发放的范围和标准，各科申报名单，人事部门复核，经院领导批准后发放。

第六章　公用经费支出

第 28 条　差旅费：凡到外地出差凭申请单、会议通知单经科主任签注意见，学术性会议经科研处审批，培训出差经教育处审批，工作出差经院办审批后，报主管院长批准，方可借款。返院后三日内凭原始发票，相关领导审批后，按国家统一规定报销；学术性会议还需经科教处审批后方与报销。

第 29 条　宣传学习费、老干部活动经费、退休人员活动经费、青年活动经费、福利费，均按照上级规定的标准，每月分别提取转账，由各分管部门负责人及主管院领导根据所提经费使用，合理安排支出并审批签字。

第 30 条　邮电费、通讯费、水电费、热力费、养路费、排污费、生活垃圾清运费等均通过银行无承付托收，由总务后勤部门及相关工作人员分清各自所属支出，发票经签字确认报主管院长批准后交会计室做账务处理。购买冬煤、汽油、融雪剂，总务后勤部门经办，按规定审批后报销。

第 31 条　凡购买彩卷、色带、幻灯片、扩印等，由科室申请，电教室主任审批，并登记签字后方可报销。如预算内一次开支超过 500 元时，则需报请主管院长批准。

第 32 条　职工培训费要严格掌握，不得超支，无论是脱产或业余，到本市或外地进修学习，均由本人申请，科主任签注意见，科教处登记备案，主管院长批准后方能报账。

第 33 条　出租车费仅用于公干，报销时需当事人、科主任签字，并经车房负责人确认当时无法派车，由主管院长批准后方能报账。

第 34 条　餐费报销时，需注明用途，500 元以下由主管院长审批，500 元以上必须经院长批准。

第 35 条　各科室使用公用饭卡、客饭需遵守《医院客饭管理规定》。

第七章　职工公费医疗支出

根据本院职工公费医疗管理办法，明确以下报销范围、标准及时间：

第 36 条　门诊药费由个人先行垫付现金，每季度报销时按市公疗办规定的比例报销。

第 37 条　门诊检查、化验、治疗支出仍使用记账单，自负 20%，单项计费 500 元以上的材料费要自负 50%。

第 38 条　急诊所有支出，现金垫付，报销时自负部分同上。

第 39 条　全部住院支出自付支出参照“本院职工门诊及住院医药费报销比例”。

第 40 条 在职职工药费按季度报销，各科室医疗费负责人将药费收据汇集后交公费医疗办公室审核，确认后输机，会计室将报销金额打入职工工资账户。

第 41 条 离、退休职工急诊药费及外院就诊所发生的医药费每两个月经院公费医疗办公室审核后，由会计室报销现金；在本院发生的医药费，先由院公费医疗办公室审核后，使用记账单，在门诊收费处交自负部分。

第八章 科研教学经费支出

第 42 条 医院科研基金和课题经费支出，来自上级拨款及医院专用基金，主要用于医院的科研事业支出，按照科研费支出的项目计划使用时，课题负责人签字确认后，交科教处签字登记，按审批权限报主管院长、院长批准，准予报销。

第 43 条 上级主管部门拨来科研专款必须专款专用，500 元以内的开支由经手人签字，课题负责人审批，科研办签字，超过 500 元者再报主管院长批准后报销，10000 元以上者报院长批准后报销。

第 44 条 教学经费，只能用于与教学直接相关的项目开支。500 元以下的开支由教育处主任审批，超过 500 元者报主管教学院长批准后方能报销，10000 元以上还需报院长批准。

第九章 附 则

第 45 条 报销时，发货票应按“签字专用章”上的内容，由经办人、经办负责人、验收人、验收负责人、主管院领导、院长、财务审核人等签批意见，并标明用途和经费来源。特别强调：必须要有经办人签字，而且验收人与经办人不能是同一人。

第 46 条 部分经济事项的签批环节可适当简化：

1. 同一事项先申请、又借款，后报销的，在事项内容保持不变、金额确定、不超支的条件下，可省略相重合的签批环节。

2. 常规性、周期性开支，事先由医院订立标准者，需相关部门确认数量的合理性后，可提高一级授权额度。例如，伙食补贴，人事部门可根据考勤核算出应付金额，主管院长签批即可。

3. 已订立的合同开支，每月均有发生且金额固定者，可提高一级授权额度。

第 47 条 医院业务多，开支项目杂，本制度中未能详尽列示者或实施后新发生的开支业务，比照相关规定办理。

第 48 条 本管理办法自公布之日起实施。

第 49 条 本制度解释权在财务部门。

第 50 条 本制度自 20××年××月××日起实施。

10.4 医院支出管理流程设计

10.4.1 支出管理流程图（如图10-2、表10-2）

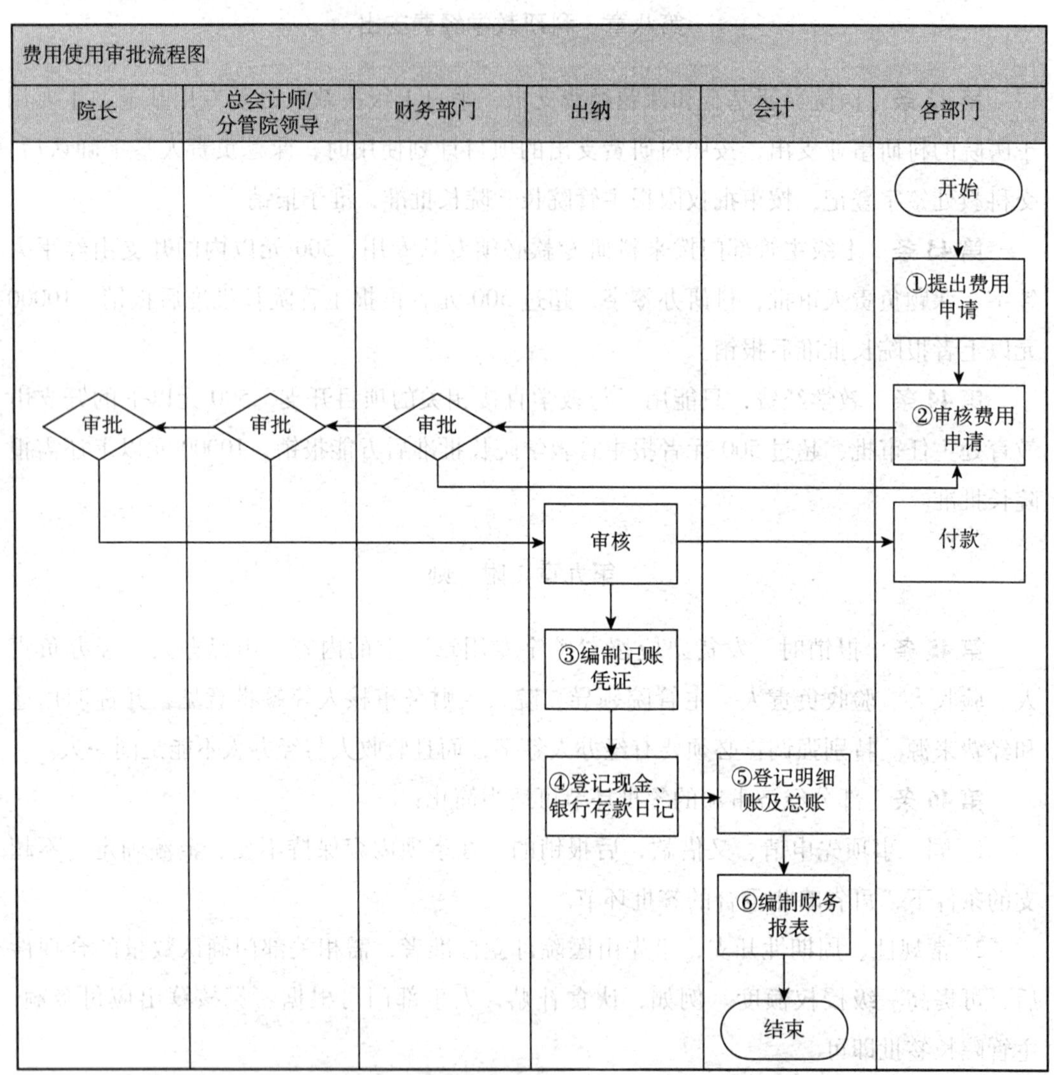

图10-2 医院支出管理流程图

表 10－2 医院支出管理关键节点说明

关键节点	医院支出管理关键节点说明
①	支出申请人应按照相应的批示文件申请支出
②	(1) 各部门领导负责审核支出申请；经审核内容合法、数字无误后，在支出申请上签字确认并报上级领导审批 (2) 财务部门负责人根据各部门的预算，核查各项支出申请的合理性，对预算内的各项支出申请进行审批并签字 (3) 对预算外或超预算的支出申请，财务部门负责人签署意见后交院长审批
③	出纳人员编制记账凭证，将款项支付给申请部门
④	出纳人员按支付的现金或支票，分别登记现金日记账或银行存款日记账
⑤	会计人员登记明细分类账及总账
⑥	会计人员将各种支出纳入财务报表的对应项目中，确保账账相符，账表对应

10.4.2 差旅费报销流程图（如图 10－3、表 10－3）

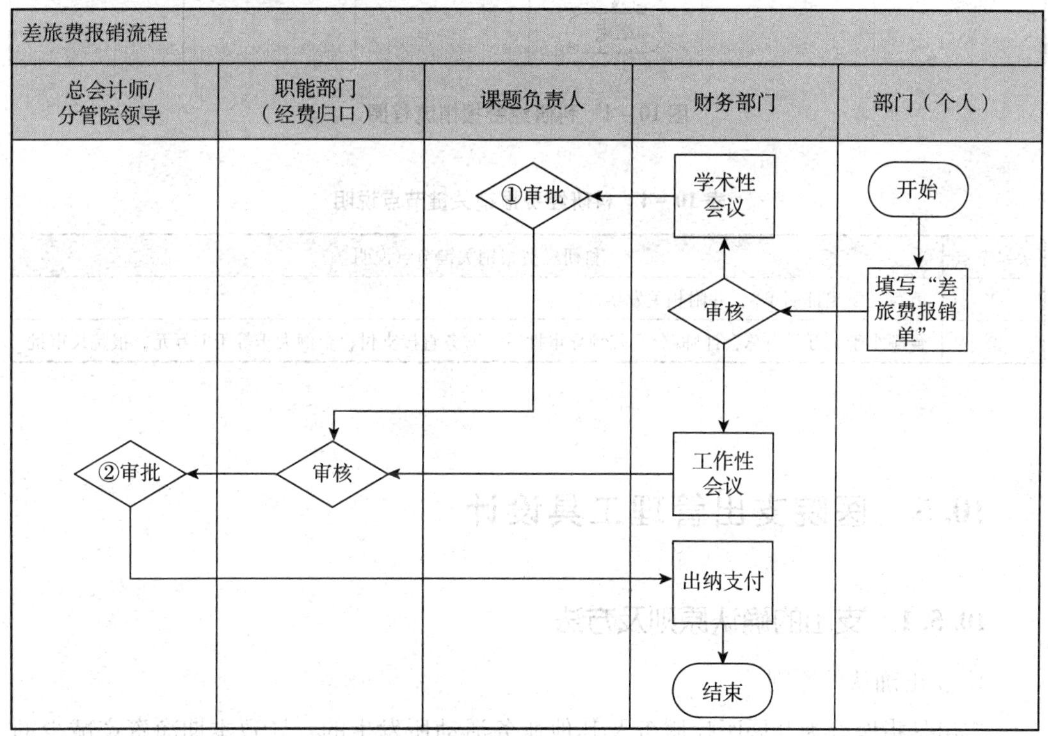

图 10－3 差旅费报销流程图

表 10－3 差旅费报销关键节点说明

关键节点	差旅费报销关键节点说明
①	审批流程详见“科研经费报销流程图”
②	审批流程详见“支出管理流程图”

10.4.3 科研经费报销流程图（如图10－4、表10－4）

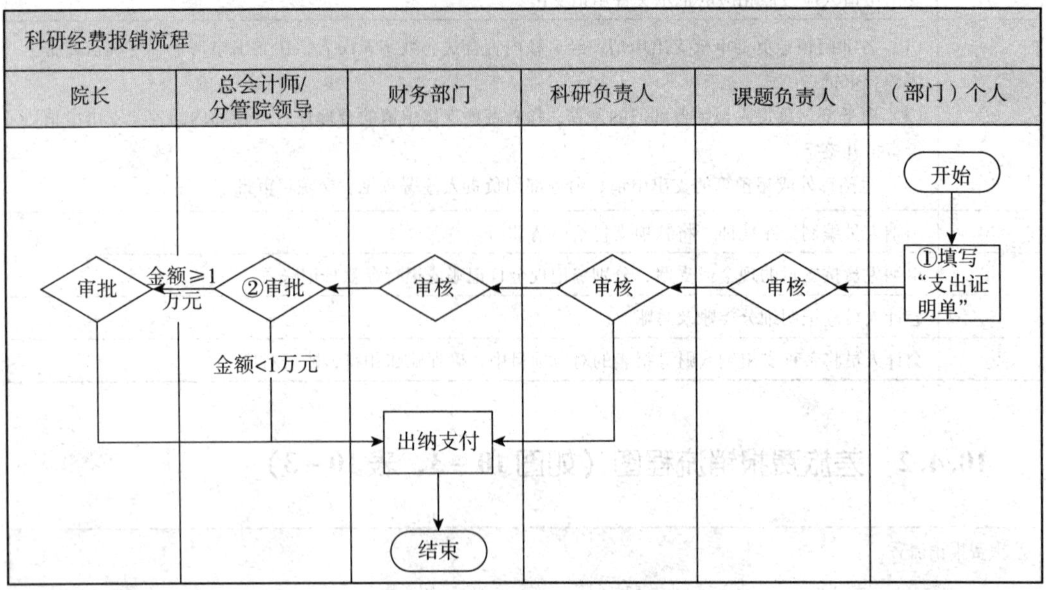

科研经费报销流程

院长 | 总会计师/分管院领导 | 财务部门 | 科研负责人 | 课题负责人 | （部门）个人

开始
①填写“支出证明单”
审核
审核
审核
②审批
金额≥1万元
审批
金额<1万元
出纳支付
结束

图10－4 科研经费报销流程图

表10－4 科研经费报销关键节点说明

关键节点	科研经费报销关键节点说明
①	填写“支出证明单”，并附相关发票
②	金额小于1万元由总会计师/分管院领导审批后，财务直接支付；金额大于等于1万元，报院长审批

10.5 医院支出管理工具设计

10.5.1 支出的确认原则及方法

1. 支出确认的原则

支出是指医院为开展医疗服务及其他业务活动所发生的、导致本期净资产减少的经济利益或者服务潜力的流出，包括医疗业务成本、财政项目补助支出、科教项目支出、管理费用和其他支出。

医院在确认支出时，应当遵循以下三项原则：

（1）权责发生制原则。

医院支出的确认主要以权责发生制为基础，财政项目补助支出和科教项目支出的确认以收付实现制为补充。根据权责发生制原则，凡是当期已经发生或应由当期负担的费用，不论款项是否收付，都应当作为当期的费用；凡是不属于当期的费用，即使款项已在当期支付，也不应当作为当期的费用。

（2）划分应计入当期的支出和应予以资本化的支出原则。

对于以权责发生制为基础确认的费用，如医疗业务成本、管理费用等，应当合理划分应当计入当期费用的支出和应当予以资本化的支出。根据划分应计入当期费用的支出和应予以资本化的支出原则，如果某项支出的效益及于几个会计期间，该项支出应予以资本化，如以自筹资金购买固定资产的支出，不能作为当期的费用；如果某项支出的效益仅及于一个会计期间，则应当确认为当期费用。

（3）配比原则。

配比原则指所发生的支出应当与其相关的收入相配比，同一会计期间内的各项收入和与其相关的费用，应当在该会计期间内确认。根据配比原则，为获得当期收入所发生的费用，应当确认为当期费用。配比原则的基本含义在于，当收入已经实现时，某些资产已被消耗（如药品和卫生材料），以及劳务已经提供（如提供诊察服务），对于已被耗用的这些资产和劳务的成本，应当在确认有关收入的期间确认为费用。医院的各项费用中，医疗业务成本与医疗收入的实现直接相联系，两者的确认应符合配比原则，在某个会计期间确认医疗收入时，应当同时确认与之相关的医疗业务成本。

2. 支出的确认方法

医院应当在含有经济利益或服务潜力的资源已经流出本单位，资产将带来的未来经济利益或服务潜力预期将减少或者资产预期不能再带来未来经济利益或服务潜力时，确认相应的支出。医院的各项支出应当在实际发生时按照其实际发生额计入当期费用。

医院支出确认，通常会有以下三种具体情况：

（1）支出的确认与收入的确认有着直接联系（或称因果关系、补偿关系），与本期收入有直接因果关系的费用，或由本期收入补偿的费用，应当在确认相关收入的当期确认为当期费用。比如，医疗业务成本与医疗收入有直接因果关系，医疗业务成本由医疗收入来补偿，两者应在同期予以确认。发出药品、卫生材料是直接与所产生的药品、卫生材料收入相联系的，相关药品、卫生材料的成本应当在确认当期药品、卫生材料收入的同时被确认为当期医疗业务成本（药品费、卫生材料费）。

（2）直接作为当期支出确认。

在医院的业务活动中，有些支出不能提供明确的未来经济利益或服务潜力，并且对这些支出加以分摊也没有意义（不能合理地进行分摊，或者分摊不符合成本效益原则等），这时，这些费用就应当直接作为当期费用予以确认。比如，固定资产日常修理费等。这些费用虽然与跨期收入（或提高以后期间的服务潜力）有联系，但由于存在不确定性因素，往往不能肯定地预计其带来利益及所涉及的期间，因而就直接列作当期的支出。

对于直接确认为当期费用的费用，通常是根据所支付的或者应当支付的现金、银行存款或其他货币资金的金额，或者因此而承担的负债（如应付账款、其他应付款等）的金额来确定。

（3）按照系统、合理的分摊方式确认。

如果一项支出的发生预期在若干个会计期间带来经济利益或服务潜力，那么该项支出就应当按照合理的分摊方法，分期确认为费用。比如，以医院自筹资金形成的固定资产的折旧和无形资产的摊销都属于这一情况。当然，并不是所有的折旧和摊销都应当确认为费用，比如以财政补助、科教项目资金形成的折旧，应冲减待冲基金而非确认为费用。

对于分摊确认的费用，如固定资产折旧、无形资产摊销等，费用通常是根据所确认的折旧和摊销金额来确定的。比如，按照规定的折旧方法，在预计使用年限内，计提固定资产折旧时，应当按照计提的折旧金额，确认相同金额的费用。

10.5.2 支出的管理控制

医院对各项支出的管理，应本着以下要求进行：

1. 严格执行国家财政财务制度

医院必须严格执行国家规定的各项法律、法规、制度，不得违反财政财务制度的规定开支。医院的支出应当严格执行国家有关财务规章制度规定的开支范围及开支标准；国家有关财务规章制度没有统一规定的，由医院规定。医院的规定违反法律和国家政策的，主管部门和财政部门应当责令改正。

2. 科学合理编制支出预算，并严格执行

医院应按照国家预算编制的有关规定，对以前年度预算执行情况进行全面分析研究，根据年度事业发展计划以及预算年度收入的增减因素，根据业务活动需要和可能，编制支出预算，包括基本支出预算和项目支出预算。编制收支预算必须坚持以收定支、收支平衡、统筹兼顾、保证重点的原则。不得编制赤字预算。

医院要严格执行批复的预算。经批复的医院预算是控制医院日常业务、经济活动的依据和衡量其合理性的标准，医院要严格执行，并将预算层层分解，落实到具体的责任单位或个人。医院在预算执行过程中应定期将执行情况与预算进行对比，及时发现偏差、分析原因，采取必要措施，以保证预算整体目标的顺利完成。

医院应按照规定调整预算。对财政补助资金和从国库或财政专户核准拨给医院的资金安排的预算及上述资金渠道之外安排的项目预算一般不予调整。当事业发展计划有较大调整，或者根据国家有关政策增加或者减少支出、对预算执行影响较大时，医院应当按照规定程序提出调整预算建议，经主管部门审核报财政部门按法定程序调整预算。

其他需要调增或者调减的，由医院自行调整并报主管部门和财政部门备案。

3. 勤俭节约、提高资金的使用效益

医院在开展医疗服务过程中，对一切开支，都应精打细算、合理安排；提倡勤俭办事业，反对铺张浪费、节约每一笔事业经费；花少钱、办多事、提高资金使用效益。

4. 保持合理的支出结构

医院的各项支出，包括基本支出、项目支出之间应当保持一个合理的支出结构，人员经费、管理费用、日常公用支出、对个人和家庭的补助支出应当保持合理的支出结构。医院应严格控制人员经费和管理费用。各省（自治区、直辖市）要按有关规定并结合管理要求制定具体的工资总额和管理支出比率等控制指标。

5. 科学、合理地做好支出的预测和决策

现代医院管理，强调事前预测、科学决策和控制，以增强医院支出管理工作的预见性、主动性和科学性，避免因决策失误而造成损失。医院的支出决策应该基于对医院医疗活动中的会计信息、医疗信息、外部医疗市场等进行综合分析的基础上，并结合医院的发展目标而制定。同时在决策方案的执行过程中必须对其进行严格控制，以保证其有效实施，提高资金的使用效益。

6. 加强项目资金的管理

医院从财政部门或主管部门取得的有指定用途的项目资金应当按照要求定期向主管部门报送项目资金使用情况；项目完成后应报送项目资金支出决算和使用效果的书面报告，接受主管部门的检查验收。

7. 正确划清支出的界限

（1）划清专项支出与医疗业务支出的界限。

医疗业务支出与各项专项支出都有其特定的资金来源渠道，相互之间不得相互挤占。凡是经批准的专项资金，如财政项目补助、科教项目补助必须按照其指定的用途使用，各专项资金之间也不得相互挤占。

（2）划清医疗业务支出与经营性支出的界限。

有投资经营活动的医院应该划清医疗业务支出与经营性支出的界限，合理归集；不能划清的，应按一定的标准进行分配，不得相互挤占。

（3）划清费用与非费用的界限。

凡是在开展医疗服务活动中为取得相应的收入而发生的耗费和按照规定应在费用中列支的，均属费用；凡不属于开展医疗服务活动过程中的支出或损失，均不能作为费用。如购建固定资产、购置无形资产的支出，以及对外投资的支出等。

（4）划清本期费用和以后各期的费用界限。

医院的支出应按照权责发生制原则确定费用应归属的会计期间，划清本期费用和以后各期费用的界限，属于本期但尚未支付的费用应预提作为本期费用；本期开支而应由以后各期负担的费用，则应通过待摊分配摊入以后各期，不能作为本期费用。

（5）划清医院内部各部门之间的费用界限。

医院在开展医疗活动中的各种费用，如药品支出、材料支出、管理费用、其他支出等相互之间不应混淆；医院医疗科室、管理部门、后勤部门等发生的费用相互之间也不应混淆。

10.5.3 定额管理

医院定额管理主要包括物资材料的定额管理和公用经费的定额管理。

1. 物资材料定额管理

医院物资材料定额管理是指医院物资管理部门根据医院的医疗、教学、科研等各项工作的物资需要，运用定额管理的方法对医院后勤物资供应服务工作进行决策、计划、组织、实施、调节和监督等过程的管理。

物资消耗定额要有科学依据，在保证正常工作和质量要求的前提下，做到物资消耗最低又能满足需要。物资管理部门与使用部门共同制定合理的消耗定额指标。管理部门根据医院的预算总额与使用部门协商共同制订物资消耗定额标准，每年根据医院发展及科室使用情况进行调整，共同制定合理的消耗定额指标。

根据医院物资供应的现状和实际，采用技术分析法、统计分析法和经验统计法对全院所有科室的后勤物资消耗定额标准进行制定。技术分析法：这种方法是在技术计算的基础上，确定最佳经济合理的物资消耗定额的方法，比较科学准确，但工作量大；统计分析法：根据医院过去物资消耗的统计资料，考虑计划期内技术条件变化等因素，确定消耗定额，采取这种方法要有详细可取的统计资料；经验统计法：根据医院以往的实际经验，参考有关技术文件和实物，结合计划期内技术条件变化情况，制订物资消耗定额，这种方法简便易行，但科学性较差。

医院后勤物资消耗定额确定之后，必须通过组织管理使之真正落实。具体包括：加强领导，提高认识。建立医院物资消耗定额的管理网络，各科室、各部门密切配合，分工协作，将消耗定额指标落实到科、人，院领导要亲自审定物资消耗定额指标并抓好监督检查；要建立健全管理规章制度，如管理责任制度、考核评比奖惩制度、监督检查制度、报废制度等，使各项工作有章可循，违章必究；做好物资统计分折工作，经常进行物资节约考核，充分挖掘物资潜力，及时提供物资消耗定额管理信息，发现问题及时纠正，并不断总结经验，逐步掌握物资消耗定额管理的客观规律，促进医院各项工作的开展。

2. 公用经费定额

（1）公用经费定额标准制定的原则。

①定额标准应科学合理、透明度高，具有绩效性。定额标准考虑现有支出的实际水平，满足科室的工作需要，同时避免浪费，鼓励科室节约。

②重点性原则。根据重点性原则，要先考虑重点控制项目定额，再考虑一般项目定额。

③变动性。定额标准应考虑工资水平、物价水平等因素的变化，以及财务规定、会计制度、物价水平、物料消耗量因素的影响，在这些因素发生变化时，应对定额标准作必要的调整。

（2）定额标准计算方法。

可采用现代数量经济学、统计学等分析方法与传统的因素分析法相结合，运用科学、适用、先进的分析来确定公用经费成本标准定额测算及成本标准定额，对定额标准的确定，采用“总量控制、细化分解、适时调整”的方法进行。“总量控制”就是标准定额的确定要充分考虑可供财力，在不突破预算平衡的基础上，确定公用经费标准定额。“细化分解”就是将公用经费成本构成要素由表及里、由粗及细尽可能分解细化，经过量化后，确定各项支出标准定额，具有较强的适用性和灵活性。“适时调整”就是应根据可供财力状况和发展要求，在适当时机进行调整。

公用经费定额可采取固定法和变动法。固定法可以统计 3～5 年的历史资料确定一个基数，使之在一定范围内变动，基数可以用 3 年平均数或者加权平均数来计算。变动法可采用回归分析的方法，考虑业务量与经费的数量关系，根据业务量的大小计算费用。

（3）定额分类。

①凡与职工人数成比例增减关系的费用，应以职工人数作为费用定额的计算单位。如行政办公用水电等支出。

②凡与业务量有直接、半直接关系的费用，应以业务量作为定额的计算单位。如业务用水、电费、业务印刷用品费等，把业务量如床位数、门诊人次等作为计算单位，制定相关费用的定额。

③凡与某项业务收入成比例关系的费用，应以该项业务收入的一定比例，作为制定该支出的计算依据。

④凡与实物消耗量有关的费用，应以实物消耗量结合实物的价格计算制定。

⑤凡与建筑面积有关的费用，应以单位建筑面积作为费用定额的计算单位。如房

屋修缮费、基建投资等。

10.6 医院支出管理表单设计

10.6.1 支出报销单（表10－5）

表10－5 支出报销单

单位： 年 月 日 单位：元

摘　要	预算项目	附件（张）	金　额
合计（大写）：			¥

单位领导： 会计： 报账员：

10.6.2 支出申请单（表10－6）

表10－6 支出申请单

编号：

日期		申请单位			归属利润中心		
支出类别	事由摘要	金额	已付	未付	凭　证		备注
					有	无	
附发票收据　　张		会计：　　出纳：			主管批示经费：		

10.6.3　出差费报销单（表 10－7）

表 10－7　出差费报销单

部门：　　　　　　　　　　　　　　　　　　　　　　年　　月　　日

月	日	地　点		车费	饭费	住宿	其他	合计	说明
		起	讫						
差旅费总额				暂支旅费额			应付（收）额		

单位领导：　　　　　　　　　　会计：　　　　　　　　　　报账员：

10.6.4　电费分配表（表 10－8）

表 10－8　电费分配表

年　　月　　日

项　目		用电量（度）	单　价	金　额
总账科目	明细科目			
生产成本	甲产品			
	乙产品			
制造费用				
管理费用				
合　计				

部门负责人：　　　　　　　　　　复核人：　　　　　　　　　　制表人：

10.6.5　材料采购成本计算表（表 10－9）

表 10－9　材料采购成本计算表

年　　月　　日

成本项目	A 材料		B 材料	
	总成本	单位成本	总成本	单位成本
买　价				
运　费				
合　计				

部门负责人：　　　　　　　　　　复核人：　　　　　　　　　　制表人：

10.7 医院支出管理方案设计

10.7.1 医院支出控制管理方案

一、目的

1. 保证医院支出业务活动符合有关法律、政策及规章制度。

2. 健全的支出内部控制，可以保证登记入账的支出确已存在或者已经发生，所有费用的确认正确，支出真实可靠。

3. 完善的支出内部控制，保证支出及时记录，且均已登记入账，登记入账的支出确已办理相关手续，无虚增支出或转移支出现象。

4. 科学合理的支出内部控制，可以保证费用核算分类正确，成本核算正确，保证支出正确地记入明细账，并经正确地汇总，并且在会计报表上正确地披露。完善财务基础工作，为日后进行正确的分析、决策工作奠定了坚实的基础。

二、职责界定

医院支出控制应实行统一领导，集中管理，总会计师/分管院领导负责本院的财务支出控制工作，医院法定代表人对支出控制的建立和有效实施负责，财务部门具体负责支出控制的落实。各职能部门及科室应加强管理，严格控制支出，有效控制成本，提高医院的经济效益。

三、支出控制的范围

医院的支出既包括成本支出，又包括不属于成本范畴的各项费用开支，凡是医院开展医疗业务活动和其他活动所发生的经济利益的流出和相关方面，均属医院支出内部控制的范围，具体包括：

1. 支出控制基础环节。

医院支出的基础工作包括集中统一管理、划分责任中心、制定支出范围和标准等。

2. 支出预算环节。

医院支出预算是医院全面预算的重要组成部分，是医院计划期内努力实现的工作目标。编制支出计划预算，可以避免各项支出的盲目性和随机性，保证资金的合理分配和使用，提高资金的使用效益。因此编制支出计划预算时，要以医院的发展规划为基础，以收定支，精打细算，收支平衡，统筹兼顾，保证重点。

3. 支出的发生环节。

医院各项费用的发生，应严格执行国家有关政策法规和医院的有关规章制度，保证其合法合规。

4. 支出的授权环节。

医院各项费用，必须建立审批制度，明确授权及审批程序，规定支出审批人员、审批人员审批权限、审批金额额度、审批的级次和流程等，加强不相容职务分离控制。

5. 支出的控制环节。

医院按照支出预算，制定各种定耗、定额指标和标准，努力降低消耗，提高资金利用效率。

6. 成本管理环节。

建立成本核算制度，及时核算相关成本，根据管理要求不同采取不同的成本计算方法，进行费用的归集和分配，计算相关对象的成本，实行全方位全过程的成本控制。在管理的过程中，实行统一领导，分级管理，使领导和员工都来重视成本的投入，提高全员成本意识和素质，使成本费用从投入就得到有效的控制。

7. 编制支出报告环节。

定期编制支出报告，为管理者决策提供参考信息。

8. 支出分析环节。

分析费用变动情况，寻求降低费用的途径，定期对目标支出的执行情况实施全面的审核和评价，针对分析中发现的问题，采取纠正措施。

四、支出控制的要点和控制方法

1. 支出控制的控制要点。

医院支出控制是对所有支出的整个活动过程的控制，既有相对独立性，但又贯穿于整个医院经济业务活动等控制的全过程之中，并且处于管理控制的重要地位。医院支出业务包括预算、发生、支付、核算、检查、分析与考核等基本环节，这些基本环节都是支出控制的要点。支出控制基本流程，如图 10－5。

2. 支出控制的控制方法。

医院支出控制的方法多种多样，最主要的控制方法主要有下几种：

（1）不相容职务分离控制。合理划分责任单位，确定责任中心，各责任中心在其权责范围内负责对支出的管理和控制；保证经办支出业务人员与审批人员职务相分离、经办支出业务人员与付款业务人员职务相分离、经办支出业务人员与审核人员职务相分离、支出审核与办理结算业务职务相分离。

（2）授权批准控制。明确支出审批授权，任何人不得办理支出业务的全过程，一切支出均须事先申请，建立支出审批流程，明确支出审批人员，规定审批权限。

（3）支出预算控制。医院一切支出统一纳入预算管理，全面预测支出，编制支出预算计划，确定支出标准，经审核批准后严格执行。

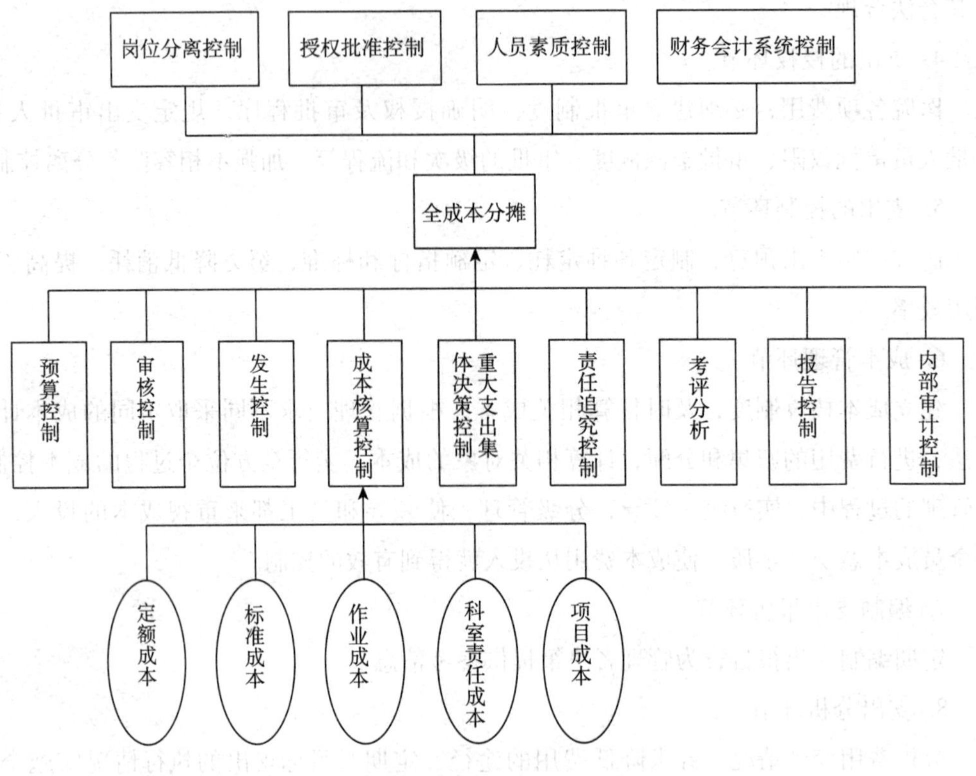

图 10－5 支出控制基本流程

(4) 支出核算控制。建立科学的支出核算体系，健全支出业务凭证流转手续，完善费用控制，正确进行支出核算，按照会计制度进行费用提取和摊销，保证核算的真实性和准确性，准确及时编制支出报告，保证信息的正确披露。

(5) 支出审核控制。建立医院支出审核制度，加强支出审核控制，一切支出必须经审核无误后方可办理结算。

(6) 支出分析控制。建立定期的支出分析制度，按照归口、分级管理的原则进行分析，分析评价支出的执行情况、支出结构、使用效果差异原因，及时掌握升降原因，寻求降低途径。

(7) 成本核算控制。医院大部分支出可以归集到相应的成本对象，采取定额成本、标准成本、作业成本、科室责任成本等方法加强核算与管理，对于控制支出具有重要的作用和意义。

10.7.2 医院日常公用支出管理方案

(一) 医院通信支出管理方案

一、目的

通信的支出需要有理有据，所以，行政部门需要会同财务部门对通信费审批等事项给出具体的规定，以便各部门员工参照执行。

二、职责界定

1. 行政部门：负责公司各通信费的统一缴纳管理；负责超支通信费的统计、核算工作；负责通信费的公开工作。

2. 财务部门：负责通信费的支付管理工作；负责通信费超支部门的扣除等成本核算工作。

三、内容

1. 严格执行报销规定。

（1）员工通信费每月报销一次，报销程序按照财务部相关规定执行，如有超支，由部门主管根据部门预算处理。

（2）员工在工作期间可使用医院固定电话，医院不负责报销移动电话通信费。

（3）经领导特殊批准，特定人员可提高报销标准，但必须经院领导签字后在财务部门备案。

2. 出差通信补贴的界定。

出差通信补贴指员工到医院办公地以外的地方出差因公联系电话的通信补贴。针对上述出差通信补贴的界定，有以下两点需要特别说明：

（1）领取通信补贴后，出差员工就不得另外报销出差电话费，但邮政信件、传真、电报费据实报销。

（2）在出差工作地装配有现场办公电话的不另发放出差通信补贴。

3. 出差通信补贴发放规定。

（1）员工出差前，应将自己出差期间的电话号码通知所在部门并及时向人事部门更新。

（2）出差通信补贴由财务部按该员工的实际核定出差天数在差旅费中发放。

（3）临时员工、按日计薪的员工无出差通信补贴，其出差电话费凭注明有日期、电话号码的发票报销，平均每天不得超过 10 元，超额自负。

（4）所有出差在外的员工必须保证医院随时能与其取得联系，出差地确实无任何通信设施时，必须保证每三天与医院联系一次。

（5）医院员工在发现与其他员工超时失去联系时，应及时向上级主管或人力资源部投诉报告，以免影响工作。

（6）员工违反本方案、岗位变动、离开医院时，由各部门领导于月底前书面通知人事部门办理出差通信补贴扣除、变化或停止手续，隐瞒不报或者漏报者将承担相应的经济赔偿责任。

（二）医院交通费管理方案

一、目的

对于医院员工因公外出产生的交通费，医院可以采用交通费包干办法进行控制。

二、职责界定

医院各部门按编制人数和每人每月××元的标准计算包干数额。医院应区别情况确定不同标准，发给各部门，做到包干使用、超支不报、结余自行支配。

三、内容

1. 市内交通费按实报销，原则上以公交车、地铁为主，无特殊情况不得乘坐出租车；若有特殊情况的，应事先向部门领导提出申请，批准后方可乘坐。

2. 因工作需要而加班或外出办事的，时间在8：00前或22：00后，可乘坐出租车。

3. 乘坐出租车的人员在报销车费时，须在出租车票空白处，写明乘坐原因及起讫地点，不写明以上两项内容的，将予退回处理。

4. 医院自备车在本市出差的，无市内交通费。

（三）医院印刷费与会议费

一、目的

对于医院员工因公外出产生的会议费，医院可以采用相关报销规定进行控制。

二、职责界定

1. 行政部部门。行政部门是会议工作的归口管理部门，负责汇总编制医院的会议计划，统一管理和控制医院各部门组织的会议规模、规格及费用等。

2. 财务部门。财务部门负责会议费的费用预算控制、会议费审批和核算。

三、内容

1. 印刷费控制方案。

（1）印刷费报销审批程序。

业务部门提出书面申请，交行政办公室，经审批同意后，统一由行政办公室联系印刷事宜。

（2）印刷费报销审批权限规定。

①印刷费单笔金额超过2000元（含2000元）由主管领导负责审批。

②印刷费单笔金额在2000元以下由部门领导审批。

（3）印刷费预算控制。

在一个预算年度内，医院及各部门所发生的印刷费总金额不应超过年度预算。

2. 会议费控制方案。

本方案所指的会议费是指医院内部因需要而召开的各层级会议所花费的费用，会议地点包括医院内部和医院外部。会议费具体包括如下相关内容：

（1）会议场所、设备租金及会场布置费用。

（2）会议资料印刷费。

（3）专家费。

（4）会议必需的文具费用。

（5）车辆交通费。

（6）餐费、会间茶水费。

（7）住宿费及会议用房费用。

（8）其他费用。

3. 会议费的使用控制。

会议举办期间要严格按照标准控制会议费，由会议主办部门编制会议预算，经领导审批后严格按预算数额执行。

4. 会议费报销控制。

（1）报销审批权限。

①会议费单笔金额超过 5 万元（含 5 万元）的，由医院院长审批。

②会议费单笔金额在 2000 元（含 2000 元）至 5 万元之间的，由主管领导审批。

③会议费单笔金额在 2000 元以下的，由部门领导审批。

（2）会议报销原则。各部门会议费实行一会一报销的原则，报销时需提供会议预算、发票等相关证明文件。财务部对会议费用情况进行全过程监督检查。

（3）会议报销时间控制。会议报销应及时，原则上在会议结束后 7 天之内办理完毕。

10.7.3 医院维修费用管理方案

一、目的

为了加强对科室维修费用的控制与管理工作，科学合理地控制科室的支出，最大程度地降低医院成本，特制定本方案。

二、职责界定

1. 设备管理部的职责。

设备管理部在财务部门的指导下，根据各科室平均计划月产值及设备构成特点，结合设备利用率等因素，参照历年统计资料进行指标分解，于每年 12 月份将科室维修费用指标下达到医疗科室。

2. 医疗科室设备安全员的职责。

负责科室的生产设备安全运行，做到有计划地限额使用，并逐月进行核算科室维修费用。

三、内容

1. 科室维修费用。

科室维修费用是指除设备大修理费用外，生产科室用于设备维护、小修、项修以及故障修理等有关的一切费用。

2. 科室维修费用的构成。

科室维修费用主要由备件材料费和劳务费两部分构成。

（1）备件材料费，包括领用的各种材料、备件、润滑油脂成本费及自制备件工时费等，按“领料单”上填写的价格或本医院的计划价格计算。

（2）劳务费，包括委托修理科室或其他部门协作的劳务费，按劳务费结算单价结算。

3. 科室维修费用控制措施。

（1）合理确定科室维修费用指标。

（2）科室维修费用使用流程。

科室维修费用应实行限额控制使用和节约奖励的办法，医院运用“费用限额卡”进行控制。月初，科室设备安全员会同有关会计人员向科室维修小组签发“费用限额卡”，当发生材料备件费和劳务费时，逐项登记，随时结算出余额。月末，会计人员按“领料单”和“劳务结算单”审核，并计算出超支或节约额，按规定予以奖惩。

4. 科室维修费用的统计核算。

科室维修费用的统计核算工作，由设备安全员会同有关会计人员完成，统计核算的依据主要包括以下五个方面的资料文件。

（1）设备故障修理记录。

（2）设备定期维护记录。

（3）设备定期检查记录。

（4）“设备定期精度调整、定期预防性试验竣工报告单”。

（5）“设备小修竣工报告单”等。

5. 科室维修费用的考核与奖惩。

根据考核期内科室维修费用的实际发生额是否超出费用限额与超支或节约的额度，按医院规定的考核制度和经济奖惩办法，由人力资源部执行考核与奖惩。

10.7.4 差旅费管理方案

一、目的

为保证出差人员工作与生活需要，规范差旅费管理，结合医院实际情况，根据《××省省直机关和事业单位差旅费管理办法》有关规定，本着勤俭办事业，加强对外交流的原则，现将差旅费开支标准重新修订，请遵照执行。

二、主要内容及批准权限

1. 差旅费是单位工作人员暂时离开医院到外地进行学术交流或办理公务所必需的费用，其开支范围包括城市间交通费、住宿费、伙食补助费和公杂费。

2. 城市间交通费、住宿费在规定标准内凭据报销，伙食补助费、公杂费实行定额包干。

3. 为了提高外出开会、办事的效率及质量，降低医院成本，建立健全出差审批管理制度，各有关职能部门要严格控制出差人数和天数。出差人员在外出之前需经本科室主任同意后，报分管职能部门审批，经分管院长批准后办理报销手续，并扣相关科室成本或科研课题经费。

4. 各有关职能部门审批范围：

（1）行政人员出差，由分管院领导审批。

（2）参加学术会议、科研申报由科教部审批，分管院领导批准。

（3）外出进修、继续教育由科教部审批，分管院领导批准。

（4）职工上岗培训、学历教育及有关考试由人力资源部审批，分管院领导批准。

（5）外出参加医师协会举办的会议由医政部审批，分管院领导批准。

三、城市间交通费

1. 出差人员要按照规定等级乘坐交通工具，凭据报销城市间交通费。未按规定等级乘坐交通工具的，超支部分自理。具体规定如下：

（1）工作人员出差，一般不得乘坐飞机，因特殊情况需乘坐飞机者，事先必须经院长批准，签字报销飞机票实行院长一支笔的管理办法。未经院长批准，不予报销。

（2）路途遥远或边远地区的会议，原则上不同意参加，学术性很强的全国性会议例外。

（3）院领导、正高级专业技术职务人员，可乘坐火车软席、轮船二等舱。其余人员可乘坐火车硬席、轮船三等舱。

（4）工作人员出差可以乘坐全列软席列车、动车组、高铁列车。符合乘坐火车软席条件的人员可乘一等软座、动车组及高铁列车一等舱，符合乘坐火车硬席条件的人员可乘二等软座、动车组及高铁列车二等舱。

2. 出差人员乘坐火车，从当日晚 8 时至次日晨 7 时乘坐 6 小时以上的，或连续乘车超过 12 小时（含 12 小时）的，可按规定等级购买火车硬、软卧铺票。

出差人员符合乘坐硬、软卧规定而改乘硬座的，按照本人实际乘坐火车硬座票价的××%计发补助费；符合乘坐软卧规定而改乘软座的，按照本人实际乘坐火车软座票价的××%计发补助费；其他情况不予补助。

3. 乘坐飞机，往返机场的专线客车费用、民航机场管理建设费和航空旅客人身意外伤害保险费（限每人每次一份），凭据报销。

4. 工作人员出差的行程应以直线或最近路线安排，否则绕道的车、船等交通费用自理，不发绕道期间的伙食补助、住宿费、公杂费。

四、住宿费

1. 住宿费开支标准。外出出差的住宿费，根据会议通知的时间、地点，凭住宿结算发票、会议通知办理报销手续。

外出联系工作、参加会议人员的住宿费，按照职务或级别，其标准上限规定如下：

（1）省级及以上突贡专家、拔尖人才，每人每天××元。

（2）正高级专业技术职务人员，每人每天××元。

（3）副高级专业技术职务人员，每人每天××元。

（4）其他人员每人每天××元。

（5）本着节约出差费用的原则，若住宿费未达到上述相应标准，结余部分提取××%归个人。

2. 外出进修和短期培训的，在外地的住宿费实行以下办法。

（1）进修、培训时间在一个月以内的，住宿费每人控制在××元/天。

（2）进修、培训时间在一个月以上三个月以内的，住宿费每人控制在××元/天。

（3）进修、培训时间在三个月以上一年以内的，住宿费每人控制在××元/天。

3. 出差人员无住宿费发票，一律不予报销住宿费。

五、伙食补助费

1. 出差人员的伙食补助费，按出差自然（日历）天数实行定额报销的办法。到本市辖区县级市出差，每人每天补助××元；到省内其他地区出差，每人每天××元；到省外出差，每人每天××元。

2. 为鼓励出差人员乘坐火车，节约开支，鉴于在途期间伙食费较高原因，凡在途期间连续乘车超过12小时（含12小时）的，可凭车票每满12小时，加发××元伙食补助。

3. 各种医疗队、工作队，不论就餐形式如何，凡在本市境内工作的，每人每天补助××元，在市境外工作的，每人每天补助××元。

4. 经医院批准到外地参加各种进修、培训，每人每天补助××元。

5. 参加行政、学术会议，会议规定缴纳会务费的，不予发放伙食补助。

六、公杂费

1. 出差人员的公杂费按出差自然（日历）天数实行定额包干。每人每天标准为省内××元、省外××元，用于补助市内交通费、通讯等支出。

2. 出差人员由所在单位、接待单位或其他单位免费提供交通工具的，应如实申报，公杂费不予发放。

3. 外出脱产学习、进修、就医以及参加医疗队、工作队人员，不发给公杂费。

七、会务费

1. 学术会议及其他会议会务费，一律按会议通知规定的地点、会务费标准，凭会务费有效交款凭据，办理报销手续。办法如下：

（1）学术会议会务费：按照会议的类别，限定最高限额。省级会议，最高限额××元；国家级会议，最高限额××元；国际会议不设定限额。在上述标准内所交的会务费，个人负担××%，超规定限额部分个人自理。

（2）任何会议收取的资料费，不予报销。

八、调动、搬迁差旅费

1. 工作人员因调动工作所发生的城市间交通费、住宿费和伙食补助费，按差旅费的有关规定执行。

工作人员调动工作，一般不得乘坐飞机。

工作人员因调动工作所发生的行李、家具等托运费，在每人每公里 1 元以内凭据报销，超过部分自理。

以上发生的各项费用，由调入单位报销。

2. 工作人员的同住家属（父母、配偶、未满 16 周岁的子女和必须赡养的家属），如果随同工作人员调动同行的，其城市间交通费、住宿费和伙食补助费，以及行李、家具等托运费等，由调入单位按被调动人员的标准报销。已满 16 周岁的子女随同被调动人员所发生的各项费用，按一般工作人员标准报销。同住家属暂时不能同行的，经被调动人员的调入单位同意，其以后迁移时的费用，仍由被调动人员的调入单位报销。

被调动工作人员的非同住家属，经批准，迁至被调动人员工作单位所在地，其费用由被调动人员的调入单位报销。

3. 由部队转业到地方工作的干部，其差旅费按照解放军总后勤部的有关规定，由所在部队按合理路线、规定标准计算发给，到达调入单位后结算，多退少补，作为增加或减少单位的差旅费处理。

4. 离休、退休、退职人员安置回原籍或其他地点居住的差旅费，比照工作人员调动工作的有关规定执行。

九、附则

1. 工作人员出差或调动工作期间，事先经单位领导批准就近回家探亲办事的，其绕道交通费，扣除出差直线单程交通费，多开支的部分由个人自理。绕道和在家期间不予报销住宿费、伙食补助费，不发给公杂费。

2. 工作人员出差期间，因游览或非工作需要的参观而开支的费用，均由个人自理。

3. 职工去外地参加职称考试，须经本科室领导同意和主分管职能部门批准，按规定报销车船费和住宿费，不发给伙食补助和公杂费。

4. 经批准到外地进修的学习人员，时间在一年（含一年）以上的，满一年的报销一次探亲路费，不满一年的不报销探亲路费。

5. 工作人员经批准到外地就医的，只报销往返交通费、住宿费，住宿费不得超过××元/天。本人因生活、行动困难的，经院领导批准，可报销一位陪同人员的车船费、住宿费。凡未经许可，自行外出就医的费用，由个人自理。

6. 本办法由规划财务部门负责解释。

10.7.5 科研经费管理方案

一、目的

为进一步加强与深化医院科研管理，充分调动科技人员的积极性，争取更多的科研项目和上级资助经费，并使其得到合理使用，从而促进医院科研工作的快速发展，根据上级有关文件精神，特制定本管理方案。

二、职责界定

科研教育处：按科教计划制定并执行各科教项目的研发预算，合理利用经费。

财务部门：建立科教费用准备金制度，根据研发计划及费用预算提前准备资金，确保研发资金的需求。

三、科研经费来源及内容

科研经费包括纵向经费、横向经费、专项建设经费以及国际合作经费等。

1. 纵向经费是指各级政府部门批准立项的科研项目经费。

（1）国家863计划、973计划、国家科技支撑计划等科技部、国家自然基金委、卫计委、人事部和国家中医药管理局等规划项目经费；

（2）省科技厅、卫生厅、教育厅、中医药管理局、计生委等规划项目经费；

（3）市科技局、科技局等规划项目区经费。

2. 横向经费是指各科室或个人经批准与国内其他单位形成的联合研究或委托研究项目（不包括服务项目）经费。

3. 专项建设经费指上级主管部门拨付及医院匹配的重点学科、特色专科及重点实验室、科技创新联盟、科研创新团队等建设费及各级优秀人才获资助的科研项目经费。

4. 国际合作经费为国际学术机构间合作交流的科研经费。

5. 医院投入的科研专项经费、院内重点培育学科、院青年科研基金、优秀人才科研基金等。

6. 国内外单位及个人捐助的科技经费。

7. 科研成果转让、专利项目推广实施、适宜卫生技术推广实施、新产品研制及科技咨询服务所获经费等。

四、科研经费开支范围

1. 仪器设备费：包括专用仪器设备购置、运输、安装费和修理费，自制专用仪器设备的材料、配件购置费和加工费等。

2. 科研材料费：包括试剂、药品、实验动物等科研用消耗材料费用、样本采集的相关费用等。

3. 协作费：需外单位协助承担的部分实验工作所支付的费用。

4. 科研业务费：

（1）计算、测试和分析费，病例随访、流行病学调查费用等；

（2）与本专业或课题相关的专家咨询、评估相关费用，包括咨询费及其交通住宿费；

（3）业务资料费、实验测试、计算、分析费、检索费和论文版面费；学术交流费，仅限与本专业或课题有关的学术会议；动力、能源费，差旅费、信息通讯费等；

（4）鉴定费用：包括专家鉴定费、外地专家交通和住宿费等；

（5）交通费：用于科研业务的交通费，但不得超过经费总额的5%。

5. 实验室改装费及其他直接用于科研活动的经费。

6. 劳务费：是指在课题研究过程中支付给课题组成员中没有工资性收入的相关人员（如在校研究生）的费用。

五、科研经费管理方法

凡列入医院计划管理的各项科研经费，一律凭医院统一下发并加盖财务部门、科教处公章的《××医院科研经费收支记录本》通过电子记账系统及科研经费收支记录本办理开支手续，保证科研经费专款专用。

1. 所有科研经费必须纳入医院财务，由科教处统一管理，院财务部门进行核算及监控，违反规定者不得享受医院科研奖励及优惠政策，并根据情节严重程度予以惩处。

2. 科研经费实行课题负责人负责制，负责人应本着勤俭节约的精神，严格按照项目合同书中预算经费支出，专款专用，确保科研任务顺利完成。

3. 上级部门批准立项的各级各类科研项目，预算经费支出严格按照上级立项部门相关文件规定执行。

4. 科研经费使用报销必须按照程序办理，用于课题研究的日常开支，如科研材料费、业务资料费、检索费和学术交流费等，按照上级科研管理部门经费管理及医院财务的相关规定，课题负责人填写《经费支出审批表》并签字，科教处审核。支出金额小于2000元由科教处主任签字审批后到规划财务部办理；大于2000元由科教处主任及分管院长签字审批后到财务部门办理。

（1）分管院长签字审批，最后到规划财务部报销。

（2）重点学科、重点实验室、特色专科的日常开支，按照上级主管部门经费预算管理办法的有关规定按计划开支，报销程序同科研经费，并接受上级主管部门的定期审计。

（3）院内重点培育学科、院内青年科研基金、科技创新团队、科技创新联盟购置的科研仪器设备，在科研经费允许的情况下，由学科、实验室或课题负责人申请，科教处审核签字，由设备处按照医院的有关程序实施。

5. 用科研经费购买的仪器设备，按医院有关规定由药械部登记，作为固定资产后方可办理报销手续。财产归医院所有，由课题组使用，不扣所在科室的消耗。项目结束后，所购设备原则上归项目承担科室继续用于科研工作。

6. 因科研工作借款金额在经费预算支出范围内，借款人凭借款单请项目负责人签字，经科教处审核，科教处主任签字及分管院长签字后到财务部门办理。

7. 对于不按规定开支，挪用经费，造成浪费和损失的科室或个人，视情节轻重分别给予批评、中止拨款或收回经费。

8. 课题负责人要按规定严格控制经费开支，务必专款专用，按照项目合同经费预算支出，因超支而无法完成科研任务者，责任自负。

9. 科研项目结题后，剩余经费依据立项部门有关科研经费管理规定执行。

10. 由医院提供科研经费的项目结题后，无合理原因剩余经费直接转入医院科研基金。

第十一章　医院对外投资的精细化管理

11.1　医院对外投资管理体系设计

11.1.1　医院对外投资及管理

对外投资是指医院以货币资金购买国家债券或以实物、无形资产等开展的投资活动。对外投资按照投资回收期的长短分为长期投资和短期投资。投资回收期一年以上（不含一年）的为长期投资。

短期投资的特点主要有：

（1）具备相当高的资金流通性，随时可以变现。

（2）一般不超过一个正常营业周期或不超过一年的时间。

（3）与长期投资相比，短期投资的收益和风险一般较小。

长期投资的特点主要有：

（1）流动性和变现能力差。

（2）多以实物和无形资产投入。

（3）收益与风险都较大。

对外投资的范围，按照《医院财务制度规定》：医院应在保证正常运转和事业发展的前提下严格控制对外投资，投资范围仅限于医疗服务相关领域。医院不得使用财政拨款、财政拨款结余对外投资，不得从事股票、期货、基金、企业债券等投资。

由于医院是公益性事业单位，对外投资只是其经济活动的辅助内容，因此制度规定医院原则上不得进行营利性投资，非营利性投资范围也仅限于医疗服务相关领域，主要是购买国家债券及投资医疗行业相关行业。医院不得使用财政拨款、财政拨款结余对外投资，不得从事股票、期货、基金、企业债券等投资。严禁使用医院的资金以个人名义对外投资。

对外投资的管理环节如图 11 - 1。

11.1.2　对外投资管理体系

对外投资是一项复杂的经济行为，它直接影响到医院的利益和发展，特别是长期

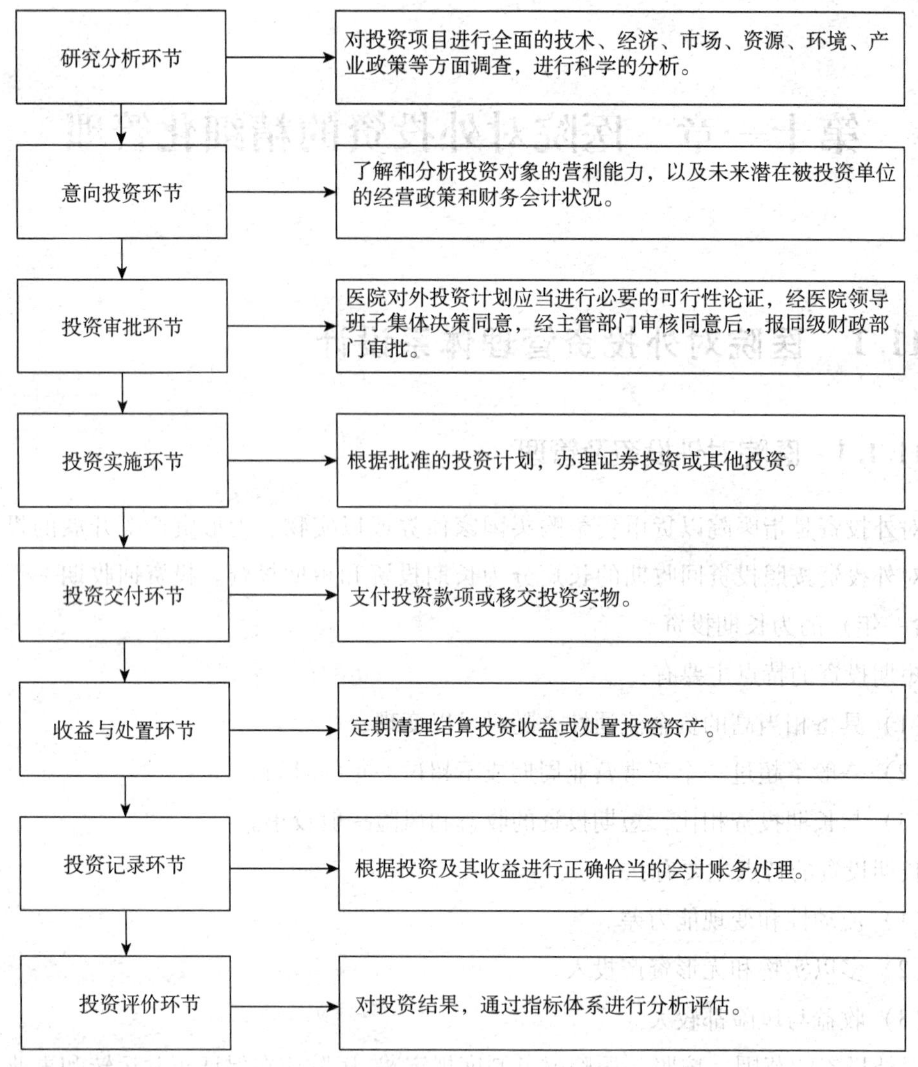

图 11－1　对外投资的管理环节

投资，由于投资期限长、投资金额大，涉及的风险也大。为了科学地做出投资决策，管理好对外投资事项，确保医院健康、可持续发展，医院对外投资前要建立完善的管理体系，按照科学的程序进行论证和审批，以免因决策失误造成重大的经济损失。对外投资管理体系如图 11－2。

11.1.3　医院对外投资管理设计维度及要素

医院对外投资是资金使用的组成部分，由于医院的公益性，因此对医院对外投资的管理十分严格。医院进行对外投资必须严格按照规范的流程进行申报审批，提高医院的对外投资管理水平。医院应通过对外投资的精细化管理，建立完整、规范的对外投资管理体系，使对外投资管理规范化、标准化。医院对外投资管理体系可从岗位职

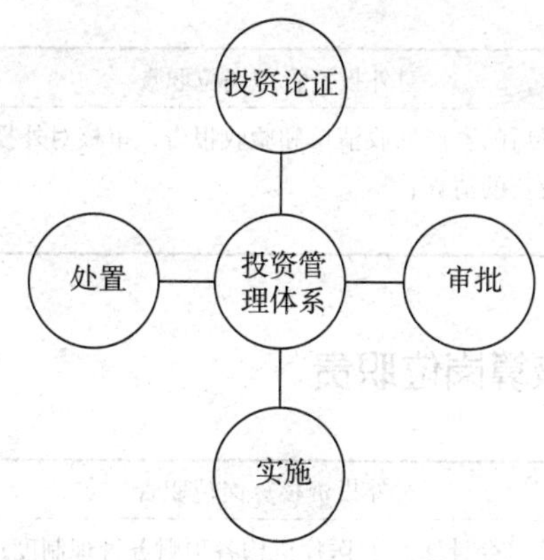

图 11－2　投资管理体系

责、管理制度、业务流程、管理工具、业务表单和管理方案六个维度进行设计。对外投资精细化管理体系的要素见表 11－1。

表 11－1　投资管理体系设计要素

设计维度	设计要素	设计维度	制度编号
岗位职责	对外投资管理岗位职责 对外投资核算岗位职责	管理工具	对外投资管理风险控制 医院投资评价方法
管理制度	对外投资管理制度 对外投资的会计核算制度 对外投资的项目追踪管理制度 对外投资的处置和评价制度	业务表单	事业单位国有资产对外投资（担保）审批表 投资收益分析表 投资项目经济分析表
业务流程	对外投资的决策流程 对外投资管理流程	管理方案	投资项目实施方案 投资项目可行性研究报告

11.2　医院对外投资管理岗位职责设计

11.2.1　对外投资管理岗位职责

对外投资管理岗位职责
• 严格遵守国家的财经纪律，熟悉《会计法》及医疗机构各项财务管理制度； • 制定对外投资管理制度，并督导执行； • 收集有关投资的市场信息与资料，进行资本市场分析与研究，提出投资建议并评估投资机会； • 对投资项目进行调查和可行性分析，根据投资项目的论证分析，报请主管部门审批； • 对投资项目进行财务预测、风险分析与控制； • 依据对外投资事项的批复文件和合同的相关规定，审核投资项目资料的真实、合法、准确，并提请付款； • 组织投资项目的实施执行，并对投资活动进行监督； • 负责投资项目的效果评估工作，提交项目效果评估报告；

续表

对外投资管理岗位职责
• 根据投资项目审验对外投资处置后的资产回收清单和验收报告，审核对外投资转让的作价，保证回收资产的安全和完整。按规定进行对外投资的清算； • 完成领导交办的其他相关工作。

11.2.2 对外投资核算岗位职责

对外投资核算岗位职责
• 严格遵守国家的财经纪律，熟悉《会计法》及医疗机构各项财务管理制度； • 根据医院会计制度的规定设置对外投资总账、明细账，并根据单位实际情况设置备查账。建立完整的明细记录，按规定核算对外投资增减变动及投资收益的实现情况等进行明细核算。对外投资的账务处理要求准确规范； • 认真审核会计原始凭证，准确编制记账凭证，及时登账； • 加强投资收益的核算，并保证投资收益全部用于医院事业发展； • 参加对外投资定期清查核对。与相关管理部门和人员清点核对对外投资的相关凭证和有关权益证书，定期和不定期地进行总账与明细账核对，与被投资单位核对有关投资账目，保证对外投资的安全、完整； • 掌握被投资单位的财务会计状况和经营情况，定期组织对外投资质量分析，对出现的问题和风险及时采取应对措施。发现异常情况，应及时向有关部门和领导报告，保证资产的安全与完整； • 负责医院所属企业的财务年度决算报表和国有资产统计报表的审核汇总工作； • 收集、整理投资项目档案，建立、维护投资信息库； • 完成领导交办的其他相关工作。

11.3 医院对外投资管理制度设计

11.3.1 对外投资管理制度

为加强医院对外投资管理，确保对外投资活动符合相关规定，保证对外投资资金的安全，实现资产的保值增值，制定对外投资管理制度。

第一章 总 则

第1条 对外投资原则。

1. 必须符合国家政策，医院不得以国拨资金和科研经费等从事投资活动。

2. 严禁从事股票投资和非国有债券投资业务。

3. 医院对外投资的资产，必须产权清晰，经过具有评估资质的机构评价评估，并按规定程序办理非经营性资产转经营性资产的报批手续。

4. 医院及其所属不具备法人资质单位须严格遵守《中华人民共和国担保法》的有

关规定，不得为任何单位或个人的经济活动提供担保。

5. 结合医院实际情况，保证正常业务的开展，对投资项目必须进行可行性分析论证，领导集体决策。

6. 医院的无形资产必须按照国有资产管理规定进行评估。

7. 必须经过主管部门或财政部门批准。

第 2 条　对外投资责任分工。

1. 医院负责人对本单位的对外投资内部控制的建立健全和有效实施负责。

2. 医院集体决策机构负责对投资决策进行讨论、审议。

3. 医院对外投资集体决策报主管部门或财政部门审批。

4. 归口管理部门提出对外投资项目的可行性报告，并对批准实施的对外投资进行跟踪管理。

5. 财务部门对医院对外投资进行投资核算和效益分析。

第二章　对外投资的论证

第 3 条　在对投资进行决策之前，必须进行投资风险论证和投资收益论证。投资风险论证主要是对未来可能出现的各种风险因素进行比较、分析；投资收益论证主要是分析投资所带来的直接收益以及可能带来的潜在收益。通过这两方面的论证，运用科学的预测方法，选择最合理的投资方案。

第 4 条　在对投资进行论证时还应该考虑投资时间的问题。短期对外投资变现能力强，周转灵活，能确保投资按期收回，保证资金的流动性。长期对外投资时间长，周转慢，对投资单位的影响较大，因此长期对外投资要严格控制，不能因为长期投资而影响单位所需正常的资金周转。

第 5 条　投资分析方法。对投资项目的经济分析主要运用以下三种分析方法进行。

1. 敏感性分析，其目的是找出那些尚未发现但可能影响投资决策的不利因素，及早采取措施予以纠正。敏感性分析的主要内容是分析销售、成本等变化对投资利润所造成的影响。

2. 保本点分析，其内容是分析出使投资不盈不亏的销售量底线。

3. 蒙特卡罗模拟分析，其内容是分析所有可能出现的变量之间的内在联系对投资的影响。

第 6 条　投资项目分析内容：

各项投资项目的选择均应经过充分调查和研究，并提供准确、详细的资料。投资项目分析的具体内容包括但不限于以下 11 个方面。

1. 市场状况分析。

2. 投资回报率。

3. 投资风险（政治风险、汇率风险、市场风险、经营风险、购买力风险）。

4. 投资流动性。

5. 投资占用时间。

6. 投资管理难度。

7. 税收优惠条件。

8. 对实际资产和经营控制的能力。

9. 投资的预期成本。

10. 投资项目的融资能力。

11. 投资的外部环境及社会法律约束。

第三章 对外投资的授权审批

第7条 在有关部门提出投资意向并已被批准立项的基础上，医院应组织财务部门、纪检审计部门等职能部门和有关专家或有资质的中介机构对《对外投资立项可行性论证报告》进行分析与论证，依据客观、公正、全面的原则提出是否投资的意见，按程序上报讨论。通过院长办公会的集体决策应有讨论过程的完整记录。投资项目决策应实行集体审议联签，按照规定的程序上报财政部门和主管部门审批，按规定办理国有资产非经营转经营相关手续。

第8条 医院应建立严格的对外投资业务授权批准制度，明确审批人的授权批准方式、权限、程序、责任相关控制措施，规定工作人员的职责范围和工作要求。严禁未经授权的部门或人员办理对外投资工作。

第9条 审批人应当根据对外投资授权批准制度的规定，在授权范围内进行审批，不得超越审批权限。工作人员应在职责范围内，按照审批人的签署意见处理对外投资工作，对于审批人超越授权范围审批的对外投资业务，工作人员有权拒绝办理，并及时向上级部门报告。

第10条 医院对需要签订合同的对外投资业务，应根据对外投资决策内容，并以对外投资分析与论证或可行性研究为依据与被投资单位进行谈判，谈判必须有两人以上参加。对外投资合同需经授权部门或人员审查批准后签订。

第11条 有关投资事项的协议、合同、文书的起草、拟定、签署必须慎重对待，应进行法律咨询，听取法律专业人士的意见，协议内容必须符合有关法律规章。

第12条 有关投资事项应由院长或其授权人和财务部门负责人联签。财务部门对资金流出应严格把关，在已经形成投资决策的前提下，必须凭书面联签记录，方可拨付有关资金。

第 13 条　对外投资如果出现需要提前或延迟投出资产、变更投资额、改变投资方式、中止投资等情况的，应按程序报原授权审批人或上级授权部门审批。已实施的对外投资项目需要进行二期投资时，医院应按照规定程序重新履行分析论证、审批等程序。

第 14 条　医院应当建立对外投资责任追究制度，强化对外投资失误责任追究，保证对外投资的安全性。集体决策对外投资造成重大决策失误的，按照决策人员在医院的工作岗位职责，追究相应的行政责任和经济责任。未履行集体审批程序，因个人决策对外投资造成失误或损失的，个人承担主要责任，应追究相关的对外投资业务岗位的相应责任。执行对外投资业务的部门和个人，因为不按规定执行，造成对外投资损失的，应追究相应的责任。

第 15 条　医院应当加强对审批文件、投资合同或协议、投资方案书、对外投资处置决议等文件资料的管理，设置相应的记录或凭证，如实记载各环节业务的开展情况，明确各种文件资料的取得、归档、保管、调阅等各个环节的管理规定及相关人员的职责权限，便于监督和管理以及责任追究。

第四章　对外投资的决策

第 16 条　对外投资的立项。所有对外投资项目必须事先立项，建立适当的审批程序，严格投资项目立项控制。按要求设置职务分离制度、批准对外投资活动的负责人级别、各种具体的报告和审批手续，保证对外投资活动在初期得到严格的控制。按照立项程序，编制对外投资建议书。

第 17 条　对外投资的可行性研究。由相关部门或人员对投资建议项目进行分析与论证，并对被投资单位资信情况进行调查或实地考察。对外投资项目如有其他投资者的，应根据情况对其他投资者的资信情况进行了解或调查。科学预测投资项目现金流量，综合考虑各种因素，掌握合理的预测方法，编制对外投资建议书。

第 18 条　对外投资的评估：

1. 由相关部门、人员或委托具有相应资质的专业机构对投资项目进行可行性研究，重点对投资项目的目标、规模、投资方式、投资的风险与收益等做出评价。

2. 由相关部门、人员或委托具有相应资质的专业机构对可行性研究报告进行独立评估，形成评估报告。评估报告应当全面反映评估人员的意见，并由所有评估人员签章。

第 19 条　对外投资决策控制。

所有对外投资项目必须事先立项，组织由财务、审计、纪检等职能部门和有关专家或由有资质的中介机构进行风险性、收益性论证评估。经领导集体决策，按规定程序逐级上报批准。对外投资实行集体决策，决策过程应有完整的书面记录及决策人员签字。严禁个人自行决定对外投资或者擅自改变集体决策意见。

加强无形资产的对外投资决策控制，医院以无形资产对外投资的，根据2006年5月30日财政部令第36号《事业单位国有资产管理暂行办法》第三十八条规定：事业单位以非货币性资产对外投资应当对相关国有资产进行评估。

第20条 医院对外投资评估，必须按照国家有关规定进行资产评估、确认，评估工作应当委托具有资产评估资质的评估机构进行，不得以任何形式干预资产评估机构独立执业，按照评估确认的价值进行对外投资。

第五章 对外投资的执行

第21条 计划预算管理：

1. 医院应对投资业务实行计划预算控制，每年度开始之前，医院授权具体部门或人员编制对外投资计划和预算，对下一年度的对外投资业务进行事前控制。编制投资预算时要充分考虑资金的充裕程度、资金的机会成本及投资风险等因素。投资预算执行中，根据实际情况的变化，可按审批程序进行预算调整。对医院年度预算执行情况结果进行分析、检查，为确定下一年度投资方向、编制投资预算打好基础。

2. 加强计划的编制控制，对外投资计划的编制应以可行性分析为依据，详细说明准备投资的对象及其投资理由、投资的性质和目的、影响投资收益的潜在因素等，重大投资聘请中介投资顾问参与投资计划的编制。严格对外投资计划的复合审查，审查投资估计是否合理、投资收益估算是否正确、投资理由是否恰当、投资对医院的影响等。

第22条 合同签订管理。医院应当制定对外投资实施方案，明确出资时间、金额、出资方式及责任人员等内容。对外投资实施方案及方案的变更，应当经医院决策机构或其授权人员审查批准。对外投资业务需要签订合同的，应当征询单位法律顾问或相关专家的意见，并经授权部门或人员批准后签订。

第23条 投出环节管理。医院应当加强对资产投出环节的控制。用货币资金对外投资的，投出时按照货币资金内部控制办法办理。用非货币资金对外投资时，按照非货币资金的具体内部控制办法办理。以委托投资方式进行的对外投资，应当对受托单位的资信情况和履约能力进行调查，签订委托投资合同，明确双方的权力、义务和责任，并建立相应的风险防范措施。

第六章 附 则

第24条 本制度由财务部门制定并监督实施。本规定未作规定或没有明确规定的事项须财务部门批准，然后执行或办理。

第25条　本制度自20××年××月××日起实施。

11.3.2　对外投资会计核算制度

建立对外投资账务控制系统，设置对外投资总账和明细账。建立完整的明细记录，按规定核算对外投资增减变动及投资收益的实现情况等进行明细核算。应当加强投资收益的控制，对外投资获取的利息、股利以及其他收益，均应纳入单位会计核算体系，严禁设置账外账。

第1条　医院对外投资应纳入预算管理，正确核算投资损益。财务部门进行相关账务处理时，应对投资计划、审批文件、合同协议、资产评估证明、投资获取的权益证书等相关凭证的真实、合法、准确、完整情况进行严格审核。

第2条　医院应加强对外投资有关权益证书的管理，指定部门或专职人员保管权益证书，建立详细的记录。对有价证券应记录其名称、面值、数量、编号、取得日期、期限、利率等；对其他投资应记录被投资单位的名称、投资合同与协议的编号、出资方式、股权比例、投资收益分配方式等。医院财务部门应定期与相关管理部门和人员清点核对有关权益证书。

第3条　医院应足额收取对外投资持有期间获取的利息、股利以及其他收益，及时入账。不得以任何方式截留、转移、挪用、私分投资收益，也不得隐瞒投资损失。

第4条　每月月末，各投资项目与实体必须按时向医院财务部门报送财务会计报表，并附简要分析说明，说明内容包括：本期及累计经营收入情况、成本费用开支情况、利润情况及资金往来使用等情况。由财务部门汇总后，统一报告院长办公会。

第5条　对重要会计信息及或有事项应通过月度简报或专题报告予以披露。重要会计信息主要包括由于业务情况变化或其他经济活动或会计实务处理影响而引起的收支增减及资产变动的具体内容或财务核算中其他必须说明的问题。或有事项，是过去的交易或事项形成的一种状况，其结果须通过未来不确定事项的发生或不发生予以证实。

第6条　各项目（如基建）、各实体（如集团医院各分院等）的资金使用必须服从医院财务部门集中管理，统一安排。

第7条　各投资项目及实体必须严格执行国家财经法规制度，同时遵守医院财务规章制度。对不符合规定、手续不全、凭证不实的费用开支，会计人员应予拒付，如遇特殊情况，应向财务部门报告。

第8条　本制度由财务部门制定并监督实施。本规定未作规定或没有明确规定的事项须财务部门批准，然后执行或办理。

第9条 本制度自20××年××月××日起实施

11.3.3 对外投资项目追踪管理制度

医院应当建立对外投资项目的追踪管理制度，对出现的问题和风险及时采取应对措施，保证资产的安全与完整。

第1条 医院应对投资项目进行跟踪管理，可指派审计部门负责落实协议、合同、文件的有关条款的执行，监督和记录执行过程中产生的偏差，及时掌握被投资单位的财务状况和经营情况，发现异常情况，应及时上报总会计师/分管院领导和有关部门，以便采取相应措施。

第2条 医院定期清查核对，财务部门应定期和不定期地与相关管理部门和人员清点核对对外投资的相关凭证和有关权益证书，定期和不定期地进行总账与明细账核对、与被投资单位核对有关投资账目，保证对外投资的安全、完整。

第3条 对外投资的监督检查内容：

1. 对外投资业务相关岗位设置及人员配备情况。重点检查岗位设置是否科学、合理，是否存在不相容职务混岗的现象，人员配备是否合理。

2. 对外投资资产的投出情况。以非货币性资产投出的，重点检查资产的作价是否合理。

3. 对外投资持有的管理情况。重点检查有关对外投资权益证书等凭证的保管和记录情况，投资期间获得的投资收益是否及时足额收回。未经授权人员不得接触权益证书。财务部门应定期和不定期地与相关管理部门和人员清点核对有关权益证书。

4. 对外投资的处置情况。重点检查投资资产的处置是否经过授权批准，资产的回收是否完整、及时，资产的作价是否合理。

5. 对外投资的会计处理情况。重点检查会计记录是否真实、完整。

第4条 审计部门对监督检查过程中发现的对外投资薄弱环节，应及时通告有关职能部门，并将监督检查结果及有关部门的整改情况定期向医院领导报告。

第5条 医院可根据需求和有关规定向被投资单位派出董事、监事、财务会计或其他管理人员。对派驻被投资单位的有关人员建立适时报告、业绩考评与轮岗制度。

第6条 本制度由财务部门制定并监督实施。本规定未作规定或没有明确规定的事项须财务部门批准，然后执行或办理。

第7条 本制度自20××年××月××日起实施。

11.3.4 对外投资处置和评价制度

医院应当加强对外投资处置环节的控制，对投资收回、转让、核销等的决策和授权批准程序作出明确规定。一般首先由经办人员提出建议和意见，提交对外投资评估组织分析后，按程序逐级上报。

第 1 条 医院对投资收回的资产，应及时足额收取，并按规定入账。提前或延期收回对外投资的，应经集体审议批准。收回货币资金的，应及时办理收款业务；收回实物资产的，应编制资产回收清单并由相关部门验收；收回无形资产的，应检查核实被投资单位是否仍在继续使用；收回债权的，应确认其真实性和价值。

第 2 条 医院转让对外投资需经集体审议决策，由相关机构或人员合理确定转让价格，并报授权批准机构或部门批准。必要时可请具有相应资质的专门机构进行评估。

第 3 条 医院核销对外投资，应取得因被投资单位破产等不能收回投资的法律文书和证明文件，并经集体审议批准。

第 4 条 医院财务部门应按照相关规定及时进行对外投资处置的会计处理，应认真审核与对外投资处置有关的审批文件、会议记录及相关资料，以确保资产处置的真实、合规。医院财务部门应认真审验对外投资处置后的资产回收清单和验收报告，审核对外投资转让的作价，保证回收资产的安全和完整，对需办理产权转移手续的资产，应查验其产权转移情况。

第 5 条 医院应加强对审批文件、投资合同或协议、投资计划书、对外投资处置等文件资料的管理，明确各种文件资料的取得、调阅、保管、归档等各个环节的管理规定及相关人员的职责权限。

第 6 条 财务部门根据被投资单位上报的财务报表数据，每年定期进行投资分析，检查是否完成预期绩效目标，撰写绩效自评报告。

第 7 条 在投资项目的经营过程中，因工作失误给医院财产造成重大损失或产生恶劣影响的，应视情节轻重追究当事人及相关领导的责任。

第 8 条 本制度由财务部门制定并监督实施。本规定未作规定或没有明确规定的事项须财务部门批准，然后执行或办理。

第 9 条 本制度自 20××年××月××日起实施。

11.4 医院对外投资管理流程设计

11.4.1 医院对外投资的决策流程（如图11－3、表11－2）

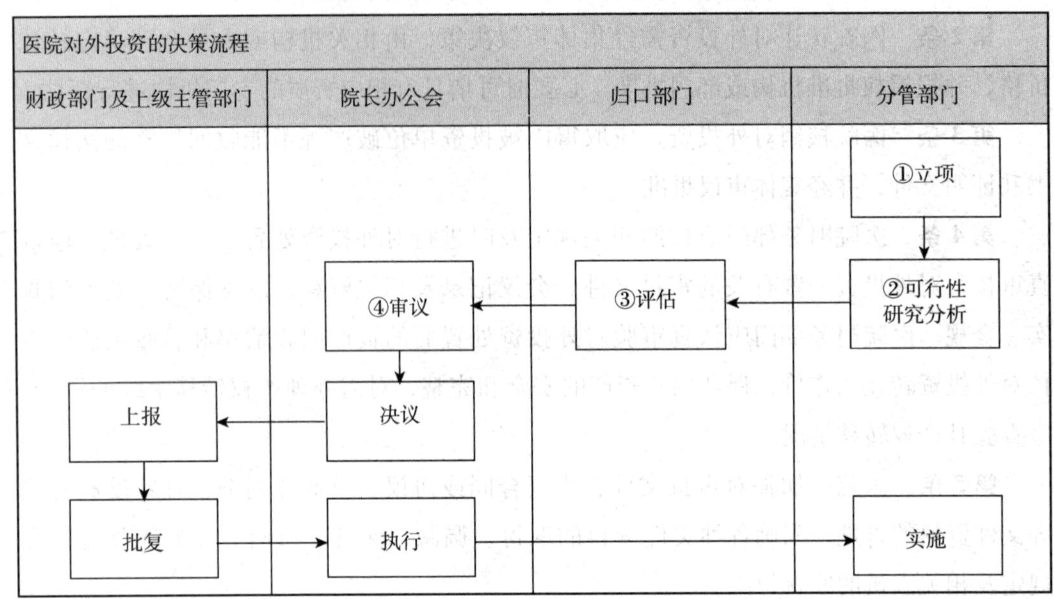

图11－3 医院对外投资的决策流程

表11－2 医院对外投资的决策流程关键点说明

关键节点	关键节点说明
①	由主管部门对投资建议项目进行分析与论证，并对被投资单位资信情况进行调查或实地考察，编制对外投资建议书
②	对投资项目进行可行性研究，重点对投资项目的目标、规模、投资方式、投资的风险与收益等做出评价
③	组织由财务、审计、纪检等职能部门和有关专家或由有资质的中介机构进行风险性、收益性论证评估，形成评估报告
④	对外投资实行集体决策，决策过程应有完整的书面记录及决策人员签字

11.4.2　对外投资管理流程（如图11－4、表11－3）

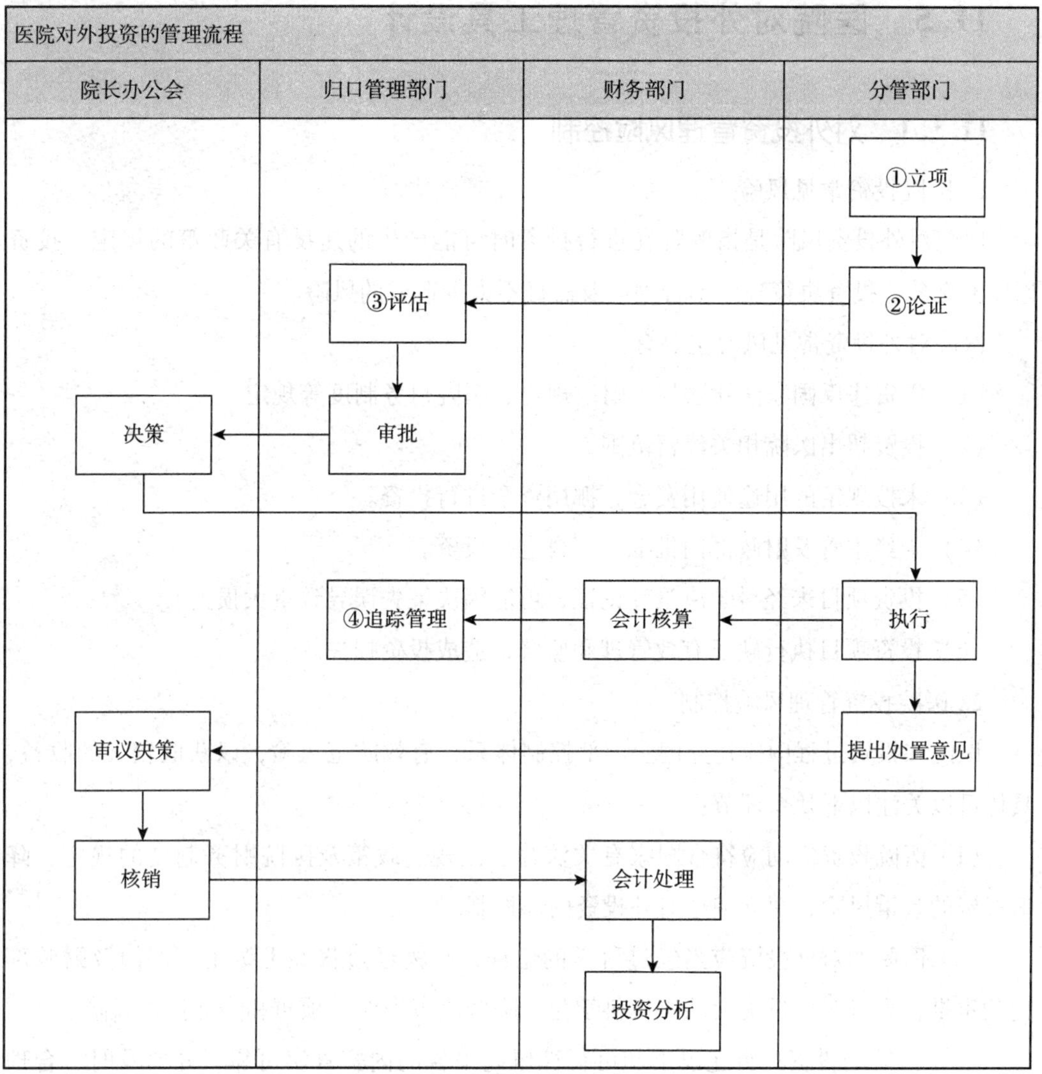

医院对外投资的管理流程

院长办公会　归口管理部门　财务部门　分管部门

①立项

②论证

③评估

审批

决策

执行

会计核算

④追踪管理

提出处置意见

审议决策

核销

会计处理

投资分析

图11－4　医院对外投资的管理流程

表11－3　医院对外投资的管理流程关键点说明

关键节点	关键节点说明
①	按照立项程序，编制对外投资建议书
②	由相关部门或人员对投资建议项目进行分析与论证
③	由相关部门、人员或委托具有相应资质的专业机构对投资项目进行可行性研究
④	医院应对投资项目进行跟踪管理，可指派审计部门负责落实协议、合同、文件的有关条款的执行

11.5 医院对外投资管理工具设计

11.5.1 对外投资管理风险控制

1. 医院投资常见风险

医院对外投资风险是指医院在进行投资时可能产生的违反有关政策的规定、投资论证不充分、投资决策程序不合理以及监督不力等造成的风险。

医院对外投资常见风险主要有:

(1) 投资违反国家法律法规、财政规定、医院财务制度等规定。

(2) 投资超出医院相关经营范围。

(3) 未按规定的用途使用资金，挪用资金进行投资。

(4) 未经主管及财政部门批准，擅自进行投资。

(5) 投资项目未经科学决策和论证，可能因决策失误导致重大损失。

(6) 投资项目执行缺乏有效管理和监督，造成投资损失。

2. 医院投资管理风险控制

医院在投资过程中应建立健全内部控制体系，有效防范风险，以获取较大的收益，具体可以关注以下几个环节:

(1) 医院投资活动应符合国家有关法律、法规、政策及医院财务制度的规定，降低投资的政策风险，建立健全对外投资内部控制。

(2) 医院的对外投资应当经过科学的论证，且需经过报经上级主管部门及财政部门的审批，力求对外投资活动决策科学化，降低决策失误，预防和降低投资风险。

(3) 医院的投资项目建议书和可行性研究报告的内容真实可靠，并要及时、合理进行对外投资的相关会计处理，正确确认对外投资的计价、投资收益的确认，保证医院财务信息的真实。

(4) 投资项目的实施应明确责任、严格管理，机构的设置和人员配置应当科学合理。

(5) 医院应当建立有效的监督与内部控制机制，确保投资项目的有效实施。

(6) 投资项目的合同或协议的签署应当符合有关法律规定，健全对外投资的相关权属证明的保管制度，保护对外投资资产的安全和完整。

(7) 投资处置的方式和程序应当明确规范，与投资处置有关的资料和凭证应当真实完整。

医院投资风险控制的关键环节如图 11 －5 所示。

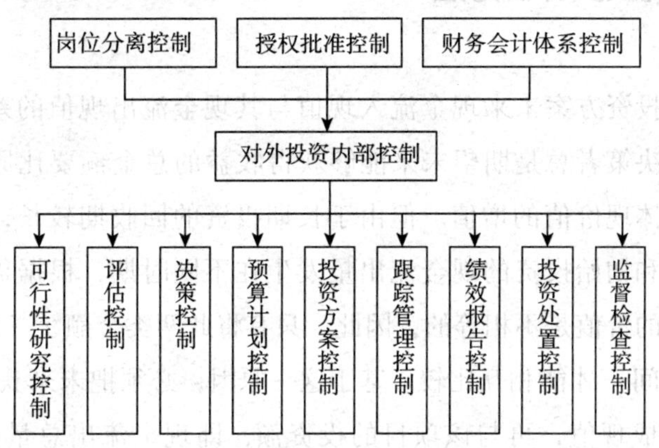

图 11 －5　医院投资风险控制关键环节

3. 投资控制的主要方法

医院投资风险控制的方法主要有不相容职务分离控制、授权批准控制、预算控制、审核控制、安全控制、会计记录控制等。投资风险控制方法的应用说明见表 11 －4。

表 11 －4　投资风险控制的方法

方　法	说明
不相容职务分离控制	建立岗位责任制，使投资计划的编制与审批岗位、投资交易业务与会计记录业务岗位、投资凭证保管与投资交易会计记录岗位分离控制、投资交易与凭证盘点岗位等不相容职能相分离。
授权批准控制	医院对外投资应建立授权控制制度，任何人无权做出对外投资重大决策，未经主管部门授权不得办理对外投资，一切对外投资行为的立项、决策、合同签订、预算、执行、报告等，都必须经过授权批准。
预算控制	对外投资预算应由有相关部门根据外部投资环境、医院发展规划、上级主管部门和财政部批准许可进行编制；预算的编制应符合医院预算编制的有关规定，编制内容、编制程序应符合要求。对外投资预算编制完成后，应交医院集体班子进行严格审核，根据审核意见进行修改后编制正式预算。
审核控制	对外投资必须对投资项目进行分析，论证后立项；投资必须编制投资计划，详细说明准备投资的对象、投资的目的、影响投资效益的因素等；投资计划在执行前必须严格审核，审查的估计是否合理、投资收益的估算是否正确、投资的理由是否恰当等；投资计划及其审批应当用书面文件进行记录，并进行编号控制。
安全控制	建立对外投资凭证保管和变动管理的规章制度，制定管理流程和授权制度；建立严格的联合控制制度，至少由两名以上人员共同控制，不得一人单独接触对外投资凭证，防范对外投资凭证保管与变动过程中的舞弊和错漏。对于任何对外投资凭证的存入或取出，都应严格手续制度，详细登记记录，并由所有在场人员签名。除无记名证券投资外，医院在购入股票或债券时，应在购入的当日尽快登记于医院名下，严防登记于经办人名下。两人以上参与每月定期盘点，加强对外投资资产盘点结果与对外投资登记簿核对，保证相符。
会计记录控制	对外投资必须建立完整明细的会计记录，对其增减变动情况详细记录，准确及时核算投资收益。

11.5.2 医院投资评价方法

1. 净现值法

净现值，是指投资方案未来现金流入现值与其现金流出现值的差额。对于任何一项投资决策方案，决策者总是期望未来能够获得收益的总金额要比原始投资的金额更多一些，这样才能体现价值的增值。但由于长期投资的回收期较长，又由于未来得到收益的现金流入量和初始投资的现金流出量发生在不同时期，根据货币的时间价值观念，不同时期货币的价值是不相等的，因此，只有将此两类金额统一在同一个“时点”上（初始投资的时间）才能相互比较。基于这一原因，必须把未来获得收益的总金额，即现金流入量折算成现值，再与该项目的投资额，即现金流出总量的现值进行比较，若前者大于后者，即净现值大于零，说明该方案为可行方案。如果净现值小于零，则此方案是不可行的。在可行性方案中，净现值越大，说明经济上越合算，因而此方案愈佳。如果几个方案的投资额相等，且净现值均大于零，那么净现值最大的方案为最优方案。净现值是评价投资方案优劣的一项动态指标。

2. 现值指数法

现值指数，又称获利指数，是指投资方案的未来报酬的总现值与原始投资额的现值之比，它反映每1元原始投资所带来的按资本成本折现后的净收益。现值指数法就是根据现值指数来评价投资方案的一种方法。其计算公式为：

$$\text{现值指数} = \frac{\text{未来报酬的总现值}}{\text{原始投资的现值}}$$

现值指数法的决策规则：在只有一个备选方案是否采纳的决策中，若现值指数大于1，则采纳；若小于1，应予舍弃；现值指数等于1，说明项目未来报酬的总现值正好等于原始投资的现值，该项目不赔不赚。在有多个方案的互斥选择决策中，应采用现值指数较大的决策方案。

3. 内含报酬率法

内含报酬率，又称内部收益率，是指投资项目在其寿命周期内按现值计算的实际可能达到的投资报酬率。内含报酬率法的基本原理，就是根据这个报酬率对投资方案的全部现金流量进行折现，使未来报酬的总现值正好等于该方案原投资额的现值。内含报酬率的实质就是一种能使投资项目的净现值等于零的折现率。

净现值法和现值指数法，虽然考虑了时间价值，可以说明投资方案高于或低于某一特定的投资报酬率，但没有揭示方案本身可以达到的具体报酬是多少。内含报酬率是根据方案的现金流量计算出的，是方案本身的实际投资报酬率，因此，它是评价投资方案优劣的另一项重要指标，采用内含报酬率法进行投资决策分析的基本步骤如下：

若每年的现金净流量相等，则按下列步骤计算：

（1）计算出净现值为零时的年金现值系数，并据此数查年金现值系数表，在相同期数内，找出与上述年金现值系数相邻的较大和较小的两个贴现率。

（2）根据上述两个邻近的贴现率和已求得的年金现值系数，采用插值法计算出该方案的内含报酬率。

（3）比较各投资方案的内含报酬率，以内含报酬率最大的方案为最优投资方案。

若每年的现金净流量不相等，则需按下列步骤计算：

（1）先估计一个贴现率，据此贴现率计算未来各期的现金净流量，并据以计算净现值。

（2）如果计算出的净现值为正数，则表示预计的贴现率小于该项目的内含报酬率，应提高贴现率，再进行测算；如果计算出的净现值为负数，则表明预计的贴现率大于该方案的实际内含报酬率，应降低贴现率再进行测算。经过如此反复测算，直至找到由正到负，并且比较接近于零的两个贴现率。

（3）根据上述两个邻近的贴现率，用插值法计算出方案的实际内含报酬率。

（4）若计算出的内含报酬率大于资金成本，则该方案可行，反之，若内含报酬率小于资金成本，则该投资方案不可行。

内含报酬率是折现的相对量正指标，采用这一指标的决策规则，是将所测算方案的内含报酬率与其资金成本对比，如果计算出的内含报酬率大于或等于医院的资金成本，就采纳，反之，则拒绝。在有多个备选方案的互斥选择决策中，应选用内含报酬率超过资金成本最多的投资项目。

11.6 医院对外投资业务表单设计

11.6.1 事业单位国有资产对外投资（担保）审批表（表11－5）

表11－5 事业单位国有资产对外投资（担保）审批表

填报单位（公章）： 填报日期： 年 月 日 金额单位：元

<table>
<tr><td rowspan="4">接受投资（担保）单位</td><td>单位名称</td><td></td><td>法人代表</td><td></td><td rowspan="5">主管部门审核意见</td><td rowspan="5">（公章）
年 月 日</td></tr>
<tr><td>单位地址</td><td></td><td>组织形式</td><td></td></tr>
<tr><td>注册号</td><td></td><td>注册资本</td><td></td></tr>
<tr><td>主营业务</td><td></td><td>联系电话</td><td></td></tr>
<tr><td rowspan="5">对外投资（担保）情况</td><td>投资（担保）金额</td><td colspan="3"></td></tr>
<tr><td>投资（担保）方式</td><td colspan="3"></td><td rowspan="5">国资业务科室初审意见</td><td rowspan="5">（公章）
年 月 日</td></tr>
<tr><td>投资（担保）期限</td><td colspan="3"></td></tr>
<tr><td>出资比例</td><td colspan="3"></td></tr>
<tr><td>其它情况</td><td colspan="3"></td></tr>
<tr><td rowspan="2">事由</td><td colspan="4" rowspan="2"></td></tr>
<tr><td>局长室审批意见</td><td>（公章）
年 月 日</td></tr>
</table>

单位负责人： 经办人： 联系电话：

说明：投资方式有：货币性资产投资和非货币性资产投资，非货币性资产投资请附投资资产明细资料。担保的方式有：保证、抵押、质押、留置和定金。本表一式四份上报财政（国资）部门，填报单位、主管部门、财政业务科室、国资办各一份。

11.6.2　投资效益分析表（表11－6）

表11－6　投资收益分析表

投资名称	投资类别	预计投资额	已支付金额	完成程度	估计收益状况				备注
					金额	收益期间	回收年限	收益率（%）	
合计									

11.6.3　投资项目经济分析表

1. 项目逐年收入测算表（表11－7）

表11－7　项目逐年收入测算表

单位：元

项目	营业期					
	第1年	第2年	第3年	第4年	第5年	……
一、基本数据						
1. 门诊						
1.1　门诊人次						
1.2　每门诊人次收入						
2. 住院						
2.1　实际占用床日数						
2.2　每床日收入						
二、医疗收入						
1. 门诊收入						
2. 住院收入						
收入合计						

2. 项目逐年成本测算表（表11－8）

表11－8　项目逐年成本测算表

单位：元

项目	营业期					
	第1年	第2年	第3年	第4年	第5年	……
1. 药品成本						
2. 期间费用						
2.1　工资及福利						

续表

项目	营业期					
	第1年	第2年	第3年	第4年	第5年	……
2.2 水电燃料费						
2.3 折旧及摊销费						
2.4 卫生材料						
2.5 低值易耗品						
3. 财务费用						
4. 其他费用						
成本合计						

3. 项目收支结余测算表（表11－9）

表11－9 项目收支结余测算表

单位：元

项目	营业期					
	第1年	第2年	第3年	第4年	第5年	……
1. 医疗收入						
2. 成本费用						
3. 收支结余						

4. 项目现金流量表（表11－10）

表11－10 项目收支结余测算表

单位：元

项目	营业期						
	第0年	第1年	第2年	第3年	第4年	第5年	……
一、现金流入							
二、初始投资							
三、现金流出							
四、净现金流量							
五、累计净现金流量							
六、评价指标							
（一）内部收益率							
（二）投资回收期							

11.7 医院对外投资管理方案设计

11.7.1 投资项目实施方案

一、项目建设概况

投资项目负责单位的基本情况、项目概况、项目投资内容、投资总额、投资项目资金来源、项目经济指标评价、资金退出、风险控制等。

二、项目建设的必要性

项目建设的背景、投资项目的意义及必要性、项目形成成果、知识产权及完成时间。

三、项目市场分析

医疗行业分析、医疗市场分析、竞争对手分析、项目市场调查等。

四、项目开发计划及实施方案

项目建设内容、项目建设方案、项目实施进度安排、项目的人员配置状况、项目的技术方案等。

五、风险与对策

项目实施的政策风险、决策风险、市场风险、资金使用风险及其相应对策等。

六、组织与管理

项目的组织与结构、管理方式、责任落实、决策程序等。项目的招标、合同管理、追踪审计等。

七、财务评价

项目资金的计算依据及说明、项目投资估算、项目资金筹措及使用、医疗收入预测、成本费用预测、现金流量预测、财务评价结论等。

八、项目的经济评价指标

投资回收期、内含报酬率等。

九、结论

对项目的结论性意见、项目的特别说明等。

11.7.2　投资项目可行性研究报告

一、项目建设概况

1. 项目背景
2. 可行性研究结论
3. 主要技术经济指标
4. 存在问题及建议

二、医院项目建设背景及可行性

1. 项目提出背景
2. 项目发展概况
3. 投资必要性

三、医院项目市场预测与建设规模

1. 市场概况

2. 市场预测

3. 市场战略

4. 建设规模和学科发展

四、建设条件与场址选择

1. 建设条件

2. 场址选择

五、项目工程技术方案

1. 项目组成

2. 技术方案

3. 总平面布置和运输

4. 土建工程

六、节能节水与环境保护

1. 节能及节水

2. 环境保护

七、劳动保护、安全卫生、消防

1. 劳动保护

2. 安全卫生

3. 消防

八、医院组织和人员配置

1. 医院组织

2. 人员配置

3. 员工培训

九、项目实施进度安排

1. 工程项目管理

2. 项目实施进度

十、项目投资估算与资金筹措

1. 投资估算

2. 资金筹措

3. 投资使用计划

十一、项目经济评价与敏感性分析

1. 医疗收入、医疗成本

2. 项目经济技术指标评价：投资回收期、内含报酬率等

3. 不确定性分析

4. 敏感性分析

十二、社会效益分析

1. 社会效益分析

2. 项目与所在地区互适性分析

十三、风险分析

1. 风险类别

2. 风险应对措施

十四、可行性研究结论与建议

1. 结论

2. 建议

附件：

1. 项目承办单位营业执照、法人证书复印件
2. 当地规划、国土、环保等部门关于项目的支持文件
3. 查新检索报告
4. 检测报告
5. 相关知识产权、专利技术复印件
6. 自有资金存款证明
7. 相关银行贷款承诺
8. 其他相关证明材料
9. 项目技术经济分析报表

第十二章　医院物价收费精细化管理

12.1　医院物价收费管理体系设计

12.1.1　医疗服务价格的管理方式与定价依据

医疗服务价格实行政府指导价和市场调节价相结合的管理方式。全国各级各类医疗卫生机构执行规范统一的医疗服务价格项目。非营利性医疗机构提供的基本医疗服务实行政府指导价。营利性医疗机构提供的各种医疗服务和非营利性医疗机构提供的特需医疗服务实行市场调节价、备案管理。

基本医疗服务政府指导价格，按照合理补偿社会平均成本，兼顾群众承受能力、基本医疗保障水平、经济社会发展水平、医疗风险、医疗需求等因素，在扣除政府补助和药品、特殊医用材料、医疗器械加成收入的基础上合理制定，逐步体现公益性和医疗技术劳务价值。

医院是公益性事业单位，不以营利为目的。医院财务制度规定医院须“依法组织收入，严格执行国家物价政策，建立健全各项收费管理制度”。实现医院物价收费精细化管理，须建立全面的物价收费管理体系。

12.1.2　医院物价收费管理体系

医院的全面物价收费管理体系主要体现在以下三个方面：

一是内容全面，物价收费管理涉及医院各项医疗收入，涵盖医疗服务项目收入、药品收入及医用耗材收入。医疗服务项目收费实行项目目录管理及政府指导价管理，药品收费实际加价率及最高加价额双控管理，医用耗材收费实行耗材目录管理、加价率和最高加价额的双控管理，也有些地区实行不同加成率的管理办法。

二是过程完整，物价收费管理存在于医疗服务的全过程，从患者就诊前的新增医疗价格申报、医疗价格库的维护及医疗价格公示，到患者就诊时医疗价格咨询、按医嘱计价收费、实时费用复核，及患者就诊结束后价格投诉处理、价格收费自查、回顾分析评价等，伴随着医院医疗服务的提供及收费行为的发生，物价收费管理活动贯穿始终。

三是全员参与，医疗物价收费管理兼具政策性和实务性，既需要高屋建瓴把握政策尺度，又需管理细化深入临床一线，从医院领导、职能管理部门到临床一线科室，需要全员参与、共同管理。医院应建立由价格管理委员会、价格管理办公室、专（兼）职价格管理人员组成的价格管理体系。院价格管理委员会是医院物价收费管理的专业组织，对医院医药价格的申报、执行、调整、公示、核查、考核、评价等全过程组织实施监督与管理，价格管理委员会下设价格管理办公室，承担委员会的日常工作，医院按照实际开放床位数配备相应专职价格管理人员，各业务科室（部门）设置兼职价格管理人员，每个业务科室（部门）至少设1名。医院全面物价收费管理体系的框架如图12－1所示。

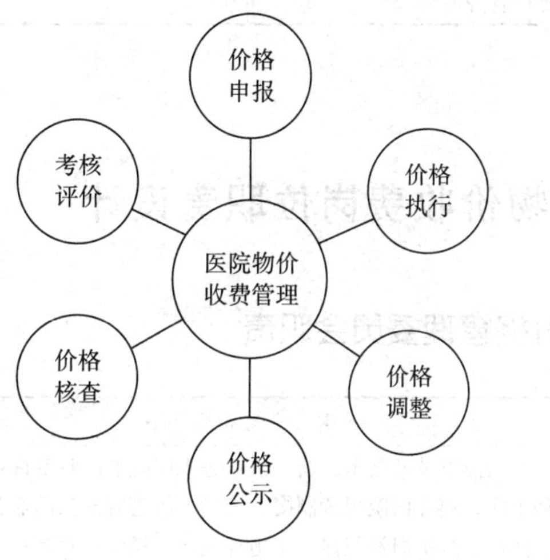

图12－1　全面物价收费管理体系框架图

12.1.3　医院物价收费精细化管理设计维度及要素

医院物价收费精细化管理的本质是对医药价格政策在医院层面的充分理解、细化和落实的过程，保证医院稳定、健康、可持续地发展。医院物价收费精细化管理要实现准确、细致、及时、严格，准确是政策理解准确，细致是执行内容细致，及时是政策调整及时，严格是内部监督严格。通过精细化管理，建立完整、规范的物价收费管理体系，使管理科学化、标准化、程序化。医院物价收费精细化管理体系可从岗位职责、管理制度、业务流程、管理工具、业务表单和管理方案六个维度进行设计。精细化物价收费管理体系的要素见表12－1。

表 12－1 物价收费管理体系设计要素

设计维度	设计要素	设计维度	设计要素
岗位职责	价格管理委员会职责 物价管理员岗位职责 科室物价员岗位职责	管理工具	医疗服务项目成本测算方法 医院物价收费目标管理法
管理制度	医院物价收费管理制度	业务表单	医疗服务项目价格申报成本测算表 医院物价收费自查表 医院医药价格公示表 医院物价收费投诉处理表
业务流程	医疗服务项目价格申报流程 医药价格调整流程 医用耗材收费审核流程 物价收费投诉处理流程 住院费用复核管理流程	管理方案	医院物价收费内部督查方案 医院价格公示实施方案 医院新增医疗项目收费管理方案

12.2 医院物价收费岗位职责设计

12.2.1 医院价格管理委员会职责

价格管理委员会职责
• 参与医疗设备、医用耗材采购前以及新技术、新疗法在进入医院前的收费许可审核； • 组织医院的物价收费管理工作，遵守医院规章制度，接受上级主管部门的业务指导； • 认真贯彻有关财经政策、法规，维护财经纪律，实施规范化、科学化管理； • 严格贯彻执行医药价格政策法规，审核医疗服务项目价格、药品价格及医用耗材价格，并依据政府医药价格政策的变动，及时调整价格管理系统的价格标准； • 合理运用计算机信息系统，组织进行工作效率和经济效益分析；协助各核算单元做好科室的运营管理，实现社会效益和经济效益的同步提高； • 对医院医疗服务价格执行情况进行监督、检查和指导，协助进行新项目的价格审核、申报工作； • 完成上级部门交办的各种医疗服务项目成本调查和统计工作，为调整医疗服务价格政策提供真实、可靠的依据； • 协助相关部门规范横向协作的开展与管理，促进医院的发展。

12.2.2 物价管理员岗位职责

物价管理员岗位职责
• 在医院物价主管的领导下，参与医院的物价收费管理工作。遵守医院规章制度，执行部门决议和决定； • 认真贯彻有关财经政策、法规，维护财经纪律。掌握价格政策，以价格法律、法规为依据指导全院医疗服务价格的执行并加以监管； • 配合医院信息中心等相关部门做好收费项目、收费代码、收费标准的设置、调整工作，做好常规项目价格的公示工作；

续表

物价管理员岗位职责
• 指导科室进行医疗服务项目成本测算，负责新增项目价格申报、既有项目价格调整的报批工作； • 组织全院医疗服务价格执行情况的专项检查和抽查，对违反物价政策和收费标准行为的进行督导，责成其限期整改并提出处罚意见； • 积极配合政府物价部门的监督检查，与其保持常态工作联系，传达物价政策精神并及时反馈医院意见与建议； • 向社会公开收费项目和收费标准，协助相关科室做好有关医疗服务价格投诉的接待、解释、处理工作。

12.2.3　科室物价员岗位职责

科室物价员岗位职责
• 配合院价格管理部门接受上级部门的价格检查； • 对本科室开展的新增医疗服务价格项目进行申报及备案； • 协助院价格管理部门处理本科室的医药价格咨询与投诉； • 对医药价格管理工作提出建议，及时反映、报告科室新技术、新疗法（新项目）开展情况，提供基础资料； • 接受有关医药价格知识的培训，熟悉有关医药价格政策法规。

12.3　医院物价收费管理制度设计

为规范医院收费行为，加强医院医药价格管理，促进医院医疗事业健康可持续发展，维护患者合法权益，根据《中华人民共和国价格法》、《中共中央国务院关于深化医药卫生体制改革的意见》及《关于印发改革药品和医疗服务价格形成机制的意见的通知》等有关政策法规，结合医院实际，制定本制度。

第一章　总　则

第1条　本制度所指价格行为，是指在医院内发生的与销售药品、销售医用耗材、提供医疗服务相关的涉及收取患者或第三方费用的行为。

第二章　医疗收费管理

第2条　医院应使用同一收费管理软件，实行统一收费目录管理，暂无法统一收费管理软件的，须建立定期同步更新机制，确保收费目录的高度一致性。须建立顺畅的调价通知流程，及时调整或通知相关部门调整医疗服务价格。

第3条　医院应建立健全价格管理信息化操作规范，指定专人负责价格信息维护、同步更新等工作，明确职责与权限，确保软件系统操作与维护数据的准确性、完整性、规范性与安全性；进行医药价格调整时，系统必须有调整记录，并加强对数据处理过程中修改权限与修改痕迹的控制。

第4条 医院必须确保严格执行主管部门制定的价格政策，做到合理检查，合理治疗，合理用药，合理收费，严禁分解项目重复收费、自立项目收费、随意套用项目收费、擅自提高收费标准和超范围收费。

第5条 医院内发生的所有收费行为，必须开具合法的正式收据，严禁任何科室或个人出具非正式收据或不出具收据向患者或患者家属收取各种费用；严禁以任何名义向患者索要药物或借患者名义开药或检查。

第6条 对患者提出的收费质疑或咨询，实行“首问负责制”，医院（部门）应第一时间予以解释或说明，无法解释和说明的要逐级汇报，严禁以各种理由推诿患者。

第三章 药品价格管理

第7条 医院销售的药品必须严格执行主管部门制定的药品价格政策，因病施医，因病施药，切实维护患者的合法权益。

第8条 医院销售的药品须以实际进价为基础。

第9条 医院销售的药品，其名称、产地、规格、批号、价格等均应在服务场所显著位置予以公示。

第10条 药品价格管理实行部门负责制，在医院价格管理部门的指导下，医院药剂部门对药品价格负直接管理责任。药品价格、用量等出现差错，视情况给予部门负责人及直接责任人批评和经济处罚。

第四章 医用耗材价格管理

第11条 医院销售的医用耗材必须严格执行主管部门制定的医用耗材价格政策，合理使用医用耗材，规范医用耗材收费行为，切实维护患者的合法权益。

第12条 医院销售的医用耗材须以进价为基础，顺加规定的加价率或加价额作价销售。

第13条 医院销售的医用耗材，其名称、产地、规格、批号、价格等均应在服务场所显著位置予以公示。

第14条 医用耗材实行网络流程管理，由设备处负责医用耗材基础信息录入，由财务部门负责医用耗材是否收费的网上审核，由医保办负责医用耗材医保类别的网上审核，未经以上网络管理流程的任何医用耗材不得进入临床使用并收费。暂未经医院统一招标采购的医用耗材由所在院区负责网络流程管理的实施。

第15条 医用耗材使用部门应根据所领用耗材最小包装上的规范名称录入系统使

用并收费，不得套用其他耗材名称收费，不得分解耗材收费或重复收费。

第16条　医用耗材收费前应履行告知签字确认手续，遵照患者或其家属意愿选择适当的医用耗材，不得未经患者或其家属同意使用医用耗材并收费。

第五章　收费清单管理

第17条　医院（部门）应向就诊患者免费提供收费清单查询服务，凡患者或其家属要求提供收费清单的，应及时提供。

第18条　门（急）诊费用结算清单内容包括：医疗服务项目、药品、医用耗材的名称、单价、数量、金额等，由收费处在患者办理结账时免费向患者提供。

第19条　住院费用结算清单内容包括：医疗服务项目、药品、医用耗材的名称、单价、数量、金额等，由收费处在患者办理结账时免费向患者提供。

第20条　各病区应免费提供住院患者在院费用的查询，热情接待患者对费用使用情况的询问，并耐心细致地解答；对不能解答的问题，要逐级汇报，严禁以各种理由推诿患者。

第21条　医院（部门）应配备方便患者及其家属查询的电脑网络系统、电脑触摸屏等费用查询系统，并使查询设备处于良好的运行状态。

第六章　价格公示管理

第22条　医院要在服务场所显著位置，采用电脑触摸屏、电子显示屏、公示栏、公示牌等方式公示常用医疗服务项目、药品、医用耗材的价格；价格发生变动时，要及时调整公示内容。要公布本院区及物价主管部门价格举报电话。

第23条　医院的所有医疗服务项目价格必须严格执行主管部门核定的标准，以电脑触摸屏等形式进行公示，便于患者随时查询，并按规定严格履行收费告知义务。

第24条　医院的所有药品价格必须进入电脑网络管理，并以电脑触摸屏等形式进行公示。公示的药品必须标明药品生产厂家、通用名、商品名、规格、剂型、数量、价格等内容，并按规定严格履行收费告知义务。

第25条　医院的可收费医用耗材，必须严格执行主管部门规定的加价政策，以电脑触摸屏等形式公示医用耗材的规格、型号和销售价格等内容，并按规定严格履行收费告知义务。

第26条　医院物价管理部门及物价管理人员对患者及社会反映的有关医药价格问题应认真听取和解答，必要时向物价主管部门报告。

第七章　收费核查管理

第27条　医院物价管理部门或物价管理员应定期组织本院区（部门）开展收费核

查工作，对超过2万元的大额住院费用应定期组织专项核查，每季度不得少于1次，财务部门负责对医院（部门）的收费核查工作进行督导。

第28条 科主任为各科室物价管理第一责任人，负责协助医院物价管理部门完善科室物价管理制度，严格价格管理。科室物价管理员为各科室物价管理直接责任人。

第29条 收费核查小组由财务、医务、护理、医保及相关部门人员组成，核查小组成员应积极认真地对待收费核查工作，对科室漏收、少收、乱收、不按医嘱收费等违规行为进行认真核查。

第30条 收费核查每次抽查费用清单（病历）不少于20人份，每次核查结果应及时反馈被查科室并限期整改，核查及整改结果应以书面形式在院内公开。

第31条 住院患者出院前，由所在科室对患者住院总费用进行复核，对因故未执行的收费医嘱要及时清退，并向患者及家属说明原因，确保收费与医嘱相符。

第32条 科室自查情况及收费核查结果作为科室绩效考核的重要内容，与科室奖金分配挂钩，对于检查中发现的重大价格违规行为要追究科主任及当事人责任。

第八章 新增医疗服务项目管理

第33条 本章所指新增医疗服务项目分为三类。一是《全国医疗服务项目规范》中尚未立项的三新医疗服务项目；二是《全国医疗服务项目规范》中已立项，但主管部门尚未定价的医疗服务项目；三是《全国医疗服务项目规范》中已立项、主管部门已定价，但医院内部需重新组合形成的新增医疗服务项目。

第34条 医院（部门）拟开展本章第三十三条中第一类新增医疗服务项目，由申请科室填写《新增医疗服务项目价格申报表》，同时提供构成项目成本的相关资料（包括相关试剂、耗材、设备的发票复印件等）、证明其临床意义的相关资料、周边省市开展该项目的证明文件等，报请相关职能处室审批后，由财务部门统一向主管部门申报立项。

第35条 医院（部门）拟开展本章第三十三条中第二类新增医疗服务项目，由申请科室填写《新增医疗服务项目价格申报表》，同时提供构成项目成本的相关资料（包括相关试剂、耗材、设备的发票复印件等）、证明其临床意义的相关资料、周边省市开展该项目的证明文件等，报请相关职能处室审批后，由财务部门统一向主管部门申报价格。

第36条 医院（部门）拟开展本章第三十三条中第三类新增医疗服务项目，由申请科室书面报告相关职能处室，经审批后由财务部门统一向主管部门申报备案。

第37条 医院（部门）拟开展新增医疗服务项目在申报期间不得擅自收费，也不得随意参照其他医疗服务项目收费，待主管部门审批后由财务部门通知执行。

第九章 价格投诉管理

第 38 条 医院（部门）应指定专人专线负责价格投诉的接待工作。

第 39 条 医院（部门）应编印《医院价格投诉登记册》，热情接待患者投诉，耐心听取患者意见，详细记录投诉内容。

第 40 条 接待患者投诉后，应立即对投诉内容展开细致的调查，查清事情的来龙去脉，查清主要责任科室和主要责任人，详细记录下调查经过及结果。

第 41 条 接待患者投诉日起三日内，应将调查结果及初步处理意见书面通知相关责任科室，由责任科室联系患者处理投诉。责任科室不得以任何理由推诿患者或拒绝处理。

第 42 条 经患者投诉被查实的违规价格行为，责任科室应及时整改。对于上级部门转给医院的投诉，应当有办结报告和整改措施。

第 43 条 医院（部门）应定期组织对已处理的价格投诉事项进行分析，撰写价格投诉分析报告，持续整改。

第十章 监督与考核

第 44 条 医院应对下列物价管理人员或科室给予奖励：

1. 严格遵照执行国家关于医药服务价格管理的相关规定。

2. 严格执行物价管理部门通知的各项收费标准，合理计价，做到应收则收，应收不漏收。

3. 受到上级卫生与价格管理部门的表扬。

第 45 条 医院应对下列价格管理行为进行惩罚：

1. 在医院组织的收费自查中，发现有违反政策规定，分解项目重复收费、自立项目收费、随意套用项目收费、擅自提高收费标准和超范围收费等行为，一经查实，按违规收费金额核减科室当期绩效奖金，扣减科室当期价格管理绩效考核分。

2. 因违规收费被患者投诉，一经查实，按违规收费金额核减责任科室当期计奖收入，扣减科室当期价格管理绩效考核分，视责任科室投诉处理及整改情况处以违规收费金额 3 倍以下罚款，从科室奖金中扣罚。

3. 因违规收费被物价主管部门查处或媒体曝光，一经查实，按违规收费金额核减科室当期计奖收入，扣减科室当年价格管理绩效考核分，扣减科主任任期考核中相关指标分值，视整改情况处以违规收费金额 5 倍以下罚款，从科室奖金中扣罚。

4. 未按本制度规定免费提供收费清单查询、未及时解答患者费用质疑、未妥善处理患者价格投诉的，扣减科室当期价格管理绩效考核分，影响恶劣的，扣罚直接责任人当月绩效奖金。

第十一章 价格数据库计算机维护管理

第 46 条 医院物价管理部门应严格执行国家价格政策及相应的法律、法规。在主管院长及处长领导下，负责 HIS 医疗收费系统的价格信息录入。

第 47 条 HIS 医疗收费维护管理应由专人负责，及时更新维护及具体操作，保证数据及时准确。对不符合国家物价政策的项目，物价管理人员要坚守岗位职责严格把关。

第 48 条 所有价格信息的录入，需要法律、法规依据，并有主管领导的签字及录入时间的文字记录。

第 49 条 进行物价库维护时，应采取必要措施，实行“双核对”制度，保证录入条目的正确性。

第 50 条 收费项目字典调整执行后及时向相关科室发书面收费项目更改通知书，标明具体项目、价格、执行时间和收费依据。

第 51 条 收费项目字典调整执行后及时与收费处、住院处、信息中心等有关部门联系，核实执行情况。

第 52 条 经常与信息中心保持联系，保证服务器等设备的正常运行。

第 53 条 进行设备维修时，必须严格按操作规程操作，保证临床收费的连续性。

第 54 条 建立必要的文档资料，采取预防措施，便于备查。

第十二章 医药价格文件档案管理制度

第 55 条 对有关医药价格政策的文件实行专卷保存。对医药价格管理过程中的基础数据、专家意见、相关建议、内部讨论的会议纪要等基础资料，要做到记录完整、专卷保存。

第 56 条 做好各类医院收费文件的档案接受、整理、统计、保管等工作（如新医疗项目的申报、医用耗材的申请、临时耗材的批复）。

第 57 条 随时下发有关医疗及药品收费相关文件，并严格执行。

第 58 条 每月、每季度、每年对相关文件进行归类整理并存档，以备随时查阅。各种物价收费文件应当按类别装订成册，妥善管理，便于查阅。

第 59 条 物价管理部门下发的价格文件、通知要做到全院统一、规范，并履行签字手续。

第十三章 附 则

第 60 条 本制度由物价管理部门制定并负责监督实施。

第61条　本制度自20××年××月××日起实施。

12.4　医院物价收费管理流程设计

12.4.1　医院医疗服务项目价格申报流程（如图12－2、表12－2）

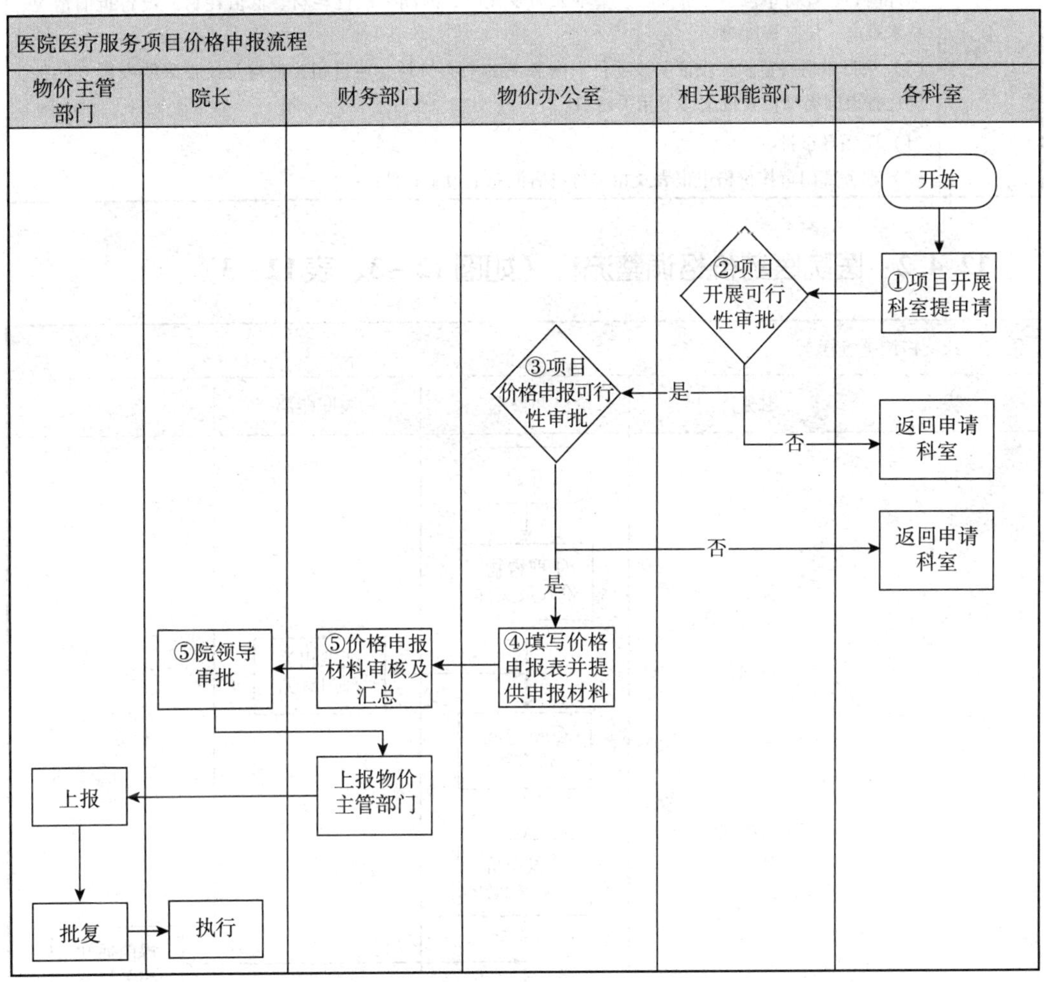

图12－2　医院医疗服务项目价格申报流程图

表12－2　医院医疗服务项目价格申报流程关键节点说明

关键节点	医院医疗服务项目价格申报流程关键节点说明
①	（1）项目开展科室提出书面申请，说明拟开展医疗服务项目基本情况，包括项目简介、项目内涵、临床意义等。 （2）科主任审批。
②	（1）分管院领导审批。 （2）医务、护理等相关部门对项目可行性进行审批，包括项目合规合法性、开展条件是否成熟、相关人员资质是否具备等。

续表

关键节点	医院医疗服务项目价格申报流程关键节点说明
③	(1) 财务部门对项目价格申报可行性进行审批。 (2) 根据是否具有医疗服务项目国家编码分为两类，一是有国家编码项目，本地物价主管部门暂未定价项目，可向物价主管部门进行价格申报；二是无国家编码项目，须先向卫生主管部门申报立项，获批后再进行价格申报。
④	(1) 项目申请科室据实填写新增医疗服务项目价格申报表，包括项目编码、项目名称、项目内涵、除外内容、计价单位、计价说明、基本人力及耗时、内涵一次性耗材、低值耗材、设备折旧情况、技术难度、风险程度等。 (2) 项目申请科室须提供证明该项目临床意义的书面材料、项目相关耗材及设备采购发票复印件、周边省市同类项目获批文件等相关材料。
⑤	(1) 院领导审批。 (2) 财务部门审核价格申报表及相关材料后汇总上报主管部门。

12.4.2 医院医药价格调整流程（如图 12－3、表 12－3）

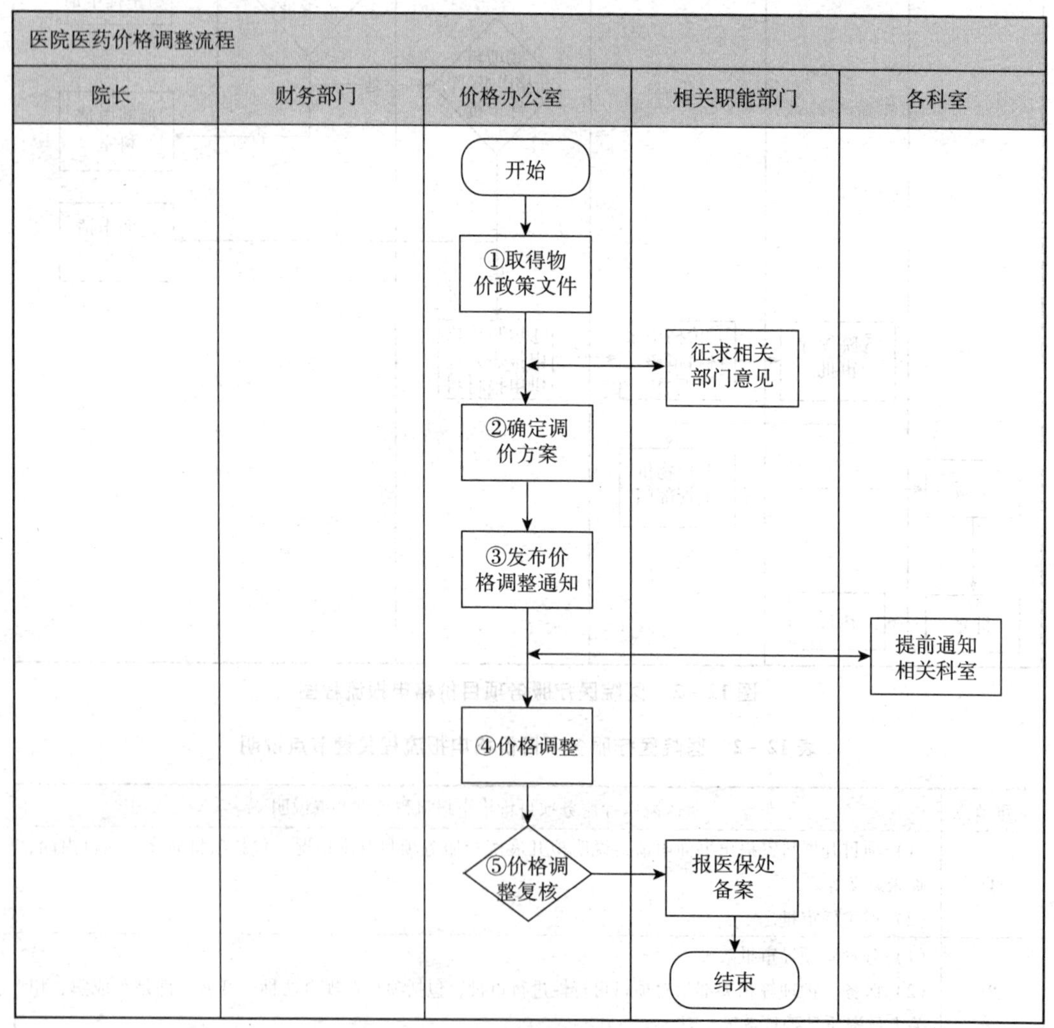

图 12－3 医院医药价格调整流程图

表 12－3　医院医药价格调整流程关键节点说明

关键节点	医院医药价格调整流程关键节点说明
①	（1）取得物价主管部门发布的相关医药价格政策文件。 （2）与物价主管部门充分沟通，准确领会政策精神、把握政策尺度。
②	（1）向价格管理委员会汇报价格政策，确定价格调整方案。 （2）征求相关部门、科室意见，确保价格调整方案的可行性。
③	（1）根据拟定的价格调整方案发布价格调整通知，内容包括价格调整依据的政策文件、价格调整时点、价格调整涉及部门及科室、价格调整内容及调整要求等。 （2）价格调整通知须在价格调整前至少一日内送交各相关科室。
④	（1）财务部门价格管理员与信息部门信息维护员共同进行医药项目价格调整。 （2）价格调整须在限定的调价日前完成，并不得影响调价前医药项目收费。
⑤	（1）财务部门价格主管人员对调整后的项目价格进行复核，确保调价正确。 （2）完善价格调整记录，包括价格调整的内容、时间、政策依据等。 （3）将有关调整资料归档保存，并报医院医保部门备案。

12.4.3　医院医用耗材收费审核流程（如图 12－4、表 12－4）

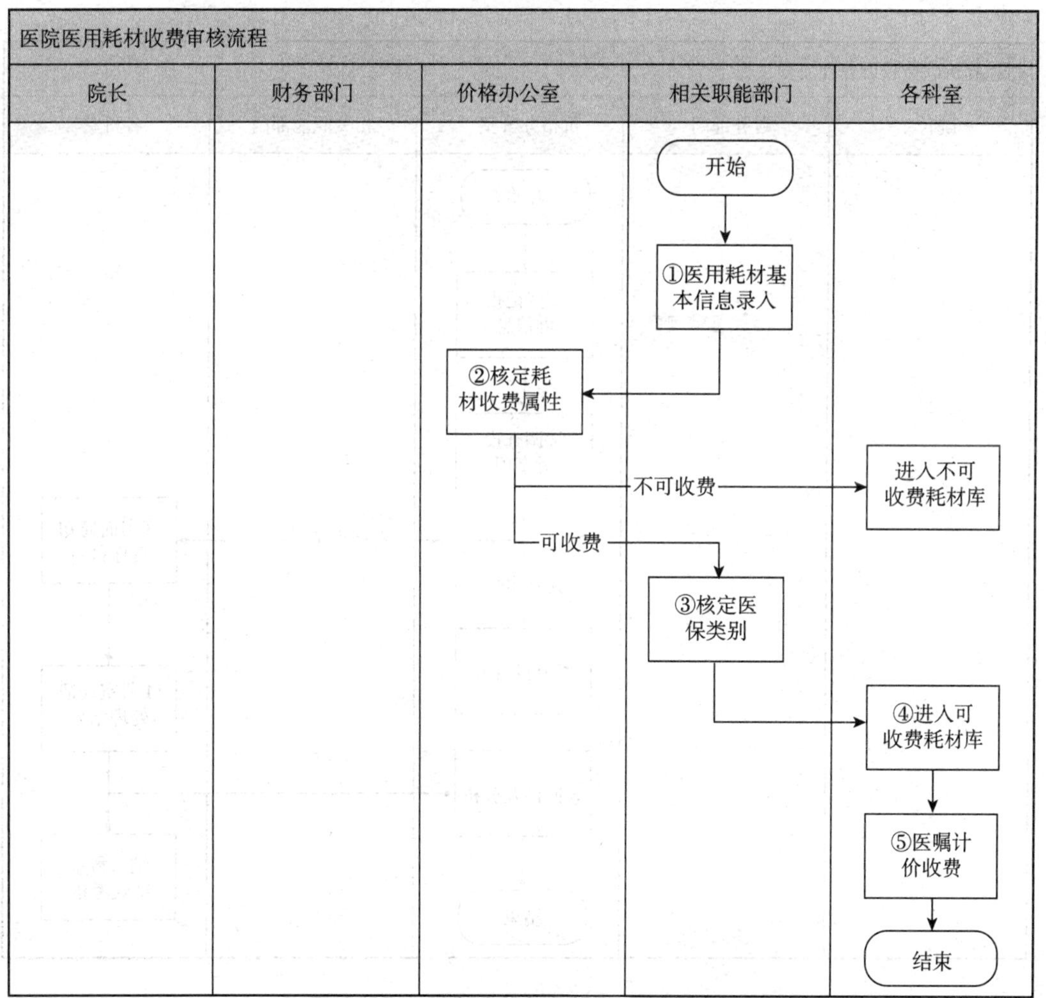

图 12－4　医院医用耗材收费审核流程图

表 12－4　医院医用耗材收费审核流程关键节点说明

关键节点	医院医用耗材收费审核流程关键节点说明
①	（1）物资采购部门录入医用耗材基本信息，包括耗材编码、名称、规格、产地、最小计价单位、进价等，并根据物价政策自动生成售价信息。 （2）基本信息录入完毕后，通过信息系统传递至财务部门专职物价管理员。
②	（1）专职物价管理员根据物价政策中一次性医用耗材收费管理相关规定，核定医用耗材是否可单独收费。 （2）可收费医用耗材的收费类别调整为“可收费”，注明收费政策依据，包括对应的物价编码、计价说明等，确认后通过信息系统传递至医院医保管理部门。 （3）不可收费医用耗材的收费类别调整为“不可收费”，确认后进入不可收费耗材库。
③	（1）医院医保管理部门根据医保政策中一次性医用耗材管理相关规定，核定耗材的医保类别。 （2）医保部门填写一次性医用耗材收费备案表，上报医保主管部门审核。
④	（1）经过基本信息录入、收费类别核定、医保类别核定的医用耗材，经确认后进入可收费耗材库，同时由信息系统同步更新至医院医嘱收费系统。
⑤	（1）科室完成医用耗材请领后，可在医院医嘱收费系统中录入相应耗材名称进行计价收费。

12.4.4　医院物价收费投诉处理流程（如图 12－5、表 12－5）

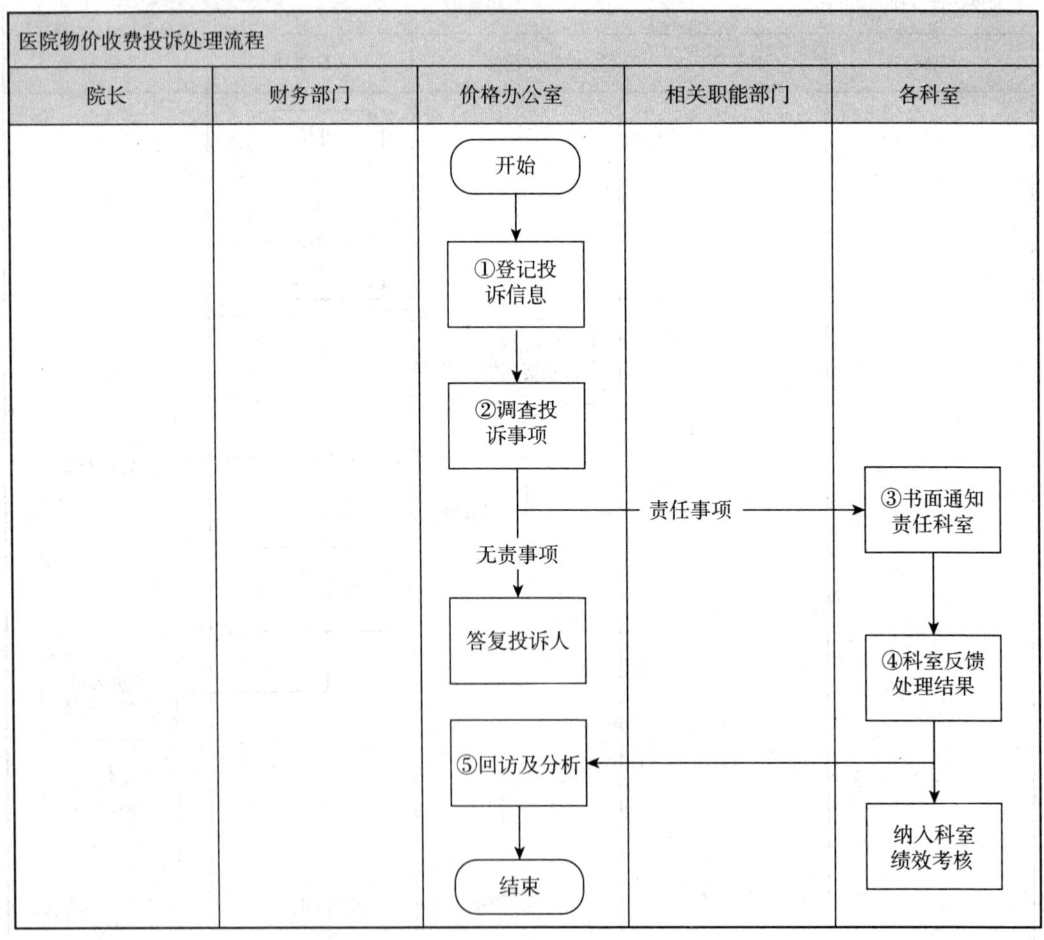

图 12－5　医院物价收费投诉处理流程图

表 12－5 医院物价收费投诉处理流程关键节点说明

关键节点	医院物价收费投诉处理流程关键节点说明
①	（1）财务部门专职物价管理员接到物价收费投诉后，如实登记投诉信息，包括投诉人姓名、联络方式、就诊时间、就诊科室及投诉内容。 （2）要求态度柔和、语气诚恳、记录完整。
②	（1）专职物价管理员对投诉事项进行深入调查，结合物价政策，判定投诉事项是否为责任事项。 （2）各科室兼职物价管理员应积极配合调查工作。 （3）经确认为无责任事项后，及时向患者解释、答复。
③	（1）经确认为责任事项后，书面通知责任科室限期处理，通知内容包括：投诉基本信息、调查经过及结果、拟处理意见等。 （2）责任科室须在接到通知起 2 日内完成投诉处理工作。
④	（1）责任科室完成投诉处理工作后，书面反馈财务部门物价管理员，反馈内容包括：投诉事项产生原因、投诉处理经过及结果、科室整改措施等。 （2）责任科室须积极处理投诉事项，不得推诿、搪塞投诉人。 （3）根据投诉事项涉及收费金额及责任科室处理结果确定纳入科室绩效考核的物价收费处罚金额。
⑤	（1）专职物价管理员对已处理的责任事项，及时进行回访，确认投诉人满意度。 （2）定期进行物价收费投诉分析。

12.4.5 医院住院费用复核管理流程（如图 12－6、表 12－6）

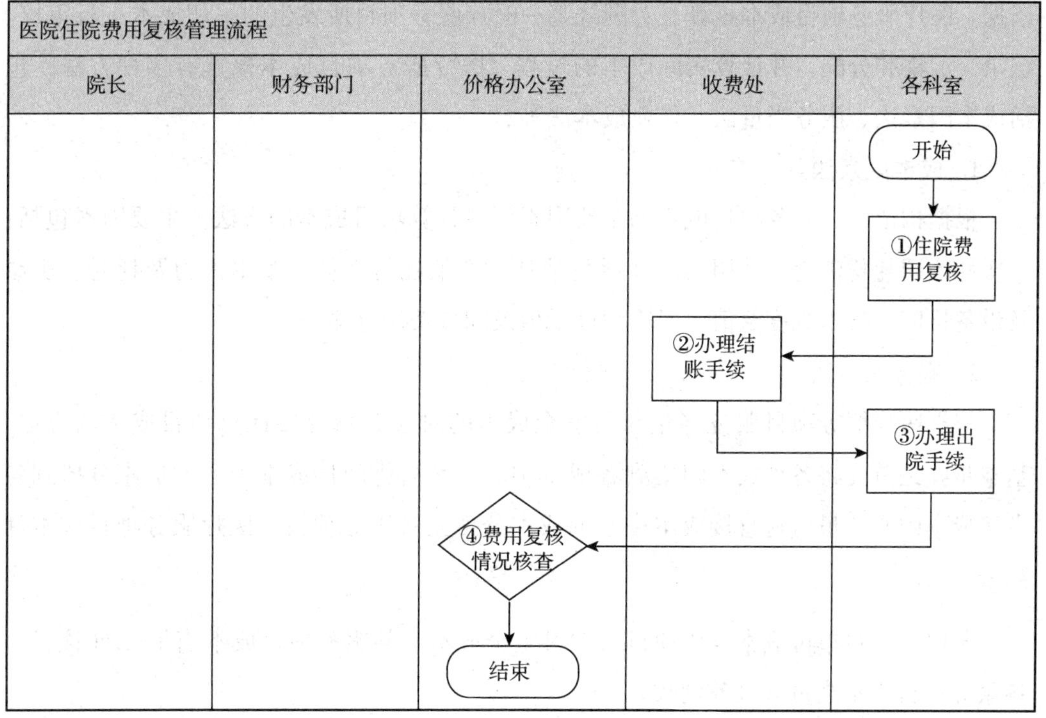

图 12－6 医院住院费用复核管理流程图

表 12-6　医院住院费用复核管理流程关键节点说明

关键节点	医院住院费用复核管理流程关键节点说明
①	(1) 病区兼职价格管理员对患者住院费用进行复核，及时清退未执行医嘱，确保收费准确无误。 (2) 病区出具“出院通知单”，加盖“住院费用复核章”，由患者/家属签字确认。
②	(1) 患者持“出院通知单”、预交金收据及医保证到住院收费处办理结账手续。 (2) 收费处打印“住院费用总清单”供患者再次核对，无误后办理结算。
③	费用结清后，通知病区办理出院手续。
④	(1) 医院价格管理部门定期对住院费用复核情况进行核查。 (2) 对未履行费用复核职责，造成患者收费投诉的，一经查实，追究责任人的责任，纳入科室绩效考核。

12.5　医院物价收费管理工具设计

12.5.1　医院医疗服务项目成本核算方法

医疗服务项目成本是医院医疗服务的物化转移，是制定医疗服务项目价格的基本依据。医疗服务项目成本核算是对围绕某一医疗服务项目所发生的一切成本进行审核、记录、汇集和分配，并计算实际成本的过程。医疗服务项目成本核算有多种方法，包括成本因素法、服务当量法、作业成本法等。

1. 成本因素法。

根据构成医疗服务项目成本的主要因素汇总计算项目成本的方法。主要因素包括：一次性医用耗材消耗、共用药品及耗材消耗、低值耗材消耗、基本人力及耗时、房屋及设备折旧、技术难度赋值、风险程度赋值及间接费用分摊等。

2. 服务当量法。

根据医疗服务项目服务当量与科室全成本的对应关系分摊计算项目成本的方法。基本步骤是首先将各种成本归集到各成本中心，然后将间接成本中心的成本分摊到各直接成本中心，最后将直接成本中心的成本分摊至各服务项目。医疗服务项目成本计算公式为：

某服务项目单位成本 = 该项目所在科室全成本 × 某服务项目成本当量/Σ（该科室各服务项目成本当量 × 服务例数）

3. 作业成本法。

作业成本法（Activity-based Costing）简称 ABC 法，指以作业为核算对象，通过成本动因来确认和计量作业量，进而以作业量为基础分配间接费用的成本计算方法。作业成本法主要关注医疗服务过程，加强过程管理，关注具体医疗服务活动及相应的成本，同时强化基于医疗服务的成本管理。

医疗服务项目成本核算方法的应用说明见表12－7。

表12－7　几种医疗服务项目成本核算方法的应用说明

设计维度	适用范围	应用说明
成本因素法	适用于成本因素基础资料较完备，行业标准较规范的医疗服务项目成本核算。	简单易行，但人为因素大，可比性差。
服务当量法	适用于已开展科室全成本核算、服务量较稳定的医疗服务项目成本核算。	能真实反映医疗服务项目的全成本构成，但受限于服务当量的科学设计。
作业成本法	适用于服务作业流程较规范的医疗服务项目成本核算。	能促进医院关注医疗服务过程，强化成本管理，但作业的分步及每步骤成本计算过程繁复。

12.5.2　医院物价收费目标管理法

目标管理法是使管理活动围绕和服务于目标中心，以分解和执行目标为手段，以圆满实现目标为宗旨的一种管理方法。医院物价收费管理的目标是通过科学、严谨的管理，合理合法组织医院收入，提升医院经济效益和社会效益，提高患者满意度，促进医院稳定、健康、可持续发展。围绕该目标，医院的物价收费管理措施可作如下细分。

1. 按照有关政策规定，合理设置医院价格管理部门并配备适量人员。

（1）明确价格管理部门，制订和落实相应制度。

（2）明确价格管理专（兼）职人员和相应的岗位职责，在岗人员能够正确掌握医药价格政策。

（3）合理配置价格管理人员，满足工作需要。

（4）完善价格管理人员考核相关制度和记录。

2. 健全、完善的医院内部医药价格管理机制和医药价格管理制度。

（1）全面落实价格公示制度，提高收费透明度。

（2）制定明确的价格管理工作流程。

（3）完善医院内部医药价格管理机制和价格管理制度。

（4）完善医药收费复核制度与监管措施。

（5）不断完善医院内部医药价格管理机制和医药价格管理制度，持续改进和优化价格管理工作质量与流程。

（6）定期对各部门、各科室的价格执行情况进行监管，监管结果纳入科室考核。

3. 积极开展并不断改进医院内部价格管理工作。

（1）根据国家有关规定调整价格，准确维护医药价格数据库信息。

（2）完善保障医药价格信息管理系统价格信息真实、准确的措施，提供价格咨询服务。

（3）建立价格投诉处置机制和处理程序，有专人负责价格投诉处置工作，处理及时。

（4）开展医院内部价格监督自查，出院患者医药费用复核落实到位，及时纠正不规范收费行为。

（5）完善价格投诉分析报告，提出整改意见。

（6）落实整改措施，持续改进价格管理工作，无违规收费。

12.6 医院物价收费业务表单设计

12.6.1 医疗服务项目价格申报成本测算表（表12-8）

表12-8 医疗服务项目价格申报成本测算表

项目名称		项目编码		计价单位		除外内容		项目成本	0.00
项目内涵								项目报价	0.00
一、基本物料消耗					二、基本人力成本				
材料名称	单位	单价	用量	每次费用	人员职别	操作人数	占用工时	工时成本	费用
1. 一次性医用材料消耗					1. 医生				0.00
				0.00	2. 护师				0.00
				0.00	3. 技师				0.00
				0.00	小　计				0.00
				0.00	三、固定资产折旧				
				0.00	资产名称	原　值	使用期限	占用工时	费用
				0.00	1. 占用房屋				
				0.00					
				0.00	2. 占用固定资产				
2. 共用药品、耗材消耗									0.00
				0.00					0.00
				0.00					
				0.00					
				0.00	小　计				0.00
3、低值耗材消耗					四、间接费用				
				0.00	项目名称	计费标准			每次费用
				0.00	1. 分摊管理费用	按一至三项费用合计12%计算			0.00

续表

一、基本物料消耗					二、基本人力成本				
材料名称	单位	单价	用量	每次费用	人员职别	操作人数	占用工时	工时成本	费用
				0.00	2. 技术难度赋值				
				0.00	3. 风险程度赋值				
				0.00	小　计				0.00
小　计				0.00	成本合计（一至四项费用相加）				0.00

说明：1. 一次性医用材料指该项目操作过程中应当使用的一次性的、数量和价格稳定的耗材，如注射用的注射器。

2. 共用药品、耗材指项目操作过程中应当使用的多个患者共用的药品或耗材，如眼科散瞳使用的阿托品。

3. 低值耗材是指该项目操作过程中应当使用的不可单独收费的常规低值耗材，如纱布、酒精、棉球等。

4. 基本人力成本按各类人员平均工时成本计算，平均工时成本 = 人员全年薪酬标准 ÷ 该类人员数 ÷（12 个月 ×22 天 ×8 小时）。

5. 固定资产折旧按实际占用时间占折旧期的比例计算。

12.6.2　医院物价收费自查表

1. 医院物价收费核查登记表（表 12 –9）

表 12 –9　医院物价收费核查登记表

患者姓名		住院号			科室		床号		
收费项目/按日	实际天数	收费天数	单价	违规金额	收费项目/按次	医嘱次数	收费次数	单价	违规金额
住院诊查费					会诊				
床位费					注射				
等级护理					输液				
一般传染病护理					吸痰护理				
动脉置管护理					气管切开套管更换				
静脉置管护理					肛周护理				
气管切开护理					口腔护理				
气管插管护理					静脉切开置管				
引流管护理					穿刺置管				
造口护理					抢救				
压疮护理					清创缝合				
伙食费					换药				
空调费					雾化吸入				
					鼻饲				
收费项目/按小时	实际时数	收费时数	单价	违规金额	物理降温				
重症监护					引流管冲洗				

续表

收费项目/按日	实际天数	收费天数	单价	违规金额	收费项目/按次	医嘱次数	收费次数	单价	违规金额
吸氧					更换引流装置				
微泵监测/输液					导尿				
心电/血压监测					灌肠				
氧饱和度监测					膀胱冲洗				
有无多收、乱收现象：									
有无少收、漏收现象：									
其他不规范现象：									

复核人： 核查人： 核查日期：

2. 医院物价收费核查结果反馈表（表12－10）

表12－10 医院物价收费核查结果反馈表

核查科室： 核查日期：

住院号	病区	患者姓名	出现问题	核查人
科室反馈：				

复核小组确认： 科室确认：

12.6.3　医院医药价格公示表

1. 电脑触摸查询系统价格公示菜单列表（表12－11）

表12－11　电脑触摸查询系统价格公示菜单列表

序号	查询菜单	子菜单	提供者	备注
1	收费标准查询	医疗服务收费标准查询	HIS系统	在线查询
2		药品收费标准查询	HIS系统	在线查询
3		医用材料收费标准查询	HIS系统	在线查询
4		各项收费标准excel版	财务部门	网络故障时脱机查询
5	门诊费用明细查询	门诊费用明细查询	HIS系统	在线刷卡查询
6	住院费用明细查询	住院费用一日清单查询	HIS系统	在线查询
7		住院总费用明细查询	HIS系统	在线查询
8	医保信息查询	医保政策查询	医保部门	脱机查询
9		医保收费标准查询	医保部门	在线查询
10	价格查询说明	价格查询说明	财务部门	文本说明

2. 价格公示牌公示项目列表（表12－12）

表12－12　医院常规诊疗项目价格公示牌

科室：　　　　公示日期：

序号	项目名称	项目内涵	计价单位	单价	计价说明
……	……	……	……	……	……

注：如遇政策性价格调整，以电脑触摸查询系统中最新价格为准。

12.6.4 医院物价收费投诉处理表（表12－13）

表12－13 医院物价收费投诉处理表

<table>
<tr><td>患者姓名</td><td></td><td>病　区</td><td></td><td>住 院 号</td><td></td></tr>
<tr><td>就诊日期</td><td></td><td>联系电话</td><td></td><td>投诉方式</td><td></td></tr>
<tr><td colspan="6">投诉内容：</td></tr>
<tr><td colspan="6">调查结果：</td></tr>
<tr><td>患者姓名</td><td></td><td>病　区</td><td></td><td>住 院 号</td><td></td></tr>
<tr><td>就诊日期</td><td></td><td>联系电话</td><td></td><td>投诉方式</td><td></td></tr>
<tr><td colspan="6">处理意见：</td></tr>
<tr><td colspan="6">处理结果：</td></tr>
</table>

注：请科室在“处理结果”栏填写处理结果并签字确认。　　　　日期：

12.7 医院物价收费管理方案设计

12.7.1 医院物价收费内部督查方案

一、目的和依据

1. 为加强医院医药价格管理，规范医疗收费行为，促进医院稳定、健康、可持续发展。

2. 根据《卫计委、国家中医药管理局关于印发医疗机构内部价格管理暂行规定的通知》（卫规财发［2011］32号）及《医院价格管理制度》等文件要求，制定本方案。

二、职责界定

1. 医院成立价格核查小组，具体负责价格核查工作的组织和实施。

2. 价格核查小组由医院医务、护理、财务部门指定的人员组成。

三、核查方式

1. 年初制定核查工作计划，合理安排核查科室及核查内容。

2. 每月开展集中核查工作至少一次，全年完成医院所有科室普查。

3. 采取院区间互查方式，相互监督，相互促进。

4. 被查院区提前1日完成准备工作，包括打印患者清单、调阅住院病历、提供核查必要场所和工具等。

四、核查工作落实

1. 核查小组成员培训，包括学习物价政策、了解核查内容、明确核查重点、掌握核查技巧等。

2. 开展现场集中核查，主要采用医嘱与收费比对法、实际与收费比对法、报告与收费比对法等核查方法。

3. 核查内容涵盖药品收费、医疗服务项目收费及医用耗材收费，具体内容如下：

（1）床位费、住院诊察费、级别护理费、空调费等按日计费项目的收费天数与实际住院天数是否相符，注意床位费实行计入不计出计数法（入院当天按一天计算，出院当天不计收费）。

（2）重症监护、吸氧、微泵监测、心电/血压监测等按小时计费项目的收费时数与实际时数是否相符，注意核对医嘱记录中相关项目的起止时间。

（3）注射、输液、单项护理、雾化吸入等按次计费护理项目的收费次数与实际次数是否相符，注意核对医嘱记录及护嘱记录中相关项目的记录次数。

（4）清创缝合、换药、穿刺、会诊等按次计费治疗项目的收费次数与实际次数是否相符，注意核对医嘱记录中相关项目的记录次数及归档病历中会诊单的张数。

（5）CT、MR、B超、放射等按人次计费检查项目的收费次数与实际检查次数是否相符，注意核对医嘱记录中相关项目的记录次数及归档病历中检查报告单的张数。

（6）检验、输血等按项计费项目的收费项目数与实际项目数是否相符，注意核对医嘱记录中相关项目的记录次数及归档病历中检验报告单及输血单的张数。

（7）手术、麻醉、术中设备使用费等手术项目的收费数与实际数是否相符，注意核对手术记录单中相关项目的记录数及麻醉记录单中麻醉项目起止时间。

（8）药品项目收费与实际用药量是否相符，药品加价是否符合物价政策，注意核对归档病历中自费药品使用告知单签字确认情况。

（9）医用耗材项目收费与实际用量是否相符，医用耗材加价是否符合物价政策，注意核对归档病历中自费医用耗材使用告知单签字确认情况。

（10）其他违规收费现象。

4. 核查小组成员在核查登记表上签字确认核查责任。

五、核查结果反馈

1. 核查小组秘书汇总核查结果，据实填列“医院物价收费核查结果反馈表”，送交被查科室限期反馈。

2. 被查科室收到反馈表后2日内反馈科室意见，科室负责人签字确认后交回核查小组。

3. 科室反馈意见中合理部分，经核查小组组长确认后予以采纳。核查小组秘书根据核查结果和反馈意见编辑医院内部价格通讯，在医院内部公示。

六、考核与监督

1. 对核查小组成员定期考核，根据核查数量及质量综合评价，奖惩兑现。

2. 对核查中发现有违反政策规定，分解项目重复收费、自立项目收费、随意套用项目收费、擅自提高收费标准和超范围收费等行为，一经查实，按违规收费金额核减科室当期绩效奖金，扣减科室当期价格管理绩效考核分。

12.7.2 医院医药价格公示实施方案

一、目的

加强物价收费管理，贯彻落实国家医药价格管理政策，健全医药价格管理制度，规范医药价格行为，全程公开医药价格，切实维护患者权利。

二、职责界定

1. 医院价格管理部门负责医药价格公示体系的建立、维护。

2. 医院各部门兼职价格管理员负责本部门常规医药价格公示、解释、费用复核工作。

三、公示内容

1. 医院医药价格管理制度，包括医院医疗收费管理制度、医院收费一日清单制度、医院药品价格管理制度、医院价格公示制度、医院物价收费核查制度及物价收费投诉管理制度等。

2. 医院在用药品项目价格，包括药品生产厂家、通用名、商品名、规格、剂型、价格、医保类别等内容。

3. 医院在用医疗服务项目价格，包括挂号费、诊察费、床位费、护理费、治疗费、检查费、化验费、手术费、输血费、输氧费、其他等大类中各明细项目的项目名称、计价单位、价格等内容。

4. 医院在用医用耗材项目价格，包括医用耗材生产厂家、名称、规格、型号、价格、医保类别等内容。

5. 门诊患者就诊费用明细。

6. 住院患者就诊费用明细。

7. 医院价格咨询及投诉部门和电话，本地物价主管部门投诉电话。

8. 医院价格公示系统分布情况及查询说明。

四、公示形式

1. 电子大屏，主要用于各种滚动信息查询，如价格投诉电话等。

2. 电脑触摸查询系统，主要用于内容更新较快的信息查询，如药品价格等。

3. 公示牌，主要用于内容相对稳定的信息查询，如价格管理制度等。

4. 病区护士站电脑，主要用于病区信息查询，如住院费用一日明细清单等。

5. 纸质清单，主要用于就诊费用明细查询，如门诊费用清单、住院费用清单等。

6. 医院网站，主要用于物价政策查询，如本省医疗服务价格标准等。

7. 主动告知，主要用于使用前需要尽告知义务的收费项目，如自费药品、自费医用耗材等。

五、价格公示落实

1. 医院应配备方便患者及其家属查询的电脑网络系统、电脑触摸查询系统等费用公示系统，并使查询设备处于良好的运行状态。

2. 医院价格管理员应确保公示的各项物价信息真实、准确，如遇物价政策调整应及时更新公示内容。

3. 医院价格公示体系应保持内容全面、形式丰富，方便患者随时查询公示内容。

六、保障措施

1. 电脑触摸查询系统属地管理。电脑触摸查询系统由所在地相关部门负责日常管理工作，包括开关机、故障报修、日常维护、使用咨询等，确保查询系统运行正常。

2. 定期巡查机制。医院价格管理部门应建立医院价格公示体系定期巡查机制，巡查内容包括公示系统运行情况、价格公示牌更新情况、病区公示服务提供情况、费用清单打印情况等。

3. 监督考核。医院价格管理部门应加强对价格公示责任部门及人员的监督与考核，制定考核细则，纳入部门绩效。

12.7.3　医院新增医疗服务项目收费管理方案

一、目的

加强物价收费管理，贯彻落实国家医药价格管理政策，保障医院新技术、新疗法、新项目临床应用及合法收费。

二、职责界定

1. 医院价格管理部门负责新增医疗服务项目的价格申报、收费开通工作。

2. 医院各部门兼职价格管理员负责本部门新增医疗服务项目价格上报、收费执行工作。

三、新增医疗服务项目界定

1. 一类新增医疗服务项目，指《全国医疗服务项目规范》中尚未立项的三新医疗服务项目，该类项目特点是无国家统一物价编码，无收费价格。

2. 二类新增医疗服务项目，指《全国医疗服务项目规范》中已立项，但本省物价主管部门尚未定价的医疗服务项目，该类项目特点是有国家统一物价编码，但无收费价格。

3. 三类新增医疗服务项目，指《全国医疗服务项目规范》中已立项、本省物价主管部门已定价的若干个项目，医院内部合并形成的组合医疗服务项目，该类项目特点是单项均有国家统一物价编码，有收费价格，但组合项目无国家统一物价编码，无收费价格。

4. 四类新增医疗服务项目，指《全国医疗服务项目规范》“项目内涵”中未明确规定不可单独收费，且“除外内容”中未明确规定可单独收费的单位价值较高的一次性医用耗材项目。

四、新增医疗服务项目价格申报

1. 开展上述一类新增医疗服务项目，需由申请科室填写《新增医疗服务项目价格申报表》，提供构成项目成本的相关材料（包括相关试剂、耗材、设备的发票复印件等）、证明其临床意义的相关材料、周边省市开展该项目的物价批复文件等，报请相关职能处室审批后，由医院价格管理部门统一向卫生主管部门申报立项。卫生主管部门汇总各医院申报项目后组织专家论证，通过论证后向国家卫计委申报立项。

2. 开展上述二类新增医疗服务项目，需由申请科室填写《新增医疗服务项目价格申报表》，提供构成项目成本的相关材料（包括相关试剂、耗材、设备的发票复印件等）、证明其临床意义的相关材料、周边省市开展该项目的物价批复文件等，报请相关职能处室审批后，由医院价格管理部门统一向省物价局申报价格。

3. 开展上述三类新增医疗服务项目，由申请科室书面报告相关职能处室，经审批后由医院价格管理部门统一向卫生、价格主管部门申报备案。

4. 开展上述四类新增医疗服务项目，需由申请科室填写《新增医用耗材收费申请表》，提供医用耗材采购发票复印件、证明其临床意义的相关材料、周边省市开展该项目的物价批复文件等，报请相关职能处室审批后，由医院价格管理部门统一向省物价局申请收费许可。

5. 上述一类新增医疗服务项目获国家卫计委立项后，参照上述二类新增医疗服务项目进行价格申报。

五、新增医疗服务项目价格执行

1. 新增医疗服务项目在申报期间原则上不得收费，也不得随意参照其他医疗服务项目收费，待主管部门审批后由医院价格管理部门通知执行。

2. 医院价格管理部门在收到主管部门价格批复后，在医院收费系统中维护相应收费项目，同时发布医院医药价格调整通知，通知相关科室按时执行项目标准。

3. 上述四类新增医疗服务项目收费申请获批后，医院价格管理部门书面通知物资采购部门，准予办理采购手续，并执行医用耗材收费审核流程后通知临床收费。

六、监督与考核

1. 在医院组织的收费自查中，发现有违反政策规定，分解项目重复收费、自立项目收费、随意套用项目收费和超范围收费等行为，一经查实，按违规收费金额核减科室当期绩效奖金，扣减科室当期价格管理绩效考核分。

第十三章　医院内部审计精细化管理

13.1　医院内部审计管理体系设计

13.1.1　医院内部审计的作用

医院内部审计是内部审计机构和审计人员对医院的财务收支、经济活动的真实、合法和效益进行独立监督审核的行为。医院内部审计是医院进行现代化管理的一种重要手段，通过对医院预算、内控制度、专项资金、固定资产投资、基建项目等重要经济业务的效益审计，促进医院管理水平和经济效益的提高。

医院内部审计具有双重任务：一方面制止违规违纪现象，保护国家财产和医院利益；另一方面促进医院改善经营管理，提高经济效益。医院内部审计主要包括以下作用：

1. 审计监督作用

内部审计的基本职能首先是经济监督。内部审计监督是对医院所有经济监督的第一道关口。通过监督和对问题的揭示与查处，促使医院内部各部门规范管理，堵塞漏洞，提高效益，为医院实现经营目标服务，促进医院经营活动良性循环。

2. 风险管理作用

风险管理是识别风险并设计控制的方法，其核心是将没有预计到的未来事项的不利影响控制在最低程度。对风险管理首先要求在内部审计的组织中发现那些高风险暴露的领域，对高风险暴露点的识别要通过对组织的分析进行，这种分析既包括审计人员的客观测试，也包括主观的判断，将分析的结果与认为可接受的风险水平相比较，最后实施必要的变革，使医院的风险暴露水平与其所设定的目标相一致。通过持续的跟踪审计，确保对医院最严重的风险以及潜在的风险及时采取有效措施，加以纠正或化解，以达到风险管理的目的。

3. 内部控制作用

内部控制制度是医院的一项重要组织制度，建立科学严密的内控机制，正确处理监督与发展的关系，是确保医院安全有效运行的关键。内部审计是内部控制的一个组成部分，是对医院内部控制的再控制。内部审计机构和审计人员，在对审计出的问题进行综合分析，测算和研究并报告审计结果的同时，对内控制度存在问题提出最佳解决方案和改进建议，供决策时参考。

4. 评价鉴证作用

评价过程的实质是针对审核检查中发现的问题和缺陷进行评议，从而肯定成绩，提出不足。评价是内部审计的基本职能和作用之一。鉴证是对医院财务管理及其经济活动的鉴别和证明，据以做出审计结论。通过内部审计评价医院的决策、目标和计划是否具有可持续发展性，以及经济效益水平高低及影响因素，经营管理者是否有效地管理了医院，并是否切实履行了其应尽的各种职责。

5. 服务目标作用

一切经济活动的最终目的是实现其经营目标，内部审计的一个重要作用，就是从始至终在不同层次、不同范围、不同领域为医院运营目标服务并促进各个目标的实现。审计趋势的变化将医院发展治理结构中的内部审计服务目标的作用提升到了更高的层次，同时也对内审人员的综合素质提出了更高的要求。只有逐步适应这种变化并不断适应新形势、新要求，内部审计在医院发展治理结构中的重要作用才能够顺利实现。

13.1.2　医院内部审计的管理体系

为了加强医院内部审计工作，医院应建立健全内部审计的管理体系，提高内部审计的质量。医院内部审计质量管理是对具体审计流程的质量控制，主要包括审计前调研、审计方案制定、审计过程控制、审计报告、后续审计等环节，这些环节的质量控制水平，是内部审计质量控制核心环节。医院内部审计的管理体系如图 13－1 所示。

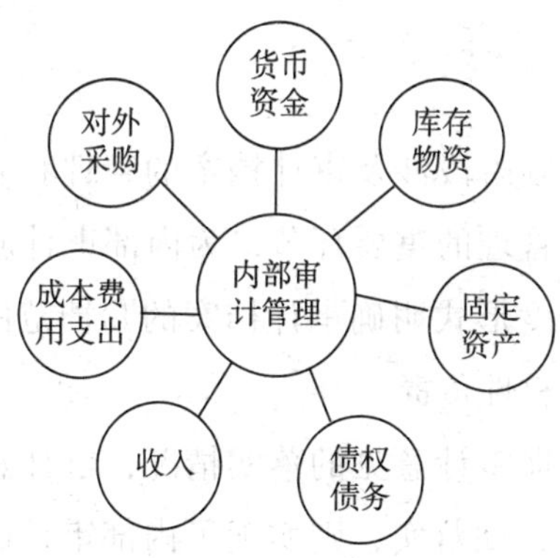

图 13－1　医院内部审计管理体系

1. 审计前调研

审计前调研是通过了解审计事项以及被审计的基本概况，为开展审计工作打好基础。对被审计单位要了解其管理制度、主要业务和工作流程、审计期间重大决策情况等信息，做到心中有数，以提高审计结论的科学性和效率。

2. 审计方案制定

审计方案的制定是根据审前调研所获得的信息确定审计重点，设计具体审计程序并根据审计组成员的业务专长分配审计任务。审计方案制定得科学与否，直接影响审计质量，审计方案制定过程中要与审计组成员充分沟通，审计组成员充分研讨达成共识的审计方案可操作性强。

3. 审计过程控制

内部审计过程的质量控制方法包括建立审计日记制度、审计底稿复核制度等。审计日记被形象地称为审计项目的“黑匣子”，可以清晰地再现审计过程，突破内部审计过程质量不易控制的盲区，界定审计责任，有利于规范内部审计程序，提高内部审计质量；审计底稿的复核制度是对审计底稿中所列审计事项及结论与支持证据相互核对的制度，可以合理保证审计证据的真实性、充分性和相关性，以及审计意见的准确性，减少审计风险，提高审计质量。

4. 审计报告

审计报告质量控制阶段要注意审计报告撰写、复核和向被审计单位征求意见的环节。内部审计报告是内部审计工作的成果，集中体现内部审计质量。审计报告撰写要坚持客观公正原则。为保证审计报告质量，要建立审计报告复核制度，将报告与审计底稿复核，检查审计报告的完整性，检查审计结论的准确性，检查审计建议的科学性和可操作性，这是内审质量控制的关键环节之一。在正式发出审计报告前，要向被审计单位管理层和相关部门征求意见，对提出的不同意见进行核实后，可以进行报告修改，以保证报告质量。

5. 后续审计

审计项目的后续质量控制阶段涉及审计档案的管理和后续审计的进行。审计档案的管理工作是内部审计质量管理的重要环节，为内部审计质量的监督和评估提供了原始资料。内审部门应该以制度形式明确审计档案的归档范围、保管年限，明确由审计项目负责人对审计档案的完整性负责。

后续审计的目的在于督促审计意见的落实情况，审计意见的落实是审计质量控制的直接目标。如果审计建议如期落实，则实现了内部审计的目标，也意味着内部审计质量得到了被审计单位的认可；如果审计建议没有落实，应耐心听取被审计人员的反馈意见，对于落实的难点问题，内审部门应反映给高级管理层，请其协助落实。此外，对于不切实际的审计建议，审计组成员应该分析原因，以利于下一次审计项目的改进，逐渐形成良性的内审质量促进机制。

13.1.3　医院内部审计精细化管理设计维度及要素

医院内部审计对医院的资金管理、业务收支、招标采购等整个过程起着重要的监督作用，建立完善的内部审计有利于提高医院的社会效益和管理水平。医院内部审计的精细化管理要实现精、准、细、严四个特征。通过精细化管理，以建立完整、规范的内部审计体系，使内部审计管理科学化、标准化、程序化。医院内部审计体系可从岗位、制度、流程、工具、表单和方案六个维度进行设计。内部审计精细化管理体系的要素见表13－1。

表13－1　内部审计管理体系设计要素

设计维度	设计要素	设计维度	设计要素
岗位职责	审计主管岗位职责 审计员岗位职责	管理工具	医院内部审计的方法 内部审计风险评估
管理制度	医院内部审计管理制度 工程项目审计制度 材料、物品等采购审计 大型医疗设备审计制度	业务表单	内部审计工作基本情况调查表 内部审计工作情况 内部审计情况报表 审计工作情况统计表 基建和修缮项目审计工作情况统计表 内部审计工作情况报告
业务流程	内部审计流程	管理方案	财务收支审计方案 基建工程项目审计方案 科教项目审计方案

13.2　医院内部审计岗位职责设计

13.2.1　审计主管岗位职责

审计主管岗位职责
• 拟定内部审计规章制度，制订年度内部审计计划； • 拟订审计方案，起草审计报告； • 负责预算内、预算外资金的管理和使用情况审计； • 按照干部管理权限开展有关领导人员的任期经济责任审计； • 负责医院的经济管理和经济效益情况审计； • 负责固定资产投资项目、基本建设投资、修缮工程项目等审计； • 审查各项财务制度的落实情况，评审内部控制制度的健全性和有效性以及风险管理； • 评审重大经营决策的可行性、合理性、效益性； • 负责政府采购、医院内部自行采购及招标投标情况审计； • 负责经济合同的签订及执行情况审计；

续表

审计主管岗位职责
• 负责医院成本核算与管理审计； • 评审卫生、科研、教育和各类援助等专项经费的管理和使用，评审专项资金及外汇管理和使用情况； • 协助外部审计工作的开展，维护与外部审计单位的良好关系； • 法律、法规规定和医院主要负责人或权力机构要求办理的其他审计事项。

13.2.2 审计员岗位职责

审计员岗位职责
• 协助审计主管拟定审计计划或方案； • 根据年度审计计划对医院收支结余的真实性、准确性、合法性等进行审计； • 根据年度审计计划对各项财务收支、专项资金的使用和核算情况进行审计； • 根据医院领导意见，对有损医院利益或严重违反财经纪律的行为，会同相关部门领导对其进行审计； • 对医院内部管理制度进行审计，以检验其是否健全、严密和有效，并审计其执行情况； • 审计工作结束后，及时向领导出具审计报告，并及时通报审计中发现的问题； • 根据国家有关制度和医院的相关规定，配合外部审计机构进行必要的调查取证工作； • 按规定使用所获取的资料；整理归档审计资料及文件； • 完成领导交办的其他工作。

13.3 医院内部审计管理制度设计

13.3.1 医院内部审计管理制度

为了加强医院内部审计工作，建立健全单位内部审计制度，加强内部审计工作，提高经营管理水平，保障国有资产保值增值，完善内部监督制约机制，规范收支管理，促进医院各项工作健康发展，根据《中华人民共和国审计法》、《审计署关于内部审计工作的规定》和《卫生系统内部审计工作规定》，结合医院实际，制定本规定。

第一章 总 则

第1条 医院实行内部审计制度，以加强内部管理和监督，维护财经纪律，改善经营管理，提高经济效益和社会效益。

第2条 审计工作由医院审计部门或内部审计人员负责，在院长领导下，依照国家法律、法规和政策，负责本院经济部门业务收支及其经济效益进行内部审计监督，独立行使内部审计职权，对院长负责并报告工作。

第3条 医院审计部门或审计人员，接受上级审计机关的业务指导并协助上级审计机关对医院审计。

第 4 条 医院审计部门对审计范围内的下列专项进行内部审计监督：

1. 医院财务计划或者预算的执行和决算。
2. 与医院财务收支有关的经济活动及其经济效益。
3. 内部控制制度的健全、有效。
4. 医院财产、物资的管理情况。
5. 专项资金的提取、使用。
6. 国家财经政策、计划、规章制度、法令的执行情况。
7. 审计内部有关管理制度的落实及其他审计事项。
8. 医院院长交办或审计机关委托的其他审计事项。

第 5 条 医院审计部门对本院与外单位合作项目的投入资金、财产的使用及其效益，进行内部审计监督。

第 6 条 医院其他部门应全力配合内部审计机构或审计人员的工作，根据医院内部审计工作的需要，被审计部门应按时向审计机构报送有关的计划、预决算、报表和文件资料等。

第二章 职 权

第 7 条 要求被审计部门按时报送财务预算、财务决算、会计报表及有关文件、资料。

第 8 条 参加医院基建、设备购置、财务、对外投资等相关会议，主持召开与审计事项有关的会议。

第 9 条 对审计的有关事项，进行调查并索取证明材料。

第 10 条 对正在进行的严重违反财经法纪，严重损失浪费行为，做出临时的制止决定。

第 11 条 对阻挠、破坏审计工作以及拒绝提供有关资料的，经院长批准，可以采取必要的临时措施，并提出追究有关人员责任的建议。

第 12 条 经本部门、医院主要负责人批准，对可能转移、隐匿、篡改、毁弃会计凭证、会计账簿、会计报表以及与经济活动有关的资料，予以暂时封存。

第 13 条 提出改进管理、提高效益的建议，以及纠正、处理违反财经法纪行为的意见。

第 14 条 对严重违反财经法纪和造成严重损失浪费的人员，提出追究责任的建议。

第 15 条 对审计工作中的重大事项，向上级内部审计机构和审计机关反映。

第16条 院长可以在管理权限范围内授予院内审计机构经济处理、处罚的权限。

第三章 内部审计程序

第17条 根据上级部署和医院的具体情况拟订审计项目计划，报经院长批准后实施。

第18条 实施审计前，应编制审计工作方案，组成审计组，并提前3日以书面形式通知被审计部门；被审计部门应配合审计工作，提供必要的工作条件。

第19条 审计组实施审计，应取得审计证据，编制底稿，由相关科室负责人签字确认。

第20条 对审计中发现的问题，可随时向有关部门和人员提出改进意见。审计终结，提出审计报告，征求被审计部门的意见后，报送院长，经批准的审计结论和决定，被审计部门必须执行。

第21条 被审计的相关科室对审计结论和决定如有异议，可在收到审计报告之日十个工作日内提出反馈意见，送交医院审计组，也可以直接向院长提出申诉。医院审计部门应定期向院长提交工作报告。

第22条 医院内部审计部门应督促被审计的相关科室在规定的期限内落实审计意见，并书面报告执行结果。

第23条 医院审计部门应对必要的项目实施后续审计。

第24条 医院审计部门对办理的审计事项，必须建立审计档案，按照规定管理。

第四章 内部审计人员管理

第25条 医院内部审计人员应具有较高的政治素质和业务素质，有较丰富的财务工作经验和审计工作经验，有较高的会计理论水平，熟悉有关政策、法令和制度。

第26条 医院审计部门的负责人员，按照干部管理权限的规定任免，并应事前征求上级主管部门的意见。按照国家规定，评定医院审计部门人员的专业技术任职资格，聘任内部审计人员。

第27条 医院审计部门要依法审计，忠于职守，坚持原则，客观公正，廉洁奉公，保守秘密。不得滥用职权，徇私舞弊，泄露秘密，玩忽职守。

第28条 内部审计人员与被审计部门或者审计事项有利害关系的，应当回避。任何组织和个人不得干预内部审计工作。

第29条 医院审计部门人员行使职权，受国家法律保护，医院任何部门及个人不得打击报复；医院应保证内部审计开展工作和培训所必需的经费。

第30条 对违反本规定的部门和个人，根据情节轻重，给予行政处分、经济处罚或者提请有关部门处理。

第五章　附　则

第 31 条　本制度由审计部门制定并监督实施。本规定未作规定或没有明确规定的事项须审计部门批准，然后执行或办理。

第 32 条　本制度自 20 × × 年 × × 月 × × 日起实施。

13. 3. 2　工程项目审计制度

为了加强医院工程项目工作，提高基建项目管理水平，完善内部监督制约机制，结合医院实际，制定本规定。

第一章　总　则

第 1 条　基本建设，是指利用国家预算内基建拨款、自筹资金、国内外基本建设贷款，以及其他专项资金进行的新建、扩建工程及与之相连的工程。

第 2 条　大修工程，是指利用专项经费、自筹资金进行的不属基本建设项目的翻建、修缮，以及其他较大修理项目，大修工程金额的起点暂定为 10 万元（包括 10 万元）以上；中、小修工程是指：10 万元以下的工程项目。

第二章　基本建设审计

第 3 条　审计部门参与基本项目的立项论证工作，参加相关的会议，并协助基建管理部门做好基本建设项目开工前报审、送审工作。

第 4 条　审计部门对工程项目概算的执行情况，年度预算的执行情况进行审计监督。

第 5 条　审计部门对基本建设程序、资金来源和其他前期工作以及建设资金管理和使用情况进行审计监督。

第 6 条　审计部门对工程造价进行审计监督，重点审计工程预算、工程结算的真实性、合法性。

第 7 条　审计部门参加基本建设项目中工程勘察、工程设计、工程监理、工程施工、总承包工程、分包工程、设备材料等的招标、投标工作。

第 8 条　审计部门对医院签订的工程勘察、设计合同、工程监理合同、工程施工合同、设备材料采购合同进行审查并监督合同的履行。

第 9 条　审计部门对基本建设工程经济管理过程进行审计监督。

第 10 条　审计部门对基本建设工程施工过程中工程进度款的拨付签署意见。

第 11 条 审计部门参加基本建设工程的验收工作。

第 12 条 对施工单位报送，监理单位、基建管理部门审查后的竣工结算进行审计，并表示意见。

第 13 条 对基本建设工程项目的竣工决算签署意见。

第三章 大修工程及其中、小修工程项目审计

第 14 条 大修工程项目的投资估算额，超过国家法律、法规规定必须进行公开招标投标的金额限制的，执行国家法律、法规规定。

第 15 条 主管部门、使用部门必须对大修工程的必要性、可行性进行论证，论证报告经批准后，大修工程列入年度财务计划。

第 16 条 中、小修工程应列入年度财务计划，未列入年度计划确实急需的中、小修工程，应办理财务计划追加手续，经批准后按规定执行。

第 17 条 列入年度财务计划的大、中、小修工程在实际执行时，资金的使用超过计划批准的数额，应以书面形式说明理由，办理财务计划追加批准手续。

第 18 条 大修工程的投资估算额，小于国家法律、法规规定必须公开招标的工程，执行医院制度规定。

第 19 条 审计部门参加大修工程的论证立项工作、经济管理过程监督工作和验收工作。

第 20 条 审计部门对大、中、小修工程的审计内容包括：

1. 确定大、中、小修工程方案是否经过论证，并经批准和列入年度财务计划。

2. 施工单位的确定，是否按国家法律、法规和医院制度的规定采用招标、投标的方式确定。

3. 工程施工合同签订是否规范，支付工程款是否符合合同的约定。

4. 工程施工中发生的工程变更洽商是否合理，批准手续是否完备、规范、符合程序。

5. 工程上使用的设备材料的质量、价格，是否由工程管理人员和使用部门人员共同确认。

6. 验收手续是否完备，竣工资料是否已移交主管部门。

7. 工程保修合同是否签订。

8. 审查工程结算，检查报送的结算是否符合规范要求及合同的约定，主管部门审查工程结算的质量，工程结算是否在竣工验收合格之后。

第 21 条 大、中、小修工程的结算由主管部门审查后，审计部门进行复审，未经审计部门复审签章，院领导不予批准结算，大、中、小修工程的结算审计，应在30天

内签章或提出审计意见。

第22条　大修工程数额较大（50万元以上）的，经医院主要负责人批准，可委托注册审计师事务所进行审计。

第四章　附　则

第23条　本制度由审计部门制定并监督实施。本规定未作规定或没有明确规定的事项须审计部门批准，然后执行或办理。

第24条　本制度自20××年××月××日起实施。

13.3.3　材料、物品等采购审计

为了完善医院材料、物品等采购工作，规范采购流程，加强采购管理，完善内部监督制约机制，结合医院实际，制定本规定。

第1条　采购估算金额超过国家法律、法规规定，必须公开招标的采购项目，按国家法律、法规规定办理。

第2条　国家法律、法规规定必须公开招标采购估算金额限制以下的采购项目，由医院自行组织招标采购，审计部门参加医院内部自行采购的招标投标工作。

第3条　审计部门对医院采购活动审计的内容包括：

1. 采购活动是否遵守了国家法律法规和医院制度的规定。

2. 采购使用的资金是否列入医院年度财务收支计划，执行的数额，是否控制在预算数额以内；超预算是否有合理的理由并经过批准。

3. 采购合同的签订是否符合法律、法规的要求，符合招标文件的要求；合同的技术指标、规格、型号、数量、金额等是否经使用部门、专业人员复核确认。

4. 合同支付款是否符合合同的约定，并经过批准。

5. 交货时间是否符合合同要求，验收手续是否完备，技术资料是否移交给主管部门，不合规格、质量不符的货物是否已进行退货处理。

第4条　本制度由审计部门制定并监督实施。本规定未作规定或没有明确规定的事项须审计部门批准，然后执行或办理。

第5条　本制度自20××年××月××日起实施。

13.3.4　大型医疗设备审计制度

为了完善大型医疗设备管理工作，规范大型医疗设备采购管理流程，加强管理，完善内部监督制约机制，结合医院实际，制定本规定。

第一章 总 则

第1条 大型医疗设备审计主要包括申报购入阶段审计和使用阶段的审计，审计部门应根据不同审计阶段的具体工作，制定合理的审计计划和方案，完成审计工作。

第二章 申报购入阶段审计

第2条 采购估算金额超过国家法律、法规规定，必须公开招标的采购项目，按国家法律、法规规定办理。

第3条 国家法律、法规规定必须公开招标采购估算金额限制以下的采购项目，由医院自行组织招标采购，审计部门参加医院内部自行采购的招标投标工作。

第4条 审计部门对医院采购活动审计的内容：

1. 采购活动是否遵守了国家法律法规和医院制度的规定；
2. 采购使用的资金是否列入年度财务收支计划，执行的数额是否控制在预算数额以内；
3. 超预算是否有合理的理由并经过批准；
4. 采购合同的签订是否符合法律、法规的要求、符合招标文件的要求；
5. 合同的技术指标、规格、型号、数量、金额等是否经使用部门、专业人员复核确认；
6. 合同支付款是否符合合同的约定，并经过批准；
7. 交货时间是否符合合同要求，验收手续是否完备，技术资料是否移交给主管部门，不合规格、质量不符的货物是否已进行退货处理。

第三章 使用阶段的审计

第5条 审计设备管理制度。

1. 设备日志。是否指定专人负责管理机器设备，为每一项设备建立档案，记录设备安装、启用、检修、异常状态等设备使用日志。
2. 严格培训。所有操作人员、工程技术人员、临床医生等是否接受岗前培训，熟悉操作规范，保证机器设备的使用安全，各项性能指标、检查数据真实有效。
3. 清洁养护。每天下班前后是否对设备进行清洁保养、对周围环境除尘、对辅助工具的整理归类。

第6条 审计设备维保费用。维修年保合同中设备的维保时间、更换价格与总合同的价格比是否合理，如CT的球囊管、磁共振的冷头等。对厂家的每一次项目维保要认真核对，防止走过场，如技术参数的校对等，以期提高设备使用率。

第7条 包括资金来源审计、设备收入成本审计、使用效率审计。

第四章　附　则

第8条　本制度由审计部门制定并监督实施。本规定未作规定或没有明确规定的事项须审计部门批准，然后执行或办理。

第9条　本制度自20××年××月××日起实施。

13.4　医院内部审计管理流程设计（如图13-2、表13-2）

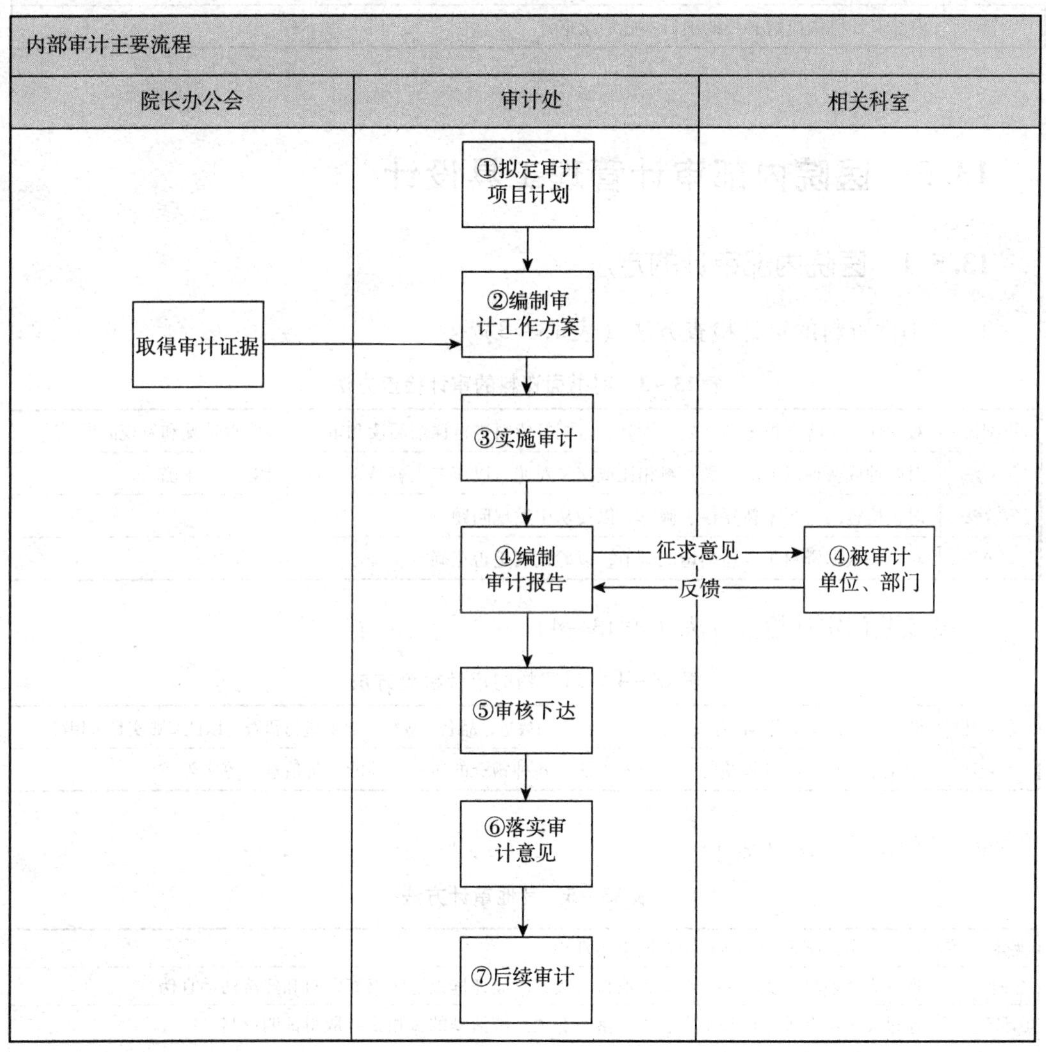

图13-2　内部审计流程图

表 13－2 内部审计管理关键节点说明

关键节点	关键节点说明
①	根据本部门、本单位的具体情况，拟定审计项目计划，报经单位主要负责人批准后实施
②	内部审计机构实施审计前，应编制审计工作方案，组成审计组，并提前3日以书面形式通知被审计单位；被审计单位应配合审计工作，提供必要的工作条件
③	审计组对审计事项实施审计，应取得审计证据，编制审计工作底稿，由被审计单位相关人员签字确认
④	审计组对审计事项实施审计后，编制审计报告，并征求被审计对象的意见。被审计对象在收到审计报告之日起10个工作日内，提出书面反馈意见，送交审计组
⑤	内部审计机构对审计组提交的审计报告进行审核后，报本部门、本单位主要负责人审批下达被审计单位，被审计单位应当执行
⑥	内部审计机构应督促被审计单位在规定的期限内落实审计意见，并书面报告执行结果
⑦	内部审计机构应对必要的项目实施后续审计

13.5 医院内部审计管理工具设计

13.5.1 医院内部审计的方法

1. 对书面资料的审计检查方法（表13－3）

表 13－3 对书面资料的审计检查方法

审阅法	对凭证、账簿、报表和计划、预算、合同等资料进行详细阅读和审查，以掌握情况和发现问题
核对法	对两种或两种以上的书面资料相比或交叉对照，以审查内容是否一致，计算是否正确
复算法	对被检查的资料重新复核、验算，以便从中发现问题
调节法	对有关数据资料予以适当增减调节，以验证其是否正确

2. 对实物的审计检查方法（表13－4）

表 13－4 对实物的审计检查方法

盘点法	即审计人员直接或监督有关人员对财产物资的数量、品名、规格、金额进行盘查，以证实账实是否相符
鉴定法	用化学分析、物理检验等专门技术方法对各种物资的质量、性能、价值进行鉴定等

3. 其他审计方法（表13－5）

表 13－5 其他审计方法

观察	审计人员亲临现场实地观察查明事实真相
查询	审计人员通过口头或书面询问，取得口头或书面证据以证实书面资料和经济活动真伪
函证	通过发函给有关单位和个人，查证落实有关经济活动的真相，并取得证明材料
比率分析	利用相关指标间比率关系进行分析
账户分析	对账户间的对应关系，是否正确、适当进行分析
趋势分析	对某项经济指标在若干个时期的发展趋势进行分析
比较分析	对相关的指标进行比较分析

一般的审计工作往往要涉及到多种方法，审计人员可根据实际情况，采取有效方法，较好地完成审计工作。

13.5.2　内部审计的风险评估

根据对医院风险的识别与分析，以及内部控制的评估，内部审计人员可以开展对医院风险和审计风险的整体评估。在评估的基础上，合理选择被审计单位和事项，进而形成审计项目计划。

1. 风险评估时所考虑的因素

按照内部审计的有关职责范围，结合医院建立健全计划与控制系统和内部控制所遇到的风险的实际情况确定，并对各因素加以细分类，选取分值。关注的主要内容有：

（1）内部审计的职责。内部审计的授权性表明内部审计职责的重要性，内部审计的职责，规定了内部审计的审计范围，各科室的各种经济活动是否属于内部审计的范围，是否已经过内部审计或外部的监督，都是值得考虑的重要因素。

（2）是当前医院的战略及目标。作为医院的内部审计部门，其活动也是组织内部的管理活动，必须服从于医院当前的发展战略和目标。

（3）是行业风险。要求关注被审计对象的外部环境风险，因此需要考虑被审计对象所处的行业风险，如当前的社会环境压力、管理当局环境风险方面等。

2. 风险评估的过程

在搜集资料阶段，重视单位的经营目标、战略及计划，重点围绕单位的中心任务，按照单位中心任务的重要性，增加一定的分值进行先后次序的考虑。对于金额大，性质特别重要的风险较大的项目，采用全过程跟踪，分配重点的审计资源加以重点审计，而对金额小，性质重要的风险较高项目，主要采用分析性复核等方法。对医院的内外部环境进行分析，分析出科室和事项的风险的排序，再通过对内部控制进行审计风险的综合评价，两个评价结果的转化及综合的结果，确定审计工作内容的优先次序，审计资源的分配。

3. 形成计划的原则

形成内部审计项目计划的原则主要有：

（1）风险导向原则。风险导向是审计立项的核心原则。审计立项应当以风险为导向，对风险大的审计单元优先考虑，实现有重点的、差别化审计。

（2）周期性覆盖原则。审计立项应能保证在一定的审计周期内，对所辖的全部审计单元至少进行一次审计。

（3）分类分项原则。审计立项按照全面审计项目、专项审计项目和定向审计项目三类分别立项。

（4）统筹兼顾原则。应统筹兼顾风险评估绝对额增量、风险评估相对值、审计周期、政策监管及决策层关注事项等内容。

（5）优化组合原则。可以按照其机构关联程度、业务特性或内在逻辑关系进行组成，形成最优的审计项目集合。

最后，综合年度工作目标。风险评估报告、备选审计项目、审计资源情况等来确定审计项目计划。

4. 风险因素排列

根据风险评估应考虑的主要因素，结合内部审计部门对本年度医院经营风险管理的评估结果，医院各科室风险评估的结果，以及内部控制评价审计得出的控制风险评价结果，再结合其他相关的重要资料，就可以对要进行风险评估的主要因素的状况有一个总的评价结论，见表13－6。

表13－6 风险因素评估表

相关业务科室	考虑的主要因素				
	审计职责	与医院的战略的相关程度	行业风险	人员素质	内部控制制度
基建部门	审计基本建设投资、修缮工程项目	医院处于高速扩张过程中，现有及潜在基建投资增加	基建行业不规范，是腐败问题的多发处	基建人员未经过专门培训	无相关基建制度
设备采购部门	固定资产购置使用和医用耗材购销的专项审计	医院患者增多，固定资产及医用耗材的购买呈上升趋势	医疗设备购买是治理商业贿赂行为的重点	人员受过培训	建立并有效实施设备保管等制度
收费科	审计财务收支	现金增多，风险点多	法律较规范	部分人员无会计证	建立现金日记账等制度，但未实施
财务部门	任期经济责任审计	服从医院战略	法律较规范	专业人员素质较高	制度齐全，实施有力
……	……	……	……	……	……

从风险评估排序表中可以看出，基建部门的风险最高，其次是收费科，因此，将基建部门和收费科作为审计重点单位。对于其他单位，减少审计频率和时间，集中精力关注较高风险的单位。

良好的计划是成功的一半，通过从审计计划开始的一系列以风险导向的内部审计工作，形成了以防范风险和加强内部控制制度建设为核心的审计监督体系。主要职能是加强内部监督和控制，改进和完善内部管理，防范和化解风险，提高工作效率，确保各部门贯彻执行单位制定的决策方针，促进医院管理水平的提升。

13.6　医院内部审计管理表单设计

13.6.1　内部审计工作基本情况调查表（表13－7）

表13－7　内部审计工作基本情况调查表

单位名称（公章）

<table>
<tr><td colspan="2">单位地址</td><td colspan="3"></td><td>邮编</td><td></td></tr>
<tr><td>单位性质</td><td></td><td colspan="5">请填写数字：1. 行政机关　2. 事业单位　3. 国有企业　4. 上市公司　5. 地方金融机构　6. 非公有制企业　7. 农村集体经济组织　8. 其他＿＿＿＿＿＿＿</td></tr>
<tr><td colspan="2">单位内部审计机构名称</td><td colspan="3"></td><td>成立时间</td><td></td></tr>
<tr><td colspan="2">内部审计机构负责人</td><td colspan="3"></td><td>联系电话</td><td></td></tr>
<tr><td colspan="2">内部审计机构的组织设置情况</td><td></td><td colspan="4">请填数字：1. 独立的职能部门　2. 与纪检监察合署办公　3. 设在财务部门　4. 与人事部门合署办公　5. 其他形式</td></tr>
<tr><td colspan="2">内审机构分管领导姓名</td><td></td><td colspan="2">联系电话</td><td colspan="2"></td></tr>
<tr><td colspan="2">内审机构分管领导职务</td><td colspan="5"></td></tr>
<tr><td colspan="2" rowspan="2">内部审计人员数</td><td rowspan="2"></td><td rowspan="2">其中</td><td>专职人数</td><td colspan="2"></td></tr>
<tr><td>兼职人数</td><td colspan="2"></td></tr>
<tr><td colspan="2">已建立的内部审计制度主要有哪些</td><td colspan="5"></td></tr>
<tr><td rowspan="2">审计存在困难</td><td>影响和制约内部审计工作开展的问题是</td><td colspan="5"></td></tr>
<tr><td>在日常内部审计工作中遇到的主要困难有哪些</td><td colspan="5"></td></tr>
<tr><td colspan="2">你单位希望给内部审计人员开展哪些内容的培训</td><td colspan="5"></td></tr>
<tr><td colspan="2">你单位希望给内部审计人员开展哪些形式的培训才更有效</td><td colspan="5"></td></tr>
</table>

13.6.2 内部审计工作情况（表 13－8）

表 13－8 内部审计工作情况

<table>
<tr><th colspan="3">调查内容</th><th>请填写备选项数字</th><th>备选项</th></tr>
<tr><td rowspan="12">审计理念与工作思路</td><td rowspan="3">审计模式、方式</td><td>审计介入阶段</td><td></td><td>1. 事后审计 2. 以事后审计为主，部分业务前移到事中审计 3. 事后、事中、事前审计并存 4. 全程跟踪审计</td></tr>
<tr><td>审计模式</td><td></td><td>1. 账项基础审计 2. 制度基础审计 3. 风险导向审计 4. 多种方法交叉使用</td></tr>
<tr><td>审计方式（可多选）</td><td></td><td>1. 财务审计——审计年度账目，财务报表和报告 2. 经营审计/综合审计 3. IT（信息技术）审计 4. 舞弊调查 5. 专项审计或调查 6. 协助外部审计 7. 审计人员管理 8. 协助医院的流程再造活动 9. 协助医院的质量控制活动 10. 协助医院的控制自我评估 11. 为医院提供内部控制建议 12. 其他________</td></tr>
<tr><td colspan="2">单位视内部审计为何种角色（可多选）</td><td></td><td>1. 对财务信息进行独立评价 2. 对经营效率进行独立评价 3. 对法律法规的遵循情况进行独立评价 4. 对内部控制进行独立评价 5. 培养财务或管理人才</td></tr>
<tr><td colspan="2">内部审计是否承担了相应的管理职责（可多选）</td><td></td><td>1. 参与医院决策 2. 参与合同签订 3. 参与物资采购 4. 参与经营和管理 5. 参与内部控制建设 6. 其他__________</td></tr>
<tr><td colspan="2">内部控制和风险管理为导向的管理审计开展情况</td><td></td><td>1. 试点 2. 部分开展 3. 全面开展 4. 未开展</td></tr>
<tr><td colspan="2">开展内部控制和风险管理为导向的管理审计的目的或用途（可多选）</td><td></td><td>1. 使内部审计活动与组织战略相一致 2. 促进更有效的利益相关者沟通和管理 3. 证明内部审计活动的价值 4. 推动内部审计质量的提高 5. 保证遵守职业标准 6. 其他，请说明（可另附纸）__________</td></tr>
<tr><td colspan="2">开展以内部控制和风险管理为导向的管理和效益审计面临的问题（可多选）</td><td></td><td>1. 风险意识淡薄 2. 缺乏较为完备的企业风险管理的相关法律法规政策 3. 企业风险管理的组织架构还不完善 4. 对企业风险管理审计的定位不够清楚、准确 5. 企业风险管理审计人才严重匮乏 6. 其他__________</td></tr>
<tr><td colspan="2">开展财务审计时，你单位重点关注（按顺序选）</td><td></td><td>1. 内部会计控制的适当性 2. 财务记录的准确性、可靠性和完整性 3. 用于管理控制和决策的财务报告的有用性 4. 会计准则或规章的变化所产生的影响 5. 公开报告的中报、季报的账目，财务报表和年度报告</td></tr>
<tr><td colspan="2">开展经营审计时，你单位重点关注（按顺序选5个以下）</td><td></td><td>1. 管理控制 2. 人力资源 3. 资本支出 4. 经营效率 5. 或有事项 6. 长期合同和采购协议 7. 资产安全 8. 确定的任务和目标的完成情况及其效果 9. 物流管理 10. 设备工具管理 11. 营销 12. 程序改进和质量项目</td></tr>
<tr><td colspan="2">开展合规性审计时，你单位重点关注（按顺序选）</td><td></td><td>1. 医院道德准则 2. 其他非财务政策程序 3. 防止或揭露违法的或可疑支付的程序 4. 法律法规，包括健康和安全项目 5. 一般公认会计准则 6. 其他__________</td></tr>
</table>

续表

调查内容		请填写备选项数字	备选项
审计理念与工作思路	开展IT（信息技术及系统）审计时，你单位重点关注（按顺序选五个以下）		1. 一般IT控制：物理安全，灾难恢复和限制接近 2. 系统安全 3. 现有的业务应用系统，包括安装后审计 4. 新的IT应用系统发展计划 5. 对现有IT应用系统的改进 6. 软件许可——使用未经许可的软件的可能性 7. 电讯控制 8. 控制和局域网（LAN）的其他方面 9. 对PC使用的控制：接近，数据安全和备份 10. 病毒的预防 11. 终端用户计算 12. 电子数据交换：传输，转换和接近控制 13. 应用软件变化控制 14. 重大系统整合计划 15. 信息管理 16. 战略信息计划 17. 数据存储 18. 电子商务
审计管理与程序	内部审计业务外包情况		1. 全部内部提供 2. 全部外包 3. 部分外包 4. 其他，请说明＿＿＿＿＿＿
	执行内部审计准则情况		1. 全部执行 2. 部分执行 3. 没有执行
	审计长期计划涵盖几年		1. 1年 2. 2年 3. 3年 4. 4年 5. 5年及以上 6. 没有
	是否制定年度审计工作计划		1. 是 2. 否
	在确定审计计划时，主要考虑什么因素（可以选择多项）		1. 循环法 2. 审计风险评估——主观判断 3. 高级管理层要求 4. 被审单位管理层主动请求 5. 审计风险评估模型 6. 其他＿＿＿＿
	是否制定审计实施方案		1. 是 2. 否
	是否在实施审计前将审计通知书送达被审计对象		1. 是 2. 否
	是否就有关事项征求被审计对象的意见		1. 是 2. 否
	内部审计结果的表现形式		1. 审计报告 2. 审计决定 3. 管理建议书 4. 其他＿＿＿＿＿＿
	是否开展后续审计		1. 是 2. 否
	内部审计是否就被审计对象满意情况进行调查		1. 是 2. 否
	如进行调查，一般您使用什么方式		1. 正式的 2. 非正式的
	每次签发审计报告后都进行调查吗		1. 是 2. 否 3. 定期进行

续表

<table>
<tr><th colspan="2">调查内容</th><th>请填写备选项数字</th><th colspan="2">备选项</th></tr>
<tr><td rowspan="2">审计管理与程序</td><td>你认为做好审计工作最需努力提高的能力（请按重要程度排序）：</td><td></td><td colspan="2">1. 专业判断力 2. 实际操作能力 3. 沟通协调能力 4. 业务创新能力 5. 计算机应用能力 6. 写作能力</td></tr>
<tr><td>你单位希望给内部审计人员开展哪些培训（可多选）：</td><td></td><td colspan="2">1. 医院业务 2. 信息系统计算机 3. 外语 4. 现代内部审计理论与实务 5. 内部审计技术与方法 6. 内部审计法规 7. 医院治理 8. 风险管理 9. 内部控制 10. 其他，请说明____________</td></tr>
<tr><td rowspan="2">审计技术方法</td><td>是否利用计算机开展内部审计工作</td><td></td><td colspan="2">1. 是 2. 否</td></tr>
<tr><td>单位内部或与所属单位是否已网络连接</td><td></td><td colspan="2">1. 是 2. 否</td></tr>
<tr><td rowspan="6">20××审计成效</td><td>完成审计项目</td><td></td><td>查出损失浪费（万元）</td><td></td></tr>
<tr><td>增加效益（万元）</td><td></td><td>发现大案要案（件）</td><td></td></tr>
<tr><td>提出审计意见建议（条）</td><td></td><td>审计意见采纳率（%）</td><td></td></tr>
<tr><td>向司法机关移送案件（件）</td><td></td><td>建议给予行政处分</td><td></td></tr>
<tr><td>移送司法机关处理人数（人）</td><td></td><td></td><td></td></tr>
<tr><td>单位内审工作在促进单位发展方面所发挥的主要作用有：</td><td></td><td colspan="2">1. 防范风险 2. 加强内控制度 3. 促进廉政建设 4. 规范经济行为 5. 增收节支 6. 提高经济效益</td></tr>
<tr><td rowspan="2">审计存在困难</td><td>影响和制约内部审计工作发展的最突出的问题是</td><td></td><td colspan="2">1. 专业人才缺乏 2. 领导不重视 3. 经费不保障 4. 审计理念未及时更新 5. 其他____________</td></tr>
<tr><td>在日常内部审计工作中遇到的主要难题有哪些</td><td colspan="3"></td></tr>
</table>

13.6.3　内部审计情况报表（表13－9）

表13－9　内部审计情况报表

20××年

填报单位　　　　　　　　　　　　　　　　　　　　　　　　　　　　　　金额：

序号	指标	内审机构（个）		内审人员（人）		审计单位（个）							查出损失浪费	发现大案要案线索（件）	促进增收节支	提出建议意见被采纳（条）	已纠正违规行为金额				向司法机关移送案件（件）	建议给予行政处分（人）	移送司法机关处理（人）	财务决算审签（个）
	分类	合计	其中：专职机构	合计	其中：专职人员	合计	财务收支审计	经济效益审计	经济责任审计	基本建设审计	专项资金审计	内控评审（其他）					合计	增加上缴	增加留利	其他				
	甲	1	2	3	4	5	6	7	8	9	10	11	12	13	14	15	16	17	18	19	20	21	22	23
1	合计																							
2	企业																							
3	金融																							
4	行政																							
5	事业																							
6	其他																							

单位负责人：　　　　　　　　审核：　　　　　　　　制表：　　　　　　　　填报日期：

13.6.4 审计工作情况统计表（表13－10）

表13－10 审计工作情况统计表（20××年1－×月）

填报单位： 金额单位：万元

审计类型	行次	审计项目数量（项）			审计资金总额			查出有问题资金金额			提出审计处理意见（条）	提出建议（条）	发现重大线索（条）	移交纪检监察部门项目（条）	移交纪检监察部门人员（条）	单位落实审计意见、建议（条）	规范财务处理资金金额	上缴（追回）资金金额	挽回和避免损失金额	根据审计意见建议制定和完善规章制度（项）
		合计	自审项目	委托项目	合计	自审项目	委托项目	合计	管理不规范金额	违规违纪金额										
预算执行与决算审计																				
经济责任审计																				
财务收支审计																				
经济效益审计																				
专项资金审计																				
经济合同审计																				
其 他																				
合 计																				

负责人： 填报人： 联系电话：

13.6.5　基建和修缮项目审计工作情况统计表（表13－11）

表13－11　基建和修缮项目审计工作情况统计表（20××年1－×月）

项目	行次	审计项目（个）			审计金额			核减资金	查出违规违纪行为资金	提出审计处理意见（条）	提出建议（条）	发现重大问题线索（条）	移交纪检监察部门项目（人）	移交纪检监察部门人员（人）	整改到位资金金额	单位落实审计意见、建议（条）
		合计	自审项目	委托项目	合计	自审项目	委托项目									
基建项目	1															
修缮项目	2															
合　计	3															

负责人：　　　　填报人：　　　　联系电话：

13.6.6　内部审计工作情况报告（表13－12）

表13－12　内部审计工作情况报告

20××年1－×月

填报单位：

工作概况及主要成效（已在统计表中反映的数据可不再叙述）：
存在问题与困难：
下一步工作计划与建议：
典型案例（有则填报，无则不需填写）：

负责人：　　　　填报人：　　　　联系电话：

13.7 医院内部审计管理方案设计

13.7.1 财务收支审计方案

一、审计目标

1. 规范医院财务收支审计工作。

2. 促进医院加强资金和财产物资的管理，提高资金的使用效益。

二、职责界定

1. 审计部门负责对在建工程进行审计。

2. 相关科室提供资料，给予配合。

三、审计内容

1. 财务管理制度审计的主要内容：

（1）财务管理体制、机构设置、财会人员配备是否符合国家和上级主管部门的规定并适应本单位发展需要；

（2）财务规章制度和内部控制制度是否健全、有效；

（3）会计核算是否符合会计准则和相关制度规定。

2. 预算管理及执行情况审计的主要内容。

（1）预算编制的原则、方法及编制和审批的程序是否符合国家、上级主管部门和医院的规定；各项收入和支出是否全部纳入预算管理，有无赤字预算；

（2）各项收入和支出是否按照预算执行，是否真实、合法，会计核算是否合规，预算执行过程中的内控制度是否健全、有效；

（3）预算调整有无合理的原因和明确的项目，是否按规定程序办理并经批准后执行；

（4）保证预算完成所采取的措施是否合法、有效；

（5）预算执行情况及产生差异的原因。

3. 收入管理审计的主要内容。

（1）是否严格按照国家、上级主管部门和医院的规定依法组织收入，是否将应上缴收入及时足额上缴；

（2）各项收入是否统一管理，统一核算，有无隐瞒、截留、挪用、拖欠或私设“账外账”、“小金库”等问题；

（3）收费项目、标准和范围是否合法并报主管部门批准，有无擅自增加收费项目、扩大收费范围、提高收费标准等乱收费、乱集资的问题；

（4）收费票据是否使用国家规定的合法票据，是否建立票据领用、回收制度；

（5）捐赠收入的核算是否合规；是否设置限定性捐赠辅助账，对其支出情况进行详细登记。

4. 支出管理审计的主要内容。

（1）各项支出是否真实并按预算执行，有无超预算等问题；

（2）各项支出是否严格执行国家、上级主管部门和医院有关财务规章制度的开支范围和开支标准，有无虚列虚报、违反规定发放钱物和其他违纪违规问题；

（3）专项资金是否专款专用，有无挤占挪用等问题，核算和结算是否合规；

（4）是否严格执行国库集中支付制度和政府采购制度的有关规定；

（5）基本建设和维修工程等资本性支出是否在保持预算收支平衡的基础上统筹安排，并按规定报批；

（6）各项支出所取得的效益如何，有无损失浪费等问题。

5. 资产管理审计的主要内容。

（1）货币资金的管理和使用是否符合规定，内控制度是否健全、有效；银行账户的开设和使用是否合法、合规；

（2）应收和预付款是否及时清理结算，有无长期挂账的问题；

（3）存货是否定期清查盘点，是否账实相符，盈亏调整是否符合相关规定；

（4）固定资产是否定期清查盘点，账卡物是否相符；盈亏调整是否符合相关规定；折旧的计提及账务处理是否合规；

（5）无形资产的管理是否符合有关规定，转让、购入、捐赠和投资的无形资产是否按规定进行评估；

（6）资产的出售、转让、报损、报废等处置是否按规定进行鉴定或评估，并按规定程序审批；资产有无流失、无偿占用等问题；

（7）资产的出租、出借是否按规定报批，收入是否纳入预算管理并统一核算；

（8）资产的处置收入是否实行“收支两条线”管理；是否建立资产共享、共用制度；

（9）对外投资是否按规定报上级主管部门批准或备案；以实物或无形资产对外投资的，是否按有关规定进行评估；对外投资收益是否纳入预算并统一核算。

6. 负债管理审计的主要内容。

（1）各项负债是否按不同性质分别管理，核算是否正确、合规；

（2）各项负债是否及时清理并按规定办理结算；

（3）是否建立负债的风险控制机制，借入款项的管理是否科学、规范。

7. 成本费用管理审计的主要内容。

（1）是否正确划分资本性支出和收益性支出，会计处理是否合规；

（2）是否正确归集教学、科研及其他活动的各项费用；不能直接归集的，是否按规定合理摊销。

8. 净资产管理审计的主要内容。

（1）财政拨款结转和结余资金、非财政拨款结转和结余资金的使用及会计处理是否合规；

（2）各项专用基金的设置是否符合有关规定，是否及时足额到位；是否设置专门账户进行管理，会计核算是否合规；

（3）各项专用基金的管理是否符合有关规定，是否按照规定或捐赠人限定的用途使用捐赠资金。

9. 财务决算审计的主要内容。

（1）年度财务报告编制的原则、方法、程序和时限是否符合财务制度的规定和上级主管部门的要求；

（2）年度财务报告的内容是否完整，填列的数字是否真实，有无隐瞒、遗漏或弄虚作假的情况；

（3）年度财务报告所列各项收入和支出是否合法、合规，有无违纪违规问题；

（4）财务情况说明书是否真实反映了该单位年度财务状况，对本期或下期财务状况发生重大影响的事项是否真实有据；

（5）是否合理设置反映财务综合实力、财务运行绩效、财务发展潜力等方面的指标；是否定期编制反映事业发展和预算执行、资产使用及财务管理情况、存在问题和改进措施等方面的财务分析报告；

（6）其他需要审计的事项。

13.7.2 基建工程项目审计方案

一、基建工程审计目标

1. 确定基建工程是否存在；
2. 确定基建工程是否归受查单位所有；
3. 确定基建工程增减变动的记录是否完整；
4. 确定基建工程的期末余额是否正确；
5. 确定基建工程的披露是否恰当。

二、职责界定

1. 审计部门负责对基建工程进行审计。

2. 相关科室提供资料，给予配合。

三、基建工程审计程序

1. 获取或编制在建工程明细表，复核加计正确，并与报表数、总账数和明细账合计数核对是否相符。

2. 实地观察工程现场：确定在建工程是否存在；观察工程项目的实际完工程度；检查是否存在实际已使用，但是未办理竣工决算手续、未及时进行会计处理的项目。

3. 对于重大建设项目，取得有关工程项目的立项批文、预算总额及建设批准文件、施工承包合同、现场监理施工进度报告等业务资料。

4. 检查本年度在建工程的增加数：

（1）支付工程款。抽查工程款是否按照合同、协议、工程进度或监理进度报告分期支付，其付款授权批准手续是否齐备，会计处理是否正确。

（2）领用工程物资。抽查工程物资的领用是否有审批手续，会计处理是否正确。

（3）借款费用资本化。结合长短期借款、应付债券或长期应付款的审计，检查借款费用（利息、汇兑损益）资本化的计算方法是否正确，资本化金额是否合理，会计处理是否正确。

（4）工程管理费资本化。结合管理费用等的审计工作，检查工程管理费资本化的金额是否合理，会计处理是否正确。

5. 检查本期在建工程的减少数：

（1）了解在建工程转固定资产的政策，并结合固定资产审计，检查在建工程转销额是否正确，是否将已经达到预定可使用状态的固定资产挂列在建工程，少计折旧。

（2）检查已完工程项目的竣工决算报告、验收交接单等相关凭证以及其他转出数的原始凭证，检查账务处理是否正确。

6. 将在建工程的增减与募集资金使用情况的披露进行核对。

7. 查询在建工程项目保险情况，复核保险范围是否足够。

8. 对于因资产评估调整在建工程账面原值的，取得有关资产评估报告和国有资产管理部门的确认文件，检查其会计处理是否正确。

9. 检查是否有长期挂账的在建工程；如有，了解原因，并关注是否会发生损失。

10. 检查有无与关联方之间的工程建造或代开发业务，其是否经适当授权，是否为按正常交易价格进行交易。

11. 结合银行借款等的检查，了解在建工程是否存在抵押、担保情况。如有，则应取证记录，并提请受查单位作必要披露。

12. 检查在建工程合同，以确定是否存在与资本性支出有关的财务承诺。

13. 验明在建工程的披露是否恰当。

四、基建结算审计

基建工程办理结算付款申请时，应由审计部门执行基建工程结算审计，具体的审计内容包括：

1. 审核决算资料，应包括：合同、开工报告、设计变更、技术交底座谈纪要、隐蔽记录、竣工验收单、经项目指挥部或基建总部初审的结算书等。

2. 工程、设备、管线等工程结算是否各自参照不同的方式、步骤和竣工资料进行。

3. 办理决算时提供的竣工验收证书是否经工程项目负责人、施工负责人、随工负责人签名。

4. 审核工程造价是否合理，计算是否有误，对不合理的部分应提出调整意见。

5. 对于经审计无误的决算申请，可出具《工程决算审计报告》。

6. 财务部门办理决算付款时，除应要求请款单位提供相关的请款文件外，还应以审计部门出具的无保留意见的《工程决算审计报告》作为最终付款的依据。

13.7.3 科教项目审计方案

一、审计目标

1. 能引起各方面对科研经费管理的重视，营造和谐的审计环境。

2. 能够有效促进科研经费管理。

3. 规范报销手续，加强内控管理。

4. 加强制度建设，规范经费使用程序。

二、职责界定

1. 审计部门负责对在建工程进行审计。

2. 相关科室提供资料，给予配合。

三、审计方式

1. 由内审部门对科研项目经费的收入、支出等情况进行审计，并出具内部审计报告。

2. 相关部门联签。由信息技术部门、财务部门、审计部门等部门按照科研项目经费管理的相关规定，对其经费财务决算报告进行审签。

四、审计内容

根据科研管理部门要求和课题项目来源、金额大小，科研项目经费审计采用不同的审计方式，包括以下审计内容：

1. 科研经费决算审签。

此类审计主要涉及按照科研经费管理的相关规定，须经医院审计部门审签后方能上报经费决算的科研项目，对其经费财务决算报告的审签。审签主要包括如下内容：

（1）财务决算的编制是否符合课题的要求；

（2）决算是否符合预算的要求，有无超预算现象；

（3）科研项目决算编制及数据的真实性、完整性，有无弄虚作假现象；

（4）项目预算资金、配套资金、自筹资金的到位情况；

（5）经费决算的开支是否符合有关科研经费管理相关政策、规定的情况；

（6）决算报表数据是否与财务账簿记录相符，经费收入、支出、结余是否准确；

（7）决算报表内容填写是否完整。

2. 科研经费结题审计。

此类审计是根据上级有关政策及医院科研经费管理办法，由内审部门对科研项目经费的收入、支出等相关内容进行审计。科研经费审计内容主要包括：

（1）科研经费纳入财务部门集中核算、统一管理、专款专用的情况；

（2）科研经费管理的内部控制制度及其执行情况；

（3）批复的项目资金、配套资金、自筹资金按预算（或合同）的到位情况；

（4）科研经费支出是否符合项目批复的预算范围和标准，项目经费使用的合法、合规性，经费支出执行科研经费管理办法和财务制度相关规定的情况；

（5）有无截留、挪用、挤占、虚列项目经费的情况以及其他违反财经纪律行为；

（6）科研经费用于设备、软件等物资采购，以及建设项目支出等是否执行政府采购和招投标等相关程序规定的情况；

（7）科研管理费提取、劳务费的使用是否符合有关文件规定；

（8）科研经费转拨情况；

（9）科研经费使用进度情况、结余是否超过科研经费管理规定的金额情况；

（10）项目预算（或合同）要求的财务指标完成情况；

（11）其他需要审计的事项。

第十四章　医院医疗保险精细化管理

14.1　医院医疗保险管理体系设计

14.1.1　医疗保险的概念及分类

基本医疗保险（Medical Insurance System），是为补偿参保者因疾病风险造成的经济损失而建立的一项社会保险制度。城镇职工基本医疗保险通过个人与用人单位按比例缴纳保险费用，城镇居民基本医疗保险、新型农村合作医疗通过个人缴费与政府补贴相结合的方式建立医疗保险基金，参保者罹患疾病就诊发生医疗费用后，由医疗保险经办机构给予一定的经济补偿，以避免或减轻参保者因患病、治疗等所带来的经济风险。基本医疗保险是社会保险制度中最重要的险种之一，它与养老保险、工伤保险、失业保险、生育保险等构成现代社会保险制度。我国目前正在运行的医疗保险包括城镇职工医疗保险、城镇居民/大学生医疗保险、生育保险、工伤保险、新型农村合作医疗等。

1. 城镇职工医疗保险

覆盖范围包括城镇所有用人单位，包括企业、机关、事业单位、社会团体、民办非企业单位及其职工。随着基本医疗保险制度的不断完善，基本医疗所覆盖的范围不断扩大，费用负担结构也相对变得合理。

2. 城镇居民医疗保险

城镇中不属于城镇职工基本医疗保险制度覆盖范围的学生、少年儿童和其他非从业城镇居民，都可自愿参加城镇居民医疗保险。

3. 新型农村合作医疗

新型农村合作医疗是以政府资助为主、针对农村居民的以大病统筹为主的农民医疗互助共济制度。所有农村居民都可以家庭为单位自愿参加新型农村合作医疗。

在覆盖面不断扩大的基础上，医疗保险的受益人群持续增加，保障水平稳步提高，医疗保险管理服务不断加强，形成以“三个目录，两个定点，一个结算办法”为核心的管理体系。从医疗保险管理的实践看，广大参保人员的基本医疗需求得到保障，医疗费用增长过快的势头得到了一定遏制，参保人员的疾病费用负担减轻，基本医疗保险的制度效应明显。

14.1.2　医院医疗保险管理的内、外部关系

医疗保险是社会保障体系的重要组成部分，涉及到政府、医院、医疗保险机构、参保人等各方的利益，搞好医疗保险需要加以平衡协调各利益相关者的关系。同时，由于医疗保险覆盖面广、政策性强，种类繁多、内容复杂，因此，作为医疗保险体系中的供方，医院要搞好医疗保险工作，一方面需要在医院内部完善制度建设，构建有效的医疗保险管理组织框架体系如图 14－1 所示，确保医疗保险等各项政策在医院得到落实和实施。

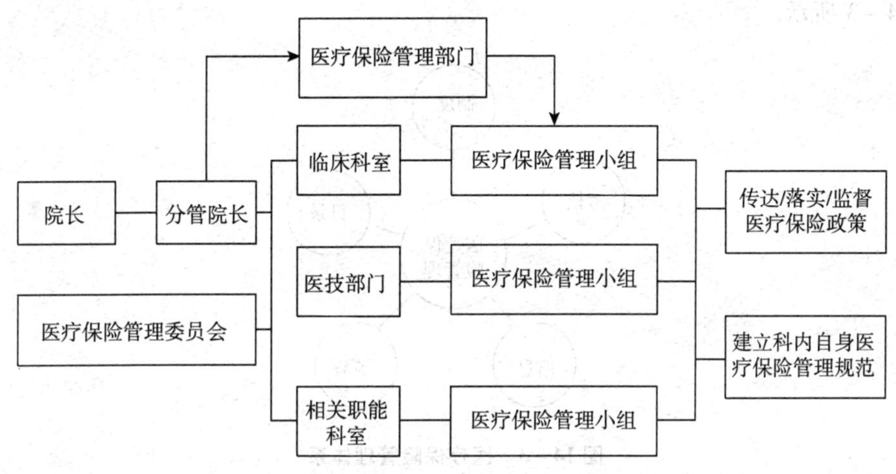

图 14－1　医院医疗保险组织架构

同时，医院的医疗保险工作还要积极处理、协调好各方面的关系，对内要处理好医院医疗、护理、物价、结算和信息管理等多方面的工作；对外要积极处理好同政府、医疗保险机构、其他单位、社会团体和参保人的关系。在整个医疗保险体系中，医院处于核心地位，因此，医院应积极协调各方关系，关注各方的利益诉求。如图 14－2。

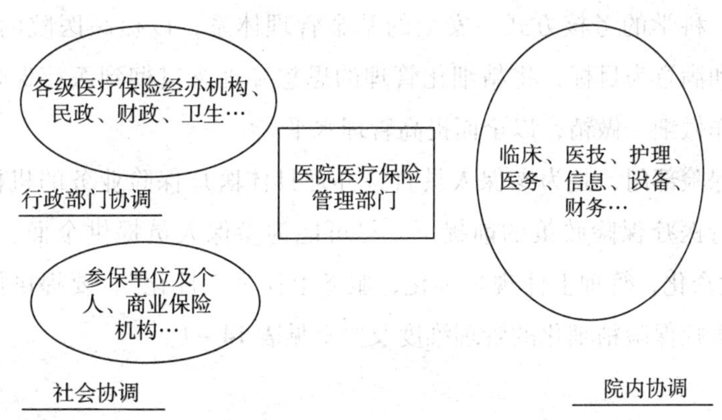

图 14－2　医院医疗保险部门内、外部关系

14.1.3 医院医疗保险管理体系

医院医疗保险的管理水平直接影响到医院技术、科研、服务水平，甚至关系到医院的生存与发展。精细化管理是提高医院整体管理水平的重要举措，运用精细化管理方法实现医院医疗保险管理体制的改革，是医学科技迅速发展的必然趋势。

以精细化管理理念，加强组织建设，健全管理机构。成立院内医疗保险职能部门，负责协调院内、外医疗保险管理工作，由分管院长直接领导，做到专人管理，职责到位。由临床、医疗保险、财务、医务、护理等相关科室组成医院医疗保险管理委员会，建立、健全医疗保险分级管理网络，对医疗保险工作层层负责，层层落实、层层管理。如图 14－3 所示。

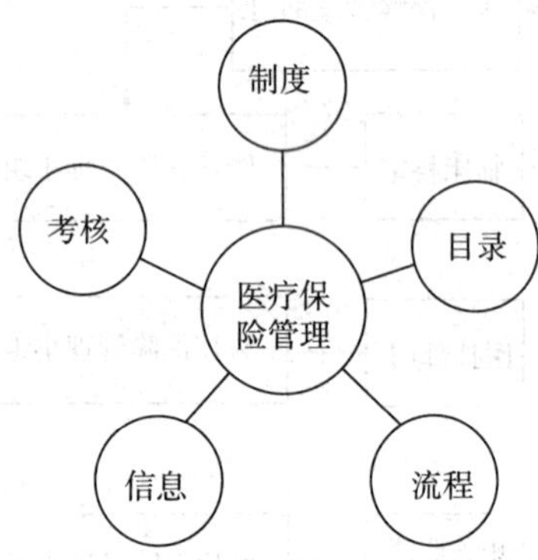

图 14－3 医疗保险管理体系

14.1.4 医院医疗保险精细化管理维度及要素

随着医疗保险覆盖面的日益扩大，保障水平的不断提高，医疗保险病人在医院病人中所占比例逐年增多，因此对医院的医疗保险管理工作提出了更高更严的要求。改变原来经验型、粗放式管理为精细化管理，建立科学的组织架构、完善的管理制度、规范化的流程、科学的考核方式、安全的基金管理体系，以提高医院的效率为核心、以患者的需求和满意为目标，将精细化管理的思想和理念贯彻到医疗保险管理的环节中，将管理工作做细、做精，以全面提高管理水平。

医院医疗保险部门，是为参保人员直接办理具体医疗保险业务的机构。其基本任务是在严格执行医疗保险政策的前提下，尽可能为参保人员提供全面、周到的服务。“政策上体现大众化，管理上体现精细化，服务上体现人性化”，要提供体现人文关怀的健康保障。医疗保险精细化的管理维度及要素见表 14－1。

表 14－1　医疗保险管理体系设计要素

设计维度	设计要素	设计维度	设计要素
岗位职责	医疗保险管理人员岗位职责 医保政策咨询员岗位职责 医保经费会计岗位职责 医疗保险督查员岗位职责	管理工具	谈判机制 考核机制
管理制度	医疗保险内部管理制度 医疗保险药品目录、诊疗项目管理制度 医疗保险收费及结算管理制度	业务表单	职工医保总额预算额度申请表 医疗保险费用统计表 科室职工医保费用控制指标统计表 医院医疗保险日常督查整改通知书
业务流程	总额预付管理流程 新农合病人即时结报管理流程 新农合重大疾病按病种付费管理流程	管理方案	医疗保险服务量预算编制方案 医疗保险基金总额预算编制方案 医院新农合重大疾病单病种结算管理方案

14.2　医院医疗保险管理岗位职责设计

14.2.1　医疗保险管理人员岗位职责

医疗保险管理人员岗位职责
• 负责制定医院医疗保险管理的工作计划（报告、规划），并督促实施； • 根据国家、地方医疗保险管理政策，结合医院实际，制定相关的医疗保险管理规定及办法； • 与医疗保险经办机构的联系、协调和沟通，及时完成下达的医疗保险业务工作； • 负责各类医疗保险报表的审核，为领导决策提供依据； • 负责医疗保险宣传网页和医疗保险信息通报； • 负责对医务人员医保政策的传达、培训和监督执行； • 协助财务部门对医疗保险基金运作和拨付管理，及时催要； • 受理医疗保险纠纷； • 定期组织专家对住院医疗保险病历进行检查。

14.2.2　医疗保险政策咨询员岗位职责

医疗保险政策咨询员岗位职责
• 做好各类医疗保险政策的宣传咨询，受理各类医疗保险病人的投诉； • 负责各类医疗保险门诊特殊病管理，包括病种申报、用药审核、管理及受理咨询； • 实时监测门诊特殊病的费用，与医师联系并做好登记； • 及时向相关科室反馈特殊病拒付情况，并指导科室书写反馈材料呈送医疗保险经办机构； • 协助医疗保险经办机构对特殊病病历等检查工作；

续表

医疗保险政策咨询员岗位职责
• 负责处理因各类原因未能顺利报销的特殊费用，根据相关规定妥善解决； • 负责生育保险备案登记、建档、门诊产前检查费用审核； • 负责工伤保险的备案登记工作； • 负责医疗保险转诊转院、异地安置、异地病人出院管理、登记； • 按规定手续办理各类医疗保险病人的医疗保险补登记，做好登记统计工作； • 负责接待各级医疗保险经办机构人员检查病历、核对费用等工作； • 宣传医疗保险政策，沟通医疗保险费用情况，倾听收集临床医务人员的意见建议。

14.2.3 医疗保险经费会计岗位职责

医疗保险经费会计岗位职责
• 制定医疗保险经费会计工作计划，及时总结； • 负责完成各类医疗保险财务报表，对账和医疗保险费用的统计分析工作； • 负责及时准确完成各类医疗保险门诊、住院病人费用汇总月报、季报、年报和核查工作，统计分析基金使用和赔付情况，为领导决策提供科学依据； • 每月打印各类医疗保险月报交院档案室存档和上报医疗保险经办机构； • 每月下旬负责各类医疗保险基金的账务流转和医疗保险基金清催、审核，做到账目清晰、准确； • 加强和医疗保险经办机构、医院相关部门的沟通和协调； • 做好医疗保险政策的宣传咨询，协调处理医疗保险投诉； • 做好各类医疗保险的年度汇总以及对比分析工作，做好年度结算、决算以及财务部门要求的审计工作； • 保存各类报表、基金使用情况的电子版并备份交财务部门和部门领导； • 宣传医疗保险政策，沟通医疗保险费用情况，倾听收集临床医务人员的意见建议。

14.2.4 医疗保险督查员岗位职责

医疗保险督查员岗位职责
• 负责医疗保险拒付的统计、反馈，每月将各类医疗保险拒付的情况统计； • 每月与各类医疗保险经办机构核实最终拒付明细，完成制表，呈送相关职能处室； • 定期对医疗保险拒付管理工作进行分析总结； • 加大宣传工作，指导临床医务人员执行政策，合理收治病人； • 负责受理医疗保险经办机构、临床科室、医疗保险病人因政策和费用问题引发的纠纷； • 宣传医疗保险政策，沟通医疗保险费用情况，倾听收集临床医务人员的意见建议； • 负责医疗保险费用的实时监控、定期公布，及时和临床科室沟通； • 负责医疗保险费用的定期分析总结工作，为领导和政府决策提供依据； • 协助医疗保险经办机构大病救助病历等各类检查、医疗保险调研、核对费用等工作的准备、接待和统计分析； • 负责定期组织专家对医疗保险病历（包括拒付病历）进行“三合理”评估； • 负责统计各临床科室每月医疗保险统筹费用超标情况； • 参与相关医疗保险年度决算工作。

14.3 医院医疗保险管理制度设计

14.3.1 医院医疗保险内部管理制度

为加强医院医疗保险服务管理，规范医疗行为，控制医疗费用，为参保病人提供优质高效、价格合理的医疗服务，并通过良好服务，促进医院自身健康发展，经研究决定，制定本规定。

第一章 总 则

第1条 成立医院医疗保险管理委员会，负责医院医疗保险服务工作的组织管理，科室行政主任负责参保病人在本科诊疗服务工作的管理。

第2条 医院医疗保险管理处负责医疗保险工作的日常管理，按月向医疗保险经办机构书面上报有关医疗服务信息。定期对医护人员开展医疗保险相关管理知识培训。

第二章 医疗保险内部管理制度

第3条 参保病人在医院诊治执行以下流程和规定：

（一）门诊医师接诊医疗保险病人，如需住院，在其入院通知单上注明医疗保险身份类型，并告知其持入院通知单、社会保障卡和预缴金到入院处办理入院手续。

（二）入院处工作人员须认真核对相关证件，对其医疗保险身份进行确认并读取其卡信息后办理入院登记，并将社会保障卡退还病人或委托人。

（三）病区接诊护士须核对病人与社会保障卡信息的一致性，发现异常，及时告知医疗保险管理处。如病人系急诊入院，未带社会保障卡，应告知病人或其委托人尽快补交、登记。

（四）严格控制参保病人自费药品、自费检查项目的使用，病人在诊疗过程中如需使用医疗保险目录以外的药品、特殊材料和诊疗项目，除急、危、重症抢救病人外，必须征得病人或其委托人的同意并在自费项目表内签字认可，经治医师在确认其账上费用足够时方可进行。

（五）严格执行诊疗护理规范、常规和入、出院标准，坚持因病施治、合理检查、合理治疗。

1. 科主任为临床合理检查、合理治疗、合理用药的第一责任人，科室成立由科主任、科副主任、护士长组成的医疗保险管理小组，定期对住院医疗保险病人的诊疗情况进行检查，杜绝滥开大处方、滥用抗菌素、乱检查行为。医疗保险管理处不定期进行检查，发现问题及时反馈给医疗保险管理委员会。

2. 在保证救治的前提下，用药范围应尽量遵循医疗保险基本药物目录。

3. 严格遵守医疗保险不予支付和支付部分费用的诊疗项目与医疗设施范围，对大型或特殊检查、高档药品、高值耗材、新特医疗技术，须经科主任签字，医务处审批后方可使用。

3. 抗菌药物要严格按照《医院在用抗菌药物三级分类表》分级管理使用。

4. 检查、治疗应有医嘱；不得外出购药，尤其是基本药物目录中的药品；出院带药应在临时医嘱和出院小结中有记录，与出院诊断无关的药品、限住院或急诊抢救时使用的药品不得带出院。出院带药原则上限急诊 3 天量，慢诊 7 天量。

5. 遵守社会服务承诺，不得发生降低入院标准、伪造医疗文书等违规行为。一经核实，对当事人给予相应惩罚，并承担法律责任。

第 4 条 严格执行病历、处方书写与管理规定，必要时须经科主任、医务处同意后，向医疗保险经办机构提供医疗文书及相关资料。

第 5 条 各种收费项目须执行物价部门统一规定，不得分解项目、超标准、重复收费，无依据多收或漏收，病人出院时向其提供出院小结、费用清单和结算发票。

第 6 条 医疗保险医疗服务实行公示告知制度。对参加医疗保险病人的就诊流程、收费项目及价格、报销范围及补偿比例进行公示，在就诊、结算窗口公布投诉电话号码，对投诉问题及时了解情况，按规定进行处理。

第 7 条 医疗保险服务工作纳入科室综合目标分类管理责任制。

第 8 条 对违反以上规定的工作人员，按《执业医师法》、《处方管理办法》等法律法规进行严肃处理。

第三章 医疗保险公示制度

第 9 条 社会公示。

1. 公示内容。

（1）医疗保险药品目录；

（2）医疗保险诊疗项目与服务设施范围及收费标准；

（3）参保者就诊、住院流程；

（4）医疗保险服务承诺书；

（5）咨询监督举报电话。

2. 公示方式。

（1）公示栏或公示屏（电子屏）；

（2）互联网；

（3）其他可行的公示方式。

3. 公示办法。

定期公示与实时公示相结合。

第 10 条　院内公示。

1. 公示内容。

（1）医疗保险新政策；

（2）各类医疗保险费用通报；

（3）医疗保险拒付情况通报。

2. 公示方式。

（1）内网；

（2）医疗保险简报与各类反馈通知书；

（3）其他可行的公示方式。

3. 公示办法。

（1）定期公示与实时公示相结合；

（2）内部宣传培训（行政例会、住院总例会等）。

第四章　医疗保险培训制度

第 11 条　培训内容：医疗保险经办机构下达的相关文件以及医院制定的关于医疗保险的管理制度、就诊流程、知识进展。

第 12 条　培训方式：分阶段、分层次、自上而下进行培训。

1. 院领导、各行政部门负责人学习熟悉医疗保险的各种政策。

2. 对各科室主任、护士长进行培训。

3. 全院医务人员的培训。

培训采用集中授课、分组讨论、业余自学、媒体宣传等形式进行。培训实行签到制，确保医院每位职工接受培训；各科室在保证工作正常进行的前提下，及时安排人员参加培训。

第 13 条　培训效果评价：

培训结束，从各科室抽取部分人员进行闭卷考核，考核不合格者须进行第二次培训，直至成绩合格。

第五章　医疗保险投诉处理制度

第 14 条　医院员工对参保者所反映的问题，能够解释的，及时给予沟通答复。

第 15 条 对于参保者反映较为复杂的问题，且一时难以判断的有关医疗质量的情况，请参保者提供书面的陈述材料。

第 16 条 接到参保者书面反映的材料，医患沟通接待室负责及时将书面材料转至当事科室，要求当事科室及时组织讨论，提出书面意见，并负责安排当事科室行政科主任与医患沟通接待室工作人员一起向参保者或家属答复，进行反馈。

第 17 条 反映较为复杂的有关医疗质量方面的问题，及时汇报，必要时报请医务处领导，请示分管院领导同意提交院科学技术委员会专家讨论，以明确医疗责任。

第 18 条 医患沟通接待室负责对参保者交待解释《医疗事故处理条例》及相关法律、法规的有关规定。

第六章 附 则

第 19 条 本制度由医院医疗保险管理委员会制定并监督实施。本规定未作规定或没有明确规定的事项须经医疗保险管理委员会批准，然后执行或办理。

第 20 条 本制度自 20××年××月××日起实施。

14.3.2 医院医疗保险药品目录、诊疗项目管理制度

第一章 总 则

第 1 条 为加强医院医疗保险服务管理，规范医疗行为，控制医疗费用，为参保病人提供优质高效、价格合理的医疗服务，并通过良好服务，促进医院自身健康发展，经研究决定，制定本规定。

第 2 条 为保障参保者基本的医疗需求，根据政府部门制定的药品目录、诊疗项目与医疗服务设施范围，特制定本制度。

第二章 医疗保险药品目录、诊疗项目管理制度

第 3 条 参保者来医院就医补偿的药品目录、诊疗项目与医疗服务设施范围严格按照政府部门制定的相应的目录执行。

第 4 条 上级主管部门对药品目录、诊疗项目与医疗服务设施范围更新后，医院须在规定时间内同步。

第 5 条 药品目录、诊疗项目与医疗服务设施范围在 HIS 系统中的对应和维护实行专科、专人负责，其他科室或人员不得擅自修改。

第 6 条 HIS 系统对药品目录、诊疗项目与医疗服务设施范围自动提示或有特定标识。

第 7 条　严格依照临床诊疗技术规范、医疗服务价格等，合理检查，合理治疗，合理收费。

第 8 条　严格控制使用目录外药品，目录外用药费用占药费的比例不得超过医疗保险经办机构的相关规定。

第 9 条　保障参保者的知情权和选择权，必须使用医疗保险范围外药品、诊疗项目时，须征得参保者或其家属同意并签字。

1. 医疗保险诊疗项目：是指符合以下条件的各种医疗技术劳务项目和采用医疗仪器、设备与医用材料进行的诊断、治疗项目。

（1）临床诊疗必需、安全有效、费用适宜的诊疗项目；

（2）由物价部门制定了收费标准的诊疗项目；

（3）由定点医疗机构为参保者提供的医疗服务范围内的诊疗项目。

2. 医疗保险基金不予支付的诊疗项目范围（不同医疗保险种类可能有所差别）。

（1）服务项目类：

①挂号费、院外会诊费、远程诊疗费、家庭病床费等；

②自请特别护理费、优质优先等特需医疗服务费以及点名手术附加费等；

③病历工本费、疾病证明书费、微机查询与管理费、各种账单工本费、磁卡费等。

（2）非疾病治疗项目类：

①各种美容项目。如雀斑、粉刺、疣、痤疮、祛斑、色素沉着与脱发（含斑秃）、白发、脱痣、穿耳、鞍鼻、按摩美容等项目；

②各种非功能型整容、矫形手术和生理缺陷治疗等。如重睑术、隆乳术、割狐臭、矫治口吃、矫斜眼、屈光不正、视力矫正等手术项目；

③糖尿病决策支持系统、睡眠呼吸监测系统、微量元素检测、骨密度测定、人体信息诊断、电脑选择最佳妊娠期、胎儿性别与胎儿发育检查等诊疗项目；

④各种减肥、增胖、增高、健美、戒烟的诊疗项目；

⑤各种预防、保健性的诊疗（除住院分娩）等项目，如各种疫苗、预防接种、疾病普查普治、婚前体检、旅游体检、职业体检、出境体检等；

⑥各种医疗咨询（包括心理咨询、健康咨询、饮食咨询、疾病咨询）、各种预测（包括中风预测、健康预测、疾病预测）、各种鉴定（司法鉴定、工伤鉴定、医疗鉴定、亲子鉴定）、健康指导等项目。

（3）诊疗设备及医用材料类：

①应用正电子发射断层装置 PET、电子束 CT、眼科准分子激光治疗仪等大型医疗设备进行的检查治疗项目；

②眼镜、义眼、义齿、义肢、助听器、健脑器、皮（钢）背心、钢围腰、钢头颈、

胃托、肾托、阴囊托、子宫托、拐杖、轮椅（残疾车）、畸形鞋垫、药枕、药垫、热敷袋、压脉带、输液网、提睾带、疝气带、护膝带、人工肛袋等器具；

③各种家庭检查检测仪（器）、治疗仪（器）、理疗仪（器）、按摩器和磁疗用品等治疗器械；

④物价部门规定不可单独收费的一次性医用材料。

（4）治疗项目类：

①各种器官或组织移植的人类器官源或组织源以及获取器官源、组织源的相关手术等；

②除肝脏、肾脏、角膜、皮肤、血管、骨、造血干细胞（骨髓、脐血）移植外的其他器官或组织移植；

③前列腺增生微波（射频）治疗、氦氖激光血管内照射（血疗）、麻醉手术后镇痛新技术（止痛床）、内镜逆行阑尾造影术等诊疗项目；

④镶牙、种植牙、洁牙、牙列下整矫治、黄黑牙、牙缺损、色斑牙、烤磁牙等诊疗项目；

⑤气功疗法、音乐疗法、催眠疗法、磁疗法、水吧疗法、氧吧疗法、体位疗法、心理治疗法与暗示疗法（精神病人除外）、食疗法、保健性营养疗法等辅助治疗项目；

⑥各种不育（孕）症、性功能障碍的诊疗项目；

⑦各种科研、教学、临床验证性的诊疗项目。

（5）其他：

①因打架、斗殴、酗酒、自伤、自残、自杀、戒毒、性传播疾病引发的诊疗项目；

②出国以及出境期间所发生的一切医疗费用；

③不遵医嘱拒不出院以及挂床住院发生的诊疗医药费用；

④未纳入物价政策管理的诊疗项目；

⑤属于他方责任的交通事故、医疗事故以及其他责任事故引发的诊疗项目。

3. 医疗保险基金支付部分费用的诊疗项目：

（1）诊疗设备及医用材料类：

①应用γ-刀、X－刀、X－射线计算机体层摄影装置（CT）、心脏及血管造影X机（含数字减影设备）、核磁共振成像装置（MRI）、单光子发射电子计算机扫描装置（SPECT）、彩色多普勒仪、医疗直线加速器、彩色B超、脑地形图等大型医疗仪器进行检查治疗、项目；

②体外震波碎石与高压氧治疗项目；

③省物价部门规定的可单独收费的一次性医用材料。

（2）治疗项目类：

①血液透析、腹膜透析治疗项目；

②心脏起博器、人工瓣膜、人工关节、人工晶体、各种支架、各种吻合器、长中导管、埋植式给药装置等体内置换的人工器官、体内置放材料及安装或放置手术项目；

③心脏搭桥、心导管球囊扩张、心脏射频消融等手术项目；

④冠状动脉造影、心脏激光打孔术、肿瘤生物治疗中的T淋巴细胞回输法、肿瘤热疗法等诊疗项目；

⑤各种微波、频谱、远红外线等辅助治疗项目。

4. 不予支付费用的医疗服务设施范围：

（1）就（转）诊交通费；

（2）空调费、取暖费、电视费、电话费、电炉费、电冰箱费、食品保温费和损坏公物赔偿以及水、电、气等费；

（3）陪护费、护工费、洗澡费、药浴费、理发费、洗涤费等；

（4）门诊煎药费、中药加工费；

（5）文娱活动费、报刊杂志费、健身活动费；

（6）非治疗性膳食费等；

（7）鲜花与插花费；

（8）卫生餐具、脸盆、口杯、卫生纸、床单、枕套、扫床巾、尿布等一次性物品的费用；

（9）肥皂水、垃圾袋、灭蚊药器等生活用品的费用；

（10）医疗机构自行提高医疗服务设施收费标准的费用或自定的收费项目。

第10条　严格执行公示制度，接受上级和参保者的监督，取信于民。

第11条　各种收费项目须执行物价部门统一规定，不得分解项目、超标准、重复收费、无依据多收或漏收。

第12条　临床各科室定期自查，发现问题及时反馈，及时解决。

第三章　附　则

第13条　本制度由医院医疗保险管理委员会制定并监督实施。本规定未作规定或没有明确规定的事项须经医疗保险管理委员会批准，然后执行或办理。

第14条　本制度自20××年××月××日起实施。

14.3.3　医院医疗保险收费及结算管理制度

第一章　总　则

第1条　为进一步规范收费行为，结合医院管理实际，制定本制度。

第 2 条 医院各科室必须严格执行价格管理部门制定的医疗服务价格政策，按规定的收费标准收费。

第二章 医疗保险收费管理制度

第 3 条 医院的各项收费要坚持“应收则收，不该收的坚决不收”的原则。做到合理诊治，合理检查，合理收费，严禁分解项目收费、擅自提高收费标准、自立项目收费和擅自超范围收费。

第 4 条 医院新增医疗服务项目，或需要对现有医疗服务项目增加新的内容，统一由医院价格管理部门会同有关科室按规定组织论证，拟定建议价格标准，并按规定程序报上级物价部门和卫计委门审批后方可收费。

第 5 条 医院的所有收费，必须由财务部门开具合法的正式收据，严禁任何科室和个人出具非正式收据（或不出具收据）向病人或病人家属收取各种费用；禁止任何职工以任何名义向病人索要药物或借病人名义开药或检查。

第 6 条 严格执行处方管理制度，处方上的收费项目名称应当规范，字迹清楚，收费标准与收费项目相一致，划价员要签字，以示负责。

第 7 条 医院配备显示屏或电子触摸屏，公示所有医疗服务价格，以方便参保者随时查询。

第三章 医疗保险结算管理制度

第 8 条 医保病人出院前需要到住院结算窗口办理费用结算手续。

第 9 条 住院结算处每日将已出院病人的结算单据送到医保办进行审核。

第 10 条 结算前，先核对病人的基本信息。步骤：首先打开医保外挂机器，然后打开登记窗口输入医保病人手册号，逐个核对病人的姓名、性别、身份证号、社保证号、病人参保类别、病人参保地区、入院日期。如是特殊病病人，需要核对该病人属于特殊病种种类，特殊病有效截止日期。

第 11 条 除此之外，还要核对病人的历史信息，普通病人只登记本年度的历史结算信息，特殊病病人要登记所有历史结算信息（包括门诊和住院），将机器中已录入的历史结算信息与门诊特殊病收费处进行核对。有些特殊病病人换证后由区县整理汇总，结算时，要将机器中已录入的历史结算信息按照区县整理汇总的数据总数核对。若有问题，还需向区县核对每条记录。核对后无误才可以结账，否则会影响到医保统筹金额。

第 12 条 已审核通过的单子在医保外挂机器上进行结算，结算时，按医保办审核后在单据上注明的特殊项目及药品类别进行标注，确保结算时不出差错。发现药品或诊疗项目进行更新的，与计算机室或药品人员联系，及时添加到医保库中。

第 13 条　在结算过程中，如有项目错误需要病房退费的项目，多次催病房后，病房填写收退费通知单，拿到窗口后要逐一审核收退费项目、收退费总计、收退费原因、有没有医务处盖章和日期，并且审核主任签字、护士长签字后再进行退费处理。如有项目在审核后标注有非适应症的项目要从外挂接口机器中把甲类改为丙类，如没有标注非适应症的项目，但是此项目为丙类项目，经与医保办审核无误后，从 HIS 机器中把为丙类项目改为甲或乙类，再从外挂接口机器中把丙类项目改为甲类项目。

第 14 条　单病种病人（急性阑尾炎、甲状腺肿等病种），经医保办审核完毕后，属于单病种付费方式按单病种进行结算。

第 15 条　对每日结算完的病人打出结算信息纸介，把每个病人的纸介和每个病人的诊断证明书订在一起，并且在费用清单、医疗保险住院费用结算单上加盖医疗保险专用章。次日，查看反馈信息，核对姓名及区县是否正确，并查看是否在审核状态。

第 16 条　将特殊病病人的历史结算信息与门诊特殊病收费处进行逐一核对，因特殊病病人交费次数较多，医保本更换较频繁，故需将各医保中心汇总整理后的数据与门诊特殊病收费处及医保机器中登记的数据进行逐一核对，若有问题，还需向区县核对每条记录，以确保本年度该病人医保基金支付无误。

第 17 条　医院需要根据医保病人平均自付比例情况，测算各医保病人住院预交金额度，确保病人预结算自付金额在其预交金范围之内。

第四章　附　则

第 18 条　本制度由医院医疗保险管理委员会制定并监督实施。本规定未作规定或没有明确规定的事项须经医疗保险管理委员会批准，然后执行或办理。

第 19 条　本制度自 20××年××月××日起实施。

14.4 医院医疗保险管理流程设计

14.4.1 总额预付管理流程（如图14－4、表14－2）

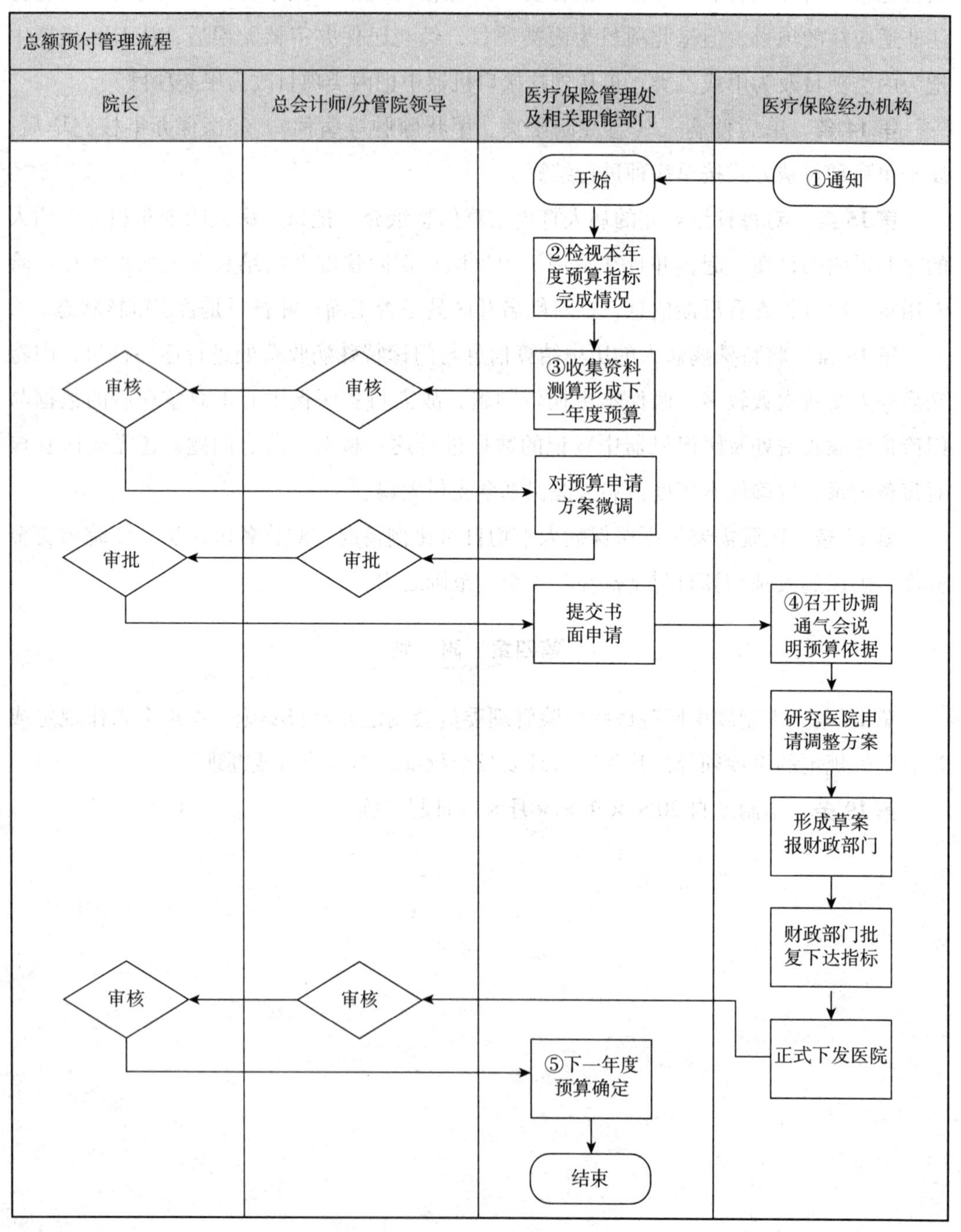

图14－4 总额预付管理流程图

表 14-2　总额预付管理关键节点说明

关键节点	总额预付管理流程关键节点说明
①	（1）学习文件细节，对于各类管理控制类指标加以分解和推演。 （2）注意与上一年度的预算要求作对比，查找不同点。
②	（1）由本年度的增长表现推测下一年度的增长期望。 （2）总结出医院执行本年度预算的成绩，为协调通气会做好数据准备。
③	（1）最重要，为核心节点。 （2）需要考虑医院下一年度工作目标和计划，由此推算医院在床位、学科、技术、设备等硬件方面的变化，并估计由此带来的收治人次和住院总费用的增长规模。 （3）需与其他职能部门的密切配合，遵循收集基础数据资料——统计分析——预测估计——形成初步方案的步骤。 （4）建立副本，包含详细测算过程和测算依据，为协调通气会做好数据准备。
④	（1）协调通气会就是谈判的过程。 （2）医院提出的预算方案以及支撑依据都应该遵循科学、客观的原则，以数据服人。 （3）努力将医院在执行本年度预算取得的成绩作为促进谈判双方达成一致的正向力。
⑤	（1）方案一旦下达，已经无法更改。 （2）立即着手准备院内预算额度分配和管理指标制定。

14.4.2 新农合病人即时结报管理流程（如图14－5、表14－3）

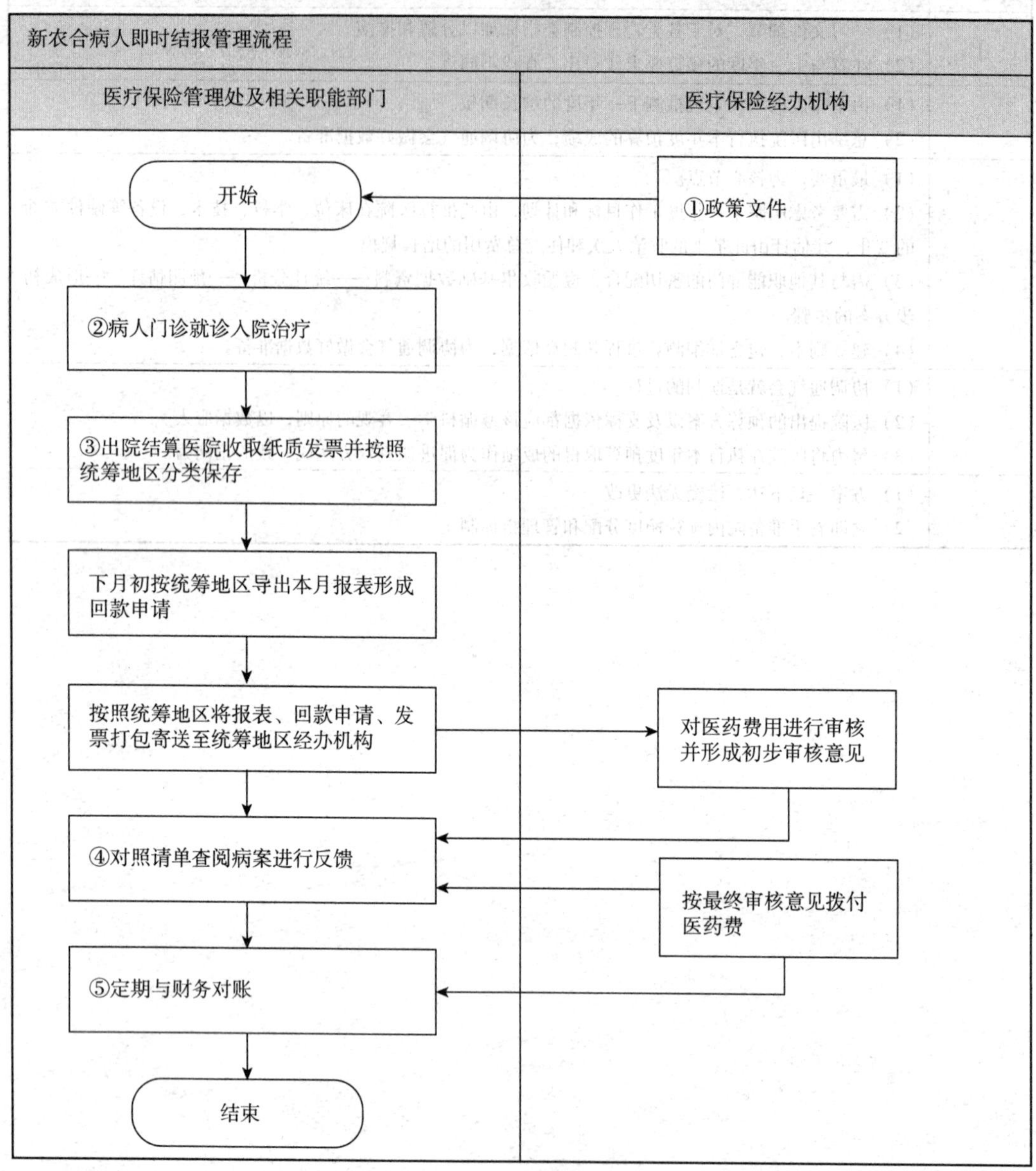

图14－5 新农合病人即时结报管理流程图

表14－3 新农合病人即时结报管理流程关键节点说明

关键节点	新农合即时结报管理流程关键节点说明
①	（1）对于自付比、均次住院费用上涨比例等硬性指标要认真加以研究。 （2）对统筹地区的回款周期、拒付原则等约束的规定要加以利用，便于争取正当权益。
②	（1）自付比、均次住院费用上涨比例管理政策要靠临床医务人员落实。 （2）对于自费、自付的费用要病人或其监护人签字同意才能实施收费。

续表

关键节点	新农合即时结报管理流程关键节点说明
③	（1）注意发票等纸质材料的安全性。 （2）在联网结算的条件下，争取向上级部门申请取消纸质材料，以减少窗口服务量。
④	（1）反馈要求有理有据，对于合理的部分要据理力争，对于不合理的部分医院内部要规范管理，落实奖惩。 （2）要求医疗保险经办机构确定基本的拒付原则，便于对内宣传教育。
⑤	（1）院内医保、收费、财务三方对账，确保准确及时。 （2）对回款不及时的统筹地区要及时催要账款，电话沟通甚至现场催要，拖欠严重的及时向上级主管部门汇报，争取支持。

14.4.3　新农合重大疾病按病种付费考核流程（如图 14－6、表 14－4）

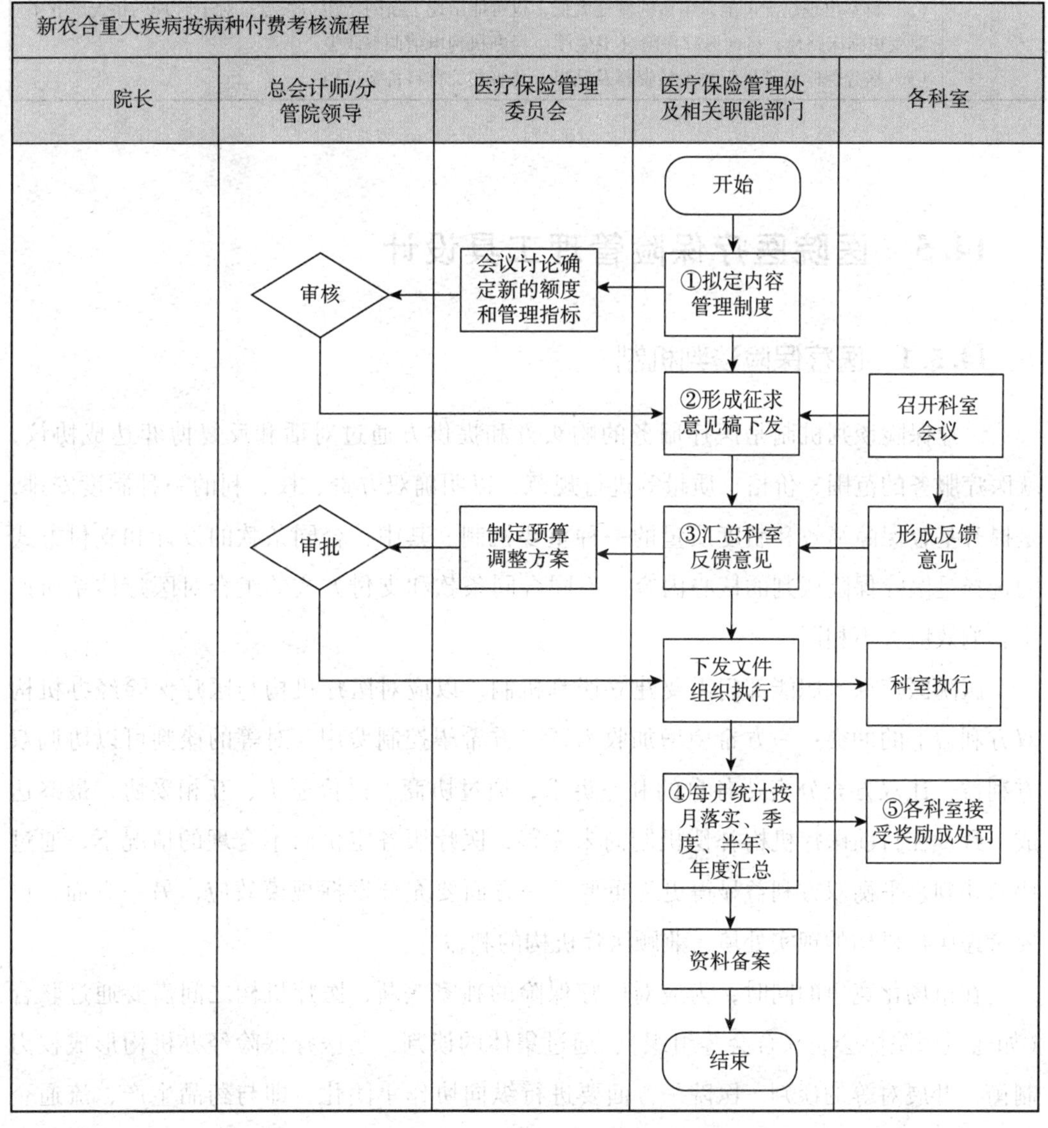

图 14－6　新农合重大疾病按病种付费考核流程图

表 14-4 新农合重大疾病按病种付费考核关键节点说明

关键节点	新农合重大疾病按病种付费考核关键节点说明
①	（1）根据医疗保险（卫生厅）经办机构最终确定的病种定额拟定考核制度，明确考核方法和原则。 （2）医疗保险管理委员会确定考核的周期及考核时间。
②	（1）明确科室反馈的时间和形式，必须为书面意见，科主任签字确认。 （2）征求意见稿须经总会计师/分管院领导及院长审核后下发。
③	（1）医疗保险管理处审核科室的书面反馈意见。 （2）医疗保险管理处汇总科室反馈意见。 （3）将科室反馈意见提交给医疗保险管理委员会。
④	（1）重视过程的管理，重点在于利用信息手段使科主任掌握本科室的费用动态。 （2）结果的落实尽量灵活，采用按月累加的方式，避免一年结束后才汇总。
⑤	（1）重点在于加强与科室的沟通，取得理解。保证其执行管理制度的积极性。 （2）科室出现超支可能是申请的额度太低，也可能出现了新的费用增长点，对于合理的情况变化需要变更临床路径，可向医疗保险（卫生厅）经办机构申请调整政策。 （3）医疗保险管理处汇总考核资料及结果，并将相关材料备案存档。

14.5 医院医疗保险管理工具设计

14.5.1 医疗保险谈判机制

医疗保险谈判机制是医疗服务的购买方和提供方通过对话和反复博弈达成协议，就医疗服务的范围、价格、质量等进行规范，以明确双方责、权、利的一种制度安排，是提升基金保障绩效和制度质量的一种重要机制。其中，合同条款的设计和支付方式的选择是医疗保险谈判的核心内容，不同合同条款和支付方式的组合对医疗体系所产生影响效应大不相同。

医院医疗保险职能部门需要建立谈判机制，以应对医疗机构与医疗保险经办机构双方利益上的冲突：一方希望增加收入，一方希望控制费用。对等的谈判可以协调双方利益，让双方充分表达各自的利益诉求，通过协商、讨价还价、互相妥协，最终达成一致。在目前医疗机构补偿机制尚未完善，医疗服务定价尚不合理的情况下，通过协商谈判，平衡双方利益显得更为重要。一方面要充分发挥规模效应，另一方面，也要考虑医疗机构的现实处境，兼顾医疗机构的利益。

在市场化竞争的同时，为应对医疗保险的独家垄断，医疗机构之间需要通过联合（如通过医院协会、联合会等组织），通过集体的谈判，与医疗保险经办机构形成权力制衡，开展对等的谈判。医院一方面要进行纵向协作集团化，即与药品生产、流通企业以及社区卫生服务机构联盟，培育双方长期的伙伴合作关系，降低医院医疗服务成本，促进药品供应商及社区卫生服务机构的自身发展；另一方面，要进行横向协作集团化，即与其他同等规模医院联盟，将各自独特的医疗资源合理配置，不仅可以实现服务的综合化、一体化，还可以使医院形成规模化经营，降低运作成本，更重要的是，医院集团化，整合并增强了医院整体谈判力量，可以和医疗保险方抗衡。

在医疗保险谈判中，一方面，交易的双方拥有平等的权利，任何一方提出的议案都需要得到其他方的认可，或经过双方的协商取得一致才可确立；另一方面，成功的谈判就是在谈判结束后，各方的需求都得到一定程度的满足，熟练的谈判者都深知“最后一根稻草”的重要性，尽可能压缩成本提高竞争力，所以一定要掌握好谈判的分寸。

14.5.2　考核机制

医疗保险绩效考核的目的，旨在通过建立科学、规范的医疗保险服务质量评价体系，通过对临床科室医疗保险服务环节质量、及工作量的考核及评分标准的具体细化，对医疗保险服务质量建立明确的衡量尺度，使广大临床医护人员在医疗保险管理中有据可依。通过考核的结果直接与分配、奖励相挂钩，从而引入竞争激励机制，经过一个增强的环路回馈，使高绩效员工继续保持高绩效，令后进者向往和主动改善绩效，极大地调动医务工作者的参与热情，并形成争先恐后的局面，最终提高医疗服务质量，促进医院以及医疗保险工作的发展。可根据平衡计分卡的理论，从医疗保险费用、患者、流程以及学习与成长 4 个维度进行医疗保险考核。

（1）财务维度。医疗保险费用的控制。医疗保险成本控制的战略目标就是在保证医疗质量的前提下把医疗保险患者费用控制在医疗保险机构考核的控费指标内。医院首先将医疗保险机构考核的控费指标按一定的方法进行测算，分解到各临床科室，并制定严格的考核措施，实现医疗保险成本控制的战略目标，降低医疗资源消耗，降低患者人均住院费用。通常通过住院病人次均费用、自付比等指标对临床科室进行考核。

（2）患者维度。主要从医疗保险患者对门诊/住院的满意度、对诊疗的满意度和对医疗保险费用的接受度 3 个方面进行考核。

（3）医疗保险内部流程维度。建立各项规章制度及政策解读指南，规范临床科室行为。加强与临床医务人员的沟通，共同解决医疗保险难题。定期通报总结医疗保险工作，协调具体事务。简化医疗保险就医流程和审批环节，提高服务效率。

（4）学习与成长维度。通过讲座、进修和培训等形式的继续教育学习，提升医务人员对医疗保险政策掌握度。向病员宣传、解释政策，提高参保人员的认同意识，增强患者的费用意识，限制不必要的医疗需求。同时建立合理的约束激励机制，充分调动医务人员的积极性，发挥人力资源的最大潜力，提高工作效率，降低管理成本。

14.6 医院医疗保险业务表单设计

14.6.1 职工医保总额预算额度申请表（表14－5）

表14－5 职工医保总额预算额度申请表

填报日期： 医院（盖章）

核定床位数	实开床位数	上一年度全社会住院总费用（元）	上一年度全社会住院总人次	上一年度全社会平均住院日	××年度职工医保住院统筹基金预算额（元）	××年度职工医保住院自付（含自费和自付）比例（%）	××年度职工医保住院总人次	××年度职工医保人均住院费用（元）	××年度职工医保住院人次人头比

14.6.2 医疗保险费用统计表（表14－6）

表14－6 医疗保险费用汇总表

编制部门： 编制日期：××年××月××日

名称	项 目	××月	××月…	年度汇总
医疗保险人次	医疗保险出院总人次			
	其中，医疗保险统筹人次			
	大病救助人次			
	部分统筹部分救助人次			
	直接救助人次			
	医疗保险住院费用			
医疗保险住院费用	医疗保险病人出院总费用（元）			
	医疗保险人均住院费用（元）			
医疗保险统筹费用	医院统筹基金支付金额（元）			
	（占住院总费用的比例）			
	医疗保险人均统筹支付			

续表

名称	项　目	××月	××月…	年度汇总
医疗保险个人支付费用	个人支付金额（元）			
	（占住院总费用的比例）			
	其中，个人按比例支付金额（元）			
	（占住院总费用的比例）			
	个人全自费金额（元）			
	（占住院总费用的比例）			
医疗保险救助费用	医院救助基金支付金额（元）			
	（占住院总费用的比例）			
	医疗保险人均救助支付			
	医疗保险经办机构应拨付金额（元）			
医疗保险基金节余	其中，统筹基金拨付金额（元）			
	救助基金拨付金额（元）			
	医院统筹基金当月节余金额（元）			

14.6.3 科室职工医保费用控制指标统计表（表14－7）

表14－7 科室职工医保费用控制指标统计表

序号	病区	月度控制指标		本期实际执行情况								本年度累计执行情况									
		统筹基金	自付比例	统筹基金		自付比例		次均费用		出院人次	自费药品比	自费材料比	统筹基金		自付比例		次均费用		出院人次	自费药品比	自费材料比
				金额	超支/结余	比例	增/减	金额	增/减				金额	超支/结余	比例	增/减	金额	增/减			

14.6.4　医院医疗保险日常督查整改通知书（表 14－8）

表 14－8　医院医疗保险日常督查整改通知书

<table>
<tr><td>科室</td><td></td><td>时间</td><td></td><td>编号</td><td></td></tr>
<tr><td colspan="6">近日，院医疗保险管理处组织专家对你科××进行了督查，督查结果显示你科存在以下问题：
1.
2.
3.</td></tr>
<tr><td colspan="6">改进意见、建议</td></tr>
<tr><td colspan="6">1.
2.
3.
签章：
年　月　日</td></tr>
<tr><td colspan="6">科室反馈意见</td></tr>
<tr><td colspan="6">科主任签字：
科室签章：
年　月　日</td></tr>
</table>

14.7　医院医疗保险管理方案设计

14.7.1　医院医疗保险服务量预算编制方案

一、目的

1. 确定一个医疗保险结算年度内医院服务量，主要包括门急诊人次、实际占用床日、出院人数等。

2. 为医院医疗、教学、科研各项工作安排，医院收入、成本、费用的安排，医院设备、药品、材料的确定提供参考。

二、职责界定

1. 医院医疗保险管理委员会成立医疗保险服务量预算编制小组，具体负责执行医疗保险服务量预算工作。

2. 医疗保险服务量预算编制小组由医疗保险处、门急诊部、医务处、财务部门相关人员或指定的人员组成。

三、服务量预算的依据及考虑的因素

医院在编制医疗保险服务量预算工作时，应考虑以下因素：

1. 医院上一年度医保服务量及趋势；

2. 卫生政策/医保政策变动、医保统筹区域的扩大；

3. 医疗卫生市场竞争状况、医疗服务需求的变化；

4. 医院规模变化、经营目标改变、新技术/新项目投入；

5. 其他已知情况及预期。

四、服务量预算编制步骤

医院服务量预算编制一般包括以下步骤：

1. 资料收集：资料收集的内容包括医院上一年度的医疗保险数据、卫生政策、医疗保险政策、医疗市场、医院自身情况等。

2. 资料分析：分析医院的医疗及学科发展、资源配置、运营目标、市场竞争、疾病构成、医院管理等。

3. 服务量预测：选用科学、合理的预测方法，计算服务量的预测值，同时向临床征求意见，进行修订，为服务量的预算提供依据。

4. 征求意见：院医疗保险管理委员会对服务量做出预算，上报医疗保险经办机构。

五、医疗保险服务量预测方法（表 14－9）

表 14－9 服务量预测方法说明表

服务量预测方法		使用说明	适用情况
定性预测方法	专家意见法	按照预测的目的和要求，邀请有关专家，根据收集的资料，采用召开座谈会的形式对服务量进行预测	医院缺乏完备、准确的历史资料，或主要因素难以定量描述，或有关变量之间不存在较为明显的数量关系等情况下
	德尔费法	将所要预测的必要背景材料用匿名通讯的形式发给各位专家，然后把他们的意见收集起来，预算编制小组将专家的意见经过综合归纳和整理，再以匿名的方式反馈给各位专家，进一步征询意见，再次进行综合、整理和反馈，如此反复多次，直到得到满意的结果为止	
	主观概率法	预测者根据对某项服务量发生的概率做出主观估计，然后计算出它们之间的平均值，以此来预测服务量	

续表

服务量预测方法		使用说明	适用情况
定量预测方法	趋势预测法	预测者运用一定的数学方法对服务量按时间顺序排列的一系列数据进行加工、计算，借以预测其未来的发展趋势。趋势预测应注意分析医院服务量的趋势、循环、季节及不规则的成分状况。常用的方法有算术平均法、移动平均法、移动加权平均法、指数平滑法、回归分析法、二次曲线法等	要预测服务量的过去资料是可以利用的，这些资料可以用数量表示，对过去轨迹的合理假定可以外推到未来
	因果分析法	是根据预测对象与其他相关指标之间相互联系、相互制约的规律性联系，并依据它们之间的联系来预测服务量	

六、医院医疗保险服务量的测算

1. 医疗保险出院人次测算

预算年度出院人次 = 预算年度平均参保和缴费人数 × 预算年度住院率

平均参保和缴费人数 = 平均参保和缴费人数上年预计执行数 × （1 + 修正后综合增长率）

由上可见，测算平均参保和缴费人数需要先确定平均参保和缴费人数上年预计执行数和预算年度的综合增长率。

（1）平均参保和缴费人数上年预计执行数的测算。

以上年预算数为基数，综合考虑预算执行年度工伤保险政策、法律、法规的调整对缴费人数的影响以及上年预算实际执行情况等因素，对上年预算数进行必要调整。平均参保和缴费人数预算调整数的测算公式如下：

上年预算调整数 = 上年预计执行数 - 上年预算数

通常，在预算编制时预算上年度全年执行数未知，但前三个季度执行数已知，上年预计执行数的测算重点在于第四季度平均参保和缴费人数预计新增数，该指标根据当年前三个季度实际执行情况测算出一个季度的平均新增数。即：

上年预计执行数 = 上年前三个季度执行数 + 上年第四季度预计新增数

上年第四季度预计新增数 = （上年第三季度执行数 - 前年第四季度执行数）/三个季度 + 修正值

设置修正值的原因是考虑第四季度参保和缴费人数增减变动幅度与前三个季度相比可能出现明显偏差或政策影响等因素。

（2）综合增长率的测算。

综合增长率 = 同比增长率 × 权重 + 近三年平均增长率 × 权重

$$近三年平均增长率 = \sqrt[3]{\frac{N}{N_3}} - 1 \times 100\%$$

$$同比增长率 = \left(\frac{N}{N_1} - 1\right) \times 100\%$$

式中，N 表示本年数据，N_3 表示三年前的数据，N_1 表示上年数据。

（3）综合增长率的修正对平均参保和缴费人数综合增长率测算值进行修正，通常符合以下三个条件之一：

一是政策调整因素。在预算年度中执行对缴费人数正常的增长趋势可能产生较大影响的政策，如扩大参保范围等。

二是数据采集年度的数据出现明显异常。如某医院 2009 ~ 2012 年医疗保险人数分别为 3 万、6 万、12 万、10 万，从数据中可以看出，近四年来该医院医疗保险人数的增长趋势毫无规律可言，可能在个别年份存在较大的不可比因素，测算出的综合增长率与实际出现偏差的概率很大，因此，不具备参考价值，需剔除不可比因素后，对综合增长率测算值进行修正。

三是平均缴费人数测算值占参保人数的比例与历史数据相比出现明显偏差的情况下，需要进行修正。如测算的缴费人数占参保人数比例为 75%，而今年平均比例为 85%，明显偏低，需对缴费人数综合增长率向上进行修正，以确保缴费人数占参保人数的比例区域合理的水平。

2. 门诊医疗保险服务量测算

预算上年医疗保险门诊人次 = 预算上年医疗保险门诊人次预算数 + 预算上年预算调整数

预算医疗保险年度门诊人次 = 预算上年医疗保险门诊人次 ×（1 + 综合增长率）

（1）预算上年医疗保险门急诊人次的测算。

预算上年医疗保险门急诊人次预计执行数以预算上年预算数为基数，综合考虑上年预算实际执行情况等因素，对预算数进行必要的调整。预算调整数的测算公式如下：

预算上年调整数 = 预算上年预计执行数 − 预算上年预算数

预算上年预计执行数 = 上年前三个季度实际执行数 + 上年第四季度出院人次预计数

上年第四季度门急诊人次预计数 = 上年前三个季度出院人次/三个季度 + 修正值

设置修正值主要是考虑第四季度住院率与前三个季度相比可能出现明显偏差等因素。

（2）综合增长率的测算。

综合增长率 = 同比增长率 × 权重 + 近三年平均增长率 × 权重

$$近三年平均增长率 = \sqrt[3]{\frac{N}{N_3}} - 1 \times 100\%$$

$$\text{同比增长率} = \left(\frac{N}{N_1} - 1\right) \times 100\%$$

式中，N 表示本年数据，N_3 表示三年前的数据，N_1 表示上年数据。

（3）综合增长率的修正。

对预算年度门急诊人次的综合增长率测算值进行修正，主要考虑本统筹地区发生重大传染病疫情、群体性不明原因疾病以及重大自然灾害等不可预测的情况，以及其他可能导致测算出的综合增长率不具备参考价值的因素，需对综合增长率测算值进行修正。

（4）预算年度门急诊人次的测算。

预算年度门急诊人次 = 预算上年门急诊人次 ×（1 + 综合增长率）

七、服务量预算表（表 14 – 10）

表 14 – 10　医院服务量预算表

服务量类别	预测数量	测算人
住院率		
出院人次		
门急诊人次		
门诊特殊病人次		

14.7.2　医院医疗保险基金总额预算编制方案

一、目的

1. 确定预算期内医院医疗保险支出，确保医院医疗保险活动有计划、有步骤进行。
2. 有利于保证医院医疗活动正常进行。
3. 改进和完善医院医疗保险管理，提高医院的经济效益。

二、职责界定

1. 医院成立医疗保险总额预算编制小组，具体负责执行医疗保险总额预算编制工作。
2. 医疗保险总额预算编制小组由医疗保险处、财务部门、以及相关部门人员或指定的人员组成。

三、医院医疗保险基金总额预算的内容

根据某地区参保人数，某医院年均接诊总人次数、次均接诊费用水平，测算该医院年度统筹基金总额。以前期医院医疗保险统筹基金总支出为依据，综合考虑医院规模、医院服务量和服务地区人口密度、医院是否是教学医院、医院设施与设备情况、上年度财政赤字或结余情况、通货膨胀等其中某一个或几个因素，确定下一年度医疗保险费用总预算，一般一年协商调整一次。

这种付费方式对医院医疗保险服务量方面有高度的控制权，医疗机构一旦采纳这种方式，对所有前来就诊的参保人必须提供医疗保险范围内的服务，因此，医疗机构会在总额预付的框架下，控制过量医疗服务。同时，在总额预付制下，医院总额预算一旦确定，医院的收入就不能随服务量的增长而增长，一旦出现亏损，保险机构不再追加支付，亏损部分由医院自负。

四、医院医疗保险基金总额预算的依据

1. 医院上一年度医疗保险总额预付的金额及其趋势。

2. 政府有关物价、财政、卫生、医疗保险政策。

3. 医院运营目标、发展计划以及医疗服务开展情况。

4. 其他已知情况及预期。

五、医疗保险基金总额预付测算应考虑的因素

医院在编制支出预算时，应考虑以下因素：

1. 医院上一年度医保服务量及趋势；

2. 卫生、医保、财政政策的影响；

3. 医疗卫生市场竞争状况、医疗服务需求的变化；

4. 医院规模变化、经营目标改变、新技术/新项目投入；

5. 其他一些已知情况及预期。

六、医院医疗保险基金总额预付的测算方法

医疗保险基金总额测算方法（以城镇职工医疗保险为例）：

医疗保险基金总额预算 = 住院医疗费支出 + 普通门急诊统筹基金支付 + 门诊（慢特病）医疗费支出

住院医疗费用支出 = 平均参保人数 × 住院率 × 次（人）均费用 × 支付比例

普通门急诊统筹基金支付 = 预计年度普通门急诊人次（人数） × 次（人）均费用 × 支付比例

门诊（慢特病）医疗费支出 = 预计年度门诊人次（人数） × 次（人）均费用 × 支付比例

其中：

①平均参保人数 =（上年末参保人数 + 预算年度末计划参保人数）/2

②住院率 = 上年住院率 × （1 + 三年平均增长率）

③门诊（慢特病）人次 = 上年人次 ×（1 + 三年平均增长率）

④次（人）均费用 = 上年次（人）均费用 ×（1 + 三年平均增长率）

⑤支付比例 = 按上年支付比列（统筹基金支付、个人账户支付）×（1 + 三年平均增长率）

医院医疗保险基金总额预算 = 住院统筹基金支付 + 普通门急诊统筹基金支付 + 门诊（慢特病）统筹基金支付 = 预计年度平均参保人数 × 住院率 × 次均住院费用 × 统筹基金支付比例 + 预计年度普通门急诊人次 × 次均费用 × 统筹基金支付比例 + 预计年度门诊大病人次 × 门诊大病次均费用 × 统筹基金支付比例

另外，也可采用通用的简化方法，使用上年数据直接测算：

医院总额预算 = 上年总额指标 ×（1 + 增长幅度）

预算总额的增长幅度与基金总盘增长幅度相关，与区域卫生规划相关。

14.7.3　医院新型农村合作医疗重大疾病管理方案

一、目的

1. 确保医院新型农村合作医疗重大疾病管理工作有效执行。

2. 将新型农村合作医疗重大疾病执行的结果与内部收入分配、年终考核挂钩，建立有效的内部激励与约束机制。

3. 改进和完善医院基本医疗保险管理，确保医院各项医疗保险工作任务完成。

4. 为上级医疗保险主管部门、上级院领导考核医院医疗保险管理提供依据。

二、职责界定

1. 医院医疗保险管理委员会成立医院新型农村合作医疗管理领导小组，负责医院新型农村合作医疗保险工作的组织管理，各科室行政主任负责新农合病人在本科室诊疗服务工作的管理。

2. 医院新农合管理办公室负责新农合即时结报与重大疾病工作的全院性日常管理，负责与全省各地新农合管理中心即时结报、对账、催款等工作，负责向省合管办上传院新农合病人的相关信息，定期对医护人员开展新农合相关管理知识培训，并执行考核工作。

3. 医院医疗保险管理委员会根据医院新型农村合作医疗管理领导小组提供的结果，确定考核结果。

三、新农合重大疾病管理

1. 政策解析。

新农合重大疾病实行单病种定额管理。治疗费用根据省定单病种定额，分别由参保地新农合管理中心、参保地农村医疗救助及患者个人按比例承担，超出部分费用由定点医院承担，涉及到跨科协作完成的病例，各科室要严格控制好费用，并做好交接。

开展重大疾病的科室临床医生要严格掌握入院标准，不得将不符合新农合重大疾病救治标准的病人收住入院，不得推诿符合住院条件的新农合重大疾病病人住院，并严格核实病人身份，严防冒名顶替住院现象发生。

2. 落实规范诊疗。

新农合重大疾病部署工作一般在年初进行。医院医疗保险管理部门根据上级医疗保险经办机构下发的文件，将相关重大疾病按学科分配至科室，并对重大疾病的诊断、治疗方式等关键节点进行强化培训，要求医生严格按照临床路径执行。

3. 重大疾病基金使用管理。

（1）定期会议。医院新型农村合作医疗管理领导小组按季度召开重大疾病费用通报会议，开展重大疾病的临床科室、相关职能部门如医保、财务、物价等专业人员参与，分析重大疾病期内运行存在的问题。年终召开总结会，总结本年度重大疾病收治情况，清查基金使用情况。综合考虑年度内重大疾病基金使用情况，并对下一年度医院新农合重大疾病的费用进行内部测算。

（2）科室考核。制定重大疾病执行考核计划，对收治病人总费用超出上级医疗保险经办机构定额标准的科室，通过病历抽查、科室自查、专家复核等方法，找出超支原因，上报医院医疗保险管理委员会核定。经核查属客观原因，如术后并发症/合并症、原材料价格上涨、临床诊疗技术改进等原因导致的，由医保办收集意见，向上级医疗保险经办机构反馈、说明，申请调整定额费用。核查后属主观因素，如滥用药物、串换药品、使用高值耗材导致的超支，超出部分金额科室100%承担，并通报全院。

（3）重大疾病政策执行良好，考核合格且年度结余的科室，总结经验，给以奖励。

第十五章　医院绩效精细化管理

15.1　医院绩效管理体系设计

15.1.1　医院绩效管理与医院战略

随着我国医院管理体制的改革，医疗保障制度的实施，医院的经营环境发生了深刻的变化。面对新的环境变化，医院既有良好的发展机遇，也面临着前所未有的挑战。如何加强医院的经营管理，满足人民群众不断增长的医疗需求，体现以病人为中心，以质量为核心的办院理念，增强医院的可持续发展能力，提高医院的社会及经济效益，这是现代医院管理面临的首要问题。2009 年 4 月，国家出台新的医改方案，对公立医院的管理提出了明确的要求："建立规范的公立医院运行机制，公立医院要遵循公益性质和社会效益原则，坚持以病人为中心，优化服务流程，规范用药、检查和医疗行为。深化运行机制改革，建立和完善医院法人治理结构，明确所有者和管理者的责权，形成决策、执行、监督相互制衡，有责任、有激励、有约束、有竞争、有活力的机制。改革人事制度，完善分配激励机制，推行聘用制度和岗位管理制度，严格工资总额管理，实行以服务质量及岗位工作量为主的综合绩效考核和岗位绩效工资制度，有效调动医务人员的积极性"。

新的医改方案对医院的管理也提出了新的更高的要求，无论是医院公益性的有效发挥，还是建立规范的内部运行机制，都需要通过构建有效的绩效管理体系来实现。在新的医改的背景下，在日趋激烈的医疗市场竞争中，无论是医疗行业的管理，还是医院的内部管理，都要求医院的绩效管理适应现代环境的发展变化，将绩效管理纳入到医院整个战略管理的过程中。因此，构建基于医院战略的绩效评价系统，有效地衡量医院、科室、职工的业绩，形成与绩效相联系的薪酬计划，通过绩效评价实施对医院的战略管理并据此培养医院的核心竞争力和长期竞争优势，对我国医药卫生体制的改革，完善公立医院的法人治理结构，建立有效的激励约束机制，提高医院的竞争力具有重要的理论与现实意义。

医院的战略管理包括战略的分析和制定、实施、评价三个阶段。战略分析和制定、实施是其主要过程，战略评价则体现了战略管理的动态特征，并对前两个过程形成反馈。战略分析包括医院的使命和目标分析、环境和资源分析、医疗市场分析和 SWOT 分析等。战略的制定是根据战略分析的结果进行战略选择，确定医院的发展战略，战略实施是采取措施使战略发挥作用的过程，战略评价则是战略的动态管理过程。而绩效评价能够实现战略管理程序的协调。

医院绩效评价在战略实施过程中，通过以下程序发挥作用，明确医院的战略，在医院内部沟通战略，使科室和职工个人目标与战略保持一致，把医院的战略目标与长期目标和年度实施计划联系起来，确认战略性新的举措，并使其保持一致，实行定期绩效评价以考察和改进医院战略。这个战略管理的实现过程可以通过绩效考评体系的有效实施保证其不会发生偏离行为。战略的制定、实施、评价构成了医院战略绩效管理模型，如图 15－1 所示。

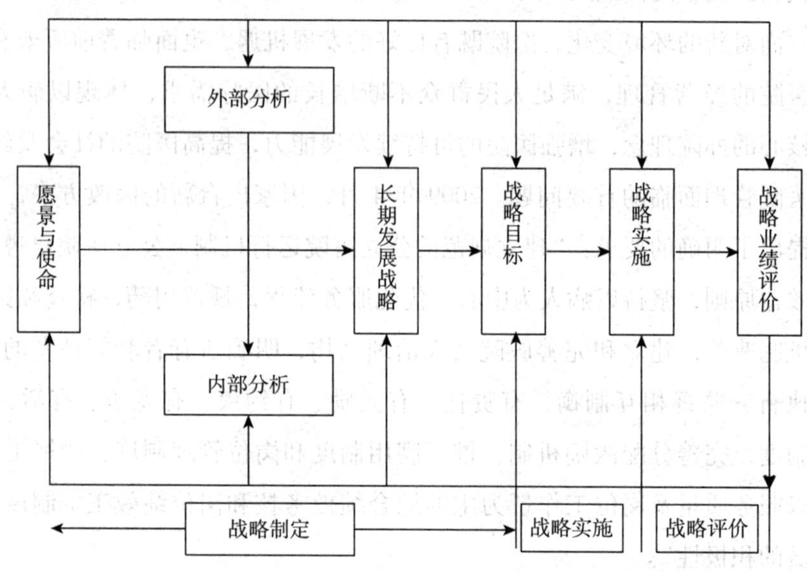

图 15－1 医院绩效与战略管理

15. 1. 2 医院绩效管理体系

医院绩效管理体系的建立是为医院的战略管理服务的，其设计的指导思想是在于通过绩效的评价及持续的改进，达到提高医院绩效，实现医院的战略目标。系统理论认为系统的结构决定其功能，因此，医院绩效管理体系的分析和设计优劣至关重要，它将关系到后期系统实施的效果。为此，在构建过程中必须时刻关注医院的输入、输出和过程变量。在当今医院的发展过程中，为了迎接挑战，有效参与竞争，需要建立战略观念，全局观念、均衡发展观念，更重要的是建立一种良好的、充满活力的评价机制、激励机制和战略管理机制，实现医院的可持续发展。医院的战略绩效评价系统的主要框架，如图 15－2 所示。

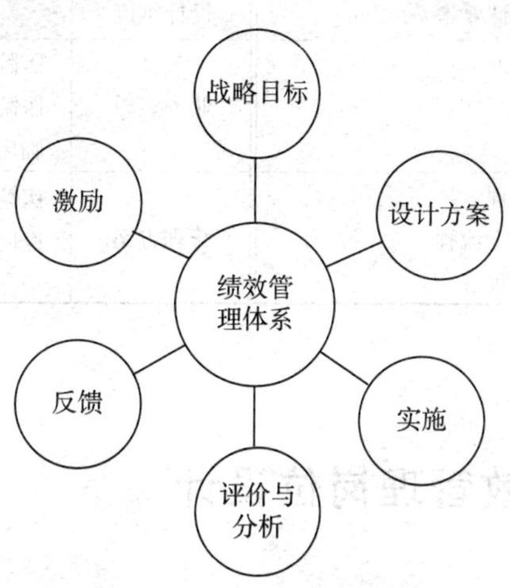

图 15－2　医院绩效管理体系

绩效评价系统是以医院战略为起点，医院的战略目标通过绩效管理分解，沿着部门、个人延伸到绩效评价系统和薪酬激励系统，再回到医院战略，构成了一个开放的管理循环。在医院的整个绩效评价循环中，始终以医院的战略为导向，从医院的战略的高度思考医院的绩效评价问题，同时通过实施以战略为导向的绩效评价体系，将医院的战略通过层层分解，转化为科室及职工的具体目标，并且通过绩效评价和薪酬分配及其他激励手段，使得医院的战略在科室、职工层面达到一致性，使得医院的战略明晰，并且将战略转化为具体行动，通过不断的循环，促使医院不断发展。

15.1.3　医院绩效精细化管理设计维度及要素

医院绩效精细化管理的本质是对医院战略目标的分解、细化和落实的过程，保证医院的战略能够在各个环节有效贯彻并发挥作用。医院绩效精细化管理要实现精、准、细、严四个特征，精是目标精确，准是信息准确，细是执行细化，严是监控严格。通过精细化管理，以建立完整、规范的绩效管理体系，使绩效管理科学化、标准化、程序化。医院绩效精细化管理体系可从岗位职责、管理制度、业务流程、管理工具、业务表单和管理方案六个维度进行设计。绩效管理体系的要素见表 15－1。

表 15－1　绩效管理体系设计要素

设计维度	设计要素	设计维度	设计要素
岗位职责	医院绩效考评小组岗位职责 绩效管理岗岗位职责	管理工具	平衡计分卡 目标管理 关键指标考核 利益相关者理论

续表

设计维度	设计要素	设计维度	设计要素
管理制度	医院绩效管理制度	业务表单	医院绩效评价指标体系 医院科室绩效评价指标体系 临床科室主任评价指标体系
业务流程	医院绩效管理流程 医院绩效目标确定流程 医院绩效考核流程	管理方案	医院科室综合目标管理考核方案 医院临床科室主任绩效考核方案

15.2 医院绩效管理岗位设计

15.2.1 医院绩效考评小组岗位职责

绩效考评小组是根据医院绩效考核制度和标准，以院长、书记为领导，以财务部门、人事部门、医务处等医院管理部门负责人为成员，定期召开绩效考评会，每月对医院各科室的收支完成情况进行分析并考核的组织。绩效考评小组致力于协调、平衡各中心、科室、人员间的薪酬水平和绩效目标设定、评价的一致性、公平性和方向性。

绩效考评小组岗位职责
• 根据医院战略规划，对医院实施绩效管理，并对各部门绩效评价过程进行监督控制； • 拟订医院绩效考核制度和流程，拟订科室及职工绩效考核标准、考核时间、考核方法、考核流程和计划，经批准后实施； • 制定医院奖惩制度和计划，经批准后实施； • 负责组织实施医院绩效考核及相关工作，监督执行各部门职工考核制度的实施； • 定期汇总各部门绩效考核的结果，并撰写考核分析报告； • 将职工的绩效考核结果及时进行反馈； • 指导、监督全院绩效考核工作，确保工作的规范、有序； • 完成领导交办的其他工作。

15.2.2 医院绩效管理岗岗位职责

绩效管理岗岗位职责
• 通过系统规划和持续的推进，不断地进行检查和分析，以落实绩效管理； • 依据绩效考核指标，对医院全体职工进行分类和量化考核，达到全员考核管理； • 收集考核中所需要的基础数据，确保部门级的各项考核数据是真实且能反映业绩状况的； • 监督和统计各部门的内部考核情况，确保全员考核的有效执行； • 每月跟踪部门绩效考核数据完成情况，并对提交的考核数据进行汇总统计，提交上级审核；

续表

绩效管理岗岗位职责
• 每月 5 号前，汇总全院考核情况，并提交上级审核； • 监督各部门绩效面谈工作，使面谈工作确切落实。每季度组织一次问卷调查，问卷调查覆盖范围不低于 20%，对绩效反馈的结果进行分类统计和分析； • 对各部门提出的异议进行收集，并反馈给上级。协调绩效申诉的裁决结果； • 每月进行一次全员考核数据表单的抽查或全查，并做相关记录。每月对各部门的考核指标的表单进行检查和核实，并做相关记录； • 依据绩效结果及绩效检查情况的总结分析结果，提出绩效改进建议，并协调各部门进行考核方式、标准及流程的优化。依据季度和年度规划，落实改进计划。引进和导入优秀的考核系统，并落实规划到医院绩效文化建设； • 完成领导交办的其他工作。

15.3　医院绩效管理制度设计

第一章　总　则

第 1 条　绩效管理是指通过对医院的运营目标进行分解，设定各级的绩效目标，对部门和个人的绩效进行沟通、反馈、考评，从而将个人、部门与医院目标有机结合，提高医院整体绩效，促进职工发展和增强医院竞争力的过程。

第 2 条　绩效管理的目的。

1. 保障组织有效运行，提升医院整体绩效，营造一个既能充分发挥广大职工潜能，又能大力提高医院核心竞争能力的良好氛围，使个人目标、部门目标和医院的目标保持一致。

2. 对绩效实现过程进行管理，考评部门及职工绩效目标的实际完成情况，对上一考评期间工作进行总结，为下一期间的绩效改进及个人发展提供帮助。

3. 给予职工与其贡献相应的激励以及公正合理的待遇，激发职工的工作热情和提高职工工作效率。

4. 提高职工队伍素质，优化人员结构，保持医院人力资源的活力和竞争力。

第 3 条　本制度适用于医院各类人员的绩效管理工作。

第二章　绩效管理过程

第 4 条　绩效管理由以下几个环节构成（见图 15－3）。

1. 医院战略规划、运营目标是绩效管理的基础，也是整个绩效管理过程的输入。

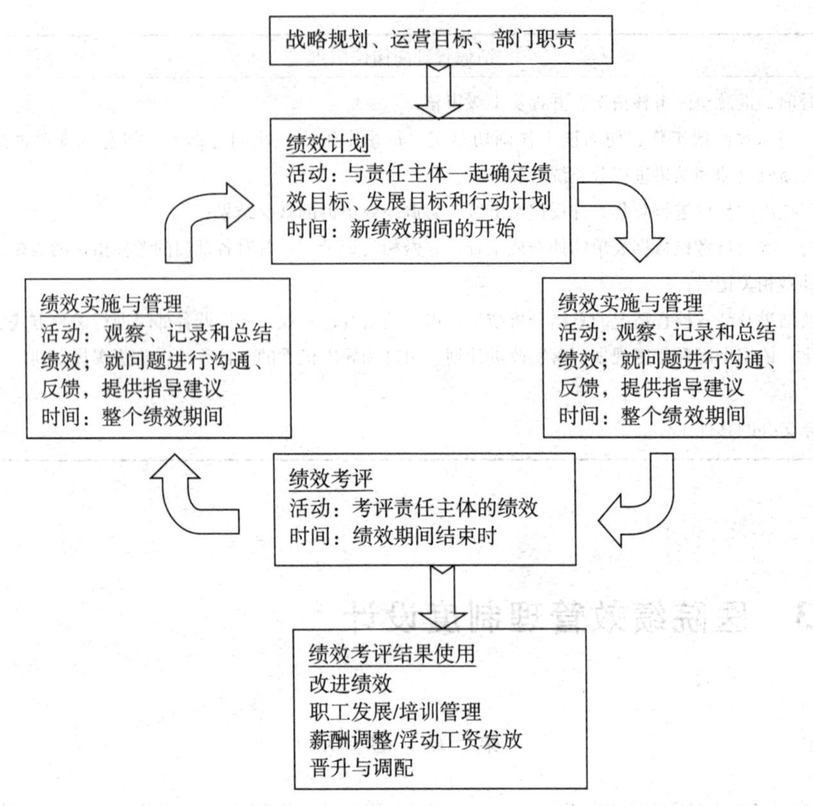

图 15－3　医院绩效管理环节

运营目标是医院战略规划的细化与具体落实。利用平衡计分卡将医院战略规划细化分解到部门和个人，建立医院的关键业绩指标体系，医院运营目标的实现由关键业绩指标的完成来体现。

2. 各级责任主体为完成医院分解下来的运营目标，必须根据部门职能/岗位职责制定绩效计划及衡量标准，形成各级责任主体的绩效目标，便于绩效管理的实施。

3. 绩效实施与管理是指责任主体根据制定的绩效计划开展工作，努力实现绩效目标的过程。在实施期间，上级记录责任主体的工作表现，同时不定期进行沟通、反馈，对发现的问题提出改进建议。

4. 绩效考评是绩效管理的重要环节，是对责任主体在考评期间绩效目标的完成情况进行考评的过程。通过绩效考评，肯定成绩，找出不足，为下一考评期间的绩效改进提供指导。考评结果由绩效考评办公室存档。

5. 绩效反馈是根据考评结果与责任主体就本次绩效计划开展情况进行正式的回顾和沟通，肯定成绩、分析问题、制定改进计划的过程。

6. 绩效考评结果应用是整个绩效管理过程的输出，以实现绩效改进、职工发展和培训、薪酬调整、浮动工资发放及晋升调配等多项管理目标。

第5条　管理职责划分。

医院的绩效管理需要全体管理者和职工共同参与，各个部门和职工都要各司其职，充分发挥各自的作用。为了加强绩效管理，成立医院绩效考评小组，组长由院长担任，成员由副院长、副书记和医务处、护理部、财务部门、人事部门、科研处、办公室的负责人组成；绩效考评小组下设绩效考核办公室，与医院指定的某个管理部门（人事部门或医务处或护理部）合署办公。

1. 医院绩效考评小组：

（1）审定绩效管理的有关规章制度；

（2）核定各部门的绩效指标，审定每个部门各考评项目（指标）的衡量标准及权重，对医院和部门绩效完成情况进行考评；

（3）对绩效管理不规范的现象及职工申诉问题研究处理。

2. 医院领导：

（1）设定战略目标、审批战略规划及确定年度运营目标，依靠绩效报告，关注绩效完成情况，对医院资源进行优化配置，协调内外部各种利益关系，及时提供关键资源和重点支持。

（2）副书记负责各科室劳动纪律、医德医风和廉政建设信息数据方面的收集、提供与考核，这部分职能放在办公室。

3. 绩效监管部门：

财务部门：负责汇总、审核、提交各部门业务量、收入、成本费用、预算等指标的完成情况，并按时提交绩效考核办。

绩效考核办：

（1）负责医院经营目标的编制；

（2）组织医院、部门运营计划及绩效指标的制定、下达及考评；

（3）对各部门的经营管理过程进行监控；

（4）汇总各部门绩效指标的完成情况；

（5）草拟、组织修订医院绩效管理制度；

（6）负责个人考评的管理，对各部门的绩效考评工作进行培训与指导；

（7）对各部门绩效考评过程中面谈、考评评定、审核调整、汇总等环节进行监督与检查；

（8）协调与处理各级职工关于绩效考评工作的申诉工作，对考评过程中不规范行为进行纠正、指导；

（9）定期对各部门考评工作情况进行通报等。根据考评结果核定并发放薪酬。

护理部：负责护理质量管理和院内感染控制，负责护理质量、感染控制、护理安全、现场管理等指标的考核评价，并按时提交绩效考核办。

医务处：负责医疗质量和医疗安全管理，负责床位使用率、药比、医疗质量与医疗安全等指标的考核、评价，并按时提交绩效考核办。

人事部门：负责考评年度工作表现情况的综合评定，重点关注职工能力的提升，对职工工作提出改进建议，帮助职工成长。

4. 各部门主任：

（1）与主管领导进行沟通、面谈，确定本部门的考核方案（或考评表）；

（2）负责向医院考评小组沟通，汇报本部门绩效目标的完成情况。

第三章　绩效计划的制定

第 6 条　医院绩效计划的制定。

1. 医院绩效计划制定的基础是医院的战略规划、每年的战略目标、运营管理目标、重点工作计划、客户及政府主管部门的要求。

2. 绩效考核办每年 12 月 15 日前编制出医院下一年度《医院绩效考评表》，经医院考评小组审批后下发至各部门；绩效考核办每月 30 日下发经审批的医院次月《医院综合计划》（含医院运营指标计划、医院重点工作计划及各部门重点工作计划）及月度《医院绩效考评表》。

第 7 条　部门绩效计划的制定。

1. 部门绩效计划制定的基础是医院每年的战略目标、运营管理目标、本部门的职责及上级领导要求。

2. 各部门每年 12 月 20 日前根据医院下一年度医院运营管理目标编制出下一年度《部门年度绩效考评表》，报绩效考核办修订。经医院考评小组审定并与各单位负责人共同签字后生效。

3. 各部门次月度绩效计划由其负责人主持制定初稿，然后与医院分管领导进行沟通确认，双方对绩效指标、考评标准及权重达成共识，形成《部门月度绩效考评表》，于每月 25 日报绩效考核办汇总平衡、审核，报医院考评小组审定后执行。

第四章　绩效的实施

第 8 条　责任主体要根据考评期初确定的绩效计划开展工作，努力完成各项绩效指标。

第 9 条　直接上级要及时掌握绩效计划执行情况，对责任主体进行工作指导，就绩效执行状况进行及时沟通，每周与责任主体一起就本次绩效执行情况进行正式的回顾和沟通，共同分析、解决计划执行中的问题。

第 10 条　绩效实施过程中，直接上级应予以资源及行政协调上的支持，协助责任主体完成绩效计划。

第 11 条　对于由于客观条件发生变化而导致的绩效指标的变化，直接上级应指导责任主体进行修订，双方确认后填写新的绩效考评表。绩效指标的调整期限截止于当期绩效考评开始之前。部门绩效指标的调整要经医院考评小组组长审核批准，绩效考核办备案。

第 12 条　在绩效实施过程中，直接上级要利用观察法、工作记录法和征求他人反馈等方法，收集责任主体在绩效执行过程中客观、真实的信息，形成书面的工作记录，作为工作指导和绩效评估的依据。绩效考核信息收集的内容主要包括：工作目标或指标完成情况，来自客户（或患者）的积极的和消极的反馈信息，工作绩效突出的行为表现，以及对绩效有负面影响的行为表现等。

第五章　绩效考评

第 13 条　绩效考评作为医院绩效管理的一个重要环节，由医院绩效考评、部门绩效考评和个人绩效考评三个层次构成，见下表（表 15 – 2）。

表 15 – 2　绩效考评和三个层次

考评层次	考评对象	考评周期	考评项目
医院绩效考评	医院	月度、年度	关键业绩指标
部门绩效考评	所有部门	月度	关键业绩指标、基础业绩指标
		年度	关键业绩指标、月度考评平均
个人绩效考评	中层（含）以下员工	月度考评	关键业绩指标、基础业绩指标
		年度考评	绩效指标、综合考评

第 14 条　考评原则。

1. 绩效导向原则，绩效考评突出以关键业绩指标为主的考评内容。

2. 定性与定量结合的原则。

3. 公正、客观原则。

第 15 条　考评内容。

1. 关键业绩指标（KPI）是与主要绩效目标对应，以衡量其实现程度的目标式管理指标，是绩效管理关注的核心。关键业绩指标（KPI）数量应尽可能少，一般限于十个指标以内。

2. 基础业绩指标（CPI）是衡量日常工作职责完成情况的业绩指标，是要求被考核者必须达到的最基本的绩效指标，属于监控性指标，同时也能起到支持关键业绩指标（KPI）达成的作用。

第 16 条 医院及部门绩效考评由医院考评小组负责，相应的绩效考评分年度和月度进行。

第 17 条 医院考评的内容为关键业绩指标，用来衡量医院主要绩效目标在该考评期间的完成情况，也决定了医院绩效工资数额。

第 18 条 考评小组根据考评期内医院关键业绩指标完成情况确定医院绩效考评系数：

医院绩效考评系数 = 医院考评分数/100

第 19 条 部门考评的内容为关键业绩指标与基础业绩指标，这些指标在各部门的绩效计划制定时确定。部门绩效考评系数为：

部门绩效考评系数 = 部门考评分数/100

第 20 条 月度各部门的考评由各部门于次月的 6 日下班前将上一月度本部门考评数据交到绩效考核办汇总，绩效考核办参照监管部门考评意见进行修正，提交医院考评小组进行评分。考评结果由绩效考核办在 10 日前（遇周末应提前）反馈到各部门。

第 21 条 部门年度绩效考评由绩效考核办每年 1 月份根据上年度《部门年度绩效考评表》，汇总部门的绩效目标完成情况，上报医院考评小组。各部门负责人就上年度本部门经营管理目标完成情况向医院考评小组进行述职，由医院考评小组对各部门上年度工作进行打分。

第 22 条 部门的年度综合分是汇总各部门月度绩效考评分及年度绩效考评得分后，加权后得出，具体公式如下：

部门年度综合分 = 12 个月平均分 × 70% + 部门年度考评得分 × 30%（本公式可以根据实际进行调整）

医院考评小组对部门考评结果确定后，绩效考核办对照下表（表 15－3）核定考评等级和考评系数：

表 15－3 绩效考评等级和考评系数

考评等级	A						B				
考评分数	100 及以上	99	98	97	96	95	94	93	92	91	90
考评系数	1.20	1.18	1.16	1.14	1.12	1.10	1.08	1.06	1.04	1.02	1.00
考评等级	C					D					
考评分数	89	88	87	86	85	84	83	82	81	80	

续表

考评系数	0.98	0.96	0.94	0.92	0.90	0.88	0.86	0.84	0.82	0.8
考评等级	E									
考评分数	79	78	77	76	75	74	73	72	71	70及以下
考评系数	0.78	0.76	0.74	0.72	0.7	0.68	0.66	0.64	0.62	0.6

第23条　考评工作按管理层次的不同，由直接领导对下属职工业绩进行自上而下的逐级考评评价。其中，医院领导：院长的绩效工资系数采用医院绩效考评系数，副书记、副院长的绩效工资系数采用医院绩效考评系数与分管部门绩效考评系数的加权平均；部门负责人的业绩直接与所主管部门的绩效对应，部门绩效的分数便是其业绩考评评分。

第六章　绩效反馈与结果运用

第24条　医院考评小组在月度运营分析会上全面总结医院和各部门在本考评期间的绩效执行情况，并对下一考评期间的绩效计划提出改进建议。

第25条　医院绩效考评结果反映医院整体业绩，用于确定医院绩效工资额度。

第26条　部门考评结果。

1. 用于确定部门的绩效工资总额；
2. 作为部门负责人的绩效考评结果；
3. 指导部门改进工作，提高绩效，作为制定下一个考评期的绩效计划的依据。

第七章　附　则

第27条　被考评者如对考评结果持有异议，在与直接上级交流后仍不满意，可逐级申诉，如果部门内不能解决，可直接向医院主管领导或绩效考核办申诉，绩效考核办一周内必须对申诉内容组织调查，协调解决，并将处理结果通知申诉者。

第28条　本制度自20××年××月××日起实施。

第29条　本制度由绩效考核办负责解释。

15.4　医院绩效管理流程设计

15.4.1　医院绩效管理流程（如图15－4、表15－4）

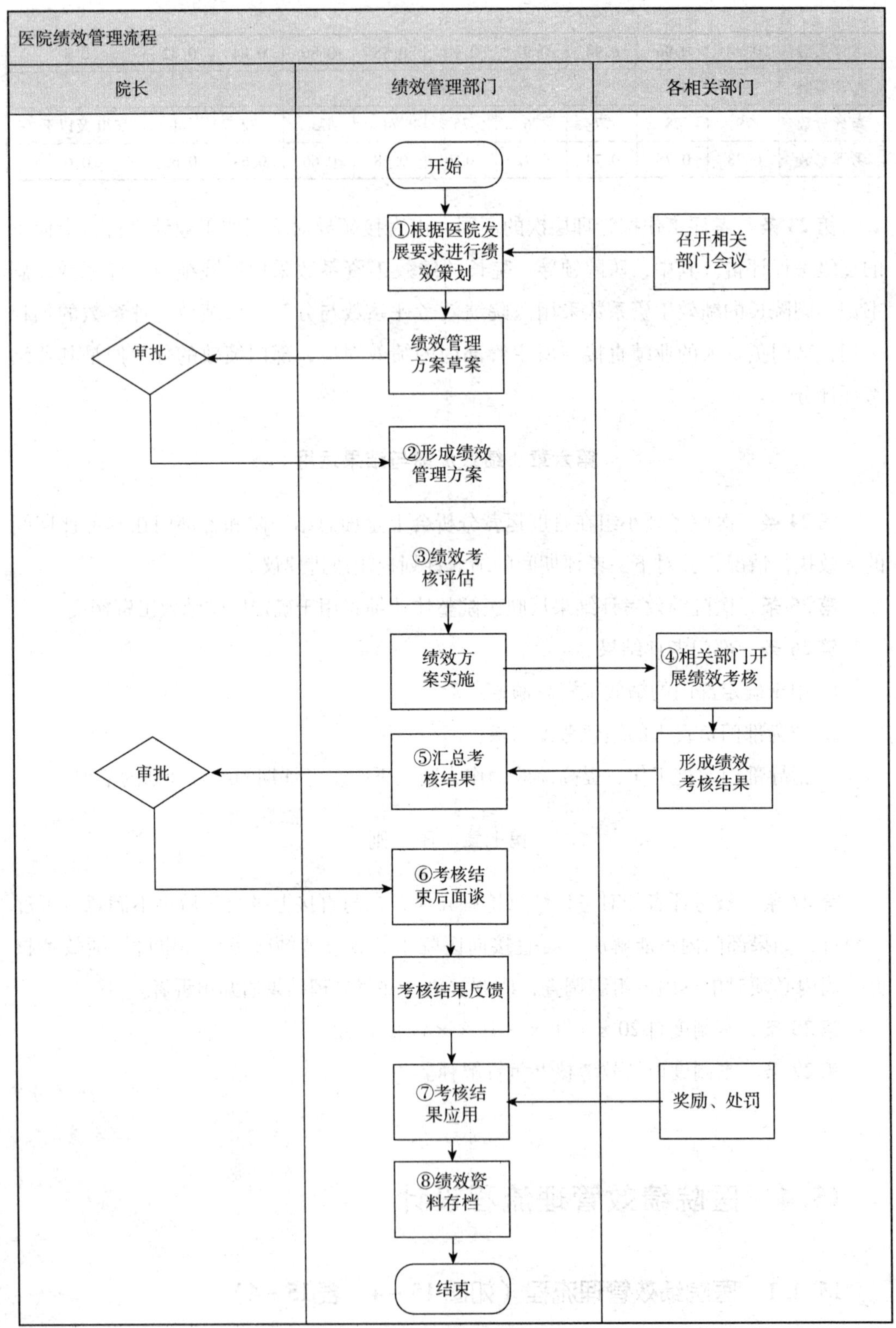

图 15－4 医院绩效管理流程图

表 15－4　医院绩效管理关键节点说明

关键节点	医院绩效管理关键节点说明
①	(1) 根据医院发展战略和年度运营目标，确定医院年度绩效管理目标及任务。 (2) 人事部门牵头组织各相关部门组织讨论医院绩效管理工作。 (3) 人事部门根据部门会议讨论意见，形成医院绩效管理草案。
②	(1) 医院绩效管理方案草案征询医院职工意见，在医院年度职代会讨论通过。 (2) 报院长审批后形成医院绩效管理方案。
③	(1) 在分析绩效方案的基础上，开展科室绩效基本情况的评估。 (2) 人事部门汇总绩效评估的结果，研究绩效管理方案的实施路径。 (3) 对全院职工或相关部门进行绩效管理培训，保障绩效管理方案的实施。 (4) 召开医院绩效管理方案确认会议，根据医院发展战略和目标，平衡各部门及科室的绩效情况，并取得各部门及科室的认同。
④	依据医院绩效管理方案要求，各部门、科室制定绩效考核计划，并组织开展绩效考核。
⑤	(1) 人事部门将各部门、科室绩效考核结果汇总，形成医院绩效考核结果。 (2) 将绩效考核结果上报院长审批。
⑥	(1) 根据院长对医院绩效考核结果的批示，人事部门开展绩效面谈。 (2) 将绩效面谈结果汇总成册，为下一步绩效管理方案调整作为依据。 (3) 人事部门根据绩效面谈情况，及时反馈绩效考核结果，形成考核意见。
⑦	(1) 将绩效考核结果与绩效评价意见与医院分配相挂钩，保证医院绩效考核权威性。 (2) 人事部门将绩效奖励、处罚结果报院长办公会审批。 (3) 各部门、科室执行医院对于绩效考核结果的奖惩事宜。
⑧	(1) 人事部门负责绩效管理过程中的信息资料的收集。 (2) 财务部门、人事部门负责将绩效管理信息编制资料归档，妥善保存。

15.4.2　医院绩效目标确定流程（如图 15 -5、表 15 -5）

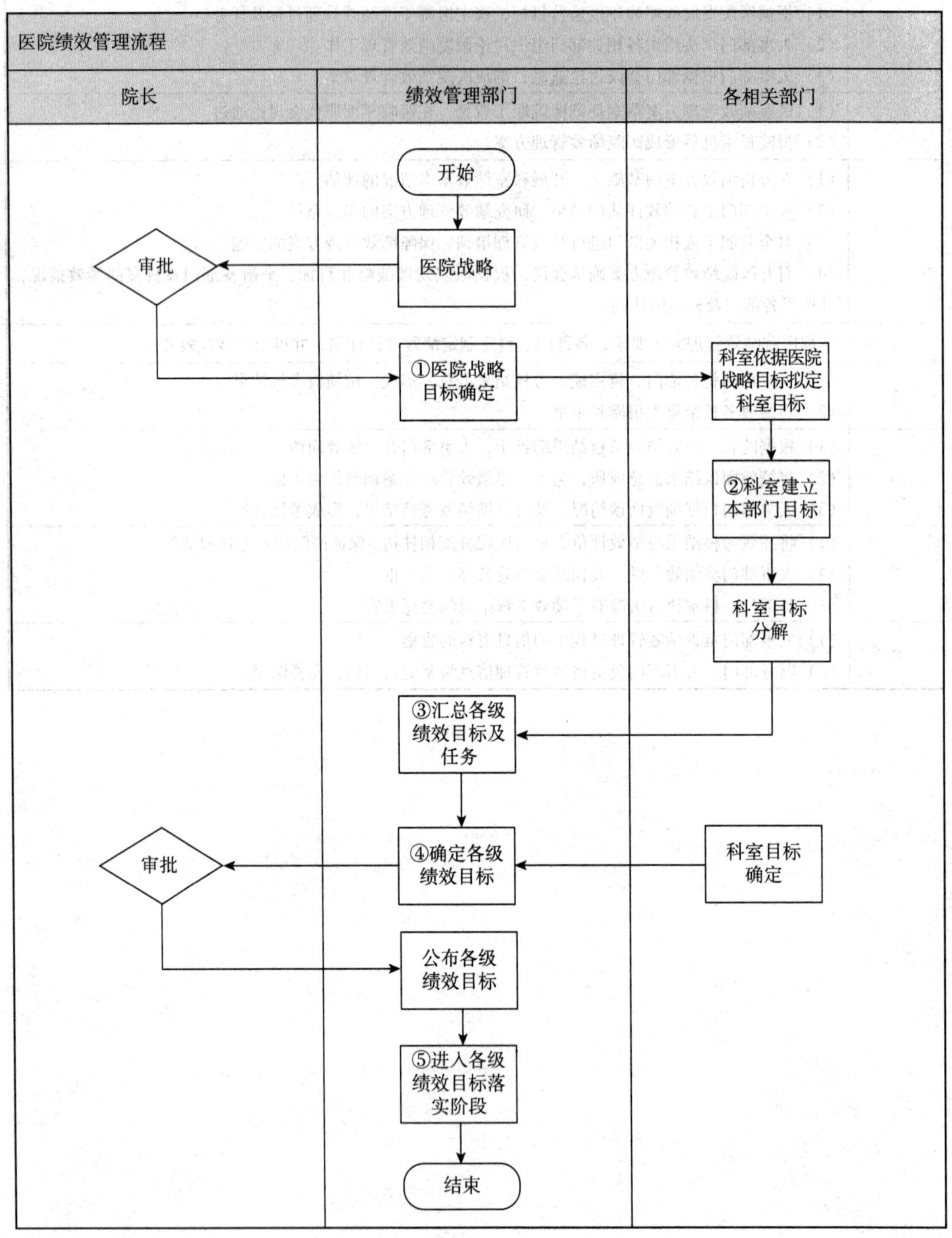

图 15 -5　医院绩效目标确定流程图

表 15－5　医院绩效目标确定关键节点说明

关键节点	医院绩效目标确定关键节点说明
①	（1）绩效管理部门根据医院运营发展战略及年度运营目标，确定医院绩效目标。 （2）根据医院绩效目标，绩效管理部门拟定各部门及科室绩效目标及编制要求。
②	（1）各部门和科室召开绩效会议，讨论本部门及科室的绩效目标拟定情况。 （2）根据绩效管理部门的要求及本部门及科室的上年度的业绩及下年度的发展目标制定本科室及部门的绩效目标。
③	（1）绩效管理部门根据医院绩效目标确定的要求审核其他部门的绩效目标。 （2）绩效管理部门汇总其他部门的绩效目标及分解任务。 （3）绩效管理部门在汇总各部门及科室绩效目标任务的基础上，根据医院年度工作目标和计划，制定医院年度绩效目标任务。 （4）召开医院绩效目标确认会议，根据医院发展战略和目标，平衡各部门及科室的绩效目标，并取得各部门及科室的认同。
④	（1）各部门及科室根据医院绩效目标任务平衡会议内容对本部门及科室绩效目标任务进行修正。 （2）绩效管理部门汇总部门及科室修正的绩效目标任务。 （3）形成医院年度绩效管理目标。 （4）修正后的绩效管理目标须经院长审批。
⑤	（1）公示各部门、科室年度绩效目标及任务情况。 （2）绩效管理部门向各部门下发绩效目标及任务分解方案。 （3）各部门及科室执行绩效目标计划。

15.4.3 医院绩效考核流程（如图15－6、表15－6）

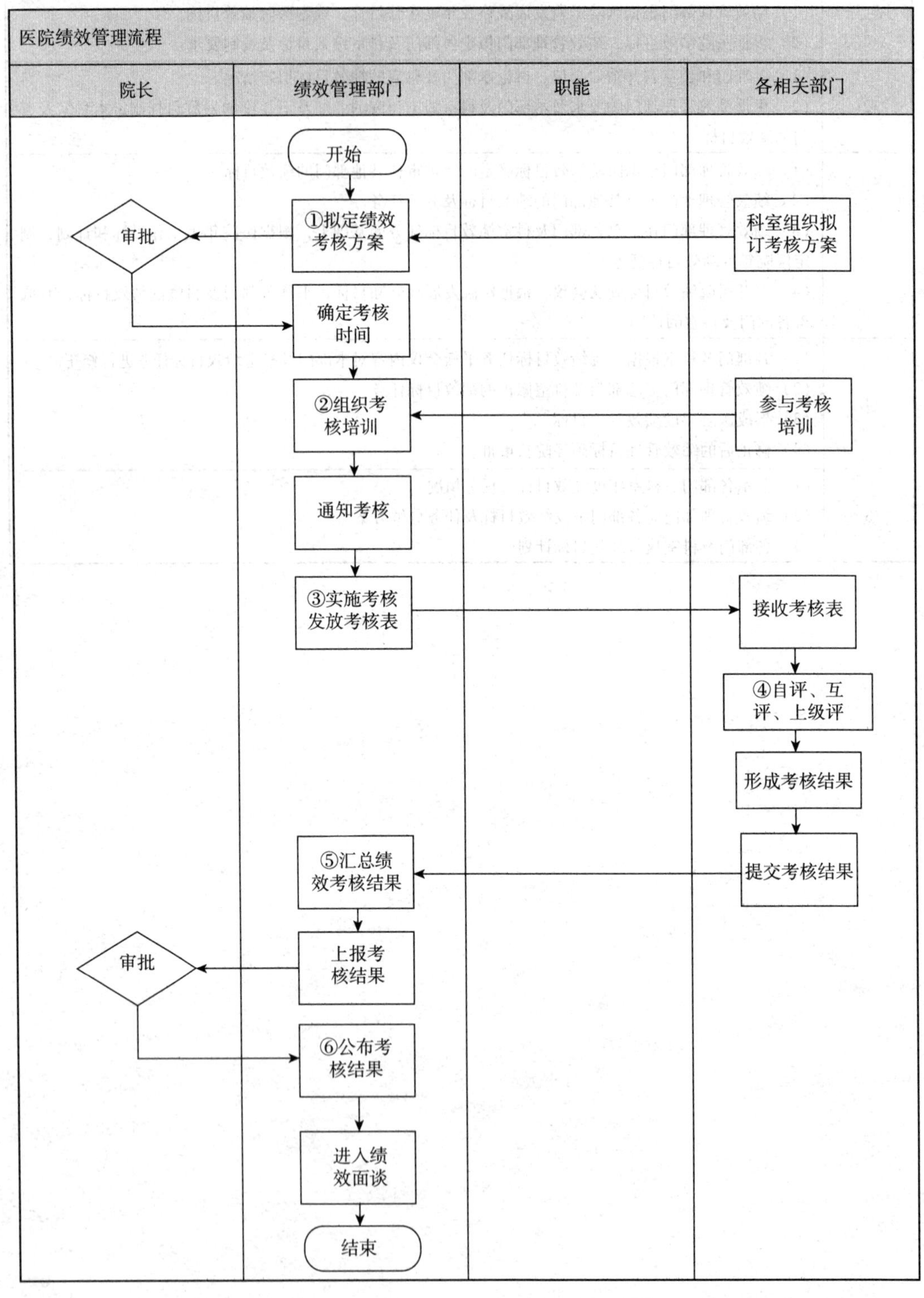

图15－6 医院绩效考核流程图

表 15-6　医院绩效考核关键节点说明

关键节点	医院绩效考核关键节点说明
①	（1）根据医院绩效管理方案与年度绩效管理目标，确定医院年度绩效考核方案。 （2）根据医院绩效管理方案及绩效目标要求、本部门及科室的上年度的业绩、下年度的发展目标制定本科室及部门的绩效考核方案。 （3）绩效考核方案上报院长审核。
②	（1）根据医院绩效考核方案，明确医院绩效考核时间。 （2）绩效管理部门依据绩效考核方案，组织全院绩效考核培训，科室自己开展相关的绩效培训活动。
③	（1）绩效管理部门根据绩效考核方案及组织培训情况，通知各部门、科室开展绩效考核。 （2）绩效管理部门组织实施医院绩效考核工作，发放绩效考核表。 （3）各科室、部门接收绩效考核表，按照医院绩效考核要求，依据科室绩效考核方案开展绩效考核。
④	（1）各部门、科室按照绩效考核要求，应用自评、互评、上级评的方法开展科室绩效评价与考核。 （2）科室绩效考核小组根据绩效考核与评价情况，形成科室绩效考核结果，并填写绩效考核表。
⑤	（1）绩效管理部门汇总各部门、各科室绩效考核表，形成绩效考核结果。 （2）将医院绩效考核结果上报院长办公会审批，院长审核。
⑥	（1）公示各部门、科室年度绩效考核情况。 （2）在绩效结果公示期间接受医院科室、职工的反馈意见。 （3）上报院长审批后进行入绩效面谈环节。

15.5　医院绩效管理工具设计

15.5.1　平衡计分卡

平衡计分卡（Balanced Score Card BSC）是由哈佛商学院的教授罗伯特·S·卡普兰（Robert S Kaplan）和复兴全球战略集团的创始人兼总裁戴维·P·诺顿（David p Norton）在论文《平衡计分卡——良好绩效的评价体系》中提出的一种新的绩效评价体系。1988 年，在一个半导体公司推行作业成本法项目时，卡普兰发现该公司并不仅仅注重结果，对全面质量管理的过程也很重视，这使得它一直保持着市场领先地位。该公司高层领导用来评价公司整体绩效的计分卡中除了传统的收入、收益率、利润等财务指标外，还包括外部角度的及时交货、次品率指标，内部角度的生产周期、产量、质量、成本指标和新产品导入、新产品订货率的发展指标。卡普兰注意到这种别具特色的测评方式，开始思考如何将其进行学术上的深化。

1990 年，卡普兰与复兴全球战略集团总裁大卫·P·诺顿，开始了一个为期一年、名叫“未来组织中的绩效考核”的研究项目。该项目筛选了 12 个在绩效测评方面比较先进的企业，对其测评模式进行分析和研究。1992 年初，卡普兰和诺顿将上述项目的成果进行提炼，提出了具有里程碑意义的平衡计分卡模型，撰写了一篇名为《平衡计分法：良好绩效的测评主体》文章，提出从顾客角度、内部角度、创新和学习角度、财务角度四个重要方面全面地考察企业，比单用财务指标考察更加有效。

平衡计分卡是一种综合性的战略绩效评价系统，它以战略管理理论和核心竞争力理论为基础，把企业（医院）的使命和战略转化为有形的目标和衡量指标，主要从财务、顾客、内部经营过程、学习与成长四个方面综合评价业绩，并用因果关系将四个方面的业绩指标联系起来，通过建立短期的财务评价手段和非财务评价手段来逐年审议战略计划的实施情况。

平衡计分卡的核心思想就是通过财务、客户、内部经营过程、学习与成长四个方面指标之间相互驱动的因果关系展现组织的战略轨迹，实现业绩评价以及促进战略实施的目标。这种方法在保留了传统的财务指标的同时清楚地表明了卓越而长期的价值和竞争业绩的驱动因素。财务指标描述了已经完成了的事情，而利用平衡记分卡却可以衡量如何为现在和未来的客户创造价值，如何建立和提高内部生产能力，以及如何为提高未来的经营而对员工进行投资。其基本框架如图 15 - 7 所示。

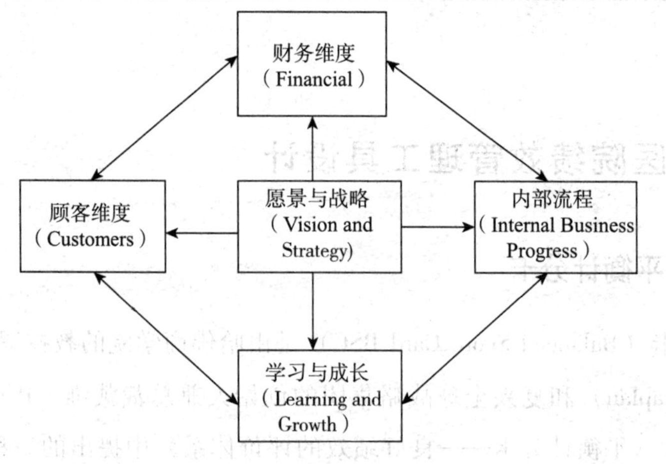

图 15 - 7 平衡计分卡模型

平衡计分卡体系的组成：

（1）财务维度。从财务维度看，我们该怎样满足股东、满足投资者？怎样实现股东价值的最大化？由此产生的第一类指标即财务类绩效指标，它们是公司股东、投资者最关心反映公司绩效的重要参数。这类指标能全面、综合地衡量经营活动的最终成果，衡量公司创造股东价值的能力。

（2）顾客维度。为了满足股东、满足投资者，使他们获得令人鼓舞的回报，我们必须关注与我们的利益相关者——顾客，关注我们的市场表现。因为只有向顾客提供产品和服务，满足顾客的需求，企业才能生存。顾客关心质量、时间、性能和服务、成本，企业就必须在这些方面下功夫，提高服务质量、保证服务水平、降低价格等。从顾客的角度给自己设定目标，就能够保证企业的工作卓有成效。

(3) 内部流程维度。为了满足顾客，获得令人鼓舞的市场价值，从内部运营角度思考，我们应该有什么优势？我们必须擅长什么？一个企业不可能样样都是最好的，但是它必须在某些方面具有竞争优势，它才能立足。对顾客满意度影响最大的业务流程，如循环周期、质量、雇员技能和生产率的影响因素，应成为关注的焦点。企业应该将这些方面找出来，制订考核指标，从而使每名员工明确公司的具体目标，并为实现这些目标做出贡献。

(4) 学习与成长维度。为了提升我们的内部运营效率、满足顾客、持续并提升股东价值，企业必须不断成长。但是仅靠遵守企业制定的标准作业流程是无法达到目的，还必须强调学习与成长，强调企业的创新。企业在构建创新与学习指标时必须关注员工能力、信息系统的能力和激励与授权能力。同时，企业还需将整体、部门和个人的绩效联系起来。

15.5.2　目标管理

目标管理（Management by Objectives，MBO）是1954年由美国著名的管理学家彼得·德鲁克（Drucker P. F.）在《管理的实践》（The Practice of Management）一书中提出的。目标管理的基本理论是，为了保证目标的实现，确立目标的程序必须准确、严格；目标管理应该与预算计划、绩效考核、工资、人力资源计划和发展系统结合起来；要弄清绩效与报酬的关系，找出这种关系之间的动力因素；要把明确的管理方式和程序与频繁的反馈相联系；绩效考核的效果大小取决于上层管理者在这方面所花费的努力程度，以及他们对下层管理者在人际关系和沟通中的技巧水平；下一步的目标管理计划准备工作是在目前目标管理实施的末期之前完成，年度的绩效评价作为最后参数输入预算之中；同时绩效评价需要与回报结合起来。由此，我们可以看出目标管理的贡献不仅仅在于目标的确定，还在于它强调了“管理”的概念，从而将绩效管理与绩效考核区别开来。如图15-8所示。

目标管理理论由于适应了当时的环境变化和企业管理实践的需要而迅速地发展起来，并在企业管理中发挥了巨大的作用，它作为一种颇有影响的理论推动企业实践的发展。中国医院在20世纪的80年代将目标管理应用于医院管理，在推进医院管理的科学、有效等方面起了巨大的作用，在国内有不少成功的案例，但也不乏失败的案例。

目标管理的优点可以概括为：①重视人的因素，实行人性化的激励方法；②使管理者集中精力、时间从事计划、控制工作，避免浪费组织有限的资源与人力；③扩大

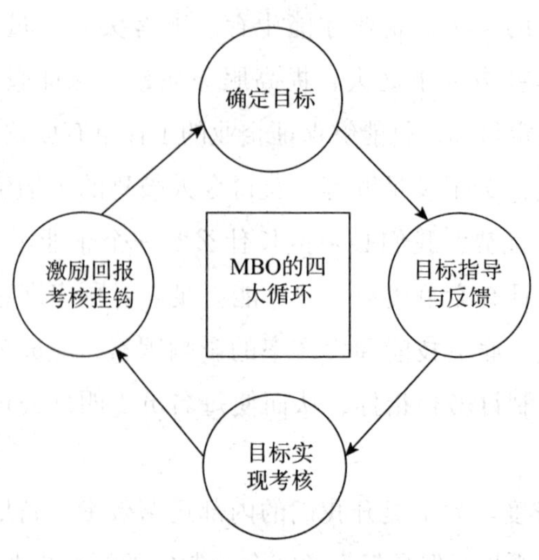

图 15-8　目标管理循环

自主管理幅度和授权幅度；④让下属有更多施展的机会，也是发挥团队创新能力的最佳途径；⑤绩效易于评估；⑥易于发掘人才和培养接班人；⑦使规划工作更加完整而有系统；⑧改变控制观念，自己管理自己，控制工作而非控制人；⑨更大的参与感与满足感；⑩改善上级和下级的关系。

目标管理存在着一些缺点，并存在若干潜在的问题，具体表现在：①只重结果，不重过程；②目标管理倾向于注重短期目标；③绩效标准因员工不同而不同，因而采用目标管理的组织无法提供一个相互比较的平台；④目标难以制定；⑤目标的确定过程可能会带来管理成本的增加。

15.5.3　关键指标（KPI）考核

随着管理实践的发展，战略在企业管理中的地位受到高度重视，如何实施有效的战略管理成为企业关注的焦点，企业越来越需要一种把绩效管理和战略结合在一起的评价体系。关键绩效指标（Key Performance Indicators，KPI）正是因为这种需求应运而生的。

关键绩效指标（KPI）是指组织战略目标通过层层分解产生的可操作性的战术目标，是衡量组织战略实施效果的关键指标。我们可以从三个方面来理解关键绩效指标的含义：一是关键绩效指标是用于考核和管理被考核者绩效的可量化的或可行为化的标准体系；二是关键绩效指标体现对组织战略目标有增值作用的绩效指标；三是通过关键绩效指标上达成的承诺，员工与管理人员就可以进行工作期望、工作表现和未来发展等方面的沟通。

关键绩效指标具有如下特点：①KPI 指标来自于对组织战略的分解；②可操作性，

关键绩效指标是对绩效构成中可控制部分的衡量；③关键性，关键绩效指标是对重点经营活动的衡量，而不是对所有操作过程的反映；④系统性，关键绩效指标考核是一个完整的系统；⑤关键绩效指标是组织上下认同的。

15.5.4 利益相关者理论

1984 年，弗里曼出版了《战略管理：利益相关者管理的分析方法》一书，明确提出了利益相关者管理理论。利益相关者管理理论是指企业的经营管理者为综合平衡各个利益相关者的利益要求而进行的管理活动。与传统的股东至上主义相比较，该理论认为任何一个组织的发展都离不开各利益相关者的投入或参与，企业追求的是利益相关者的整体利益，而不仅仅是某些主体的利益。这些利益相关者包括企业的股东、债权人、雇员、消费者、供应商等交易伙伴，也包括政府部门、本地居民、本地社区、媒体、环保主义等的压力集团，甚至包括自然环境、人类后代等受到企业经营活动直接或间接影响的客体。这些利益相关者与企业的生存和发展密切相关，他们有的分担了企业的经营风险，有的为企业的经营活动付出了代价，有的对企业进行监督和制约，企业的经营决策必须要考虑他们的利益或接受他们的约束。企业的生存和发展依赖于企业对各利益相关者利益要求的回应的质量，而不仅仅取决于股东。这一企业管理思想从理论上阐述了企业绩效评价和管理的中心，为其后的绩效评价理论奠定了基础。

在利益相关者理论的研究领域中，企业绩效评价是整个理论的核心。利益相关者理论突破了企业的责任仅在于为股东提供财务回报这一观点，其实质就是承认各要素所有者都是创造企业价值的源泉，因而都具有评价企业绩效的要求。如果让利益相关者参与到企业的绩效评价管理中去，他们会保护自己的合法利益，关注企业的健康发展，同时，由于亲自参与企业治理，减小了利益所面临的风险，也有助于进行各种形式的投资。但不同类型的利益相关者对于企业管理决策的影响以及被企业活动影响的程度是不一样的。因此，针对不同类型利益相关者采取不同的绩效策略，并根据绩效反馈信息动态调整管理策略，最大限度地提高利益相关者对企业的满意度和支持度，已成为决定企业持续发展的关键问题。目前，源于对企业绩效内涵的不同界定，利益相关者理论主要衍生出以下三种评价企业绩效的方法：

第一种方法，根据利益相关者理论的规范性基础，认为企业绩效指的就是企业社会绩效，着重从企业处理社会问题和承担社会责任两方面来评价其绩效的优劣。

第二种方法，认为企业绩效不仅包括企业的财务绩效，还包括许多非财务绩效，对企业绩效的评价必须将财务绩效和非财务绩效结合起来考虑。这一将利益相关者理论和企业战略性竞争优势结合在一起进行分析的方法，集中体现“平衡计分卡”之中。

第三种方法是将企业绩效分解为企业的任务绩效和周边绩效两个组成部分，认为它们分别都受到企业的各种利益相关者利益要求及其实现方式的影响，只有将任务绩效和周边绩效结合起来，才能真正有效地评价企业绩效。

15.6 医院绩效考核表单设计

15.6.1 医院绩效评价指标体系（表15－7）

表15－7 医院层面绩效评价指标及权重系数体系

维度	关键指标	指标	组合权重
财务维度（0.3）	收入（0.3）	收支比（0.2）	0.018
		人均年业务收入（0.2）	0.018
		每床年业务收入（0.2）	0.018
		药品收入占业务收入比率（0.2）	0.018
		检查费用占业务收入比率（0.2）	0.018
	成本（0.25）	人员经费支出比（0.3）	0.0225
		管理费用率（0.3）	0.0225
		卫生耗材支出占总支出比率（0.4）	0.03
	运营能力（0.15）	总资产周转次数（0.25）	0.0113
		流动资产周转次数（0.25）	0.0113
		应收账款周转率（0.25）	0.0113
		存货周转率（0.25）	0.0113
	偿债能力（0.1）	流动比率（0.25）	0.0075
		速动比率（0.25）	0.0075
		现金比率（0.25）	0.0075
		资产负债率（0.25）	0.0075
	发展能力指标（0.2）	业务收入增长率（0.4）	0.024
		净资产增长率（0.3）	0.018
		总资产增长率（0.3）	0.018

续表

维度	关键指标	指标	组合权重
患者维度（0.25）	品牌形象（0.1）	新闻报道的数量（1）	0.025
	患者信任度（0.6）	患者满意度（0.25）	0.0375
		费用知情率（0.25）	0.0375
		每门诊人次平均费用（0.25）	0.0375
		每住院人次平均费用（0.25）	0.0375
	零缺陷服务（0.3）	无有效投诉（0.5）	0.0375
		无医疗纠纷（0.5）	0.0375
内部流程维度（0.3）	医疗质量（0.7）	入、出院诊断符合率（0.125）	0.02625
		住院重症患者抢救成功率（0.125）	0.02625
		手术前后诊断符合率（0.125）	0.02625
		临床与病理诊断符合率（0.125）	0.02625
		住院患者治愈好转率（0.125）	0.02625
		院内感染率（0.125）	0.02625
		手术并发症率（0.125）	0.02625
		无菌手术“甲级”愈合率（0.125）	0.02625
	医疗效率（0.3）	平均住院日（0.15）	0.0135
		病床使用率（0.15）	0.0135
		病床周转率（0.1）	0.009
		人均完成门（急）诊人次（0.2）	0.018
		人均完成出院病人数（0.2）	0.018
		人均手术数（0.1）	0.009
		人均完成住院床日（0.1）	0.009
学习与成长层面（0.15）	人员结构（0.2）	卫生技术人员高级职称比例（0.4）	0.012
		临床医师硕士以上学历比例（0.3）	0.009
		医护比例（0.3）	0.009
	创新能力（0.8）	研究开发费用率（0.2）	0.024
		新技术应用率（0.2）	0.024
		人均课题数量（0.2）	0.024
		人均发表论文数（0.2）	0.024
		学术讲座参加率（0.1）	0.012
		每百人获科技成果奖项数（0.1）	0.012

15.6.2 医院科室绩效评价指标体系（表15－8）

表15－8 医院科室绩效评价指标体系

指标名称及基本要求				三档	二档	一档	分值
财务层面15分	经济效益指标9分	总收入（万元）		292	301	308	2
		固定支出（万元）		97.2	97.2	97.2	1
		变动成本率（%）		24	23	22	2
		职工人均业务收入（万元）		12.2	12.6	12.9	2
		百元固定资产收入（元）		118	121.6	124.1	2
	工作量指标6分	门诊人次		24951	26264	27578	2
		出院人数		1162	1200	1224	2
		住院手术人次		1058	1092	1114	2
病人层面20分	社会效益指标10分	药品比例（%）		40	39	38	3
		出院者人均费用（元）		23600	22400	21300	3
		门诊人均药品费用		达标			3
		出院医保病人月总费用不高于（元）		870760			1
	消费者评价指标10分	住院病人服务质量满意度%		90≤N＜92	92≤N＜95	95≤N	5
		门诊病人服务质量满意度%		95≤N＜97	97≤N＜99	99≤N	5
		病人投诉（红包、回扣、吃请、好处费、大处方、服务态度）或媒体曝光（查实）		一票否决			一票否决
内部流程层面45分	医疗质量指标35分	住院医疗质量	治愈好转率%	95.4	96.4	97.4	0.25
			病死率%	1.56	1.55	1.52	0.25
			临床主要诊断与病理诊断符合率≥95%	95≤N＜97	97≤N＜99	99≤N	0.25
			病房危重病人抢救成功率≥85%	95≤N＜96	96≤N＜97	97≤N	0.25
			入院与出院诊断符合率≥96%	96≤N＜97	97≤N＜99	99≤N	0.25
			临床路径及单病种质量控制	一般	良	优	0.5
			开展、引进推广新技术新项目（半年考核）	1项	2项	2项以上	1
			检查申请单合格率%	95≤N＜97	97≤N＜98	98≤N	0.25
			各种协议书、病人知情同意书的签署合格率%	100			0.5
			科室退药率≤2%	达标			0.25
			术前平均住院日	4天	3天	3天以下	0.25

指标名称及基本要求					三档	二档	一档√	分值
内部流程层面45分	医疗质量指标35分	住院医疗质量		正点手术率%	97≤N≤98	98<N≤99	99<N	0.25
				住院病人手术前后诊断符合率≥95%	95≤N≤97	97<N≤99	99<N	0.25
				无菌手术切口甲级愈合率≥97%	97≤N<98	98≤N<99	99≤N	0.25
				抗生素合理使用	符合要求			1.25
				无菌手术切口感染率≤0.5%	0.4≤N<0.5	0.3≤N<0.4	N<0.3	0.25
			医疗安全	医疗投诉0	达标			1
				医疗差错发生率0	达标			1
				医疗重大纠纷发生数为0	一票否决			
				医疗纠纷预警、预案	达标			1
				医疗事故（1－4级）	一票否决			
			病案	甲级病案率≥90%	90≤N<95	95≤N<99	99≤N	1
				运行病历质量	达标			2
				丙级病案	一票否决			
			规章制度	各级医师岗位职责及医疗规章制度健全，档案记录完整认真	一般	良	优	0.5
				核心制度及诊疗常规执行情况	一般	良	优	2
				科室建立质控小组．制定质量标准．定期检查记录	一般	良	优	0.5
				医疗设备管理	违规操作造成损失一票否决			
			人员培训	医务人员“三基三严”考核合格率%	100			0.5
				病房工作日志出院卡片填报合格率%	100			0.25
				急诊危重病人抢救成功率≥80%	80≤N<85	85≤N<90	90≤N	0.25
				院内急会诊到位时间≤10分钟	达标			1
				法定传染病报告率100%	达标			0.25
				门诊处方合格率≥95%	95≤N<97	97≤N<99	99≤N	1
				门诊病历书写合格率≥90%	90≤N<95	95≤N<99	99≤N	1
				门诊各种申请单合格率≥95%	95≤N<97	97≤N<99	99≤N	1
				大型设备检查阳性率%	70≤N<75	75≤N<80	80≤N	0.5
				门诊日志填报率≥85%	85≤N<90	90≤N<95	95≤N	1

指标名称及基本要求				三档	二档	一档√	分值
内部流程层面45分	医疗质量指标35分		基础护理合格率%	90≤N<95	95≤N<100	100	0.5
			危重护理合格率%	90≤N<95	95≤N<100	100	0.5
			急救物品完好率%	100			0.5
			护理文书合格率%	90≤N<95	95≤N<100	100	0.5
			护理技术操作合格率%	90≤N<95	95≤N<100	100	0.5
			健康教育覆盖率%	90≤N<95	95≤N<100	100	0.5
			护理服务满意度%	98≤N			0.5
			护理措施落实率%	90≤N<95	95≤N<100	100	0.5
			陪床率%	30≤N<40	20≤N<30	20	0.5
			年褥疮发生数	0			0.5
		护理安全	护理一般差错发生数	2	1	0	0.5
		护理安全	护理严重差错发生数	0			0.5
		护理安全	护理医疗事故（1-4级）发生数为0	一票否决			
		护理安全	护理重大纠纷发生数0	一票否决			
			护理“三基三严”考核合格率%	100			0.5
			护理人员培训率%	15≤N			0.5
			护理规章制度和操作规程执行情况	一般	良	优	0.5
			熟练掌握本专业护理常规	基本掌握	掌握	熟练掌握	1.5
			护理临床路径开展情况	10%≤N<50%	50%≤N<80%	80%≤N	0.5
			优质护理服务试点病房开展情况	未开展不得分	已开展		0.5
		医院感染管理	医院感染率%	8<N≤10	5<N≤8	N≤5	0.5
		医院感染管理	医院感染漏报率%	8<N≤10	5<N≤8	N≤5	0.5
		医院感染管理	院感暴发或疑似暴发报告、控制及时	一票否决			
		医院感染管理	院感知识培训率%	90≤N<95	95≤N<98	98≤N<100	0.5
		医院感染管理	科室院感管理、规章制度（职责）、技术规范落实	符合要求			0.5
		医院感染管理	感染标本送检率%	60≤N<70	70≤N<80	80≤N	0.5
		医院感染管理	医疗废物处理	符合要求			0.5
	工作效率指标10分		出院者平均住院日	14.8	14.5	14.2	5
	工作效率指标10分		病床使用率%	93≤N<94	94≤N<95	95≤N	5

指标名称及基本要求			三档	二档	一档√	分值
学习与创新20分	科研与创新指标15分	科研	三档	二档	一档√	
		课题与成果	①作为课题负责人承担1项以上厅市级课题（延期除外）；②作为第一完成者鉴定1项国内领先水平的成果或作为项目负责人获校局级成果奖。	①作为课题负责人承担3项以上厅市级课题（延期除外）；②作为第一完成者获得2项达国内水平的鉴定成果或作为项目前3位人员获3项以上厅市级成果奖。	①课题负责人承担1项国家级课题或2项省部级以上课题或4项厅市级以上课题②作为第一完成者获得以下成果之一：＊2项以上达国际水平的鉴定成果；＊1项以上厅市级二等奖；＊1项以上省部级以上成果奖。	3
		论文	①中级职称以上人员人均1篇论文，但无核心期刊论文；②中级职称以上人员人均不足1篇论文，但有核心期刊论文2篇以上。	①中级职称以上人员人均发表论文1篇，且满足以下条件之一：＊核心期刊论文占三分之一以上。＊被CA、BA、MEDLINE收录2篇；②中级职称以上人员人均发表论文不足1篇，但满足以下条件之一：＊有国外期刊或中华级论文；＊被SCI、EI收录1篇；＊被CA BA MEDLINE收录2篇以上。	①中级职称以上人员人均发表论文1篇，满足条件之一：＊核心论文占二分之一以上，＊被CA、BA、MEDLINE收录3篇以上，＊被SCI、EI收录1篇；②中级以上人员人均发表论文不足1篇，但满足条件之一：＊核心期刊论文占二分之一以上＊CA、BA、MEDLINE收录4篇以上；＊SCI、EI和ISTP收录2篇以上。	1.5
		专著专利	①参编专著1部。	①副主编专著1部以上；②参编专著2部以上。	①主编专著1部以上②副主编专著2部以上③获专利1项以上。	0.5
		护理科研	①护理中级职称以上人员人均发表论文1篇，但无核心期刊论文发表；②护理中级职称以上人员人均发表论文不足1篇，但有核心期刊发表。	①护理中级职称以上人员人均发表论文1篇，但有核心期刊论文发表；②护理中级职称以上人员人均发表论文不足1篇，但核心期刊论文占三分之一以上。	①护理中级以上人均发表论文1篇，核心期刊以上论文占三分之一以上；②护理中级以上人均发表论文不足1篇，核心期刊以上论文占二分之一以上。	0.5
		科研管理	①制度不健全，只有计划或总结，档案不规范。	①制度基本健全，有计划或总结，档案较规范。	①制度健全，有计划和总结，档案规范、齐全。	0.5

		教学	内容	三档	二档	一档√	
学习与创新20分	科研与创新指标15分	研究生教学	论文答辩通过率%	100			0.5
			研究生发表论文	人均≥0.5篇	人均≥1篇	人均≥1篇，其中核心期刊或优秀学位论文占1/2以上	0.5
			学术讲座	每月2次	每月3次	每月≥4次	0.4
			考试、考核执行情况	一般	良	优	0.4
			研究生管理制度及档案完整、执行情况	一般	良	优	0.3
			开题报告执行情况	一般	良	优	0.3
			中期筛选执行情况	一般	良	优	0.2

指标名称及基本要求				三档	二档	一档√	分值
学习与创新20分	科研与创新指标15分	本科生教学	课堂质量评分	80≤N<85	85≤N<95	95≤N	0.5
			见习质量评分	80≤N<85	85≤N<95	95≤N	0.5
			实习学生住院病历质量评分	70≤N<80	80≤N<90	90≤N	0.3
			实习学生书写住院病历数	达到要求的80%	达到要求的90%	符合要求	0.3
			实习讲座	每月2次	每月3次	每月≥4次	0.2
			考试、考核执行情况	一般	良	优	0.2
			教研室管理制度及档案完整、执行情况	一般	良	优	0.2
			教学差错	N≤2次	1次	无	0.2
			教学事故一票否决				
		护理教学	标准同上，根据承担的教学任务按比例换算分值				
		教材编写、教学论文、教学研究及成果		自编辅助教材	省级以下	国家级或省级以上	2
		注：根据承担的教学任务按比例换算分值					
		继教					
		住院医师规范化培训	住院医师规范化培训考试合格率%	N<90或无故不报名者	90≤N<95	95≤N<100	0.5
			住院医师出科考试成绩登记	有、但欠规范	每人均有考试成绩，记录规范	资料完整、全面	0.5
			住院医师考试题库、试卷（理论、技能考核、英语考试）	有、但欠规范	有、内容完整	有、内容完整且题量大，至少3套以上	1
		人员管理	科主任信任度%（半年考核）	70≤N<80	80≤N<90	90≤N	0.25
			劳动纪律及在岗出勤率%	80≤N<90	90≤N<100	100	0.1
			专业技术人员超范围执业率0	一票否决			
			不私自外出行医及向院外介绍病人	一票否决			
		文化建设	科室管理规章制度	一般	良	优	0.1
			科室团结和谐、工青妇及创优工作开展好	一票否决			
			环境管理	一般	良	优	0.1
			社会治安综合治理	一票否决			
			计划生育	一票否决			
		科室发展能力	门诊人次年增长率	3%	5%	8%	0.25
			出院人次年增长率	3%	5%	8%	0.25
			总收入年增长率	3%	5%	8%	0.25

续表

<table>
<tr><th colspan="6">指标名称及基本要求</th><th>三档</th><th>二档</th><th>一档√</th><th>分值</th></tr>
<tr><td rowspan="20">学习与创新20分</td><td rowspan="20">科室发展指标5分</td><td rowspan="8">人才梯队建设</td><td rowspan="2">职称结构比例合理</td><td colspan="2" rowspan="2">医疗专业高级职称聘任人员比例</td><td rowspan="2">25%≤N<45%</td><td>20%≤N<25%</td><td rowspan="2">25%≤N≤45%</td><td rowspan="2">0.1</td></tr>
<tr><td>45%<N≤50%</td></tr>
<tr><td rowspan="2">学历结构适应学科发展需要</td><td colspan="2">医疗专业人员中具有博士学位比例</td><td>10%≤N<20%</td><td>20%≤N<30%</td><td>30%≤N</td><td>0.15</td></tr>
<tr><td colspan="2">其他专业人员本科及以上学历比例</td><td>20%≤N<30%</td><td>30%≤N<40%</td><td>40%≤N</td><td>0.15</td></tr>
<tr><td rowspan="4">人才培养</td><td colspan="2">医疗专业选派国外学习人员比例</td><td>N<2.5%</td><td>2.5%≤N<5%</td><td>5%≤N</td><td>0.15</td></tr>
<tr><td colspan="2">在职学历学位教育（取得高一级学历或学位的人员占科室总人数的比例）</td><td>N<5%</td><td>5%≤N<10%</td><td>10%≤N</td><td>0.15</td></tr>
<tr><td rowspan="2">选送国内进修</td><td>医疗</td><td>20%</td><td>30%</td><td>40%</td><td>0.15</td></tr>
<tr><td>护理</td><td colspan="3">不低于15%</td><td>0.1</td></tr>
<tr><td rowspan="3">专业创新能力</td><td colspan="2" rowspan="3">开展新技术新项目</td><td>国内领先</td><td></td><td></td><td>1</td><td rowspan="3">0.75</td></tr>
<tr><td>省内领先</td><td></td><td>1</td><td>2</td></tr>
<tr><td>市内领先</td><td>1</td><td>2</td><td>3</td></tr>
<tr><td colspan="4">学科整体地位、水平</td><td>市内领先</td><td>省内先进</td><td>省内领先国内先进</td><td>1</td></tr>
<tr><td rowspan="8">科技创新能力</td><td colspan="3" rowspan="2">课题立项</td><td>校局级</td><td>厅市级</td><td>省部级</td><td rowspan="8">1</td></tr>
<tr><td>1</td><td>1</td><td>1</td></tr>
<tr><td colspan="3" rowspan="2">成果鉴定及获奖</td><td>有成果鉴定</td><td>国内水平成果</td><td>厅市级奖或国内水平成果</td></tr>
<tr><td>1</td><td>1</td><td>1</td></tr>
<tr><td rowspan="2">论文</td><td colspan="2">SCI\EI</td><td>1</td><td>2</td><td>3</td></tr>
<tr><td colspan="2">核心期刊</td><td>6</td><td>8</td><td>12</td></tr>
<tr><td colspan="3">专著（主编、副主编）</td><td>1</td><td>1</td><td>1</td></tr>
<tr><td colspan="3">教材、课件制作、教学论文及教学研究或成果（篇/项）</td><td>3项，校级</td><td>3项，有厅市级</td><td>3项，有省部级</td></tr>
</table>

15.6.3 医院临床科室主任评价指标体系（表15－9）

表15－9 临床科室主任绩效评价指标体系

一级指标	二级指标	三级指标
A1 科主任能力和素质 (0.4934)	B1 学习能力(0.073)	C1 知识储备：基本理论和专业知识储备、国内外本专业发展前沿的学习、综合知识储备的不断更新
		C2 学习能力：学习和借鉴他人经验，能不断调整、提高自己的能力；在管理失当及医疗事故中能总结经验，吸取教训
	B2尽职尽责(0.0984)	C3 遵守和执行医院及职能部门规章制度
		C4 服从医院安排，工作积极主动，充满热情地完成工作
		C5 有奉献精神，愿意为工作付出额外的努力
	B3知人善任(0.1326)	C6 注重授权管理，能识别和发掘下属优势和潜能，授予相当的责权
		C7 为下属的临床及科研工作提供必要的人、财、物资源支持
	B4 沟通协调能力(0.1671)	C8 经常主动向上级领导汇报沟通，取得领导支持
		C9 协调本科室与同级科室、辅助科室、职能部门间关系
		C10 协调与科室其他员工之间的关系
		C11 协调与患者及家属之间的关系
	B5 问题解决能力(0.3036)	C12 及时处理科室日常事务
		C13 科室突发事件能及时采取有效措施，勇于承担责任，有危机公关能力
	B6 开拓创新能力(0.2253)	C14 在上级帮助与指导下，充分发挥自主性与创造性
		C15 在压力、困难面前保持很高的工作热情和激情，勇于挑战，积极开拓
		C16 坚持原则与灵活变通有机结合
A2 科室管理职能履行 (0.1958)	B7 计划落实(0.1294)	C17 对医院下分的科室长短期目标做出战略计划并监督落实
		C18 拟定达到战略目标的人才计划并落实
		C19 对新药使用、仪器设施添置等做出计划评估并提出申请
	B8判断决策(0.225)	C20 能站在医院角度，通过对具体情况及环境变化的判断，优化调整工作方案
		C21 能对本科室人员提出合理的升、调、奖、惩意见
	B9 组织实施(0.1672)	C22 组织并参与研究危重疑难病例的诊断和治疗
		C23 组织安排员工临床业务训练和技能考核
		C24 组织监督科室的感染管理
		C25 解决医疗纠纷及病人家属的投诉
	B10 规范管理(0.1062)	C26 制定、完善科室管理制度和医疗操作规程
		C27 组织实施，监督检查科室各项制度和规程
		C28 制定并实施科学合理的员工绩效考核方案与薪酬管理制度
	B11 协调合作(0.225)	C29 在科室营造团队合作的氛围
		C30 能与下属合作完成各项临床工作
		C31 与医院内相关科室协作，积极组织或参加院内外会诊

续表

一级指标	二级指标	三级指标
A2 科室管理职能履行（0.1958）	B12 激励指导（0.0871）	C32 适当的奖惩措施激励科室员工
		C33 对科室员工医疗、科研等方面工作给予指导
		C34 帮助科室员工设立工作目标
	B13 监督控制（0.0601）	C35 定时查房，参与疑难病例治疗方案的研究
		C36 定期督查科内各级医师病历书写质量，及时签阅
		C37 全程监督科室工作的有序进行
		C38 善于发现科室管理及医疗工作中的细节缺失和漏洞，及时发现并消除安全隐患
A3 科室目标任务完成（0.3108）	B14 医疗质量（0.3123））	C39 科室工作量：科室门诊人数、出院人数、患者平均住院日、床位使用率
		C40 医疗质量：患者的入院诊断符合率、治愈率、员工人均医疗纠纷数量降低率
	B15 科研教学（0.2209）	C41 承担与完成国家、省级科研课题数，科研基金额度
		C42 发表科研论文或取得科研专利成果
		C43 教学工作完成情况
	B16 人才培养（0.1753）	C44 引进或筛选培养高学历人才及特聘专家、教授进站情况
		C45 人才梯队建设合理，后备带头人、技术骨干及三级医师层次分明
		C46 对低年医、护、技创造培训、继续教育等机会
	B17 学科发展（0.1967）	C47 开展和应用新技术、新项目数
		C48 积极向群众及媒体宣传本科室新技术、新项目，提高科室知名度与美誉度
	B18 文化建设（0.062）	C49 门诊患者满意度
		C50 住院患者满意度
	B19 财务管理（0.0328）	C51 业务收入同比及环比增长率
		C52 药品比例同比及环比下降率
		C53 科室损耗同比及环比下降率

15.7　医院绩效管理方案设计

15.7.1　医院科室综合目标管理考核方案

为进一步加强科室内涵建设，全面提高科室管理水平，不断开创医院质量与安全管理工作的新局面，努力实现医院跨越式发展的宏伟目标，医院自××年起制订并逐步修订、完善各类质量与安全指标体系，全面实施科室分类综合目标管理。多年的实践证明，科室分类综合目标管理对于落实各项医疗质量管理制度，防范医疗风险、保证医疗安全，促进科室业务技术水平的提高，有效控制不合理费用增长，充分调动科室每位职工的积极性，实现质量、效益最大化起到了积极的作用。

一、指导思想与原则

科室分类综合目标管理工作坚持科学发展观和实事求是的指导思想，坚持“量化分类，全面考核，突出重点，速效统一”的原则，坚持“以病人为中心，以质量为核心”的主题，在针对性、实效性、创新性、精细化方面形成质量管理工作新的突破点。

二、科室综合目标管理实施流程

科室综合目标管理体系整个流程分为三个过程，即按照医院的战略确定目标并将医院的战略目标分解为科室指标阶段、项目的实施阶段和绩效的结果评估与反馈。三个阶段构成了一个绩效管理循环，根据其实施中存在的问题以及结合未来医院战略管理的目标，在下一个循环周期中予以调整，该医院规定每一轮的循环周期为 3 年。科室综合目标分类管理流程如图 15－9 所示。

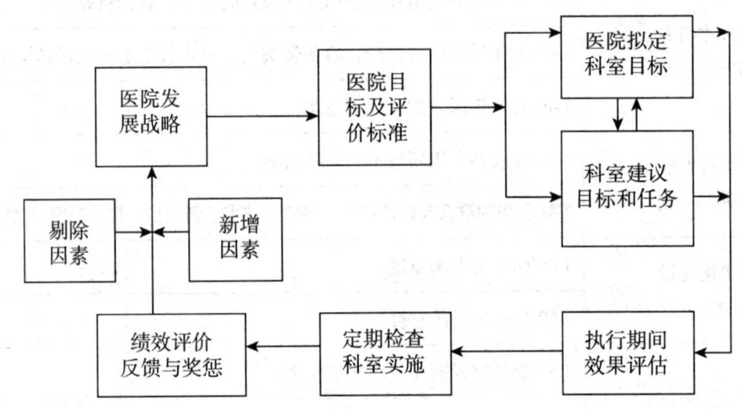

图 15－9 医院科室综合目标分类管理流程

三、科室分类标准

所有科室分 A、B、C 三类管理。综合目标的分档指标由科室自行选定，合计分值超过总分 90% 以上者为 A 类科室；70% ～90% 者为 B 类科室；低于 70% 者为 C 类科室。

凡选有三档指标的科室或平均分在 C 类的科室，不论考核分数高低，最高获得的类别为次 B，介于 B 与 C 类之间；没有三档指标，但平均分在 B 类的科室，最高为次 A；平均分在 A 类的，按实际考核分数确定。

四、科室考核指标体系

对该医院的战略目标按照平衡计分卡的架构进行分解，并将其四个维度分成八个方面：①经济效益指标；②社会效益指标；③工 作 量 指 标；④工作效率指标；⑤医疗质量指标；⑥学习与创新指标；⑦患者评价指标；⑧科室管理与发展指标。建立了以科室为评价对象的绩效评价指标体系。科室八个方面的关键指标体系包括：

（1）经济效益指标：医疗收入、医疗支出、变动成本率、管理费用率、设备利用率等指标。

（2）社会效益指标：门诊人次费用、每一出院病人费用、药品收入比重等。

（3）工作量指标：门诊量、出院人数、手术例数等。

（4）工作效率指标：平均住院日、床位占用率、周转率等。

（5）医疗质量指标：有关医疗及护理质量的指标。

（6）学习与创新指标：科研、教学新技术应用等方面指标。

（7）患者评价指标：医德、医风等方面指标。

（8）科室管理与发展指标：反映科室的基础管理及可持续发展能力等方面的指标。

在战略指标分解以及确定关键绩效指标体系后，编制医院科室综合目标分类管理责任书（略）。

责任书中的指标及基本要求均为部颁（省厅）标准，并结合三级综合医院等级评审标准的要求设置。综合目标管理八个方面的赋分：经济效益指标（10 分）、社会效益指标（5 分）、工作量指标（15 分）、工作效率（10 分）、质量指标（40 分）、科研教学指标（10 分）、消费者评价指标（5 分）、科室管理指标（5 分），共 100 分；考核指标分一档、二档、三档，计分比例分别为 100%、80%、50%，必达指标不分档，按照一档计分，一票否决指标不分配分值。科室发展目标为科室三年累计完成的指标，每年度考核一次，三年期末医院将对科室三年发展目标进行综合考评，并作为科主任三年任职考核的依据之一。

五、考核原则与方式

按照“以人为本，质量第一，量化考核，综合评定，优等优酬，动态管理”和绩效优先、公平、公正、公开的原则实施考核。

1. 日常考核

（1）科研指标每年度考核一次，教学指标以及科主任信任度、科室间满意度、新技术新项目等考核项目每半年考核一次，其余指标每月考核一次。

（2）各项指标考核按档记分。如果单项指标未完成三档要求，则该项指标所占分数全部扣除，奖金暂停发放，限定一周内整改，复查合格后，按照实际考核分数补发奖金。重大节日或医院认定的特殊情况例外。

（3）一票否决指标考核时，一票否决对应所属项目的分数当月全部扣除，奖金比例按照 C 类标准的 50% 执行，其他月份照常考核，年终科室分类不受影响。

一票否决的确定由各考核部门按相关规定执行；难以确定时报请院长办公会讨论决定。

（4）各考核部门按责任分工定期进行量化考核，考核结果报质控处汇总后与奖金分配挂钩。月指标考核结果与科室当月奖金挂钩，半年及全年考核项目考核结果顺延至下一周期与每月奖金挂钩。

2. 专项考核以及半年、年终工作检查与综合评定

质控处根据考核情况及医院工作安排，协调有关部门有针对性地组织专项考核，并根据医院要求分别于年中、年底进行全面工作检查，检查结果以一定的比例参与科室综合评定，作为各种奖项的评选依据，评定结果与年终奖励挂钩。凡在本年度有《科室分类综合目标管理责任书》中一票否决者不能被评为优胜科室，凡单项奖同类指标中有一票否决者不能获得该单项评选。

六、考核期限

科室分类综合目标管理责任书签署及考核期限为三年。在考核期限内质量管理相关职能部门履行指导、检查、考核、评价和监督职能。可根据科室人员、设备、资产占用情况及国家政策变化等进行指标内容的调整，并报质控处备案。

七、科室绩效评价与奖惩

1. 医院成立质控处，负责实施科室综合目标分类管理绩效评价体系。质控处每月对科室完成情况进行评价，并及时将考核、评价的情况反馈给有关科室。凡是选择指标综合分值为 C 类的科室，不论考核分数高低，其最终考核评价的类别最高为次 B，即介于 B 与 C 类之间；选择指标综合分值为 B 类的科室，其最终考核评价的类别最高为次 A，即介于 B 与 A 之间；选择综合分值为 A 类的科室，可按实际考核的分数参与医院的综合评价。

2. 达到 A 类的科室，其奖金的提成比例在原有基础上增加 2%；B 类科室奖金的提成比例不变；C 类科室奖金提取比例系数比原有提成比例下降 2%。医院在发放奖金时每月扣发 10%，留待年终综合评定时发放。假如科室能全面完成年度指标，则将 10% 部分全部发放给科室，完不成全年任务的则不予发放。医院还根据综合目标考核的内容设立了经济效益、科研教学、医疗质量、护理质量、医德医风等单项奖，在年终根据科室的完成情况，通过考核评价发放。医院对全年考核达到 A 类的科室，将在下一年度的科研、医疗、人才、设备等方面给予积极支持；对于 B 类科室将鼓励其力争升为 A 类；对 C 类科室将对其存在的问题进行全面分析，并及时反馈给科室，指出其努力的方向。同时医院将科室的综合评价结果作为聘用科主任的重要参考依据。

3. 科室综合目标中期考核结果同效益奖金挂钩，年度考核结果同个人岗位薪酬挂钩，即凡是考核为A类的科室中的职工，其岗位绩效薪酬全额发放；凡是考核为B类科室中的职工，其岗位绩效薪酬按80%发放；凡是考核为C类科室中的职工，其岗位绩效薪酬按60%发放。这样做的效果是将个人的薪酬同科室的绩效评价结果有效连接在一起，促使职工的团队精神的发挥。

4. 例外管理。医院综合目标分类管理考核内容的指标是根据前三年科室完成任务情况，并结合医院的发展目标确定的。对于科室在考核期的固定资产增减、人员变动以及不可抗力所造成的影响，医院将根据实际情况对指标进行相应的调整。

八、有关要求

1. 各科室、各部门要充分认识实施科室分类综合目标管理的重要性以及考核的严肃性，增强质量与安全意识，严格考核标准，认真做好考核工作。

2. 各科室要结合科室的实际，认真研究，在医院统一的要求下实行自主选择。一要坚持实事求是、积极稳妥的原则。二要充分调动科室人员的积极性，发扬团队精神，积极开拓创新，努力完成任务。三要从医院发展的大局出发，始终坚持“以人为本，质量第一”的原则。

3. 各科室要在责任书基础上结合三级综合医院评审标准的要求，进一步加强质量与安全管理，全面落实各项核心医疗制度，防范医疗风险，确保患者安全，努力实现医院质量与安全的不断提高和持续改进。

15.7.2　医院临床科室主任绩效考核方案

为健全医院绩效管理体系，进一步提升医院和各级干部的工作业绩，强化岗位责任制，提高医院综合竞争力，经医院研究决定，制定临床科室主任任期绩效考核实施办法。

一、考核原则

坚持客观、公正、透明的原则，坚持干部个人与科室整体业绩相结合的原则。

二、考核组织将会职责

为保证考核工作的公正性和公平性，达到持续改进工作质量和提高效率的目的，医院成立考核小组。考核小组的职责：

1. 负责全员医疗科室主任绩效考核管理工作。

2. 负责完善医疗科室主任绩效考核体系标准的制定。

3. 接受申诉和复议。

4. 提出奖惩意见。

三、考核内容及指标体系

临床科室主任考核的内容包括：科室主任能力和素质、科室管理职能的履行、科室目标任务完成。

三个方面权重赋分为40分、30分、30分，总分为100分。具体的考核指标体系见附表。

四、考核方式及程序

1. 考核方式。

半年考核、年度考核与任期考核相结合。

2. 考核程序。

（1）相关职能处室根据绩效考核内容，负责做好日常相应的考核工作。

（2）考核小组负责对临床科室主任的全面考核汇总及评价工作。对考核的情况写出评价报告，并提交医院绩效考核委员会。

（3）对于考核结果有异议的，可提出复议，考核小组复议后以书面形式告知当时科室主任。

（4）对考核的结果进行反馈并公示。

五、考核结果的认定与处理

1. 考核结果认定。

（1）年度考核分数低于60分的为不合格，60～89分为合格，高于90分的为优秀。

（2）任期内连续两年考核分数低于60分的为不合格，任期内每年考核高于90分的为优秀。

2. 考核结果的奖惩。

（1）出现一票否决的事件即时解聘。

（2）年度考核不合格的予以书面警告，连续两年考核不合格者解除聘任。

（3）任期内考核优秀者续聘，并按照医院的奖惩规定给予奖励。

六、考核要求

1. 绩效考核是医院主要的管理手段，是干部岗位聘任的重要依据。各级干部必须高度重视，认真解读考核内涵，并切实贯彻执行。

2. 坚持绩效考核公开、公正、公平的原则，将近期考核与远期考核相结合，定性与定量考核相结合，过程考核与结果考核相结合。

3. 严格绩效考核管理规定，对于违反规定的，医院将予以严肃处理。

附件：医院临床科室主任考核指标体系（表 15－10）

表 15－10　临床科室主任绩效评价指标体系

一级指标	二级指标	三级指标
A1 科主任能力和素质（40 分）	B1 学习能力（5 分）	C1 知识储备：基本理论和专业知识储备、国内外本专业发展前沿的学习、综合知识储备的不断更新
		C2 学习能力：学习和借鉴他人经验，能不断调整、提高自己的能力；在管理失当及医疗事故中能总结经验，吸取教训
	B2 尽职尽责（5 分）	C3 遵守和执行医院及职能部门规章制度
		C4 服从医院安排，工作积极主动，充满热情地完成工作
		C5 有奉献精神，愿意为工作付出额外的努力
	B3 知人善任（5 分）	C6 注重授权管理，能识别和发掘下属优势和潜能，授予相当的责权
		C7 为下属的临床及科研工作提供必要的人、财、物资源支持
	B4 沟通协调能力（7 分）	C8 经常主动向上级领导汇报沟通，取得领导支持
		C9 协调本科室与同级科室、辅助科室、职能部门间关系
		C10 协调与科室其他员工之间的关系
		C11 协调与患者及家属之间的关系
	B5 问题解决能力（10 分）	C12 及时处理科室日常事务
		C13 科室突发事件能及时采取有效措施，勇于承担责任，有危机公关能力
	B6 开拓创新能力（8 分）	C14 在上级帮助与指导下，充分发挥自主性与创造性
		C15 在压力、困难面前保持很高的工作热情和激情，勇于挑战，积极开拓
		C16 坚持原则与灵活变通有机结合
A2 科室管理职能履行（30 分）	B7 计划落实（4 分）	C17 对医院下分的科室长短期目标做出战略计划并监督落实
		C18 拟定达到战略目标的人才计划并落实
		C19 对新药使用、仪器设施添置等做出计划评估并提出申请
	B8 判断决策（4 分）	C20 能站在医院角度，通过对具体情况及环境变化的判断，优化调整工作方案
		C21 能对本科室人员提出合理的升、调、奖、惩意见
	B9 组织实施（5 分）	C22 组织并参与研究危重疑难病例的诊断和治疗
		C23 组织安排员工临床业务训练和技能考核
		C24 组织监督科室的感染管理
		C25 解决医疗纠纷及病人家属的投诉
	B10 规范管理（4 分）	C26 制定、完善科室管理制度和医疗操作规程
		C27 组织实施，监督检查科室各项制度和规程
		C28 制定并实施科学合理的员工绩效考核方案与薪酬管理制度
	B11 协调合作（4 分）	C29 在科室营造团队合作的氛围
		C30 能与下属合作完成各项临床工作
		C31 与医院内相关科室协作，积极组织或参加院内外会诊

续表

一级指标	二级指标	三级指标
A2 科室管理职能履行（30分）	B12 激励指导（5分）	C32 适当的奖惩措施激励科室员工
		C33 对科室员工医疗、科研等方面工作给予指导
		C34 帮助科室员工设立工作目标
	B13 监督控制（4分）	C35 定时查房，参与疑难病例治疗方案的研究
		C36 定期督查科内各级医师病历书写质量，及时签阅
		C37 全程监督科室工作的有序进行
		C38 善于发现科室管理及医疗工作中的细节缺失和漏洞，及时发现并消除安全隐患
A3 科室目标任务完成（30分）	B14 医疗质量（7分）	C39 科室工作量：科室门诊人数、出院人数、患者平均住院日、床位使用率
		C40 医疗质量：患者的入院诊断符合率、治愈率、员工人均医疗纠纷数量降低率
	B15 科研教学（6分）	C41 承担与完成国家、省级科研课题数，科研基金额度
		C42 发表科研论文或取得科研专利成果
		C43 教学工作完成情况
	B16 人才培养（6分）	C44 引进或筛选培养高学历人才及特聘专家、教授进站情况
		C45 人才梯队建设合理，后备带头人、技术骨干及三级医师层次分明
		C46 对低年医、护、技创造培训、继续教育等机会
	B17 学科发展（4分）	C47 开展和应用新技术、新项目数
		C48 积极向群众及媒体宣传本科室新技术、新项目，提高科室知名度与美誉度
	B18 文化建设（4分）	C49 门诊患者满意度
		C50 住院患者满意度
	B19 财务管理（3分）	C51 业务收入同比及环比增长率
		C52 药品比例同比及环比下降率
		C53 科室损耗同比及环比下降率

第十六章 医院财务报告与分析精细化管理

16.1 医院财务报告与分析管理体系设计

16.1.1 医院财务分析及作用

医院财务分析是一定的财务分析主体以医院的财务报表和其他材料为依据，采用专门的方法，对医院的财务状况和运营成果、财务风险、以及财务总体情况和未来发展趋势的分析和评价。

现阶段，随着我国医疗市场的发展变化，医院管理体制及产权制度的改革，医疗市场的竞争越来越激烈，医院的组织形式和运营方式不断多样化，从而医院的财务活动极为复杂，因此，科学、合理地分析与评价医院的财务状况及趋势，对于实现医院的可持续发展具有积极的意义。对医院的经营状况进行科学合理的财务分析和评价，可以透视医院经济活动的内在联系；同时将医院的经济状况与内部条件、外部社会相结合，进行综合分析，可以找出医院自身的优势与弱点，可以对医院的财务状况进行实事求是的评价，财务分析的最基础的功能是将大量的报表数据转换成对医院决策有用的信息，减少决策过程中的不确定性。具体来讲，医院财务分析的作用见表 16－1。

表 16－1 医院财务分析作用

内容名称	内容概要
评估医院的经济实力	医院的综合竞争能力的大小受许多因素的影响，诸如：医疗技术、服务质量、科研水平、人力资源质量、管理的有效性以及技术和管理的创新能力、变革能力等。医院经济实力的强弱主要表现为资产规模、收益能力、成本水平等
确定医院的资金营运情况	财务分析最初是为确定偿债能力而发展起来的，诸如资产负债率、流动比率等财务指标或财务比率，对医院进行分析可以了解医院的资金状况，以及资金的安全性及医院的偿债能力
评价医院的运营业绩	在市场经济下，保持医院有较强的竞争力的先决条件是医院有良好的可持续发展能力，医院要实现可持续发展应该有良好的收入能力、较高的费用管理水平及经济效益。而经济效益的高低，通常是用收入增长率、营业边际比率等指标加以衡量和预测。对医院来讲，在政府投入一定的情况下，获利能力的高低将直接决定其未来发展。债权人尤其是长期债权人，也会十分注重其债务人的潜在盈利能力，因为盈利能力对长期偿债能力具有重要意义

续表

内容名称	内容概要
评价医院的管理效率	无论是政府投资、社会捐赠，还是债权人将资金投放到医院，都会关注医院的经营管理状况。医院的资产是医院拥有或控制的经济资源，本身就体现出投资者对经营者的委托经营的责任，资产管理效率或营业效率如何，通常需借助于各种资产周转率指标加以衡量和评价
评估医院的运营风险	医院的财务风险和运营风险，以及其未来发展是利益相关者进行投资、信贷或经营决策的重要依据，而有关一个医院的财务和经营风险、收益及未来发展趋势，主要是通过财务风险来实现。因此，进行财务分析，对利益相关者评估医院具有重要意义
预测医院未来发展趋势	通过财务报表分析，可以从经济活动这一复杂的现象中，把那些偶然的、非本质的东西摒弃，抽出那些必然的、本质的东西，然后针对医院目前经营的情况，对未来的发展趋势，做出相应的决策。对医院财务报表所提供的会计信息和其他经济信息，通过分析、加工，使之形成与预测医院未来发展的趋势有相关性的高级信息，从而提高经济决策的科学性

16.1.2 医院财务报告分析主体

医院财务分析是与医院利益相关的各个群体根据各自的目的，使用各种技术对医院的财务报表所给的数据进行分析、比较和解释，据以对医院的经营状况做出判断。由于不同利益相关者关心医院的目的和侧重点的不同，为了从一般目的的财务报表中得出自己感兴趣的信息，他们往往需要根据自己的目的使用各种技术方法对财务报表数据进行加工、处理和分析，进而得出结论。

一般而言，医院的财务分析主体分为内部主体和外部主体。内部主体是指对医院进行财务分析的医院内部人士，主要包括：①医院管理者；②职工等。外部主体主要是对医院进行财务分析的医院外部组织或个人，包括：①债权人；②政府部门；③供应商；④投资者；⑤医疗保险管理机构；⑥社会公众；⑦其他组织等。这些利益相关者构成了医院财务分析的主体，如图 16－1 所示。

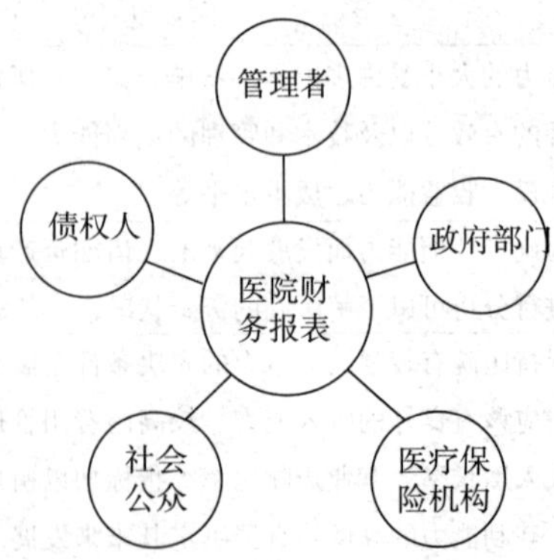

图 16－1 医院财务分析主体

16.1.3 医院财务报告体系

医院财务报告主要包括会计报表、会计报表附注和财务情况说明书三个部分。医院财务报告体系如图 16-2 所示。

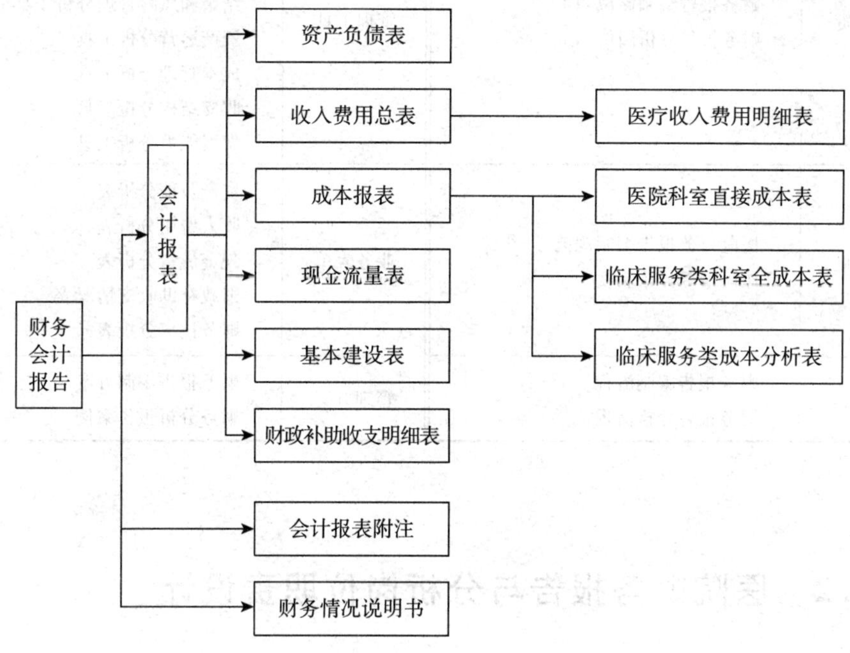

图 16-2 医院财务报告体系

16.1.4 医院财务报告与分析精细化管理设计维度及要素

进行医院财务报告的分析工作，可以正确评价医院的财务状况、运营成果和现金流量情况。医院财务报告的精细化管理应确保向报表的使用者提供有效、及时、详细的管理信息，因此，医院必须建立系统的报告与分析管理体系，使财务报告与分析科学化、标准化、程序化。医院财务报告与分析工作可从岗位职责、管理制度、业务流程、管理工具、业务表单和管理方案六个维度进行设计。精细化财务报告与分析管理体系的要素见表 16-2。

表 16－2 财务报告与分析管理体系设计要素

设计维度	设计要素	设计维度	设计要素
岗位职责	财务报告编制岗位职责 财务报告分析岗位职责	管理工具	医院财务分析方法 医院财务综合分析工具 预算管理分析工具 结余和风险管理分析工具 资产运营分析工具 成本管理分析工具 收支结构分析工具 发展能力分析工具
管理制度	医院财务报告编制规范 医院财务分析制度	业务表单	资产负债分析表 收入费用分析表 现金流量分析表 财政补助收支情况表 财务比率分析表
业务流程	财务报告编制流程 财务报告分析流程	管理方案	财务报告编制方案 财务分析报告案例

16.2 医院财务报告与分析岗位职责设计

16.2.1 财务报告编制岗位职责

财务报告编制岗位职责
• 熟练掌握会计核算方法、会计业务核算内容、开支标准和范围； • 编制报表前，审核本期收支业务是否全部登记入账；审核提取各项基金、管理费用分摊、月末结转情况；核对《科目余额表》会计科目期初余额、本期发生额和期末余额，年末核对结转账户的余额情况； • 根据核对无误、登记完整的会计账簿记录和相关会计资料编制会计报表，做到数字准确、内容完整、说明清楚； • 审核会计报表中各项目之间、本期报表与上期报表间有勾稽关系的数字，应相互衔接一致； • 编制会计报表时，不得任意取舍，应披露的重要项目不得遗漏，做到全面反映医院的财务状况及财务成果； • 各类会计报表中所规定的补充资料，应填写齐全，不得遗漏； • 将各类会计报告加具封面，装订成册，提交有关人员审核签章后及时报出，并按照财务档案管理相关规定存档。

16.2.2 财务报告分析岗位职责

财务报告分析岗位职责
• 对医院整体财务运行情况进行分析，做出书面报告； • 对医院资产、负债、净资产情况进行具体量化分析，通过期间比较，发现问题与异常，提出合理化建议；

续表

财务报告分析岗位职责
• 对预算执行情况、费用开支、资金收支计划进行分析，甄别异常情况，提出改进建议； • 负责提交相关财务报表，保证准确及时，报表包括（但不限于）：资产负债表、收入费用总表、医疗收入费用明细表、现金流量表等报表； • 编写会计报表分析及说明，定期进行财务分析、预测和评价，为各级领导的经济决策提供准确的会计资料和经济信息； • 审核对外报送会计资料的真实性、准确性、完整性，年底编报部门财务决算报表，不得提供虚假财务报告； • 参与接待外部审计、税务、财政、监察等部门的检查，配合检查提供相关财务信息数据。对各项检查中发现的问题，及时提出整改意见，并落实整改措施。

16.3 医院财务报告编制规范及分析制度设计

16.3.1 医院财务报告编制规范

为了规范医院的财务报告编制，保证会计信息的真实可靠，根据《医院财务制度》、《医院会计制度》和国家有关法律法规，制定本规范。

第一章　总　则

第1条　本规范所称财务报告，是反映医院某一特定日期的财务状况和某一会计期间的收入费用、现金流量等的书面文件。

财务报告包括会计报表、会计报表附注和财务情况说明书。会计报表至少应当包括资产负债表、收入费用总表、现金流量表、财政补助收支情况表4张主表，以及作为收入费用总表附表的医疗收入费用明细表。

会计报表附注是为了便于会计报表使用者理解会计报表的内容而对会计报表的编制基础、编制依据、编制原则和方法及主要项目等所作的解释。

财务情况说明书是对医院一定会计期间业务活动以及财务状况、收入费用、成本核算、预算执行等情况进行分析说明的书面文字报告。财务情况说明书应全面扼要地提供医院财务、运营等活动的全貌，分析总结其业绩和不足，是财务报告使用者了解和考核其业务活动开展情况的重要资料。

第2条　按财务报告编报期间，医院财务报告分为中期财务报告和年度财务报告。医院对外提供的年度财务报告应按有关规定经过注册会计师审计。与年度财务报告相比，中期财务报告可以不编制现金流量表和财政补助收支情况表，并可适当简化报表附注和财务情况说明书的内容。

第3条 本规范主要对医院在对财务报告编制实施控制的过程中以下关键方面或者关键环节的风险控制进行强化，并采取相应的控制措施：

（1）明确财务报告编制的岗位分工和职责安排；

（2）准备编制财务报告过程中，明确有关对账、调账、差错更正、结账等流程控制要求；

（3）规范起草财务报告、校验、编制财务情况说明书、审核批准等流程。

第二章 岗位分工与职责安排

第4条 医院财务报告的编制部门为医院财务部门，负责财务报告相关信息的收集、处理和分析，各有关部门有向财务部门提供真实、准确和完整的业务信息的责任。医院应该对财务报告的真实性、完整性负责，确保医院财务报告真实、准确和完整，不存在虚假记载、误导性陈述和重大遗漏。

第5条 医院财务部门是财务报告编制的归口管理部门，其职责一般包括：制定定期财务报告编制方案；收集并汇总有关会计信息；编制年度、半年度、季度、月度财务报告等。

第6条 医院内部参与财务报告编制的各部门、科室应当及时向财务部门提供编制财务报告所需的信息，并对所提供信息的真实性、完整性负责。

第7条 对授意、指使、强令医院编制虚假的或者隐瞒重要事实的财务报告之情形，医院有关人员有权拒绝并及时向上一级领导汇报。

第三章 财务报告编制准备

第8条 医院年度财务报告的准备。年度报告的准备工作由财务部门负责。主要体现在年度财务报告的编制方案中。年度财务报告编制方案经医院财务负责人、总会计师/分管院领导及院长核准后签发至各参与编制部门，由各部门按要求进行编制。医院应当根据《医院会计制度》有关财务报表的编制基础、编制依据、编制原则和方法的要求，对外提供真实、完整的会计报表。医院不得违反规定，随意改变会计报表的编制基础、编制依据、编制原则和方法，不得随意改变《医院会计制度》规定的会计报表有关数据的会计口径。

医院编制半年度、季度、月度财务报告，参照前款规定制定编制方案。

第9条 医院编制财务报告，以真实的业务和事项以及完整、准确的账簿记录和其他有关资料编制，要做到数字真实、计算准确、内容完整、报送及时。

报表的项目基础是财务设置的会计核算科目和账簿，财务部门要严格根据国家相关规定建立会计科目和报表格式，并根据业务需要及时更新核算科目和项目。

第 10 条　医院对业务或事项所属的会计期间实施有效控制，不得故意漏记或多记、提前确认或推迟报告期内发生的业务或事项，发现以上情形的，财务部要查明原因并进行处理。

第 11 条　会计政策、会计方法每年一次（通常为年初）由财务部门根据国家相关规定进行调整，上报医院办公会审议批准。

第 12 条　医院在编制年度财务报告前，须进行资产清查、债务债权核实工作，如：固定资产清查、存货库存清查、往来账目核对，并将相关工作底稿作为会计档案保存。属于重大事项的，须经医院办公会审议，并按批准的处理方法予以处理。

医院可以根据具体情况，在年度中间对各项财产物资和结算款项进行专项检查或审计。

第 13 条　财务部门要按国家相关规定，制定规范流程，确保日常会计处理过程中及时对账，以保证会计记录的数字真实、内容完整、计算准确、依据充分、期间适当。

财务部门每月对所有会计科目进行总账和明细账之间的核对、调节，定期检查明细科目之间的串户或使用错误，规范设置各操作人员的职责和权限，确保不相容岗位和职责有效监督和控制。

第 14 条　医院财务部门须建立规范的账务调节制度。财务部门凭证审核人员负有对当月凭证的审核责任。在审核已录入未记账的凭证过程中，发现串户、科目使用错误、科目方向错误等差错时，应及时予以调整，办理调账。对于已入账的凭证，发现前款所述错误时，须经财务部门处长或财务负责人书面批准方可办理补充调账。

第 15 条　会计明细科目需进行调整、合并或拆分时，必须由财务部门负责人或总会计师/分管院领导的书面批准，并按照会计调账要求，编制科目调整对照表。

第 16 条　医院依照有关法律、法规及规定的年度、半年度、季度、月度结账日进行结账，结算出本期发生额合计和余额，并将其余额结转下期或者转入新账。各部门必须在会计期末进行结账，不得为赶编会计报表而提前结账，更不得先编制会计报表后结账。

第四章　财务报告编制及报送

第 17 条　医院按《医院会计制度》制定会计报表格式和内容，在登记完整、核对无误的会计账簿记录和其他有关资料编制会计报表，并确保报表及报告的完整性和准确性。

第 18 条　财务部门对报表要进行人工分析，及利用计算机信息系统设置报表间的勾稽关系并自动检查，至少确保以下项目间的校验得到保证：

(1) 会计报表内有关项目的对应关系；

（2）会计报表中本期与上期有关数字的衔接关系；

（3）会计报表与附表之间的平衡及勾稽关系。

第 19 条 对于会计报表各项目需要说明的，须详细在会计报表附注或财务情况说明书中做出逐条详细说明，并保证真实、完整、可靠。

第 20 条 医院聘请经办公会批准的会计师事务所对财务报告进行审计，财务部门如实提供相关资料进行审计配合，对审计中发现的问题，应及时予以改正或处理。

医院年度财务报告应经过注册会计师审计。

第 21 条 医院应按月度、季度、年度向主管部门（或举办单位）和财政部门报送财务报告。

第 22 条 医院对外提供的财务报告应当由单位负责人和主管会计工作的负责人、会计机构负责人（会计主管人员）签名并盖章；设置总会计师的单位，还应当由总会计师签字并盖章。医院院长、总会计师及财务部门负责人对上报的财务报告签署真实性承诺。

第 23 条 医院的财务报告及工作底稿，每月装订成册，予以保存。

第五章 附 则

第 24 条 本制度由财务部门负责解释。

第 25 条 本制度自 20××年××月××日起实施。

16. 3. 2 医院财务分析制度

为加强对医院医疗、科研、教学活动的管理、监督和控制，准确评价医院的运营业绩，及时反馈预算执行差异情况，促进医院财务状况进一步优化，特制定本制度。

第一章 总 则

第 1 条 财务分析是医院经济管理的重要组成部分和重要手段，是以财务、会计核算资料、事业计划、统计资料为依据，采用一定的分析方法，对医院的财务活动过程及其结果进行比较、剖析和研究的管理活动。

第 2 条 财务部门指派专人负责医院财务分析工作。

第 3 条 医院的财务分析分为定期分析和不定期分析，根据分析期间的不同分为月度、季度、半年、年度财务分析。不定期分析是财务部门根据实际需要进行的专项分析。

第 4 条 财务分析的基本要求。

1. 医院的财务分析必须以准确、充分的财务数据、统计数据和其他资料为基础和依据。

2. 财务分析应从实际出发，正确总结经验和教训，找出薄弱环节和关键性问题，并提出改进意见。

3. 根据财务分析的目的，针对实际情况，灵活选取各种有效的分析方法和分析指标。

4. 分析内容简明扼要，突出重点，并应及时将财务分析报告提交院领导。

第二章 财务分析的主要内容

第5条 财务分析的具体工作内容。

1. 医院预算管理：预算编制、审批、执行、调整、绩效考核等。
2. 资产分析：资产的真实性、结构、使用效果等。
3. 负债分析：短期偿债能力、长期偿债能力、财务安全性等。
4. 净资产分析：净资产结构、增长能力、使用状况等。
5. 收入分析：收入结构分析、完成情况分析、潜力分析、趋势分析等。
6. 成本费用分析：费用总量分析、结构分析、边际分析等。
7. 结余分析：结余结构、获利能力分析等。
8. 现金流量分析：投资、经营活动的现金流入、流出，现金流量结构分析。
9. 综合财务分析：医院价值评估、绩效评价等。
10. 经营效率分析、管理效率分析、风险分析。
11. 预测与决策分析。
12. 其他重大经济事项分析。

第三章 财务分析的程序与主要方法

第6条 财务分析的程序一般应按照以下流程进行：

1. 明确分析目标，制定分析工作方案；
2. 收集、整理和核实资料，全面掌握情况；
3. 财务报表项目质量分析（通过采用指标对比分析、因素分析等定量分析法，找出差异，计算影响的程度；分析经济活动中存在的矛盾，抓住关键问题）；
4. 撰写财务分析报告。

第7条 通常财务分析的方法有比较分析法、趋势分析法、因素分析法、比率分析法等。

第四章 医院财务分析指标

第8条 医院财务分析的指标一般包括：预算收入执行率、预算支出执行率、财政专项拨款执行率、业务收支结余率、资产负债率、流动比率、速动比率、总资产周转率、流动资产周转率、应收账款周转天数、存货周转率、每门诊人次收入、每门诊人次成本、门诊收入成本率、每住院人次收入、每住院人次成本、住院收入成本率、人员经费支出比率、公用经费支出比率、管理费用率、药品、卫生材料支出率、药品收入占医疗收入比重、总资产增长率、净资产增长率、固定资产净值率等。

第五章　医院财务分析报告

第 9 条　医院财务分析报告按分析内容分类可分为：综合分析报告、简要分析报告和专题分析报告；按财务报告的分析时间可分为：定期报告与不定期报告。

第 10 条　医院财务分析报告的格式要求如下：

1. 标题。财务分析报告的标题，一般由医院名称、时间、内容和文种四项组成，如《××医院××××年度财务分析报告》。

2. 开头。财务分析报告的开头部分应该对医院经营、财务方面的综合情况进行高度浓缩，让财务报告接受者对医院的财务状况有一个总括的认识。开头部分应直接进入主题，要言简意赅，点到为止。

3. 分析部分。分析部分是财务分析报告的正文，是对医院财务运行情况的分析研究。分析时在说明情况的同时还要分析问题，寻找问题的原因和症结，以达到解决问题的目的。

4. 评价部分。在对医院的财务状况进行分析后，对于医院的财务状况、经营业绩给予公正、客观地评价和预测。财务评价既可以单独分段进行，也可以将评价内容穿插在分析和开头部分。

5. 建议部分。进行财务分析的根本目的在于改进医院的经营管理和财务状况，提高医院的经济与社会效益，因此，财务分析报告还应该对分析时发现的问题，提出改进意见和建议。财务分析报告中提出的建议不能太抽象，而要具体化，最好有切实可行的解决方案。

第 11 条　财务分析报告的撰写要求。

1. 对医院经营情况全面把握和了解。

2. 资料要详细、真实和完善。

3. 有效沟通。

4. 重点要突出。

5. 客观真实地做出结论。

6. 语言要简单、客观。

7. 报送要及时。

第六章　附　则

第12条　本制度由财务部门负责解释。

第13条　本制度自20××年××月××日起实施。

16.4　医院财务报告编制与分析流程设计

16.4.1　医院财务报告编制流程（如图16－3、表16－3）

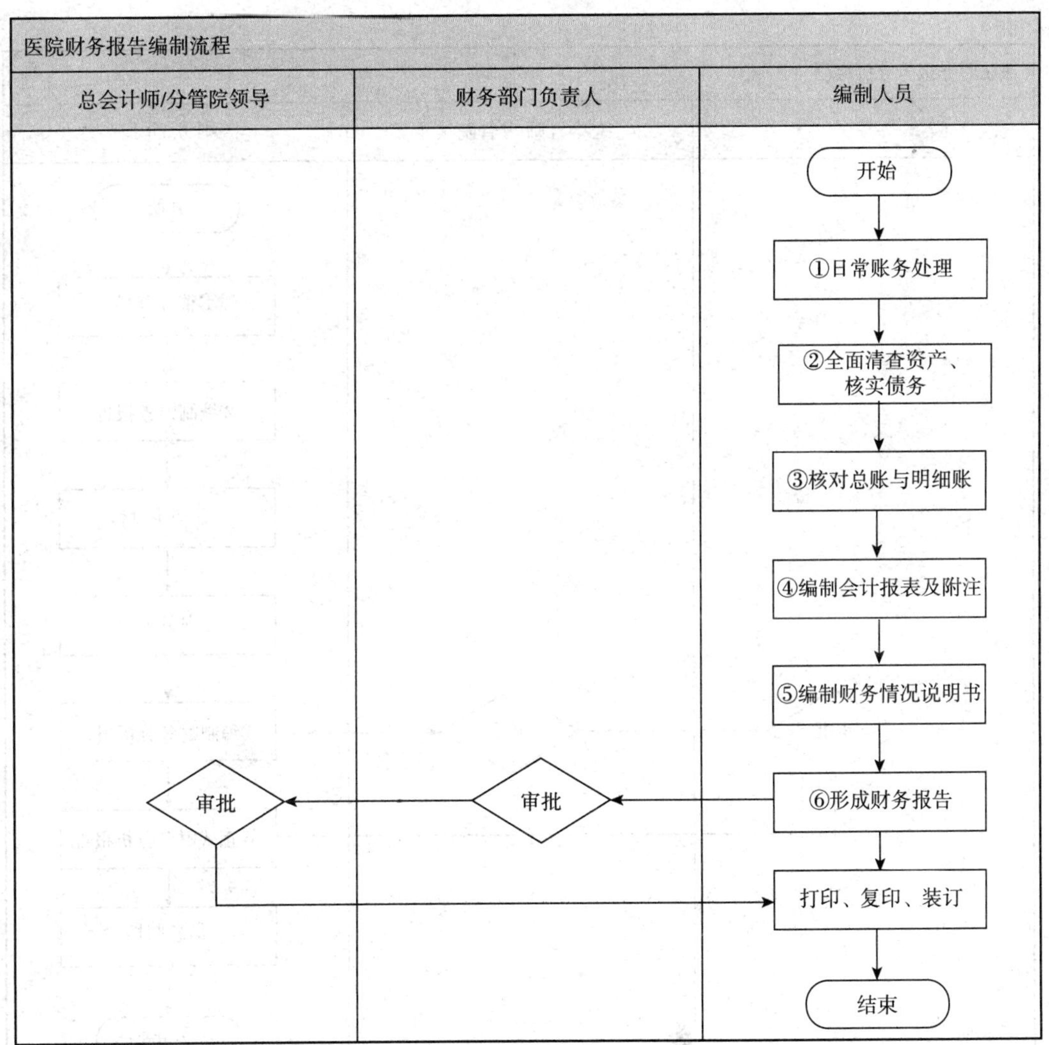

图16－3　医院财务报告编制流程

表 16－3 医院财务报告编制关键节点说明

关键节点	医院财务报告编制关键节点说明
①	财务部门按照有关法律法规、医院财务与会计制度的规定等对本医院的经济业务和事项进行账务处理工作，并且要做到账账相符、账实相符
②	查清楚医院财产物资实存数量与账面数量是否一致，各项结算款项的情况及其原因
③	财务部门每月对所有会计科目进行总账和明细账之间的核对、调整
④	财务部门根据医院总账、明细账、会计科目余额、科室成本资料等，按照规定编制财务报表及附注
⑤	财务部门按照医院财务与会计制度及国家相关规定编制财务情况说明书
⑥	财务部门根据医院财务报表及附注、财务情况说明书等，形成医院的财务报告

16.4.2 医院财务报告分析流程（如图 16－4、表 16－4）

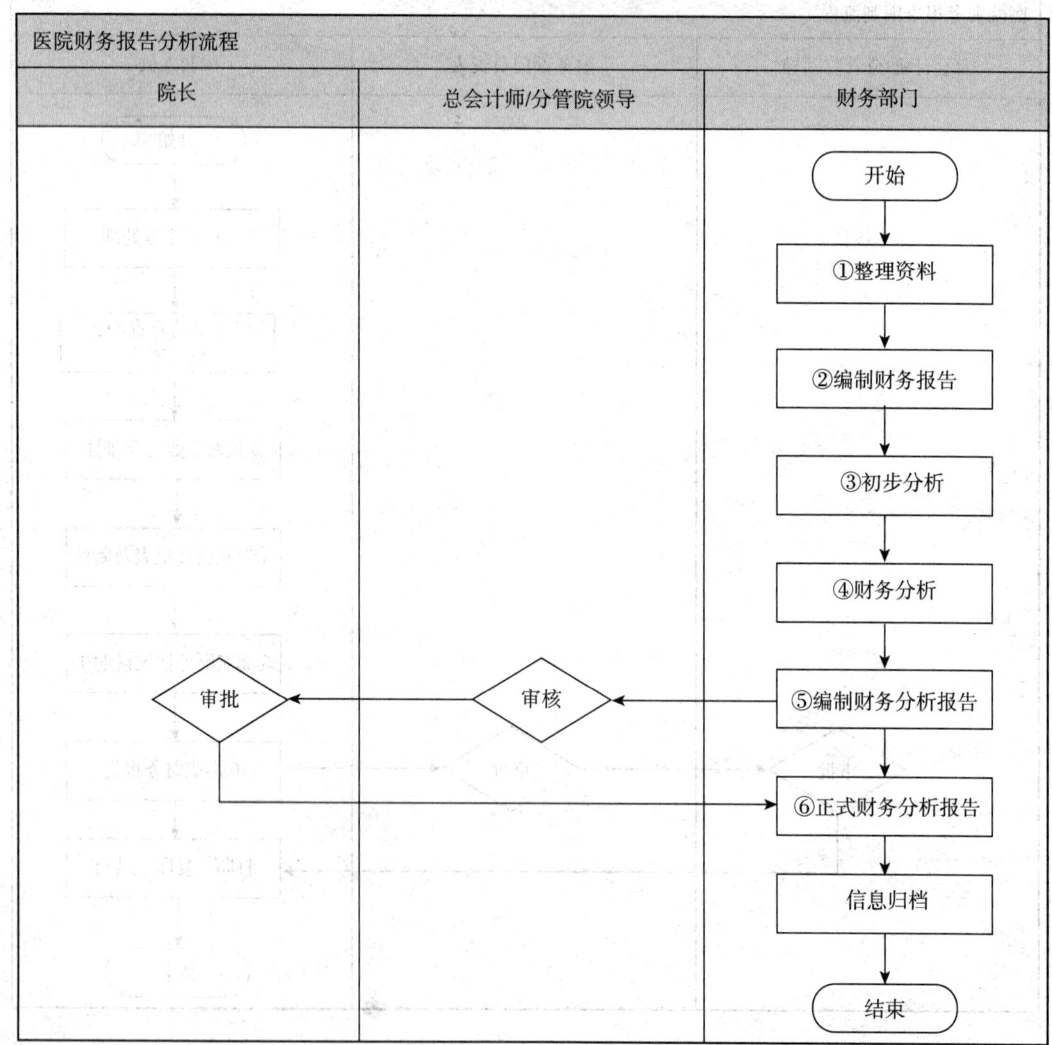

图 16－4 医院财务报告分析流程

表 16－4　医院财务报告分析关键节点说明

关键节点	医院财务报告分析关键节点说明
①	相关人员准备财务分所需要的财务会计报告。有关分析的其他材料，如人力资源报表、医疗统计报表、设备报表等
②	编制资产负债表、收入费用表、现金流量表及有关成本核算报表及附表等
③	财务部门对医院会计报表总体的状况进行初步分析
④	财务部门应该对医院的资产负债、现金流量表、收入费用、成本管理、预算管理、医院运营、结余与风险、发展能力等进行分析
⑤	财务人员在撰写财务分析报告时，要写明分析目的、分析方法、分析程序，同时应将业务活动中的重要事项、重大的差异交总会计师/分管院领导审核并提出补充意见
⑥	撰写正式财务分析报告，并将正式分析报告提交总会计师/分管院领导及院长，以便用于决策

16.5　医院财务报告编制与分析管理工具设计

16.5.1　医院财务分析方法

医院财务分析的方法有多种，常用的方法有比较分析法、比率分析法、因素分析法、趋势分析法、结构分析法等，这些方法广泛应用于医院的财务分析中。

（1）比较分析法。比较分析法是将相关财务数据或财务指标数值与所确定的比较标准进行对比分析，计算其差异数，并分析差异产生的原因或以此推测指标变动的趋势的一种分析方法。比较分析采用的标准一般可采用医院历史上曾达到的最佳指标、医院计划或预算、同行业平均水平、同行业先进医院指标、同竞争对手比较。

（2）比率分析法。比率分析法是将财务数据中彼此存在着某些内在关联关系的两个或两个以上要素的数值相除，计算其相应的比率，通过计算出的具体比率数值与确定的标准或要素之间的内在规律要求进行比较，分析要素之间联系程度的合适与否，以此评价医院的财务活动。

（3）因素分析法。因素分析法也叫连锁替代法，是通过分析影响财务指标数据的各个构成要素，寻求造成综合指标变动的主要原因。先确定某个综合指标的各个影响因素以及各影响因素之间的相互关系，并计算其在标准状态下的综合指标数值，然后依次把其中一个当作可变因素进行替换，再分别找出每个因素对差异的影响的程度。

（4）趋势分析法。趋势分析法是对医院不同时期的财务信息进行比较，分析医院财务经营状况的变动规律及趋势，以揭示医院财务状况和经营成果的增减变化的性质和方向。

（5）结构分析法。结构分析法是指通过计算某项经济指标各个组成部分占总体的比重，分析构成内容的变化，从而掌握该项经济活动的特点与变化趋势。这一方法主要用于医院的资产、负债、结余、收入支出结构的分析。可用于本期业绩与历史比较、与其他医院比较和与预算比较。

财务分析方法的应用说明如表 16－5。

表 16－5 财务分析方法的应用

设计纬度	适用范围	应用说明
比较分析法	适用于业务规模水平差别不大的医院之间的比较；医院不同历史时期的比较分析等。用于比较的数据既可以是绝对数，也可以是百分比数据，还可以是各种财务比率。	(1) 在采用比较分析法时，对于比较指标的范围、指标所包含的内容以及指标的计算方式与方法等必须注意其一致性，只有一致才具有可比性。 (2) 会计计量标准、会计政策和会计处理方法的一致性。对由于会计计量标准、会计政策和会计处理方法的变动而不具可比性的会计数据，必须进行调整，否则就不适合直接比较。 (3) 时间单位和区间的一致性。在采用比较分析法时，比较标准的选择、指标的计算等都必须注意数据的时间及其长度的一致。 (4) 医院类型、规模、级别应大体一致。在采用比较分析法进行医院同其他医院的对比时，所选择的医院类型、规模及级别应尽量具有可比性。如综合性医院同专科医院之间、不同规模及级别的医院其财务资料一般不具有可比性。只有大体一致的医院之间的数据才具有可比性，比较的结果才具有实用性。
比率分析法	比率是一种相对数，它揭示了指标间的某种关系，把某些用绝对数不可比的指标转化为可比的指标，并以百分比、比或分数表示，根据分析的不同目的和要求，比率分析法主要有趋势比率分析、相关比率分析和结构比率分析三种。	(1) 在财务比率分析时，应注意分析比率之间说明问题的一致性。运用比率分析最重要的是通过财务比率了解医院全貌，而不能仅仅依据某一个比率来作出判断。 (2) 正确计算比率。在进行财务比率分析时，应该正确地计算比率，所计算的比率应该具有一定的经济意义。如将医疗收入同负债相除计算出来的比率就没有什么意义，也不会有利于医院的管理。同时，由于医院财务报表的期间不同，采用比率指标来对比资产负债表和收入费用表数据存在一些不可比因素，因为收入费用表是期间会计报表，反映整个会计年度的经营成果，而资产负债表只是反映某个时点的财务状况，反映不出各项目的全年平均数据。因此，在计算有关财务比率指标时必须加以注意。此外，在比率分析中，经常遇到带负号的数据，分子或分母带负号所计算的比率是没有意义的。如果要计算，必须附有详细的说明资料。 (3) 注意会计政策对财务比率的影响。在医院会计制度中有许多会计处理方法可供选择，不同的会计处理方法会产生不同的财务报表数据，进而影响各财务比率的数值及可比性。因此，要实现医院及医院之间的比较，必须注意医院自身及医院之间的会计政策和程序上存在的差异，在比较分析时，还需要对这些数据的差异进行调整。如，不用的存货估价方法、计提折旧的方法都会造成财务比率的差异。 (4) 注意医院类型、规模、级别应大体一致。在采用比率分析法进行医院同其他医院的对比时，所选择的医院类型、规模及级别应尽量具有可比性。如综合性医院同专科医院之间、不同规模及级别的医院其财务资料一般不具有可比性。只有大体一致的医院之间的数据才具有可比性，比较的结果才具有实用性。

续表

设计纬度	适用范围	应用说明
因素分析法	医院的很多指标往往是由多个相互联系的因素共同决定的，当这些因素发生不同方向、不同程度的变动时，对相应的财务指标也会产生不同的影响。因此，对这些财务指标的影响因素进行分析，有助于寻找问题的成因，便于抓住主要矛盾，找到解决问题的线索。	（1）因素分解的相关性。运用因素分析法进行分析必须注意构成因素的相关性，要按照影响因素同综合性指标之间的因果关系，确定影响因素，并根据各个影响因素的依存关系确定计算公式。 （2）计算过程的假设性。在分析某一因素对分析指标的影响数量时，必须假设其他因素不变，即第一个因素的影响程度是在其他因素均不发生变化的条件下测算的结果；第二个因素的影响程度是在扣除了第一个因素的影响程度和其他因素均不发生变化的条件下测算的结果。依次连环计算各个因素对分析指标的影响，只有这样才能分清各单一因素对分析对象的影响程度。在现实中，有些因素对经济指标的影响是共同作用的结果，如果共同影响的因素越多，这种假定的准确性就越差，分析结果的准确性也就会降低。因此，在因素分解时，并非分解的因素越多越好，而应根据实际情况，具体问题具体分析，使之与分析前提的假设基本相符。因为因素分解过细，从表面上有利于分清原因和责任，但在共同影响因素较多时，反而影响分析结果的正确性。 （3）因素替代的顺序性。在分析各因素对总体的影响程度时，必须注意替代的顺序，如果替代的程序不一样，分解出的各个因素的影响值就不一样，不能准确地说明问题。一般来说，替代顺序在前的因素对财务指标的影响程度不受其他因素或影响较小，而替代顺序在后的因素对财务指标的影响程度受其他因素的影响较大。从这个角度看，为分清责任，将对分析指标影响较大，并能明确责任的因素放在前面可能更好一些。在实际分析中，当经济指标被分解为多个因素时，如果这些指标既有数量指标，又有质量指标，应先替代数量指标，而后替代质量指标；当多因素指标中既有实物量指标又有价值量指标时，应先替代实物量指标，而后替代价值量指标；当多因素指标中存在两个以上的同类指标时，应依据事物的先后与主次依存关系来确定各因素对总体的影响。
趋势分析法	趋势分析法是医院财务分析常用的分析方法，采用这种方法，可以分析识别引起变化的主要原因、变动的性质，并预测医院未来的发展前景。趋势分析可以绘成统计图表来直观表示相关项目的趋势变化。	（1）分析时应剔除偶然性因素的影响，以使分析的数据能表述正常的经营情况，否则各期间的趋势分析可能被歪曲。 （2）当趋势分析涉及的时间较长时，物价水平的变动对各期财务数据的影响程度较大，必要时可以剔除物价变动因素的影响后再作趋势分析。 （3）分析时应结合医院经营的内外环境变化，应注意一些重大事项和会计政策不一致时对财务数据的影响。 （4）分析时对项目的选择，要视分析的目的而定。
结构分析法	结构分析法主要用于医院的资产、负债、结余、收入支出结构的分析。可用于本期业绩与历史比较、与其他医院比较和与预算比较。	（1）在采用结构分析法时，对于有关项目指标所包含的内容口径必须注意其一致性，只有一致才具有可比性。 （2）会计政策和会计处理方法、会计计量标准必须一致。对由于会计政策、会计处理方法和会计计量标准的变动而不具可比性的会计数据，必须进行调整，否则计算出的结构就不适合进行分析。 （3）时间单位和区间的一致性。在采用结构分析法时，总体指标、个体指标的计算等都必须注意数据的时间及其长度的一致。 （4）医院类型、规模、级别应大体一致。在采用结构分析法进行分析时，所选择的医院类型、规模及级别应尽量具有可比性。只有大体一致的医院之间的数据所计算出来的结构才具有可比性。

16.5.2 医院财务综合分析工具

1. 综合评分法

综合评分法一般是在各类财务指标中，依循“减少重复、全面兼顾”的原则，选择若干有代表性的指标，赋予每个指标一个标准分数（权数），同时根据同行业的平均或行业标准确定恰当的计分方式，计算该医院实际财务状况的综合得分，作为评价医院整体实力与整体运营效果的依据。

评价指标计分，是通过将评价指标实际值与评价标准值进行比较，借助标准系数和指标权数（分值），根据指标实际值的高低，按照规定的计分方法将其转化为相应的评价分数，最终各评价要素得分之和为所评价项目的分数。

综合得分越高，说明医院的财务状况越好；综合得分较低，说明医院的财务状况较差，应加强财务管理。

综合评分法的步骤如图 16－5 所示。

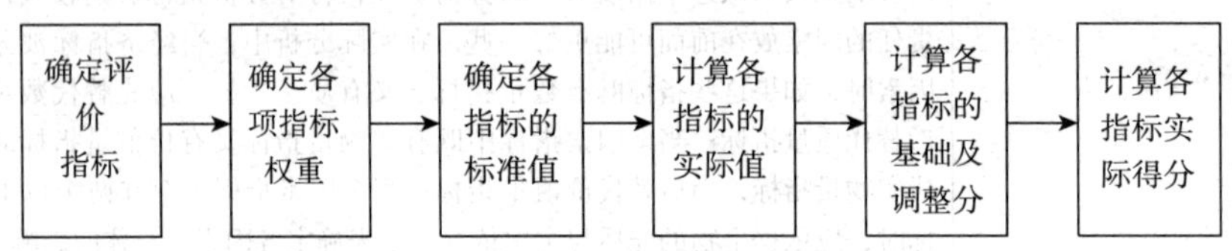

图 16－5 综合评分法步骤

2. 本量利分析法

本量利分析，是“成本、服务量、结余”分析的简称，又称 CVP 分析、保本分析、盈亏临界点分析。它是以成本性态分析为基础，根据医疗服务量、价格、成本、结余之间的内在联系，计算医疗服务保本点和结余额的一套分析方法。主要是研究医院在持续运营活动中有关因素的变动对收支结余的影响，为实现医院目标结余所应采取的措施，不同的服务量安排或生产方法下结余的对比分析，以及实现收支结余的最优规划等。正确地运用本量利分析可为医院的运营决策提供有用的信息。

（1）本量利分析的作用。

① 可以正确进行运营决策和有效控制经济过程。

将本量利分析与医院预测技术相结合，可以对医院医疗服务进行保本预测，确定医院保本服务的收入或服务量水平，进而预测医院的收支结余，有利于医院编制业务收支结余预算和用于医院的运营决策。

医院在持续运营过程中，可以将本量利分析用于医疗服务成本的目标控制；可以确定医院实现目标结余，控制所需目标的服务量、目标收入额和目标成本水平，并有效实施医院运营过程中的目标管理。

② 可以降低医院运营风险及用于医疗收费价格决策。

本量利分析与医院运营过程中的风险相联系，可以促使医院重视其运营杠杆作用，从而采取措施努力降低其运营风险。医院在运营过程中，将本量利分析用于医疗服务价格决策和医疗服务成本控制等方面，可以促使医院持续健康的运转。

③ 可以使医院管理者随时掌握本量利的变化数据信息。

医院在运营管理活动中，管理人员希望掌握某医疗项目服务量的变动对其结余的影响，或某项结余变动时完成其目标结余需要掌握达到的目标服务量，而本量利的分析可以提供这些数据信息。

④ 本量利分析还可对全面预算、责任会计的执行情况进行评价。

（2）本量利分析的前提条件。

本量利分析所建立和使用的数学模型和有关图形，是建立在一定假设基础上的。如果离开了如下所述的假定条件或者假定条件不能成立时，就有可能造成本量利分析不准确，而据此进行决策，就有可能导致决策失误。因此，进行本量利分析时一定要注意以下几个假定条件：

① 成本性态分析的假定。

本量利分析必须以完成成本性态分析为前提，即医院的全部成本都必须被划分为固定成本和变动成本两部分，并且建立了成本性态模型。

② 相关范围及一元线性假定。

假定医院在一定时期和一定服务量范围内，成本水平保持不变，即在相关范围内，固定成本总额和单位变动成本保持不变。成本和业务收入在相关范围内均表现为直线关系。

③ 医院服务项目构成保持不变的假定。

假定医院在多种医疗服务项目的情况下，其总的服务量发生变化时，各个服务项目的收入额在全部医疗服务项目总收入额中所占比重不会发生变化，即医疗服务项目的种类及其收入额的构成一般保持不变。

④ 变动成本法的假定。

假定医院的各医疗服务项目的成本，是按变动成本法计算的。

（3）本量利分析的基本公式。

医院在运营过程中，进行本量利分析所需的各种变量包括：固定成本总额、单位变动成本、服务量、单价（单位价格、单位收入或每人次收费水平）、业务收入、收支结余等，它们之间的关系如下式：

医院的收支结余 = 业务收入总额 - 成本总额（业务支出总额）

=业务收入总额－（变动成本总额+固定成本总额）

=服务量×单位价格－服务量×单位变动成本－固定成本总额

=服务量×（单位价格－单位变动成本）－固定成本总额

上式中，若P代表收支结余；p代表单位价格；b代表单位变动成本；a代表固定成本；x代表服务量。那么，上述公式用字母表示为：

$$P = px - (bx + a)$$
$$= px - bx - a$$
$$= (p - b)x - a$$

16.5.3 医院预算管理分析工具

预算管理分析主要用于反映和评价医院预算执行结果，便于主管部门（或举办单位）对医院预算执行、成本控制以及业务工作等情况进行综合考核评价，并将结果作为对医院决策和管理层进行综合考核、实行奖惩的重要依据。医院预算管理分析指标有预算执行率、财政专项拨款执行率两类。医院可以参考图16－6所示的框架来分析预算管理能力。

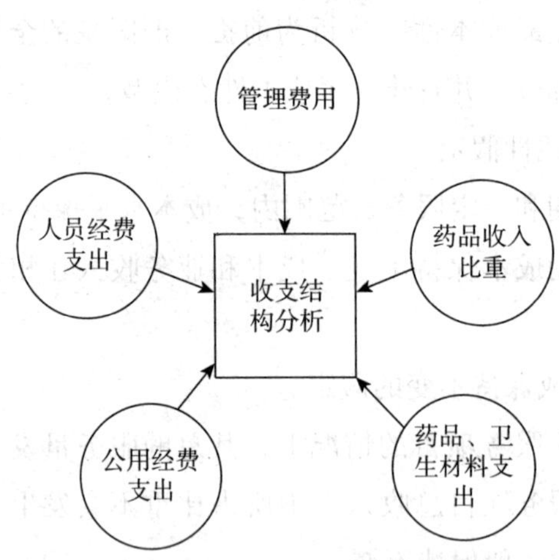

图16－6 医院预算管理分析框架

分析医院预算执行时，应将预算收入执行率和预算支出执行率结合起来分析。常见的预算管理分析指标见表16－6。

表 16－6　预算管理分析指标

指标	计算公式	指标说明
预算收入执行率	$预算收入执行率=\frac{本期实际收入总额}{本期预算收入总额}\times 100\%$	预算收入是医院编制的年度预算总收入，本期实际收入是医院在预算年度中实际完成的收入。预算收入执行率反映医院收入预算的编制和执行水平，一般来说该项指标应当在100%左右，过高或过低都反映医院在年初编制预算时没有充分考虑医院的经营状况和环境条件。
预算支出执行率	$预算支出执行率=\frac{本期实际支出总额}{本期预算支出总额}\times 100\%$	本期预算支出是医院编制的计划期内预算总支出，本期实际支出是医院在预算期内实际发生的支出。预算支出执行率反映医院对支出的预算编制和管理水平，该项指标过高或过低说明医院预算编制和支出控制方面存在问题。
财政专项拨款执行率	$财政专项拨款执行率=\frac{本期财政项目补助实际支出}{本期财政项目支出补助收入}\times 100\%$	财政专项拨款执行率反映医院财政项目补助支出的执行进度。

16.5.4　医院结余和风险分析工具

结余和风险管理分析主要反映医院收支管理水平以及对财务风险的控制。医院是公益性的事业单位，保证运营的安全是医院可持续发展的前提，医院的运营应贯彻适度举债的原则，严格控制医院的财务风险。医院可以参考图 16－7 所示的框架来分析结余和风险管理能力。

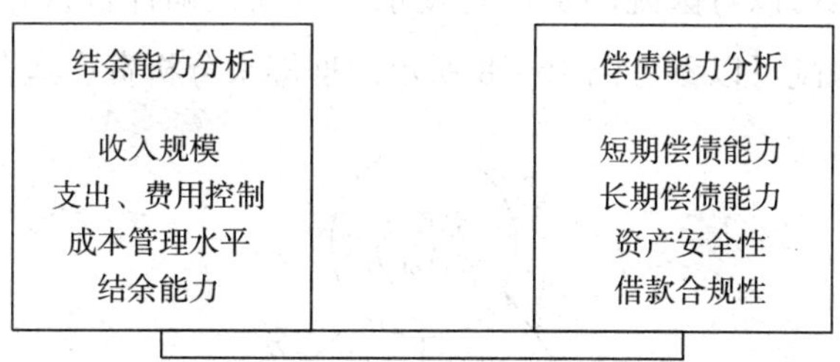

图 16－7　医院结余和风险管理分析框架

反映医院结余和风险管理的指标主要有业务收支结余率、资产负债率、流动比率、速动比率等。常见的结余和风险管理分析指标见表 16－7。

表 16－7 结余和风险管理分析指标

指标	计算公式	指标说明
业务收支结余率	$业务收支结余率=\frac{本期实际业务收支结余}{医疗收入+财政基本补助收入+其他收入}\times100\%$	业务收入结余率反映了医院除来源于财政项目收支和科教收支项目之外的收支结余水平，能够体现医院的业务收入规模水平、成本费用的节约程度以及医院的管理水平、技术状况等。
资产负债率	$资产负债率=\frac{负债总额}{资产总额}\times100\%$	资产负债率揭示了医院资产与负债的依存关系，反映医院的资产中借债筹资的比重。一般来讲，在医院的管理中，鉴于医院的性质及特点，资产负债率不应太高。医院应结合行业的发展趋势、所处的竞争环境和技术发展状况等客观条件，确定一个合适的水平。
流动比率	$流动比率=\frac{流动资产}{流动负债}\times100\%$	流动比率指标的意义在于揭示流动资产与流动负债的对应程度，考察医院短期债务偿还的安全性，反映医院的短期偿债能力。一般地讲，鉴于医院的特点，医院的流动负债不应过高，医院应贯彻适度举债的原则，以免影响医院正常业务的发展。
速动比率	$速动比率=\frac{速动资产}{流动负债}\times100\%$	速动比率是反映医院在某一时点上运用随时可以变现资产偿付到期债务的能力。医院的速动资产包括货币资金、短期投资、应收账款等。速动比率由于剔除了存货等变现能力较弱且不稳定的资产，因此，速动比率较流动比率更能准确、可靠地评价医院资产的流动性及其短期偿债的能力。

16.5.5 医院资产运营分析工具

医院运营能力是指医院基于外部市场的约束，通过人力、财力、物力资源的有效组合而对医院财务目标所产生作用的大小。资产的运营能力是对医院获利能力的补充，通过对医院的资产质量和资产运能能力指标的分析，有助于评价医院驾驭所拥有的经济资源的能力，从而可以对医院的资产管理水平予以正确评价，并为医院的经济效益的提高指明方向。医院可以参考图 16－8 所示的框架来分析资产运营能力。

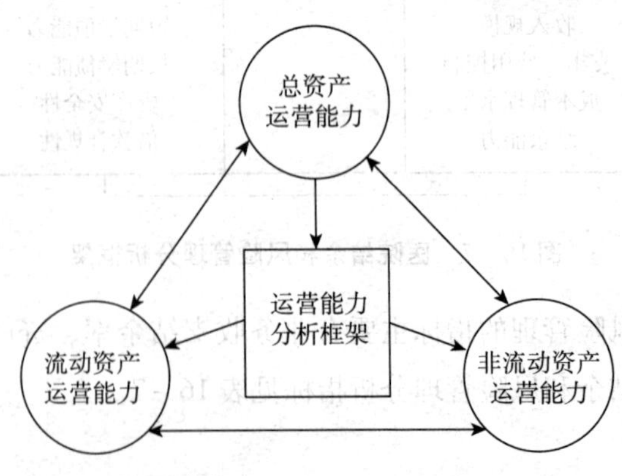

图 16－8 医院资产运营能力分析框架

反映和评价医院资产运营能力的指标主要有总资产周转率、流动资产周转率、应收账款周转率、存货周转率等。常见的预算管理分析指标见表16－8。

表16－8　资产运营分析指标

指标	计算公式	指标说明
总资产周转率	$总资产周转率=\frac{医疗收入+其他收入}{平均总资产}$	总资产周转率又称资产周转次数，反映医院总体资产的平均运作效率，通常表示总资产在一年中周转的次数。周转次数越多，表明运营能力越强；反之，说明医院的运营能力较差。
流动资产周转率	$流动资产周转率=\frac{医疗收入+其他收入}{平均流动资产总额}$	流动资产周转率反映医院流动资产周转速度和流动资产利用效果。医院一定期间的流动资产的周转次数越多，说明医院的流动资产利用效果越好；反之，说明医院的流动资产的运营能力较差。
应收账款周转天数	$应收账款周转天数=\frac{平均应收账款余额\times 365}{医疗收入}$	应收账款周转天数反映医院应收账款的流动速度。应收账款在医院的流动资产中占有很大份额，医院应加强应收账款的管理，因为应收账款对于医院而言是一种风险和成本，包括坏账损失、管理成本、收账成本、资金的时间成本。
存货周转率	$存货周转率=\frac{医疗支出中的药品+卫生材料+其他材料}{平均存货}$	存货周转率反映医院从取得药品、卫生材料、其他材料到投入医疗服务等各个环节的管理水平。存货过多会浪费资金，同时也可能造成存货过期、变质；存货过少则会影响医院的正常医疗活动，因此，医院应根据医疗服务的规律确定一个最佳的存货水平。

16.5.6　医院成本管理分析工具

成本管理指标主要反映医院对于成本费用的管理水平以及对于病人费用的控制水平，同时也反映医院对于资源的配置和使用效率状况。医院可以参考图16－9所示的框架来分析成本管理能力。

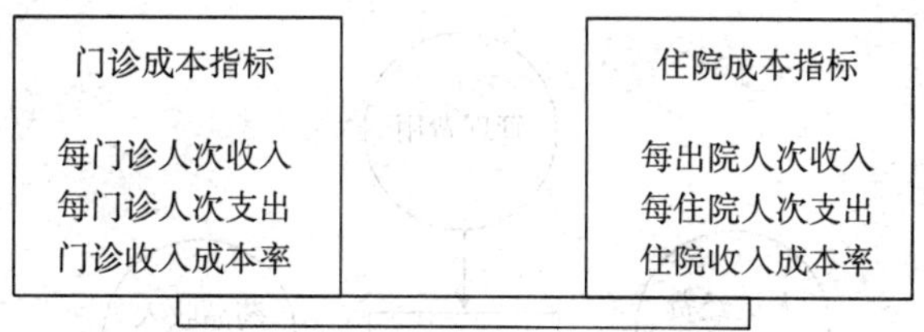

图16－9　医院成本管理分析框架

反映医院成本管理主要有门诊与住院两个方面的指标。常见的资产运营分析指标见表16－9。

表 16－9　成本管理分析指标

指标	计算公式	指标说明
每门诊人次收入	$每门诊人次收入=\frac{门诊收入}{门诊人次}$	每门诊人次收入对于病人来说反映了病人所承担的费用水平；对于医院来说反映医院单位服务量的收入水平。这一指标的高低应该同医院的技术、规模、质量相适用。
每门诊人次支出	$每门诊人次支出=\frac{门诊支出}{门诊人次}$	每门诊人次支出反映医院对于门诊成本的管理水平，一般地讲此指标越低，说明医院的成本管理水平越高，医院的经济效益越好。
门诊收入成本率	$门诊收入成本率=\frac{每门诊人次支出}{每门诊人次收入}\times 100\%$	门诊收入成本率反映医院的收入水平、成本费用的节约状况以及医院的管理水平、技术状况，也反映医院的可持续发展能力。
每住院人次收入	$每住院人次收入=\frac{住院收入}{住院人次}$	每住院人次收入对于病人来说反映了病人住院所承担的费用水平；对于医院来说反映医院单位服务量的收入水平。这一指标的高低反映医院的技术、规模、质量及管理水平。
每住院人次支出	$每住院人次成本=\frac{住院支出}{住院人次}$	每住院人次支出反映医院对于住院成本的管理水平，一般地讲此指标越低，说明医院的成本管理水平越高，医院的经济效益越好。
住院收入成本率	$每住院人次成本率=\frac{每住院人次支出}{每住院人次收入}\times 100\%$	住院收入成本率反映医院的收入水平、成本费用的节约状况以及医院的管理水平、技术状况，也反映医院的可持续发展能力。

16.5.7　医院支出结构分析工具

支出结构指标反映医院各项支出占总支出的比例，可以从占比方面来分析与评价医院成本的管理水平。常用的指标有人员经费支出比率、公用经费支出比率、管理费用率、药品及卫生材料支出率、药品收入比重等。医院可以参考图 16－10 所示的框架来分析支出结构。

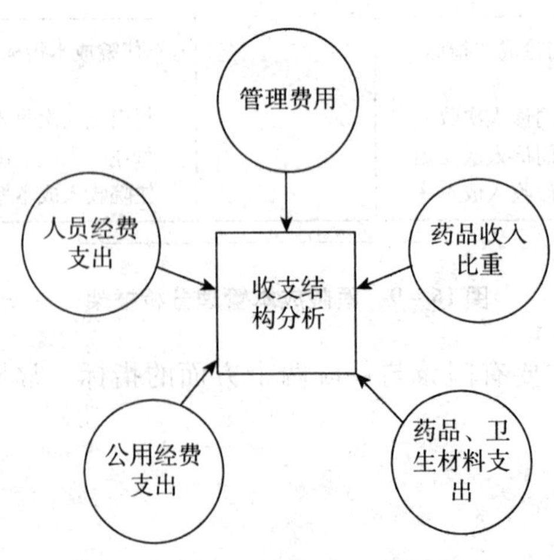

图 16－10　医院支出分析框架

常见的支出管理分析指标见表16-10。

表16-10　支出管理分析指标

指标	计算公式	指标说明
人员经费支出比率	$人员经费支出比率=\frac{人员经费}{医疗业务成本+管理费用+其他支出}\times 100\%$	人员经费支出比率反映医院人力资源配置的合理性及薪酬水平高低，也可以反映医院的支出结构是否合理。通过与以前年度比较可以判断医院支出结构变化趋势是否合理；与同类型的医院横向对比，可以了解本单位与先进单位的差距。对医院人员经费支出比率的分析，应结合医院特点、技术状况、人力资源配置以及薪酬政策来分析比较。
公用经费支出比率	$公用经费支出比率=\frac{公用经费}{医疗业务成本+管理费用+其他支出}\times 100\%$	公用经费支出比率反映医院的商品与服务支出的投入情况。公用经费支出在医院的支出中占有很大的比重，加强对公用经费支出的管理对于提高医院的经济效益具有重要意义。
管理费用率	$管理费用率=\frac{管理费用}{医疗业务成本+管理费用+其他支出}\times 100\%$	管理费用率反映医院的管理水平和效率。与以前年度比较可以了解医院管理费用的变化情况；与其他医院比较，可以找出差距，有利于控制医院的管理费用开支，提高医院的经济效益。
药品、卫生材料支出率	$药品、卫生材料支出率=\frac{药品支出+卫生材料支出}{医疗业务成本+管理费用+其他支出}\times 100\%$	药品、卫生材料支出率反映医院在开展医疗服务过程中的药品、卫生材料的耗费程度。与以前年度相比可以了解医院对于药品、卫生材料的使用的趋势变化；与同规模的医院比较，可以找出本单位在药品、卫生材料使用方面存在的问题，以便加强管理，科学合理地使用药品及卫生材料，以免给病人带来不合理的经济负担。在分析中，也可以分别计算药品、卫生材料的支出率，这样便于正确地发现问题，便于管理。
药品收入比重	$药品收入比重=\frac{药品收入}{医疗收入}\times 100\%$	药品收入比重反映医院对于药品使用的状况。一般地讲医院的药品收入比重同医院的规模相关，规模越大，药品收入的比重越低；反之越高。同时，药品收入比重还同医院的技术结构以及药品使用的合理性有关。通过与以前年度相比，可以发现医院在药品购置、使用方面存在的不合理现象，有助于及时发现问题，及时纠正；通过与其他同规模的医院相比，也可以分析本单位的技术状况以及在药品购置、使用等方面存在的问题。

16.5.8　医院发展能力分析工具

医院的发展能力，也称医院的成长性，是指医院通过自身的医疗服务活动，不断积累扩大的发展潜能。从医院财务角度看，反映医院发展能力的指标主要有总资产增长率、净资产增长率、固定资产净值率。医院可以参考图16-11所示的框架来分析发展能力。

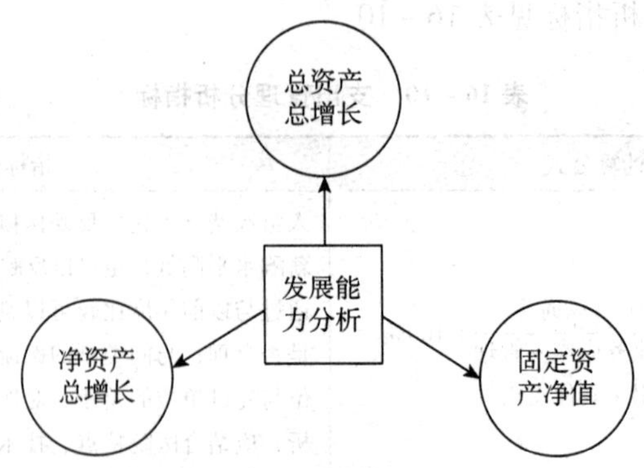

图 16－11　医院发展能力分析框架

常见的发展能力分析指标见表 16－11。

表 16－11　发展能力分析指标

指标	计算公式	指标说明
总资产增长率	$\text{总资产增长率}=\dfrac{\text{期末总资产}-\text{期初总资产}}{\text{期初总资产}}\times100\%$	总资产增长率从医院资产总量方面来反映医院的发展能力，表明医院规模水平对医院发展潜力的影响。该指标越高，表明医院在一个营业周期内资产规模扩张的速度越快，但应注意资产规模扩张的结构、质量、举债的风险程度等，避免资产规模的盲目扩张。
净资产增长率	$\text{净资产增长率}=\dfrac{\text{期末净资产}-\text{期初净资产}}{\text{期初净资产}}\times100\%$	净资产增长率反映医院净资产的增值情况和发展潜力。净资产增长率大于零，是医院健康发展的标志，其增长速度展示了医院的发展潜力。该指标若是负值，表明医院的净资产受到侵蚀，应引起注意。
固定资产净值率	$\text{固定资产净值率}=\dfrac{\text{固定资产净值}}{\text{固定资产原值}}\times100\%$	固定资产净值率反映医院固定资产的新旧程度，体现了医院固定资产更新的快慢和持续的发展能力。

16.6　医院财务报告编制与分析表单设计

16.6.1　医院资产负债分析表

1. 资产结构分析表（表 16－12）

表 16－12　资产结构分析表

单位：元

资产	2010		2011		2012		2011 较 2010		2012 较 2011	
	金额	结构比率（%）	金额	结构比率（%）	金额	结构比率（%）	增加额	增长率	增加额	增长率
流动资产：										
货币资金										
……										

续表

资产	2010		2011		2012		2011 较 2010		2012 较 2011	
	金额	结构比率（%）	金额	结构比率（%）	金额	结构比率（%）	增加额	增长率	增加额	增长率
应收医疗款										
……										
……										
预付账款										
存货										
……										
流动资产合计										
非流动资产：										
……										
固定资产										
固定资产原价										
减：累计折旧										
……										
非流动资产合计										
资产总计										

2. 资本结构分析表（表 16－13）

表 16－13　资产结构分析表

单位：元

资产	2010		2011		2012		2011 较 2010		2012 较 2011	
	金额	结构比率（%）	金额	结构比率（%）	金额	结构比率（%）	增加额	增长率	增加额	增长率
流动负债：										
……										
应付账款										
预收医疗款										
……										
流动负债合计										
非流动负债：										
长期借款										
……										
非流动负债合计										
负债合计										
净资产：										

续表

资产	2010		2011		2012		2011 较 2010		2012 较 2011	
	金额	结构比率（%）	金额	结构比率（%）	金额	结构比率（%）	增加额	增长率	增加额	增长率
事业基金										
……										
本期结余										
未弥补亏损										
净资产合计										
负债和净资产总计										

16. 6. 2 医院收入费用分析表

1. 收入费用总表（表 16 – 14）

表 16 – 14 医院收入费用总表

单位：元

项　目	2010	2011	2012	2011 较 2010		2012 较 2011	
				增加额	增长率	增加额	增长率
一、医疗收入							
加：财政基本补助收入							
减：医疗业务成本							
减：管理费用							
二、医疗结余							
加：其他收入							
减：其他支出							
三、本期结余							
减：财政基本补助结转							
四、结转入结余分配							
加：年初未弥补亏损							
加：事业基金弥补亏损							
减：提取职工福利基金							
转入事业基金							
年末未弥补亏损							
五、本期财政项目补助结转（余）：							
财政项目补助收入							
减：财政项目补助支出							
六、本期科教项目结转（余）：							
科教项目收入							
减：科教项目支出							

在进行收入支出明细分析时应结合医院医疗收入及医疗成本明细表。

2. 医疗收入成本明细分析表（表16－15）

表16－15　医院医疗收入及医疗成本明细表

单位：元

项　目	2010	2011	2012	2011较2010		2012较2011	
				增加额	增长率	增加额	增长率
栏次							
医疗收入							
门诊收入							
挂号收入							
诊察收入							
检查收入							
化验收入							
治疗收入							
手术收入							
卫生材料收入							
药品收入							
西药收入							
中草药收入							
中成药收入							
药事服务费收入							
其他门诊收入							
门诊结算差额							
住院收入							
床位收入							
诊察收入							
检查收入							
化验收入							
治疗收入							
手术收入							
护理收入							
卫生材料收入							
药品收入							
西药收入							
中草药收入							
中成药收入							
药事服务费收入							
其他住院收入							
住院结算差额							
医疗业务成本							
1. 人员支出							

续表

项　目	2010	2011	2012	2011 较 2010		2012 较 2011	
				增加额	增长率	增加额	增长率
（1）工资福利支出							
基本工资							
津贴补贴							
奖金							
社会保障缴费							
伙食补助费							
绩效工资							
其他工资福利支出							
其中：其他聘用人员工资							
（2）对个人和家庭补助支出							
抚恤金							
生活补助							
医疗费							
奖励金							
住房公积金							
提租补贴							
购房补贴							
其他对个人和家庭补助支出							
2. 卫生材料费							
血费							
氧气费							
放射材料							
化验材料							
其他卫生材料							
3. 药品费							
西药							
中草药							
中成药							
4. 固定资产折旧费							
5. 无形资产摊销费							
6. 提取医疗风险基金							
7. 其他费用							
办公费							
印刷费							
咨询费							
手续费							
水费							
电费							
邮电费							

续表

项　目	2010	2011	2012	2011 较 2010		2012 较 2011	
				增加额	增长率	增加额	增长率
取暖费							
物业管理费							
差旅费							
因公出国（境）费用							
维修（护）费							
租赁费							
会议费							
培训费							
公务接待费							
专用燃料费							
劳务费							
委托业务费							
工会经费							
福利费							
公务用车运行维护费							
其他交通费用							
其他							
管理费用							
人员支出							
（1）工资福利支出							
基本工资							
津贴补贴							
奖金							
社会保障缴费							
伙食补助费							
绩效工资							
其他工资福利支出							
其中：其他聘用人员工资							
（2）对个人和家庭补助支出							
离休费							
退休费							
抚恤金							
生活补助							
医疗费							
奖励金							
住房公积金							
提租补贴							
购房补贴							
其他对个人和家庭补助支出							

续表

项　目	2010	2011	2012	2011 较 2010		2012 较 2011	
				增加额	增长率	增加额	增长率
固定资产折旧费							
无形资产摊销费							
其他费用							
办公费							
印刷费							
咨询费							
手续费							
水费							
电费							
邮电费							
取暖费							
物业管理费							
差旅费							
因公出国（境）费用							
维修（护）费							
租赁费							
会议费							
培训费							
公务接待费							
专用燃料费							
劳务费							
委托业务费							
工会经费							
福利费							
利息支出							
公务用车运行维护费							
其他交通费用							
其他							
医疗收支差额							
其中：盈余							
亏损							

3. 医院收入分析

（1）收入增长分析（表 16－16）。

表 16－16　收入对比分析表

单位：元

项　目	2010	2011	2012	2011 较 2010		2012 较 2011	
				增加额	增长率	增加额	增长率
医疗收入							
1. 门诊收入							
其中：挂号收入							
诊察收入							
检查收入							
化验收入							
治疗收入							
手术收入							
卫生材料收入							
药品收入							
其中：西药收入							
中草药收入							
中成药收入							
药事服务费收入							
其他门诊收入							
2. 住院收入							
其中：床位收入							
诊察收入							
检查收入							
化验收入							
治疗收入							
手术收入							
护理收入							
卫生材料收入							
药品收入							
其中：西药收入							
中草药收入							
中成药收入							
药事服务费收入							
其他住院收入							

（2）收入结构分析（表16－17）。

表16－17 收入结构明细表

单位：元

项目	2010		2011		2012	
	本年数	结构比率（%）	本年数	结构比率（%）	本年数	结构比率（%）
医疗收入						
1. 门诊收入						
其中：挂号收入						
诊察收入						
检查收入						
化验收入						
治疗收入						
手术收入						
卫生材料收入						
药品收入						
其中：西药收入						
中草药收入						
中成药收入						
药事服务费收入						
其他门诊收入						
2. 住院收入						
其中：床位收入						
诊察收入						
检查收入						
化验收入						
治疗收入						
手术收入						
护理收入						
卫生材料收入						
药品收入						
其中：西药收入						
中草药收入						
中成药收入						
药事服务费收入						
其他住院收入						

（3）医药收入变动因素分析（表16－18）。

表16－18　2012年月医药收入变动因素分析

计量单位	工作量（人次）			医药收入（万元）				单位平均费用（元）				以11年人均费用为基数	工作量变动		单位平均费用变动	
	11年	12年	增长率	11年	12年	增长额	增长率	11年	12年	平均病人增加费用	增长率		医药增长额	工作量指标	医药增长额	单位平均费用指标
门诊人次																
其中：药费																
其他医疗费																
出院人次																
其中：药费																
其他医疗费																
合　计																

4. 支出分析

（1）支出增长分析（表16－19）。

表16－19 支出对比分析表

单位：元

项 目	2010	2011	2012	2011较2010		2012较2011	
				增加额	增长率	增加额	增长率
医疗业务成本医疗成本							
（一）按性质分类							
1. 人员经费							
2. 卫生材料费							
3. 药品费							
4. 固定资产折旧费							
5. 无形资产摊销费							
6. 提取医疗风险基金							
7. 其他费用							
（二）按功能分类							
1. 医疗业务成本							
其中：临床服务成本							
医疗技术成本							
医疗辅助成本							
2. 管理费用							

（2）支出结构分析（表16－20）。

表16－20 支出结构明细表

单位：元

项目	2010		2011		2012	
	本年数	结构比率（%）	本年数	结构比率（%）	本年数	结构比率（%）
医疗成本						
1. 人员经费						
其中：工资福利支出						
其中：基本工资						
津贴补贴						
奖金						
社会保障缴费						
……						
对个人和家庭的补助						
其中：抚恤金						

续表

项目	2010		2011		2012	
	本年数	结构比率（%）	本年数	结构比率（%）	本年数	结构比率（%）
生活补助						
住房公积金						
……						
2. 卫生材料费						
其中：血费						
氧气费						
放射材料费						
化验材料费						
其他卫生材料费						
3. 药品费						
其中：西药						
中成药						
中草药						
4. 固定资产折旧费						
5. 无形资产摊销费						
6. 提取医疗风险基金						
7. 其他费用						
其中：办公费						
水费						
电费						
取暖费						
维修（护）费						
低值易耗品						
劳务费						
工会经费						
福利费						
……						
管理费用						
1. 人员经费						
其中：工资福利支出						
其中：基本工资						
津贴补贴						
奖金						
社会保障缴费						
……						

续表

项目	2010		2011		2012	
	本年数	结构比率（%）	本年数	结构比率（%）	本年数	结构比率（%）
对个人和家庭的补助						
其中：离休费						
退休费						
抚恤金						
生活补助						
住房公积金						
……						
2. 固定资产折旧费						
3. 无形资产摊销费						
4. 其他费用						
其中：办公费						
水费						
电费						
取暖费						
维修（护）费						
低值易耗品						
劳务费						
工会经费						
福利费						
……						

（3）重点支出项目分析。

①三公经费控制分析（表 16－21）。

表 16－21 三公经费控制分析表

单位：元

项 目	2010	2011	2012	2011 较 2010		2012 较 2011	
				增加额	增长率	增加额	增长率
公务接待费							
公务用车购置和运行维护费							
公务用车购置费							
公务用车运行维护费							
因公出国（境）费							
会议费							
培训费							
印刷费							

②人员经费分析（表16－22、表16－23、表16－24）。

表16－22　在岗职工工资统计台账

在岗职工工资总额	基本工资	绩效工资	绩效奖金	值班、加班工资	值班工资	其他奖金	工资性津贴和补贴	过节费	住房补贴	交通补贴	通讯工具补助	实报实销的个人固定电话费及手机费	伙食津贴	其他津贴补贴
差异														
百分比														

表 16－23 工资总额分析总表

期间		差异	增长率%
在岗职工工资总额（万元）			
在岗职工人数			
当年工资总额			
上半年占比			
人均收入（万元）			
收入（万元）	医疗		
	药品		

表 16－24 工资总额差异明细表

期间	人均差异（万元）	备注
春节过节费		
年终绩效		
医改奖励		
第 13 个月工资		
基本工资		
奖金下发数		
工资性补贴		
合计		

16.6.3 医院现金流量分析表（表 16－25）

表 16－25 现金流量表分析表

单位：元

项目	本月数	累计数	行业标准
一、业务活动产生的现金流量：			
开展医疗服务活动收到的现金			
财政基本支出补助收到的现金			
财政非资本性项目补助收到的现金			
从事科教项目活动收到的除财政补助以外的现金			
收到的其他与业务活动有关的现金			
现金流入小计			
发生人员经费支付的现金			
购买药品支付的现金			
购买卫生材料支付的现金			
使用财政非资本性项目补助支付的现金			
使用科教项目收入支付的现金			

续表

项目	本月数	累计数	行业标准
支付的其他与业务活动有关的现金			
现金流出小计			
业务活动产生的现金流量净额			
二、投资活动产生的现金流量：			
收回投资所收到的现金			
取得投资收益所收到的现金			
处置固定资产、无形资产收回的现金净额			
收到的其他与投资活动有关的现金			
现金流入小计			
购建固定资产、无形资产支付的现金			
对外投资支付的现金			
上缴处置固定资产、无形资产收回现金净额支付的现金			
支付的其他与投资活动有关的现金			
现金流出小计			
投资活动产生的现金流量净额			
三、筹资活动产生的现金流量：			
取得财政资本性项目补助收到的现金			
借款收到的现金			
收到的其他与筹资活动有关的现金			
现金流入小计			
偿还借款支付的现金			
偿付利息支付的现金			
支付的其他与筹资活动有关的现金			
现金流出小计			
筹资活动产生的现金流量净额			
四、汇率变动对现金的影响额			
五、现金净增加额			

16.6.4 财政补助收支情况表

1. 财政补助收支情况表（表 16－26）

表 16－26 财政补助收支情况表

单位：元

年 度 / 项 目	2010	2011	2012	2011 较 2010		2012 较 2011	
				增加额	增长率	增加额	增长率
	结转本年数			—			
一、上年结转							
（一）财政补助结转							

续表

项目 \ 年度	2010	2011	2012	2011 较 2010		2012 较 2011	
				增加额	增长率	增加额	增长率
	结转本年数			—			
1. 基本支出结转							
2. 项目支出结转							
其中：医疗卫生项目							
科学技术项目							
教育项目							
（二）财政补助结余							
本年数	—						
二、本年财政补助收入							
（一）基本支出							
（二）项目支出							
其中：医疗卫生项目							
科学技术项目							
教育项目							
三、本年财政补助支出							
（一）基本支出							
（二）项目支出							
其中：医疗卫生项目							
科学技术项目							
教育项目							
四、财政补助上缴							
（一）财政补助结转上缴							
（二）财政补助结余上缴							
结转下年数	—						
五、结转下年							
（一）财政补助结转							
1. 基本支出结转							
2. 项目支出结转							
其中：医疗卫生项目							
科学技术项目							
教育项目							
（二）财政补助结余							

2. 经常性补助情况分析表（表 16－27）

表 16－27　财政经常性补助情况表

单位：元

费用类型	2010	2011	2012	2011 较 2010		2012 较 2011	
				增加额	增长率	增加额	增长率
基本支出							
工资福利支出							
基本工资							
绩效工资							
其中：卫生津贴							
护龄津贴							
……							
社会保障缴费							
其中：基本医疗保险							
离休人员医药费统筹							
……							
对个人和家庭的补助							
离休个人部分							
退休个人部分							
住房公积金							
住房补贴							
……							
事业离休非统发经费							
商品和服务支出							
离退休人员公用支出（退休）							
离退休人员公用支出（离休）							
其他费用							
总计							

3. 财政补助收支及结转、结余情况表（表 16－28）

表 16－28　财政补助收支及结转、结余情况表

单位：万元

项目类别	项目名称	2012		2011		2010		2011 较 2010		2012 较 2011	
		上年结转	结余	上年结转	结余	上年结转	结余	增加额	增长率	增加额	增长率
基本支出											
医疗卫生项目	外科设备购置										
	停车场建设										
	实验室改造										
	……										
	小计										

续表

项目类别	项目名称	2012		2011		2010		2011 较 2010		2012 较 2011	
		上年结转	结余	上年结转	结余	上年结转	结余	增加额	增长率	增加额	增长率
科学技术项目	课题 1										
	课题 2										
	课题 3										
	课题 4										
	……										
	小计										
教育项目	重点学科人才培养……	……									
项目支出合计											
财政补助合计											

16.6.5 财务比率分析表（表 16－29）

表 16－29 财务比率分析表

编制单位：

类别	指标名称	上年数	本年数	比上年增减	异常否	说明
预算管理	预算收入执行率					
	预算支出执行率					
	财政专项拨款执行率					
结余和风险管理	业务收支结余率资产负债率					
	流动比率					
	速动比率					
资产运营	总资产周转率					
	流动资产周转率					
	应收账款周转天数					
	存货周转率					

16.7 医院财务报告与分析管理方案设计

医院财务报告编制方案

一、年度财务报告构成

医院的财务报告由会计报表、会计报表附注和财务情况说明书组成。

1. 对外提供的会计报表包括：资产负债表、收入费用表、收入费用明细表、现金流量表、成本报表、基本建设表、财政补助收支明细表以及其他有关附表等。

2. 对内提供的报表包括：银行存款收支月报表、债权债务明细表、资金使用情况表、科教项目收支明细表、科室收支明细表等。内部财务报表的设计、编制、报送须经总会计师/分管院领导批准。

二、年度财务报告编制要求

1. 数字真实、计算正确、内容完整、说明清楚、编报及时。

2. 各种报表、有关项目之间的勾稽关系必须对应、准确。

3. 本期报表与上期报表之间的有关数据必须相互衔接。

4. 报表如发现错误应及时更正，并通知相关部门。

三、年度财务报表的编制方法

（一）资产负债表编制方法

1. 本表反映医院某一会计期末全部资产、负债和净资产的情况。

2. 本表“年初余额”栏内各项数字，应当根据上年年末资产负债表“期末余额”栏内数字填列。如果本年度资产负债表规定的各个项目的名称和内容同上年度不相一致，应对上年年末资产负债表各项目的名称和数字按照本年度的规定进行调整，填入本表“年初余额”栏内。

（二）收入费用表编制方法

1. 本表反映医院在某一会计期间内全部收入、费用及结余的实际情况。

2. 本表“本月数”栏反映各收入、费用及结余项目的本月实际发生数。在编制年度收入费用总表时，应当将本栏改为“上年数”栏，反映各收入、费用及结余项目上一年度的实际发生数。如果本年度收入费用总表规定的各个项目的名称和内容同上年度不一致，应对上年度收入费用总表各项目的名称和数字按照本年度的规定进行调整，填入年度本表中的“上年数”栏。

本表“本年累计数”栏反映各项目自年初起至报告期末止的累计实际发生数。

（三）医疗收入费用明细表

1. 本表反映医院在某一会计期间内医疗收入、医疗成本及其所属明细项目的实际情况。

2. 本表“本月数”栏反映医疗收入、医疗成本及其所属明细项目的本月实际发生数；在编制年度医疗收入费用明细表时，应当将本栏改为“上年数”栏，反映医疗收入、医疗成本及其所属明细项目上一年度的实际发生数。如果本年度医疗收入费用明细表规定的各个项目的名称和内容同上年度不一致，应对上年度医疗收入费用明细表各项目的名称和数字按照本年度的规定进行调整，填入年度本表中的“上年数”栏。

本表“本年累计数”栏反映各项目自年初起至报告期末止的累计实际发生数。

（四）现金流量表编制方法

1. 本表反映医院在某一会计年度内现金流入和流出的信息。

2. 本表所指的现金，是指医院的库存现金以及可以随时用于支付的存款，包括库存现金、可以随时用于支付的银行存款、零余额账户用款额度和其他货币资金。

3. 现金流量表应当按照业务活动产生的现金流量、投资活动产生的现金流量和筹资活动产生的现金流量分别反映。本表所指的现金流量，是指现金的流入和流出。

4. 医院应当采用直接法编制业务活动产生的现金流量。

（五）财政补助收支情况表

1. 本表反映医院某一会计年度内财政补助收支及其结转、结余情况。

2. 本表“上年结转”各项目的内容和填列方法：“上年结转”项目及其所属各明细项目的“结转本年数”栏，反映医院上一年度结转至本年度使用的财政补助结转和结余资金数额。该栏各项目应根据上年度“财政补助收支情况表”中“结转下年”项目及其所属各明细项目的“结转下年数”栏的数字填列。

四、医院会计报表附注应予披露的主要内容

1. 遵循《医院会计制度》的声明。

2. 重要会计政策、会计估计及其变更情况的说明。

3. 重要资产转让及其出售情况的说明。

4. 重大投资、借款活动的说明。

5. 会计报表重要项目及其增减变动情况的说明。

6. 以前年度结余调整情况的说明。

7. 有助于理解和分析会计报表需要说明的其他事项。

五、医院财务情况说明书

医院财务情况说明书至少应当对医院的下列情况做出说明：

1. 业务开展情况。

2. 年度预算执行情况。

3. 资产利用、负债管理情况。

4. 成本核算及控制情况（应附有成本报表）。

5. 绩效考核情况。

6. 需要说明的其他事项。

六、医院财务报告的报送要求

1. 财务部门必须按照上级主管部门、财政部门的要求编制会计报表，并按要求报送。医院对基本建设投资的会计核算除按照医院会计制度的要求执行外，还应按国家有关规定单独建账，单独核算。

2. 医院对外提供的财务报表应当由单位负责人和主管会计工作的负责人、会计机构负责人（会计主管人员）签名盖章；设置总会计师的单位，还应当由总会计师签名盖章。

3. 医院对外报送的会计报表应按有关规定经过注册会计师审计。

第十七章　医院经济运行精细化管理信息构建

17.1　构建信息系统的重要性和必要性

医院经济运行精细化管理是结合医院财务管理的具体要求，对预算管理、资金管理、卫生耗材管理、药品管理、招标采购及经济合同管理、固定资产管理、收入管理、成本管理、费用管理、投资管理、物价管理、内部审计管理、医疗保险管理、绩效评价管理、经济运行分析管理等按照精细化管理的要求建立起规范统一的医院经济运行管理体系。

医院经济运行精细化管理渗透到医院各个部门，贯穿于医疗、教学、科研、后勤等全部管理活动过程之中；它的本质是将医院物流、资金流和业务流按照精细化管理的要求进行信息整合，实现对医院经济管理进行科学化、流程化、规范化、工具化的系统管理。所以，医院经济运行精细化管理过程也是信息流动和综合处理的过程，精细化管理是否能够实现，很大程度上取决于信息的质量和信息获取的效率。所以实施医院经济运行精细化信息管理不仅是精细化管理的手段和工具，也是医院精细化管理的重要组成部分。

17.1.1　建立医院经济运行精细化管理信息系统的重要性

1. 信息资源的整合是经济运行精细化管理的必然要求

运用现代管理理念和信息技术的结合，不仅能为医院的运行管理提供及时准确的信息，更能促进医院人财物各项资源的整合。如：①货币资本的整合，利用现有资产来筹得更多的外部资金，尽可能提高有限资产的使用率，加强论证环节、招标环节、采购环节、库存环节、支付环节、使用环节、维护报废环节等全程动态管理，加强投资分析和加快资金的周转，建立和完善投资决策机制，加强对成本支出的核算和审核，建立支出约束和全面预算管理制度，提高资本使用效益；②设备物资的整合，对空置、使用率低的病区、设备仪器、实验室进行整合，对后勤、管理办公等资源进行整合，降低库存管理成本，加强资源共享，提高资源利用效率；③知识技术资源的整合，重视合理利用新知识、新技术、信誉、人力资源、医院品牌、医院文化等无形资产；④时间资源的整合，改变工作流程，提高时间利用效率。

2. 利用信息技术手段可以合理编制预算、及时评价预算、实时控制支出

预算是医疗运营活动的目标和准则，加强预算分析和预算执行的事前、事中控制，能够全面评价预算的执行情况，发现管理中的薄弱环节和问题，及时采取有效措施加以调整，促进预算的完成。医院全面预算编制和执行分析工作靠手工完成是近乎不可能实现的，只有利用计算机辅助信息手段才能按照合理的预算编制方法进行编制和分析评价；预算执行分析只是事后的监督和分析，要做到事中的及时准确控制，必须要计算机软件系统才可以完成。

3. 有利于医院改善经营管理，提高综合效益

利用信息系统分析医院人力、物力、财力的利用情况，研究医疗运营活动取得成果的原因，不断总结经验教训，找出差距问题，依靠信息系统进行流程优化、标准化、规范化，从而达到加速资金周转，提高设备利用率，充分利用资源，减少物资积压浪费，降低医药费用，提高医院的社会效益和经济效益的目的。

4. 有利于提高医院的经营管理水平

通过医院经济运行精细化分析系统既能全面了解医院已发生的经营状况，又能对医院的经营成果进行正确、客观的评价总结。判断医院资产的管理和使用是否合理，资金的运营是否安全、有效，总结管理经验，揭示经营管理中潜在的问题和发展趋势，改进经营管理工作，不断提高医院经营管理水平。

17.1.2 建立医院经济运行精细化管理信息系统的必要性

随着医院的信息化进程不断加速，医院数据越来细，海量的数据为医院经济运行分析提供了良好的基础，但是仅靠人工处理这些数据，几乎是不可能实现的，因此亟须一套完整、规范的信息化系统，来整合、利用这些数据，进行数据分析，帮助管理者增强医院的运营管理能力，提高医疗效率和医疗效果，提升医疗服务业的附加价值。

1. 医院经济运行管理的现状分析

目前医院经济运行管理存在着如下问题：①多种管理、应用软件系统，缺少统一规划，相互独立，各系统都成为信息孤岛；②数据繁杂、利用率极低，缺乏对数据系统的、全面的、综合的分析；③经营状况分析滞后，导致决策的随意性；④数据分析浮于浅表，缺乏内部横向纵向分析和行业对比；⑤管理层对于经营分析认识不够，分析能力和水平有限。因此，医院迫切需要构建统一的经济管理信息平台，有效协调系统中的信息流、物流和资金流，利用先进的技术集成管理，整合数据，使决策者清楚每个节点的情况，并从全局的角度进行科学的规划，优化现有资源，提高配置效率。

2. 医院信息化建设的发展趋势

现阶段，随着会计电算化的普及，会计电算化软件在安全、稳定前提下，软件功能也在不断扩大。运用计算机技术代替手工记账的基本方式，使广大财务人员从以往繁忙的日常工作中解放出来，大大减轻了财务管理人员的工作压力，提高了工作效率，提升了工作质量。会计电算化推动了医院财会管理手段的现代化，加强了以财务为中心的管理工作，为实现医院经济运行精细化管理信息化打下扎实的基础。

医院财务信息化建设经历了近 20 年的发展，从会计核算（总账管理、会计报表）到财务综合管理（会计核算、成本核算、预算管理、固定资产、库存物资等），只是围绕会计核算进行的粗放式的管理，不能满足医院经济运行精细化管理的要求。医院经济运行精细化管理的提出，要求经济运行相关的人、财、物各项信息要协调一致，系统建设需要要统一规划和实施。医院经济运行精细化管理的信息化解决方案正成为医院信息化发展的必然趋势。

17.2 信息系统规划

17.2.1 技术要求

医院经济运行精细化管理信息系统作为医院信息化系统的一部分，它不仅追踪伴随人、财、物所产生的管理信息，而且还需要支持以病人为中心的医疗、教学、科研活动。因此，医院经济运行精细化管理信息系统在医院的实现应具有独特的技术要求：①有一个大规模、高效率的数据库管理系统的支持；②有很强的联机事务处理支持能力；③典型的 7 天/24 小时不间断系统，要求绝对安全、可靠；④易学易用的、友善的人机界面；⑤可剪裁性和可伸缩性，能适应不同医院的发展计划需求；⑥开放性与可移植性，适应不同软硬件平台；⑦模块化结构，可扩充性好。

17.2.2 管理特征

1. 目标管理

医院根据自己的战略发展计划，制定阶段性的战略目标；明确医院在一定期间内要实现什么的目标，达到什么要求，对这些目标能够做出详细的定义和描述。通过预算和绩效管理系统确定年度的医疗计划、事业计划，以及部门和员工的考核评价指标，作为年度目标。

2. 流程控制

医院将自己的战略目标以经济业务指标的形式分解到各个科室，然后根据医院的全面预算，对各科室进行日常业务和管理活动进行计划确认和流程控制。预算管理系统需要在年度预算执行过程中根据预算额度进行资金的控制；收入、费用、医保、物流、固定资产管理系统等在日常业务管理活动中就需要体现不兼容岗位的控制和流程的管理。

3. 激励机制

医院也将自己的战略目标以考核评价指标的形式分解到各个科室，然后根据医院的绩效考核办法，对各科室在一定期间内对目标达成的结果进行考核评价，以此来激励或约束科室和职工的行为规范，为实现业务指标和管理目标提供保障。

4. 反馈机制

当全院目标任务下达后，反馈的行动也就开始了，各个科室在对计划任务的实现过程中，在业务活动过程的每一个环节，都有反馈信息的渠道和处理反馈信息的机制。反馈机制同时还担任着另外一个重要的角色，即权力制衡，将管理活动中的责、权、利通过反馈机制进行平衡和制约，通过反馈机制能够及时地修正目标和任务。医院经济运行精细化管理信息系统就是一个以预算为起点又以预算为终点的信息系统，预算管理和绩效管理系统必须通过执行反馈来修正问题，最终使预算计划和绩效指标能够顺利执行下去，确保医院战略目标的达成。

5. 决策机制

医院领导决策层按照自己的管理视角定义经济运行中需要的管理指标，在日常管理中对这些经济指标进行判断，及时发现问题指标，并通过分析模型准确地找出问题的症结，最后对问题提出解决方案，形成一个完整的辅助决策机制；通过辅助决策机制能够及时发现问题并解决问题，是医院的战略目标得以顺利实现的保障。医院的决策支持管理系统就需要根据管理者的要求和管理视角，定义分析模型，通过数据展现、数据挖掘和业务预测来发现问题、分析问题、解决问题。

6. 信息化机制

现代医院管理是一个综合的、复杂的系统工程，对管理目标的确认、流程的控制、绩效的考评，及时、准确的信息反馈，以及医院决策的有效性和时效性等；另外，医院经济运行精细化管理信息化的一个显著特点就是财务业务一体化，医院的各项管理业务都需要与会计核算、预算管理和成本核算进行业务数据的实时交换，所以靠以往手工方式和单机模式已经远远不能达到管理的要求了，必须在医院建立一个精细化运营管理信息平台来联机处理这些业务和数据。

17.2.3　数据支撑

医院经济运行精细化管理信息系统是企业级管理信息系统中最为复杂的系统之一，

它应用于医院的综合运营、经济分析等各个方面，牵涉的信息种类十分庞杂，对数据源的要求和数据的规范性要求也尤为重要。

首先，要实现基础字典的规范和统一。医院经济运行精细化管理需要构建统一、规范的基础信息平台。在这个管理平台上，通过统一基础字典和规范基本编码信息，实现医院所属所有机构编码的统一，实现医院内部所有科室、开户银行、票据、职工、供应商、物资、药品、固定资产、收费项目等分类及编码名称的统一，实现所有管理考核的期间、频次的统一，实现所有业务系统所需要的共性的基础字典编码规范统一；并需要在统一管理平台的基础上建立所有业务管理系统和决策分析系统。只有这样才能实现各数据共享和和业务流程整合。

其次，取得全面的基础业务数据。基础业务数据是是整个医院经济运行精细化管理信息系统的数据主体，它承载着医院经济运行的主要信息，反映医院经济运行的状况。医院的经济运行数据，包括医院的费用数据、收入数据、成本数据、药品数据、医保数据、预算数据、物资数据、资产数据、绩效数据、HIS及电子病历系统相关工作量、病人病种信息等业务数据等。全面获取上述数据，才能够科学全面地管理和分析评价医院经济运行状况。

第三，定义和规范业务分析指标。基础业务数据蕴含了医院的经济运行信息，但这些数据大多是绝对数据，不能直观地反映出医院的经济运行状况，因此，需要借鉴经济学、管理学的理论，结合医院管理的特点，建立医院经济运行的业务分析指标，用来体现医院的经济运行状况。通过业务分析指标，对医院基础业务数据进行科学的分析，并将医院的经济运行情况直观地展示出来。业务分析指标应该能够反映出医院的资产运营状况、成本管理状况、收支状况、结余状况、预算执行状况、工作量状况，以及偿债能力等。

第四，获取外部系统数据。HIS系统可以提供最直接、详细的门诊收入数据、住院收入数据、门急诊人次、住院床日、出院人次、材料消耗数据。电子病历系统可以提供病人的年龄、性别、所在区域，以及病人病种的费用和医保属性。这些数据可以传递到医院经济运行精细化管理信息系统，为收入、费用、成本、物流等子系统引用，同时也可以为业务分析指标的计算服务。

以上四方面作为医院经济运行精细化管理信息系统的数据支撑缺一不可，通过基础字典对业务数据进行规范统一，使得业务数据可以在同一基础上共享、整合；通过业务指标对业务数据进行挖掘、分析，使得业务数据中包含的信息直观地展现出来，为医院管理层服务；而HIS系统和电子病历等外部系统可以为医院精细化管理提供最直接详细的数据支持和补充，从而最终实现医院精细化管理的目的。

17.3　信息系统设计

17.3.1　业务一体化关联设计

医院的经济运行精细化管理信息系统是应用计算机网络技术，通过对医院、预算管理、资金管理、卫生耗材管理、药品管理、招标采购及经济合同管理、固定资产管理、收入管理、成本管理、费用管理、投资管理、物价管理、内部审计管理、医疗保险管理、绩效评价管理等经济运行活动进行流程优化和综合信息处理，运用程序化、标准化和数据化的手段，使组织管理的各单元精确、高效、协同和持续运行；并在信息共享的基础上构建统一的经济信息分析模型，有效协调医院的资金流、物流和业务流，为医院管理者提供精准的经济运行数据服务与预测、优化资源配置。按照管理属性划分，医院经济运行精细化管理信息系统可以分为三大部分，即资产存货管理、财务管理、绩效及决策管理，这三大部分是紧密关联的整体，在信息共享的基础上构建统一的经济信息分析模型，有效地协调医院的资金流、物流和业务流，如图 17 - 1 所示。

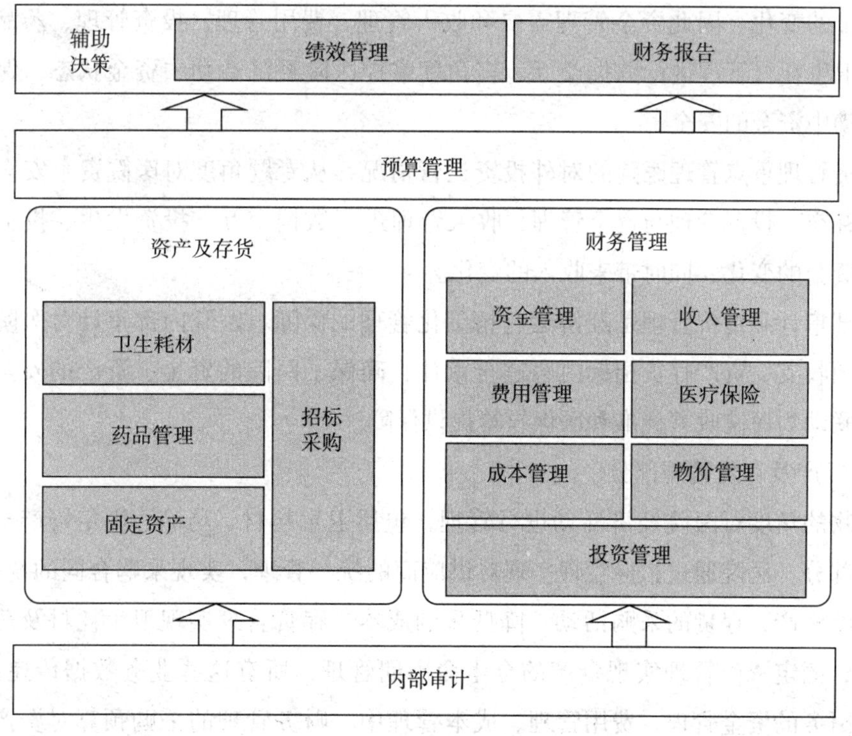

图 17 - 1　业务一体化设计框架图

1. 财务管理部分

主要从财务角度对经济运行分析进行管理，它包括预算管理、资金管理、费用管理、成本管理、投资管理、收入管理、医保管理、物价管理、内部审计等九个部分。

预算管理是经济运行精细化管理的主线，贯穿了经济运行的所有部分，预算的编制、执行、分析、评价充分体现了医院经济运行信息化监控机制。预算编制是医院经济活动的源头，是医院经济运营最初预计的目标，全方面的预算编制、全过程的预算执行及分析体现了医院经济运行信息化监控机制。资金、收入、费用、医疗保险、卫生耗材、药品、固定资产都需要进行预算编制，体现了事前控制的机制。同时通过预算执行数据对医院经济运营的结果进行全程的比较参照，来反映和评价医院经济运营结果。

收入管理、费用管理、医保管理是业务处理核心。从医院收入、支出和医保三个方面对医院经济管理的主要内容进行管理。从最基本的财务数据上反映医院的经济状况。同时收入、费用归集到成本中，全面、真实、准确地反映医院成本信息，强化成本意识，降低医疗成本，提高医院绩效。医保收入是医疗收入的一部分，可以和收入管理联动交互数据，掌控医保病人收入的状况，保障医保收入情况的安全。此外，收入、费用的收支发生可以反映到资金管理中，体现了医院资金的运营状态。

资金管理重点管理医院的货币资金，采购、收入、费用、投资、医保的发生都可引起资金的变化。因此资金管理需要和收入管理、费用管理、投资管理、药品、固定资产、卫生耗材管理进行数据交互，多角度掌控医院经济活动中资金状态，保证医院经济活动中资金的安全。

投资管理重点管理医院的对外投资运营情况，从专题角度对医院资金安全和收益进行了补充。投资管理与资金管理、收入管理进行数据交互，投资发生、投资收益处置引起资金的变化，同时带来收入的变化。

内部审计和物价管理是经济运行精细化管理的保障。医院内部审计对医院财务管理的各项收支、资产存货招标内容进行审计，确保了医院的资金、资产的安全。物价和医保联动为医院收费标准和医保核算提供保障。

2. 资产及存货管理部分

从物的角度对医院经济活动进行管理，包括卫生耗材、药品、固定资产、招标管理四个部分。医院通过招标管理实现对供应商的统一管理，实现采购合同的统一管理，管控全院资产、存货的采购活动，降低采购成本。存货管理实现卫生耗材及药品的日常管理，固定资产管理实现资产的全生命周期管理，所有这些业务数据传递到财务，反映在财务的资金管理、费用管理、成本管理中。财务管理的采购预算对资产、存货的采购进行控制，支出预算对存货的消耗进行控制。

卫生耗材管理、药品管理、固定资产管理是医院中基本的物流业务处理系统。从物资角度对医院经济活动进行管理，反映医院物资运行情况。同时，卫生耗材管理、药品管理、固定资产管理的财务数据需要传递到资金管理、费用管理中，从另一个角度展现医院物资运行情况。

物价管理是对医院物资管理、收入管理的重要补充组成，对医院经济运行管理起到辅助作用。物价管理中价格变化需要和卫生耗材管理、药品管理联动，同时价格执行需要在收入管理中落实反映。

招标采购管理中招标、采购的管理内容覆盖卫生耗材、药品、固定资产。招标采购管理可以最大限度地降低各种设备、药品、材料的采购成本，减少医院的成本压力，降低病人的经济负担，合理使用卫生资源，提高医疗卫生资源的使用效益。

3. 绩效管理及决策分析部分

从管理决策和绩效导向方面进行设计，包括绩效管理、财务报告及分析。它建立在存货管理、财务管理的基础上，通过建立财务分析指标、绩效考核指标，对医院经济运行精细化管理结果进行总体反映，体现了医院经济运行信息化的决策机制。

绩效管理是医院经济运营管理的重要组成部分，医院战略绩效管理能够有效地衡量医院、科室、员工的业绩，使科室和员工个人目标与战略保持一致，建立一种良好的、充满活力的评价机制、激励机制和战略管理机制，实现医院的可持续发展。绩效管理对全院经济目标进行指标量化管理，以及绩效的反馈和分析体现了医院经济运行信息化激励机制。

医院财务报告与分析精细化信息管理是对医院的财务状况和运营成果、财务风险、以及财务总体情况和未来发展趋势的分析和评价，可以给医院领导及中层管理者提供管理决策信息的相关业务系统。

17.3.2　医院预算管理信息化系统设计

1. 预算编制信息化设计的内容

（1）项目信息管理：对科教项目、大型设备采购项目、房屋修缮等工程项目信息进行维护；编制外拨资金和医院配套资金预算、资金到账、以及资金使用和结余情况表。

（2）服务量预算编制：服务量预算是对门急诊人次、住院实际占用床日、出院人数、手术例数等服务量进行预测。编制方法可以根据历史数据和增长比例预估服务量的预算数据，或者直接维护服务量预算数据。

（3）收入预算编制：收入预算编制主要包括医疗收入、财政补助收入、科教项目补助收入、其他收入的编制。医疗收入预算，依据服务量和均次收费水平设置医疗各个科目的收入预算公式；财政补助收入预算，依据财政下达的财政项目库中财政项目的经费到账计划进行编制；科教项目补助收入预算，依据申报科教项目外拨经费到账计划编制；其他收入预算，可通过直接维护方式进行其他收入预算数据的编制。

（4）支出预算编制：支出预算编制主要包括医疗支出、财政项目补助支出、科教项目支出、管理费用的编制。医疗支出预算编制，依据服务量、收入预算、职工人数、加成率、提取比例、经费开支定额等，再配以加成率，测算出各个医疗支出科目的预算；财政项目补助支出预算和科教项目支出预算，根据各个项目的年度执行计划编制支出预算；管理费用预算，依据收入数据、职工人数、定额等因素进行测算。

2. 预算审批

包括预算审核和预算下达功能。预算审核，在预算编制完成后，由总会计师、院长进行两级审核，未审核的预算方案不能下达。预算下达，对审核通过的预算方案进行下达，全院开始执行。

3. 预算调整

包括调整方案制定、调整方案审核、调整方案下达。预算调整由相关部门或科室发起，提交调整申请，预算管理部门编制预算调整方案，维护调整幅度；上级部门和领导进行调整方案审核；预算管理部门对审核后的调整方案进行下达。

4. 预算执行分析

包括下列功能：确定分析对象，如费用、成本、收入等；制定分析比较时费用、成本、收入的标准；确定分析周期，如月、季度、年等；导入费用、成本、收入的预算执行数据；进行分析比较。

5. 预算报表

通过预算的编制数据自动产生资产负债预算表、收入费用预算总表、医疗收入费用明细预算表、财政补助收支预算表、医院科室直接成本预算表、临床服务科室成本预算表、管理费用季度预算表等。

6. 预算绩效考核

包括如下功能：确定考核周期，如月、季度、年等；确定考核对象，具体到部门科室或是全院级别；进行预算数据、执行数据比较，计算考核指标，如预算收入执行率、预算支出执行率。

17.3.3 医院资金管理信息化系统设计

1. 现金管理的内容

（1）现金日记账：根据用户所选择的日期范围和现金科目，将该日发生的现金业务以会计制度规定的记账格式自动产生现金日记账。

（2）现金出纳账：根据用户所选择的日期范围和现金科目，对该日发生的现金业务进行出纳账登记。

（3）现金日报表：对当日现金日报表进行制作、查询管理。

（4）现金盘点表：盘点当日现金，制作生成当日现金盘点表。

2. 银行存款管理的内容

（1）银行存款日记账：根据用户所选择的日期范围和银行存款科目，将该日发生的银行存款业务以会计制度规定的记账格式自动产生银行存款日记账。

（2）银行存款出纳账：根据用户所选择的日期范围和银行存款科目，对该日发生的银行存款业务进行出纳账登记。

（3）银行存款日结报表：对当日银行存款日结报表进行制作、查询管理。

（4）银行对账：医院银行存款日记账中每笔记录分别与银行存款对账单中的每笔记录从凭证的种类、编号、摘要内容、记账方向、金额等方面加以核对，实现银行对账功能。

（5）余额调节表：月终进行银行存款对账，医院账面余额与银行对账单余额之间如有差额，必须逐笔核对、查明原因进行处理，并按月编制"银行存款余额调节表"调整未达账项。

3. 票据管理

对支票进行登记、领用管理。根据支票登记领用情况，生成支票登记簿。对电汇票据进行登记管理。

4. 资金支出管理的内容

（1）经费支出预算编制：针对每个需要严格控制的预算项目设置预算额度。包括预算项目的预算总额度以及各科室各预算项目的预算额度设置工作。

（2）借款管理：对日常费用支出、物资和固定资产采购借款的申请、审核、查询管理。

（3）费用报销管理：对费用报销的申请、审核、支付、查询管理。包括日常费用、差旅费、科研费用等。报销时根据预算额度进行控制。

（4）科研报销管理：对科研项目，按专项预算进行审核，报销。同时要按照专项预算额度进行控制。

（5）采购付款管理：对医院采购的支付进行管理。包括采购发票的登记、查询管理以及针对每张发票的付款进行管理。

5. 现金流量表

根据库存现金、银行存款、零余额账户用款额度和其他货币资金的实际收付情况，按照业务活动、投资活动和筹资活动，编制现金流量表。

17.3.4 医院卫生耗材管理信息化系统设计

1. 计划管理

各科室根据工作需要、实际需求提出采购申请；请购人员根据库存量基准、用料预算及库存情况填写采购申请单，需要说明请购物资的名称、数量、需求日期、质量要求以及预算金额等内容。采购申请由相关负责人进行审批。

2. 采购管理

采购专员根据批复的采购申请单，选择供应商，提交采购部负责人审核，采购部负责人在主管院长授权下，与供应商签订采购合同或订单。

3. 入库管理

根据采购到货签收的实际数量，填制入库单据，对入库单进行审核、确认。提供入库单查询功能。

4. 领用管理

（1）科室申领：科室在使用卫生材料前，需要首先向库房提出材料出库的申请，填写科室申请单，科室申请单需要进行审核。

（2）材料出库：库房根据审核过的科室申请单将科室需要的材料出库，填写出库单，并进行出库确认。提供出库单查询功能。

5. 盘点管理

对库房中的卫生材料进行盘点。根据库存的账面数量和实际数量对比，进行盘盈入库，盘亏出库操作，生成盘点单。

6. 废损管理

对库房中毁损、变质、霉烂卫生耗材，根据其数量和金额，填制废损报告单，审核通过后，进行废损确认，并报财务部门。

7. 高值耗材管理

高值耗材管理涉及招标管理、采购管理、资质证件管理、领用管理，是一个全程动态管理。高值耗材的全程动态管理，可以通过条形码管理实现全程跟踪查询。

8. 二级库管理

（1）二级库需求计划：二级库管人员根据临床科室计划、业务量以及库存实际情况，编制二级库需求计划，并向一级仓库提交。

（2）二级库入库：医用耗材送达二级库，库管根据发票或随货同行点货验收并入库。一级库同时办理耗材入库、耗材移库业务。

（3）二级库出库：二级库管人员根据临床科室提交的卫生耗材科室申请单，发放医用耗材，办理出库。

（4）应付款管理：提供发票、付款单、退款单的增加、修改、删除等管理功能，发票管理中发票可以和入库单关联；付款管理中，进行付款单编辑时，可自动与入库单核对；同时提供货到票未到明细表。在月底由财务人员根据付款情况生成应付款凭证。

9. 物资耗材预算管理

（1）采购预算管理：实行对各科室的卫生耗材采购预算管理，通过输入本年卫生耗材耗用量、预计期末卫生耗材库存量和期初物资库存量，计算预计卫生耗材采购量。

（2）消耗预算管理：可以维护各科室、各计划指标的卫生耗材单位消耗量，或提供根据历史数据测算卫生耗材单位消耗量。根据科室支出预算和科目与物资类别的对应关系等信息，计算得出科室卫生耗材预算。

10. 统计报表

按不同会计期间、卫生耗材种类，进行采购明细账、采购汇总统计、采购分析、库存统计汇总、出库分类统计、出库明细汇总、材料明细账、材料收发结存等报表的查询。可实现全院查询、科室查询等。

17.3.5　医院药品管理信息化系统设计

1. 采购计划

根据当前库存状况、最低库存、各科室药品需求计划生成药品采购计划。计划要说明请购药品的名称、数量、需求日期、质量要求以及预算金额等。计划员制订完毕，由负责人对采购计划进行审批。

2. 采购管理

采购专员根据批复的药品采购申请单，选择供应商，提交采购部负责人审核，采购部负责人在主管院长授权下，与供应商签订采购合同或订单。

3. 入库管理

根据采购到货签收的实际药品数量、品种、单价等信息，填制入库单据，对入库单进行审核、确认。实现入库单查询功能。

4. 仓库调拨

（1）调拨申请：分仓库根据商品库存量及市场销售形势，填写调拨申请单，由相关部门审核。

（2）调拨入库：调拨申请通过后，根据调入药品，填制入库单据。

5. 药品领用

（1）药品申领：科室在使用药品前，需要填写药品领用申请单，并由相关部门进行审批。

（2）材料出库：库房根据审批过的药品领用申请单将科室需要的药品出库，填写出库单，并进行出库确认。

6. 药品盘点

对库房中的药品进行盘点。根据库存的账面数量和实际数量对比，按西药、中药、中成药生成药品盘点汇总表。

7. 药品废损

对库房中毁损、变质、霉烂的药品，根据其数量和金额，填制废损报告单，审核通过后，进行废损确认，并报财务部门。

8. 应付款管理

实现发票、付款单、退款单的增加、修改、删除等管理功能，发票管理可自动与入库单关联；付款管理中进行付款单编辑时，可以自动与入库单核对，并且提供货到票未到明细表。同时在月底由财务人员根据付款情况生成应付款凭证。

9. 报表统计

可按会计期进行质量检查表、药品质量问题处理表、采购汇总表、消耗汇总表、ABC 分析、收发存汇总表等报表的查询。可进行全院查询，也可以分科室进行查询。

17.3.6 医院采购、招标及合同管理信息化系统设计

1. 采购计划

业务科室根据实际工作的需要提出采购申请，医院的采购部门根据科室提出的采购申请编制全院采购计划。采购计划包括药品采购计划、卫生耗材采购计划、固定资产采购计划。采购计划管理中提供科室采购申请的添加、删除、修改、查询、审核、打印的功能；提供购置计划的新增、修改、删除、查询、审核、打印的功能。

2. 招标管理

（1）招标管理：对招标信息进行管理，包含招标公告、招标文件编制、投标报名、资格审查、现场勘察及答疑、开标、评标、中标通知书发放等。对投标单位的品质、投标单位的组织机构、中标经验、供货能力、财务状况、业绩信息等进行登记、审查。提供投标单位信息的查询功能。

（2）开标管理：对开评标过程的有效管理，包括提前通知有关部门配合开标，标书收取等功能。

（3）评标管理：从价格、技术、质量、服务、业绩等方面对投标文件进行鉴定、分析、比价议价，编制评标报告。提供评标计分管理。

3. 合同管理

（1）合同文件管理：管理所有与合同有关的文件，包括合同原稿、变更文件、图

片等内容。

（2）合同付款管理：实现合同的付款管理，对应付账款按照总账、明细账进行分析，实现付款计划的实际付款、未付款查询。对付款合同履行截止日期进行提醒，对近期应归还质保金进行提醒，对临近保修期进行提醒，对近期应付款进行提醒。

4. 供应商管理

（1）供应商维护：对供应商信息进行维护，对供应商各类资质证件信息进行维护。

（2）供应商考核：建立供应商考核指标，确定考核与评价标准，对质量、交货、服务、产品类型等方面的改进进行跟踪考核。可按考核指标进行计分管理。

17.3.7　医院固定资产管理信息化系统设计

1. 采购计划

根据年度预算以及科室的需求编制采购计划，购置计划审核后发送采购部门进行采购。编制采购计划时需要考虑申请购置资产的科室，其资产在用情况。

2. 安装验收

资产采购完成，送到医院后，在资产入库前要对资产进行安装验收管理，提供资产安装单、资产验收单的维护、修改，安装验收后要开具验收报告。

3. 计量入库

根据资产安装验收情况，填制资产入库单据，对入库单进行审核、确认。提供入库单查询功能。

4. 资产转移

固定资产在库房和库房之间、科室和科室之间转移时，进行资产转移单的维护和查询。

5. 卡片管理

固定资产管理的核心就是卡片管理，几乎所有的固定资产操作都是围绕着资产卡片进行的。在卡片管理中，用户可以录入资产卡片，也可以从入库单中生成资产卡片；同时卡片管理中也提供卡片的拆分功能，提供按资金来源分配原值、预计残值和累计折旧功能。

6. 计提折旧

会计期末，对资产进行折旧处理。计提折旧提供年限平均法和工作量法，按照资产在科室的使用比例计提折旧。

7. 资产盘点

固定资产盘点时，通过账面数量与实物数量的清点对比，明确资产的差额。对于账实不相符的资产经过审批通过后，生成盘盈单、盘亏单，达到账实相符。此项功能提供对资产盘点单据、盈亏单据的新增、修改、删除等功能，既可以满足库房的盘点，也可以满足科室的盘点功能。

8. 资产处置

资产处置包括将不适用或不需用的固定资产出售或转让，固定资产报废或提前报废，固定资产损毁。提供对资产处置单的新增、修改、删除等功能。提供资产处置查询功能。

9. 资产维护

有些固定资产在使用过程中，需要进行维修、保养、计量等保养工作，以便使这些固定资产可以正常使用。本项功能主要记录固定资产的维修、保养、计量的日常管理工作。

10. 应付款管理

根据合同和入库的信息，记录发票信息，同时根据发票信息记录固定资产的付款信息。发票管理到入库单，付款管理到付款单编辑时，自动与入库单核对，并且提供货到票未到明细表。同时在月底由财务人员根据付款情况生成应付款凭证。

11. 资产设备效益评估

维护资产设备效益评估指标信息，设置指标计算公式。进行资产的工作量、收入数据、支出数据的维护，进行资产设备效益评估计算。生成资产设备效益评估表。

12. 账簿管理

可进行固定资产总账、一级明细账、二级明细账、固定资产处置情况年度汇总表、固定资产账销案存记录表、固定资产清查盘点表、固定资产对账表、折旧分析表、资产变动报表、固定资产月报表等报表的查询。可进行全院查询，也可以分科室进行查询。

17.3.8 医院收入管理信息化系统设计

1. 门诊收入设计内容

（1）收入预算：根据门诊预计工作量和测算的门诊人次计算门诊预算收入，也可以采用各类历史数据和增长比例的方法计算门诊预算收入。

（2）门诊预交金：完成对就医卡中门诊预交金收、退的管理。

（3）门诊收费：医生接诊后，根据专业知识对患者进行诊断，并开具相关的检查、化验、治疗项目或处方（或在门诊信息系统中直接开具）。

（4）门诊退费：完成门诊患者退费处理。包括药品退费、检查退费和结算退费。

（5）门诊报表：完成门诊各科室收入日报表，含各类门诊医保结算数据，以及门诊收费员日报表的制作、查询。

（6）预算分析：将实际发生数和预算数进行比较，分析门诊收入的预算执行情况。

2. 住院收入设计内容

（1）收入预算：根据住院预计工作量来测算住院人次，计算住院预算收入；或采用各类历史数据和增长比例的方法计算住院预算收入。

（2）住院预交金：按病人类型，对住院病人住院预交金收取进行管理。

（3）收费：完成住院患者出院后收费的管理。

（4）住院结算：按住院期间实际发生的收费项目费用合计进行结算。

（5）住院退费：完成住院患者出院后退费的管理。

（6）住院报表：完成住院收入日报表（发生制）、住院收入日报表（收付实现制）、住院收费员日报、住院费结算日汇总表、发票核销表的制作查询。

（7）预算分析：将实际发生数和预算数进行比较，分析住院收入的预算执行情况。

3. 医疗收入稽核设计内容

财务对账：与财务系统连接，实现医疗收费系统与会计系统的医疗收入数据的对账。

医保对账：与医保系统连接，实现医疗收费系统与医保系统的医保收入数据的对账。

17.3.9　医院成本管理信息化系统设计

1. 科室成本设计内容

（1）收入数据：按门诊与住院、临床医生、护理与医技执行单元、医疗保险病人与非医疗保险病人和医疗服务项目，采集医疗服务收入数据；按门诊与住院、临床医生、护理与医技执行单元、医保病人与非医保病人，采集计价收费的卫生材料收入；按门诊与住院、核算单元、临床医生、医保病人与非医保病人采集药品收入数据。

（2）成本数据：按支出明细项目如工资津贴、绩效工资、养老、医疗保险等采集人员经费成本；按科室以及单品种卫生材料采购成本采集卫生材料成本；按科室以及单品种药品采购成本采集药品成本；采集固定资产折旧成本；采集无形资产摊销成本；采集提取医疗风险基金成本；采集其他费用成本。

（3）内部服务：采集门诊人次、住院占用床日、出院人次、手术工作量等对外服务量；对用水、用电、用气、用氧、洗涤、保洁、维修等外部服务，按服务时间、服务对象（科室）、服务项目进行明细统计。

（4）分摊设置：维护分摊参数信息，按科室类别设置分摊参数。

（5）三级分摊：按照“三级分摊法”，一级分摊：行政后勤类科室的费用分摊；二级分摊：医辅科室成本分摊；三级分摊：医技科室成本分摊；对医院成本数据的分摊，完成全成本核算工作，并提供分摊前的数据校验，确保分摊结果的准确性。可以根据需求灵活设置各种分摊方法。

（6）成本分析：使用比较分析法、趋势分析法、比率分析法、因素分析法、收支平衡分析法等多种分析方法，对成本数据进行全面分析、局部分析、专题分析、全面分析与专题分析相结合的分析。可进行本量利分析，确定保本工作量和保本收入。

（7）成本报表：可进行医院各科室直接成本表、医院临床服务类科室全成本表、医院临床服务类科室全成本构成分析表等报表的编制和查询。

2. 医疗项目成本核算设计内容

（1）数据采集：完成协作工作量、人员工资、物资、折旧等基础数据的采集功能。

（2）科室作业归集：设置作业和资源动因，依据资源动因，将除去直接收费材料后的科室成本分配至各项作业，形成科室作业成本。

（3）项目成本计算：设置作业动因，将科室作业成本分配至各项目，项目成本中同样体现直接成本、计算计入成本、公用成本、管理成本、医辅成本。按科室或者按全院计算项目平均成本，并可发布至“项目核算系统”，进而完成项目成本的计算功能。

（4）项目成本分析：提供医疗项目的按照科室、院级的单位成本、成本构成、单位收益等，对医疗项目成本的比较分析、趋势分析、构成分析；医疗收费项目的收益分析、收益比重分析、工作量比重分析、收益排名分析。

3. 病种成本核算设计内容

（1）基础数据采集：收集基础数据，包括所有诊疗项目的基础编码信息，病种与ICD9、ICD10 对照关系，项目成本数据、药品及单收费材料费用数据，药品及单收费材料的加成率等。

（2）病历筛查：包括病历导入功能，从 HIS（电子病历）系统中导入单病种的一年的病历首页信息；病历筛查功能，按一定条件对病历首页信息进行筛查；医嘱导入功能，导入已选定病历首页对应的详细医嘱。

（3）数据整理：统计、合并医嘱中的诊疗项目，形成各诊疗项目累计数量，确认单病种诊疗过程已选取的诊疗项目。

（4）生成病种模型：包括生成病种与 ICD9 和 ICD10 的对照关系表、生成病种的平均实际成本及费用分析表。

（5）病种成本分析：提供病种成本比较分析、趋势分析；病种收入、成本、收益分析；分析结果通过报表、图形的方式显示；病种成本构成分析等。

17.3.10 医院费用管理信息化系统设计

1. 费用发生

完成费用数据的获取，包括药品系统的科室药品费用、物流系统的科室领用费用、固定资产系统的资产折旧费用、无形资产系统的资产摊销费用、薪酬系统的人员薪酬费用等。

2. 费用支付及核算管理设计内容

（1）出纳报销：出纳人员编制记账凭证，将款项支付给申请部门；同时根据登记支付的现金或支票，登记现金出纳账或银行存款出纳账。

（2）会计制单：会计人员根据记账凭证登记明细分类账及总账，同时将各种支出纳入财务报表的对应项目中。

3. 费用报表

根据会计期完成费用报表的编制和查询。包括费用总表、费用明细表等。

4. 费用分析

采用比较分析法、比率分析法、因素分析法、趋势分析法等对费用进行分析。可以按科室进行费用分析，还可以按项目进行支出构成分析。

17.3.11　医院投资管理信息化系统设计

1. 投资立项设计内容

（1）投资项目管理：对投资项目进行信息维护，包括名称、期限、方式、对象、金额、资产列表、原因、文档附件等。

（2）投资收益评估：对投资项目收益进行评估，分析投资所带来的直接收益以及可能带来的潜在收益。

2. 投资审批

对已立项论证过的投资项目进行项目审批。审批根据不同类型、不同金额的投资合同，执行不同的审批流程。如按分级管理原则实行下属单位报其上级单位审批，按非经营性资产转经营性资产审批权限到卫计委或国管局办理非转经的审批手续等。

3. 投资合同

对所有与投资合同有关的文件进行管理，包括合同原稿、变更文件、图片等内容。

4. 投资执行计划：根据医院资金情况，在对投资项目进行充分论证的基础上，制订投资计划，确定投资规模、项目周期等。投资计划管理包括投资立项的增加、修改、删改以及审核、查询功能。

5. 投资管理

对投资项目进行全程管理，包括初期投资规模、追加投资等信息。可按投资项目进行投资信息查询。

6. 投资处置

对投资项目进行处置管理，包括投资收回、转让、核销等信息。可按投资项目进行投资处置查询。

7. 投资收益

登记投资的利息、股息、收益数据，登记投资的支出费用数据，并且自动生成会计凭证，产生投资财务分析表。可按投资项目进行投资收益查询。

8. 投资分析

提供灵活的分析功能，可按照年、季、月进行投资计划、投资完成情况、变更情况、投资处置、投资收益进行综合统计分析。

17.3.12 医院物价管理信息化系统设计

1. 价格管理设计功能

（1）医疗服务项目申报：完成新增医疗服务项目价格申报表填制，包括收费价格、开始执行日期等信息，相关部门进行审批，并上报主管部门审核。

（2）药品价格调整：确定需要调整价格的药品种类、名称、调价日期、调整后价格等信息，相关部门进行审批，并上报主管部门审核。

（3）收费材料等价格调整：确定需要调整价格的收费材料种类、名称、调价日期、调整后价格等信息，相关部门进行审批，并上报主管部门审核。

（4）系统收费调整：审核通过的物价变动，由医院价格管理部门进行调整确认，并同步更新至医院医嘱收费系统等相关系统中。

2. 价格公示

可进行医药价格信息及门诊费用明细、常见诊疗项目收费标准等医疗及医疗服务价格收费标准的查询。

3. 价格核查

完成医疗费用的核查。包括物价收费核查登记、物价收费核查结果反馈等功能。

4. 物价投诉

（1）投诉登记：完成价格投诉登记，包括投诉人姓名、联络方式、就诊时间、就诊科室及投诉内容等信息。

（2）投诉处理：完成投诉处理，包括投诉调查情况信息、投诉处理意见。

5. 医疗费用查询

实现患者住院一日清单查询、患者住院总费用清单等查询功能。

17.3.13 医院内部审计管理信息化系统设计

1. 审计计划

根据医院总体以及各本部门的具体情况，拟定审计项目计划，报经单位主要负责人批准。

2. 审计方案

对资金、设备、收入、支出、物资、基建项目、科教项目、债权等设置不同的审计方案，不同的对象设置不同的审计内容和流程。

3. 审计执行设计内容

（1）审计数据采集：通过数据库系统获取医院整体的财务数据、资产数据、物资数据、收入数据、成本费用数据等。

（2）审计模型建立：对资金、设备、收入、支出、物资、基建项目、科教项目、债权等审计内容建立审计抽样规则、分析方法，确定审计规则。

（3）审计结果：利用获取的数据，根据分析模型进行数据分析、统计分析、对比分析等，获得审计结果。

4. 审计报告编制及下达：根据审计结果，维护生成审计报告。审计报告经审计管理部门审核通过后，下达到被审计部门。

5. 审计跟踪：完成审计报告执行情况的跟踪查询。

6. 统计查询：可进行内部审计情况报表、审计工作情况统计表、基建和修缮项目审计工作情况统计表等报表的查询。

17.3.14　医院保险管理信息化系统设计

1. 预算方案设置设计内容如下：

（1）医保预算总额方案：根据医院年度工作目标计划，推测床位、学科等相关数据量变化，测算医保收入预算总额；或者采用历史数据、增长比例等方法，测算年度医保收入预算总额。

（2）医保预算分解管理：设置预算分解方式，对医保预算总额进行在医院内部各科室之间进行分解。

2. 总额预算编制：根据总额预算方案，计算医院医保总额。

3. 预算分解：根据医保预算分解方案，进行院内预算额度在各科室之间的分解计算，获得业务科室医保预算数据。

4. 预算下达：预算下达包括预算审核和预算下达功能。预算审核，在预算编制完成后，由总会计师、院长进行两级审核，未审核的预算方案不能下达。预算下达，对审核通过的预算方案进行下达，全院开始执行。

5. 预算调整：预算调整是指院内预算额度调整。预算调整由科室发起，提交调整申请，预算管理部门编制预算调整方案，维护调整幅度；上级部门和领导进行调整方案审核；预算管理部门对审核后的调整方案进行下达。

6. 医保预算执行：采集各科室医保执行情况数据，生成医疗保险费用汇总表、医疗保险各科室费用统计表等、医保拒付明细表等报表。

7. 医保执行分析：提取、汇总医院及各科室的医保执行情况数据，和医保预算情况进行对比分析。

17.3.15 医院绩效管理信息化系统设计

1. 战略目标

医院战略规划、运营目标是绩效管理的基础。编制运营目标将医院战略规划进行细化。利用平衡计分卡将医院战略规划细化分解到部门和个人，并建立医院的关键业绩指标体系，医院运营目标的实现由关键业绩指标的完成来体现。

2. 绩效方案设计内容

（1）设置绩效方案：根据医院年度目标，确定医院某年度所用到的全部关键业绩指标集。

（2）设置科室分类：根据战略目标，进行绩效科室分类，并确定科室属于哪个分类，为指标体系的建立做准备。

（3）设置关键业绩指标：设置各指标的评分标准和参考值，设置各指标在绩效计算中所占的权重比例。

3. 绩效实施

根据绩效方案，利用观察法、工作记录法和征求他人反馈等方法，收集各科室在绩效执行过程中客观、真实的信息，并据此对全院以及各科室的绩效指标进行评分。

4. 绩效分析

利用统计学的各种分析方法对绩效进行查询分析。包括：绩效查看、指标分析、趋势分析、同比分析、环比分析、雷达分析、院长查询等。系统从多角度多视觉的方式对绩效数据分析，非常直观地查看科室间差异、科室绩效的走向、增长情况、达成目标的完成情况等。

5. 绩效评价设计内容

（1）医院绩效考评：利用关键业绩指标（KPI）如收入指标、成本指标、医疗质量、医疗效率、患者满意度等，用指标得分与主要绩效目标对应，，以衡量其实现程度。

（2）部门绩效考评：用关键业绩指标（KPI）如总收入、百元固定资产收入、门诊人次、出院人次、药品比例等得分与主要绩效目标对应，以衡量其实现程度。用基础业绩指标（CPI）得分情况，来衡量日常工作职责完成情况。

（3）个人绩效考评：用关键业绩指标得分（KPI）与主要绩效目标对应，以衡量其实现程度。用基础业绩指标（CPI）得分情况，来衡量日常工作职责完成情况。

6. 绩效反馈应用设计

根据绩效考核结果与奖金分配进行有效对接，采用完全绩效干扰、扣除财务维度后完全绩效干扰、扣除财务维度后非财务绩效干扰、单指标绩效得分绩效干扰等多种绩效干扰方式与绩效对接，计算出奖金实际分配额，实现绩效的反馈与结果运用。

17.3.16 医院财务报告与分析系统设计

1. 财务报表设计内容

（1）报表模板：对财政部门和行业主管单位、本单位的需要而规定编制的报表，如资产负债表、收入费用总表、医疗收入费用明细表、现金流量表、财政收支补助明细表、基本数字表等，进行报表模板定义、设置模板中每个数据的取值公式或来源。

（2）报表制作：根据模板定义的取数公式，生成各月、季度、年的数据报表。可以根据不同的账套，选择不同的会计期建立不同的报表。

（3）报表审核：定义报表内部的勾稽关系，通过定义审核公式来对生成的报表进行报表表内、表间数据关系合理性审核。

2. 财务报告管理

建立各财务报告模板，根据财务报表自动产生财务报告，财务报告包括会计报表、会计报表附注和财务情况说明书等内容。

3. 财务分析设计内容

（1）分析指标：对财务分析中需要使用的分析指标进行信息维护。

（2）指标数据：获取相关指标数据。某些指标需要事先定义指标计算公式。

（3）指标分析：采用比较分析法、趋势分析法、因素分析法、比率分析法等分析方法，对指标数据进行分析，实现医院的预算分析、资产分析、负债分析、净资产分析、收入分析、成本费用分析、结余分析、现金流量分析、综合财务分析、经营效率分析、管理效率分析、风险分析、预测与决策分析、其他重大经济事项分析等。

（4）综合分析：选取部分典型指标，计算医院实际财务状况的综合得分，作为评价医院整体实力与整体运营效果的依据。

（5）财务分析报表：产出财务分析报表，包括：资产负债水平分析表、比较和百分比资产负债表、收入费用水平分析表、比较和百分比收入费用表、现金流量水平分析表、比较和百分比现金流量表、医院临床服务类科室成本构成分析表、管理费用分析表、医疗业务成本分析表、财务比率分析表等。

4. 财务分析报告

财务分析报告模板：建立财务分析报告，设置模板中每个数据的取值公式或来源。

财务分析报告：根据财务分析报告模板，生成财务分析报告；对分析报告内容进行修饰完善。

17.4 管理信息化解决方案

医院经济运行精细化管理的信息化解决方案要求医院的物流、资金流和业务流要协调一致，并要求产出的数据信息能有效地服务于决策管理；医院经济运行精细化管理的信息化解决方案包括医院综合运营管理系统（HERP）及医院经济运行精细化分析系统（BI）。医院经济运行精细化管理的信息化解决方案的综合应用体现了医院经济运行精细化的特点。

医院综合运营管理系统（HERP）是通过对“物流、资金流、业务流”的统一协调管理来实现对医院人、财、物各项综合资源的计划、使用、协调、控制、评价和激励，从而确保医院健康、平稳的经济运行；它的本质是以战略规划目标为导向，以会计核算为核心、预算为主线、成本和物流为基础、薪酬绩效为杠杆的医院运营管理目标决策体系。

医院经济运行精细化分析系统（BI）是在HERP基础上的高级应用，是为了给医院院长和决策层提供管理决策支持信息。BI是Business Intelligence的英文缩写，中文解释为商务智能，用来帮助企业更好地利用数据提高决策质量的技术集合，是从大量的数据中钻取信息与知识的过程。随着IT技术的进步，医院传统的业务交易系统（HERPHIS \ LIS \ PACS \ EMR）有了长足的发展，已经实现了业务信息化，每一笔业务数据都记录在数据库中，累积了大量的业务数据记录。这些业务数据为BI在医院的应用奠定了数据的基础，利用BI的应用理念和医院经济运行分析的模型整合数据，使决策者清楚医院资源的每个节点情况，并从全局的角度进行科学的规划，优化现有资源，提高配置效率。

17.4.1 医院综合运营管理系统（HERP）的系统框架

医院综合运营管理系统（HERP）所包含的内容纷繁复杂，它的管理范围涵盖医院人、财、物管理三大范畴：

（1）财务管理范畴：主要是和财务部门相关的业务，包括会计核算、薪酬发放、预算编制及资金控制、医保管理、成本核算、收入管理，这部分业务内容是医院运营管理的核心部分。

（2）物流管理范畴：主要包括物流管理和固定资产管理等业务，涉及到药剂、设备和总务等职能科室，物流业务是医院综合运营管理的基础部分，它是支撑医疗业务和运营管理的基本管理内容。

（3）人力资源管理范畴：主要是和经管及人事管理部门（如人事、经管等）相关的业务，包括绩效管理等。这部分业务主要是对职工的考评及个人信息管理，在医院综合运营管理中起到激励和约束员工的作用。绩效考评一般是以医院的战略发展方向为导向建立的一种管理模式，是医院综合运营管理的重要组成部分。

医院综合运营管理系统（HERP）的框架如图 17－2 所示。

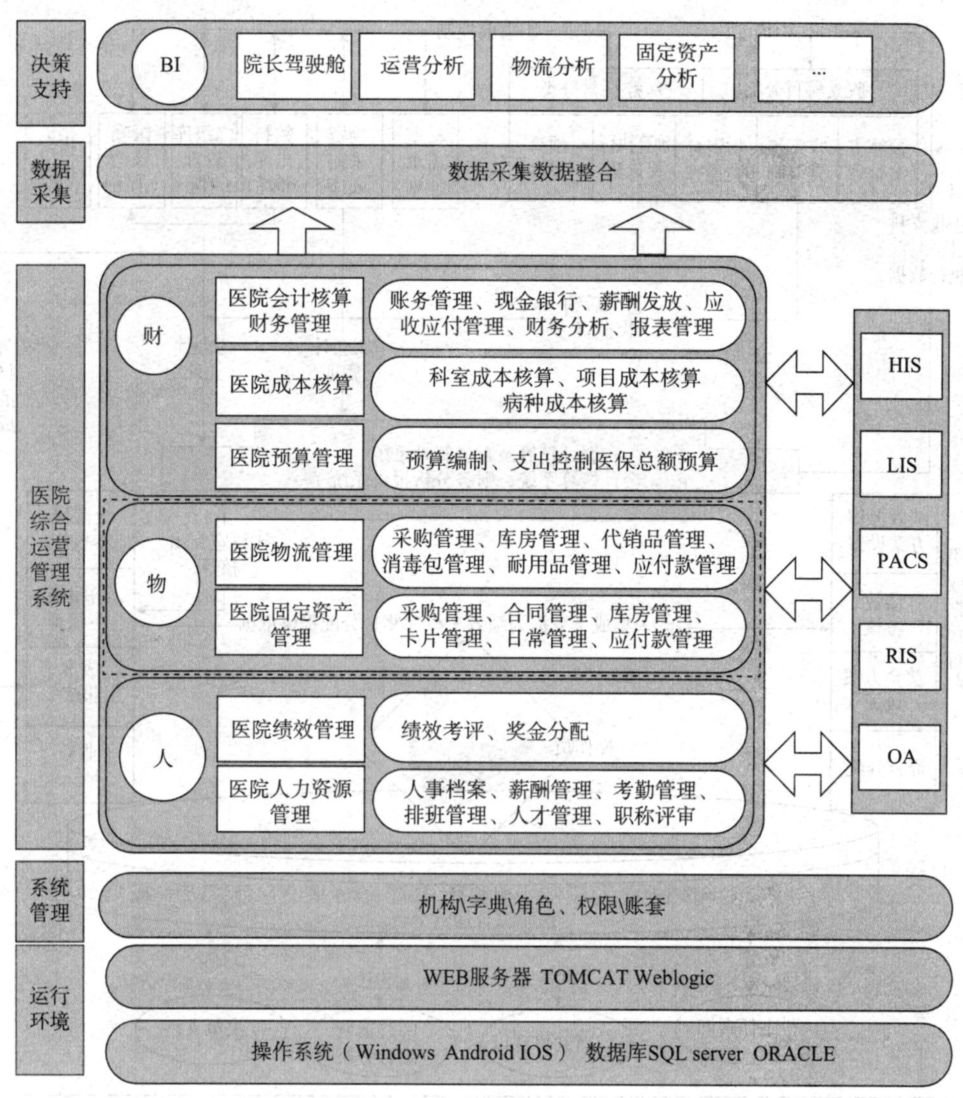

图 17－2　HERP 体系框架图

17.4.2　医院综合运营管理系统（HERP）的方案特点

1. 体现闭环式的管理特点

医院综合运营管理把医院的资源计划、资源消耗、医疗收入、以及资源的评价作为一个闭环管理过程，是在信息系统的支撑下，通过管理控制将系统内的人、财、物等各项资源构成连续封闭和回路，形成一个以预算为起点又以预算为终点的一个闭环管理模式。每年医院都会编制年度预算（包括收支预算、工作量预算、项目预算、物资消耗预算、采购预算等），所有经济活动的发生都会受到预算的约束，并计入会计账，同时产生科室成本、科室收入、工作量和物资消耗等信息，最后，将这些信息作为年度预算执行的数据，并成为下年度编制预算的依据。如图 17－3 所示。

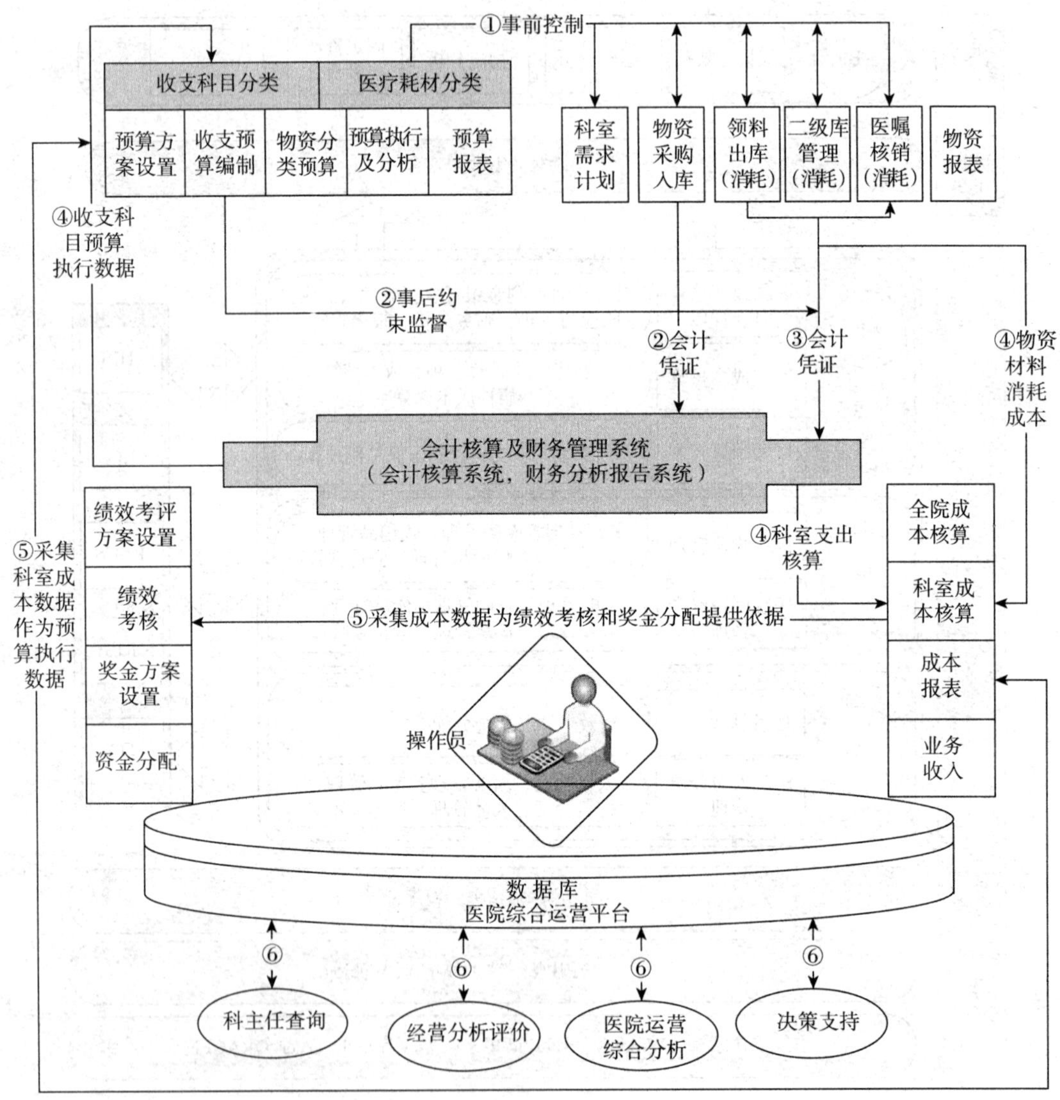

图 17－3 业务流程图

2. 体现内部控制特点

医院内部控制机制主要包括预算、收入、支出、货币资金、药品及库存物资、固定资产、工程项目、对外投资、债权债务、财务电子信息及监督检查等方面的内部控制内容。控制的目的：在于规范医院会计行为、保证会计资料的真实完整性；消除隐患，及时发现、纠正错误，保证医院国有资产的安全、完整。医院经济运行精细化管理系统体现了医院内部控制的特点。

3. 体现业务一体化的特点

医院经济运行及细化管理系统是集资金流、物流和业务流为一体的综合管理模式。医疗业务的发生必然伴随着物流和资金流，每一个信息的流向都有起点和最终归宿；医院的经济运营活动是一个相互联系、相互制约的综合体，因此其反映的信息必须是综合性的；需要以会计为核心，将医院的预算、成本、物资耗材、固定资产、收费、医嘱、医保等数据信息整合在一起，形成一个综合的、一体化的管理模式。在此管理模式下，就需要打破以往以职能部门为主体的业务管理模式，建立通过医疗业务触发，联动相关业务，从而将医院的所有部门和人员全部调动起来，围绕临床业务整合资源、开展工作。如：医生下手术医嘱引起对医疗耗材的需求，从而直接导致耗材的出库消耗和收费，这样就会产生科室的成本和对应的收入，还会同时核销科室的收入和支出预算，会计也会依据出库单和收费信息记录会计凭证。如图 17－4 所示。

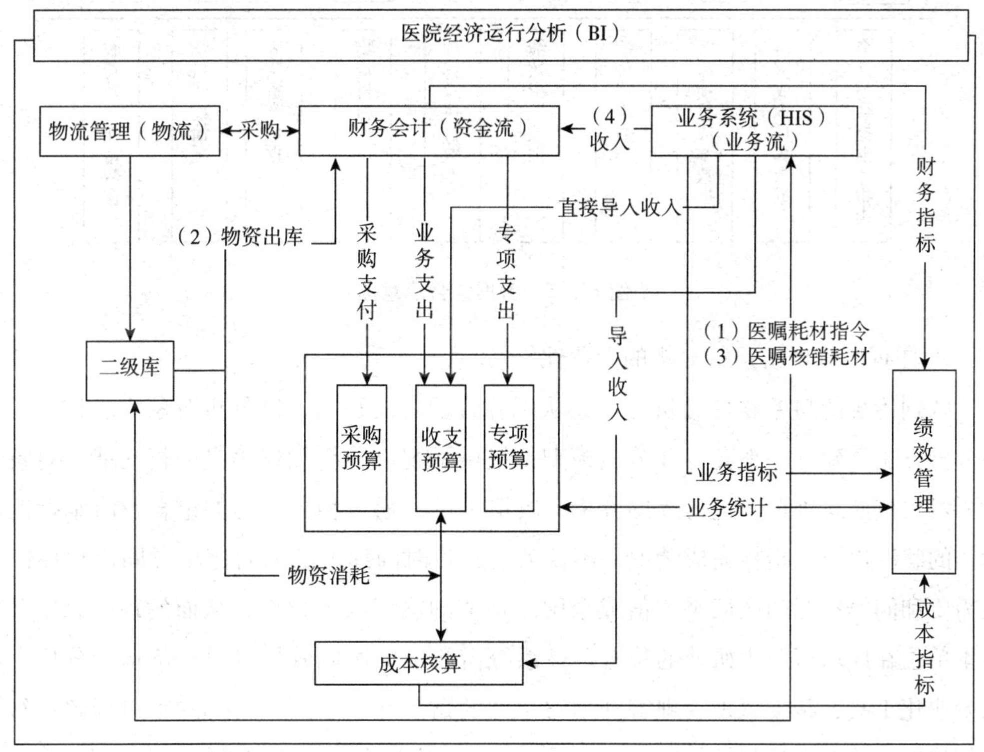

图 17－4　业务一体化管理模式

17.4.3 医院经济运行精细化分析系统（BI）方案特点

1. 体现数据的整合性

目前医院的产出和分布是以业务单元为主体，经过多年的积累，数据量很大且复杂，医院管理者需要将这些繁杂的数据按照自己管理的要求进行重新组合和整理；所以 BI 系统在设计的时候就必须具备将这些繁杂的数据按照医院经济业务的分析模型进行重新组合，呈现在管理者的面前，并生成分析报告，最终将这些业务数据变成可以为决策服务的数据。一般情况下医院经济运行需要支撑的业务系统有会计核算、成本核算、预算管理、物资管理、固定资产管理、HIS 收费信息和工作量信息，对所抽取整合的数据按照行业管理专家模型，对医院的偿债能力、效率效益、工作量、人员结构、项目、收入、支出、收益等指标进行全方位、多视角的展现和分析；对所有指标数据可以实现横向关联和纵向挖掘。图 17－5 是数据整合示意图。

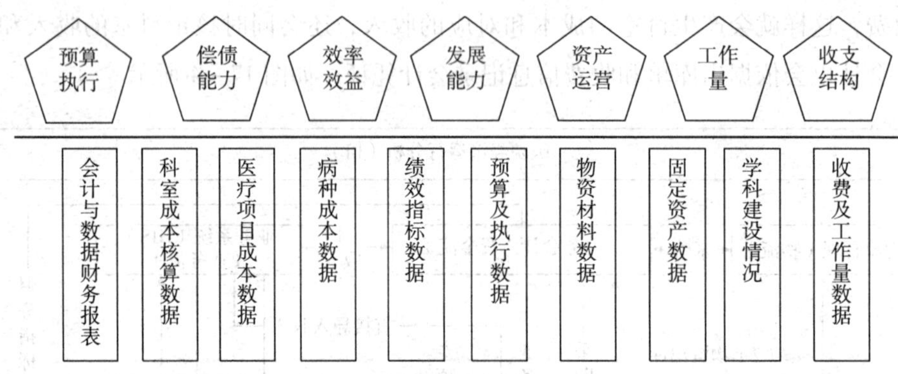

图 17－5 数据整合示意图

2. 体现医院经济运行分析的专业性

区别传统的财务软件分析方法，从医院管理者的视角，以分析对象为主体，延伸到分析方法，建立一整套专业分析模型；提供了智能分析和仪表盘分析功能，对每个分析对象按照思维逻辑进行逐层分析，决策者可以通过相关指标的组合及时掌握医院运作的状况以及各指标完成情况。不仅需要具备时间纬度的纵向比较（同比和环比），还需要和同类指标的区域平均值或全国平均值的横向纬度比较，从而发现问题，并找出本单位在区域行业中所处的位置。该系统需要成为医院管理者对经济运行分析学习的专业化工具，帮助管理者理解和学习生涩的财务专业术语，对那些难以理解的行业数据和所反映的管理问题加以解释说明，并指出这些指标过高或过低会出现什么问题。

3. 体现业务功能的灵活性

系统功能的灵活性主要体现在用户可以自定义分析页面和分析报告模板上。为适应不同管理角色和不同业务需求变化的要求，系统根据专家提供的业务模型和医院管理者的要求，快速实现业务原型，为医院提供可视化的分析方案和页面布局；可按照使用对象和分析主题的不同，分别提供多种类型的分析报告模板，还可以根据用户自己的要求进行调整和补充。这些自定义设置功能能够很快捷地实现管理者的个性管理要求，达到所想即所见的效果。

4. 体现移动办公的特性

医院管理层的工作性质导致他们对数据的需求不仅具备及时性、准确性，更有时间的不确定性，这样就需要移动办公设备和相关办公软件的支持，所以 BI 系统具备通过无线网络远程访问和支持移动办公设备（如 IPAD、智能手机等）的技术支撑，通过移动办公设备，管理者可以随时随地的查看自己关注的信息，并实时转化为决策的依据。如图 17－6 所示。

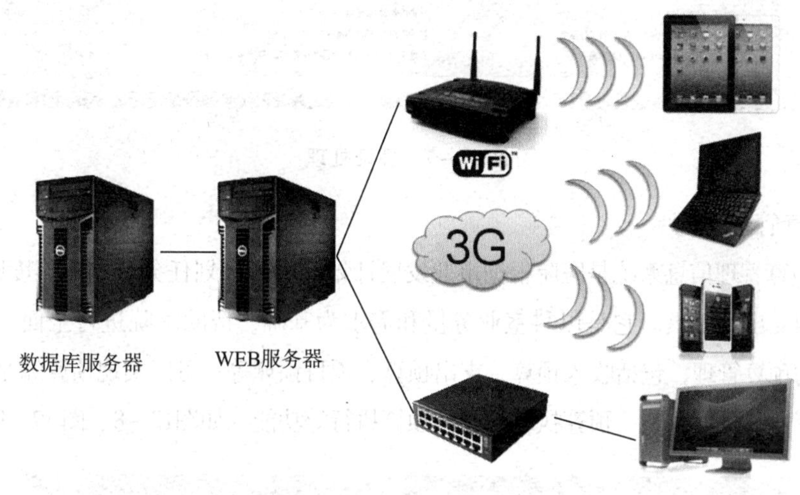

图 17－6　BI 系统应用示意图

17.4.4　医院综合运营管理（HERP）系统方案

1. 医院会计信息系统的功能

医院会计信息系统，是通过计算机信息系统对医院日常经济活动相关业务，按照医院现行会计制度，实现凭证的制单、审核和记账，并形成账簿和报表；通过现金银行管理、票据管理、现金流量核算、科室核算管理、科教项目核算管理、往来管理和财务分析决策等管理功能，来帮助医院实现会计信息科学规范的综合管理，提高医院的会计核算效率和医院财务管理水平，为医院领导提供详实的财务信息，并成为决策依据。医院会计信息系统包括账务处理、现金银行、票据管理、往来管理、薪酬管理、财务分析、报表管理系统、集团报表系统等功能。如图 17－7 所示。

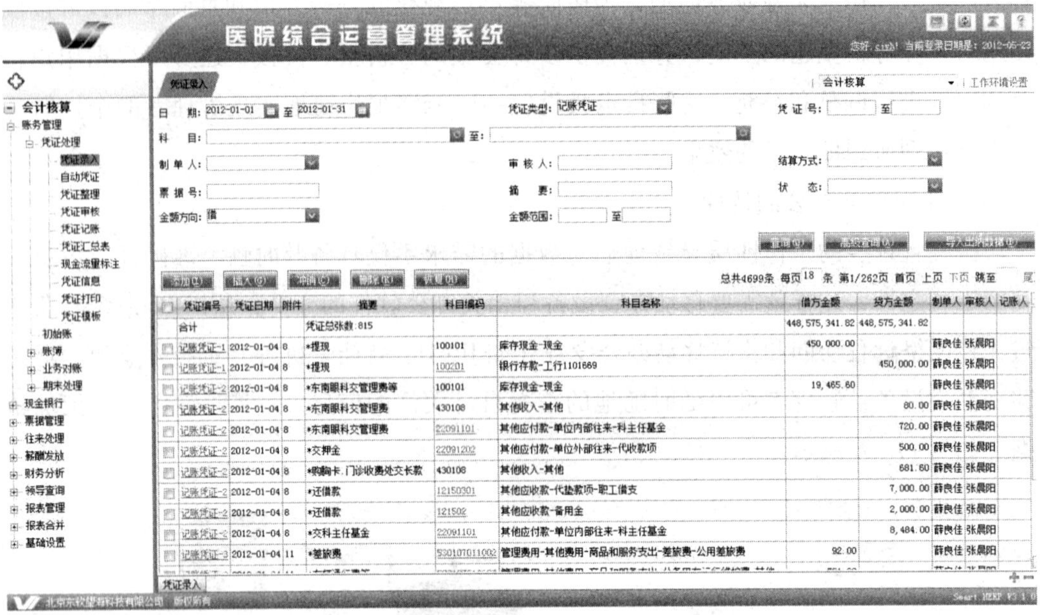

图 17－7 凭证处理

2. 预算管理系统

医院预算管理信息系统是医院根据事业发展计划和医疗计划任务编制的年度财务计划，是医院控制支出的工具。它是以科室业务量和需求为基础，帮助医院进行全面、科学、精细、灵活的预算管理，包括收入预算、支出预算、项目预算等；可以实现预算编制、预算审核、预算下达、预算调整、预算执行控制、预算执行等功能。如图17－8、图 17－9 所示。

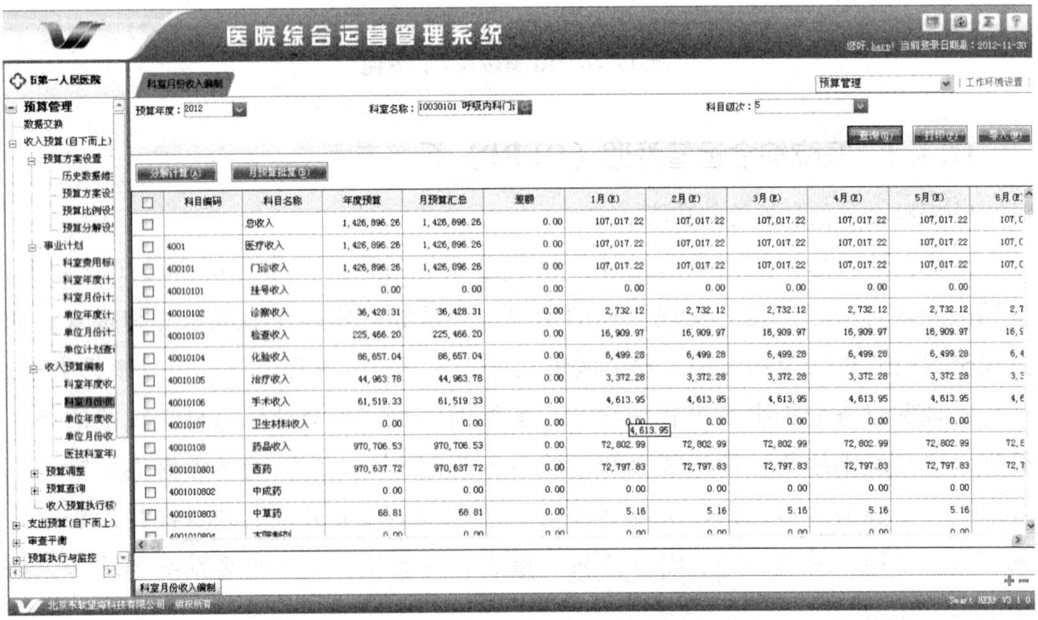

图 17－8 科室年度收入预算

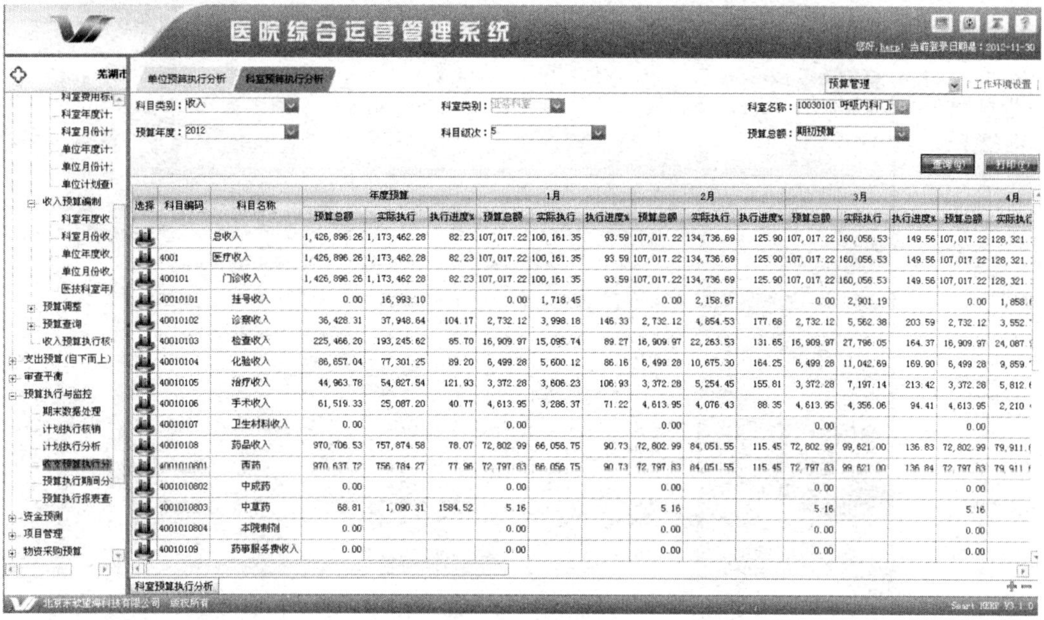

科目编码	科目名称	年度预算			1月			2月			3月			4月	
		预算总额	实际执行	执行进度%	预算总额	实际执行	执行进度%	预算总额	实际执行	执行进度%	预算总额	实际执行	执行进度%	预算总额	实际执行
	总收入	1,426,896.26	1,173,462.28	82.23	107,017.22	100,161.35	93.59	107,017.22	134,736.69	125.90	107,017.22	160,056.53	149.56	107,017.22	128,321.
4001	医疗收入	1,426,896.26	1,173,462.28	82.23	107,017.22	100,161.35	93.59	107,017.22	134,736.69	125.90	107,017.22	160,056.53	149.56	107,017.22	128,321.
400101	门诊收入	1,426,896.26	1,173,462.28	82.23	107,017.22	100,161.35	93.59	107,017.22	134,736.69	125.90	107,017.22	160,056.53	149.56	107,017.22	128,321.
40010101	挂号收入	0.00	16,993.10		0.00	1,718.45		0.00	2,158.67		0.00	2,901.19		0.00	1,858.
40010102	诊察收入	36,428.31	37,948.64	104.17	2,732.12	3,998.18	146.33	2,732.12	4,854.53	177.68	2,732.12	5,562.38	203.59	2,732.12	3,552.
40010103	检查收入	225,466.20	193,245.62	85.70	16,909.97	15,095.74	89.27	16,909.97	22,263.53	131.65	16,909.97	27,796.05	164.37	16,909.97	24,087.
40010104	化验收入	86,657.04	77,301.25	89.20	6,499.28	5,600.12	86.16	6,499.28	10,675.30	164.25	6,499.28	11,042.69	169.90	6,499.28	9,859.
40010105	治疗收入	44,963.78	54,827.54	121.93	3,372.28	3,606.23	106.93	3,372.28	5,254.45	155.81	3,372.28	7,197.14	213.42	3,372.28	5,812.
40010106	手术收入	61,519.33	25,087.20	40.77	4,613.95	3,286.37	71.22	4,613.95	4,076.43	88.35	4,613.95	4,356.06	94.41	4,613.95	2,210
40010107	卫生材料收入	0.00			0.00			0.00			0.00			0.00	
40010108	药品收入	970,706.53	757,874.58	78.07	72,802.99	66,056.75	90.73	72,802.99	84,051.55	115.45	72,802.99	99,621.00	136.83	72,802.99	79,911.
4001010801	西药	970,637.72	756,784.27	77.96	72,797.83	66,056.75	90.73	72,797.83	84,051.55	115.45	72,797.83	99,621.00	136.84	72,797.83	79,911
4001010802	中成药	0.00			0.00			0.00			0.00			0.00	
4001010803	中草药	68.81	1,090.31	1584.52	5.16			5.16			5.16			5.16	
4001010804	本院制剂	0.00			0.00			0.00			0.00			0.00	
40010109	药事服务费收入	0.00			0.00			0.00			0.00			0.00	

图 17 –9 科室预算执行分析

3. 成本管理系统

医院成本核算信息系统按照成本对象分为科室成本核算系统、医疗服务项目成本核算系统和病种核算系统。

科室成本核算：医院的科室分为临床类科室、医疗技术类科室、医疗辅助类科室、管理类科室。科室成本核算是将医院所有科室的各项直接成本，全部计入到该科室，再通过逐级分摊的方法，归集分配到门诊和临床各相关科室中。科室成本核算主要包括收入数据采集、成本数据采集、工作量采集、成本分摊设置、成本分摊、成本分析等功能。如图 17 –10 所示。

项目成本核算：医疗服务项目成本核算是以各科室开展的医疗服务项目为对象，归集和分配各项支出，计算出各项目单位成本的过程。核算办法是将临床服务类、医疗技术类和医疗辅助类科室的医疗成本向其提供的医疗服务项目进行归集和分摊，分摊参数可采用各项目收入比、工作量和作业成本法等。项目成本核算包括数据采集、资源成本分配、作业成本分配、项目单位成本管理、项目查询和分析、项目成本核算、项目成本分析等功能。如图 17 –11 、图 7 –12 所示。

病种成本核算是以病种为核算对象，按一定流程和方法归集相关费用计算病种成本的过程。核算办法是将为治疗某一病种所耗费的医疗项目成本、药品成本及单独收费材料成本进行叠加。病种成本核算包括数据采集、出院病人成本核算、病种成本核算、病种定义、平均病种成本、病种的综合分析等功能。如图 17 –13 所示。

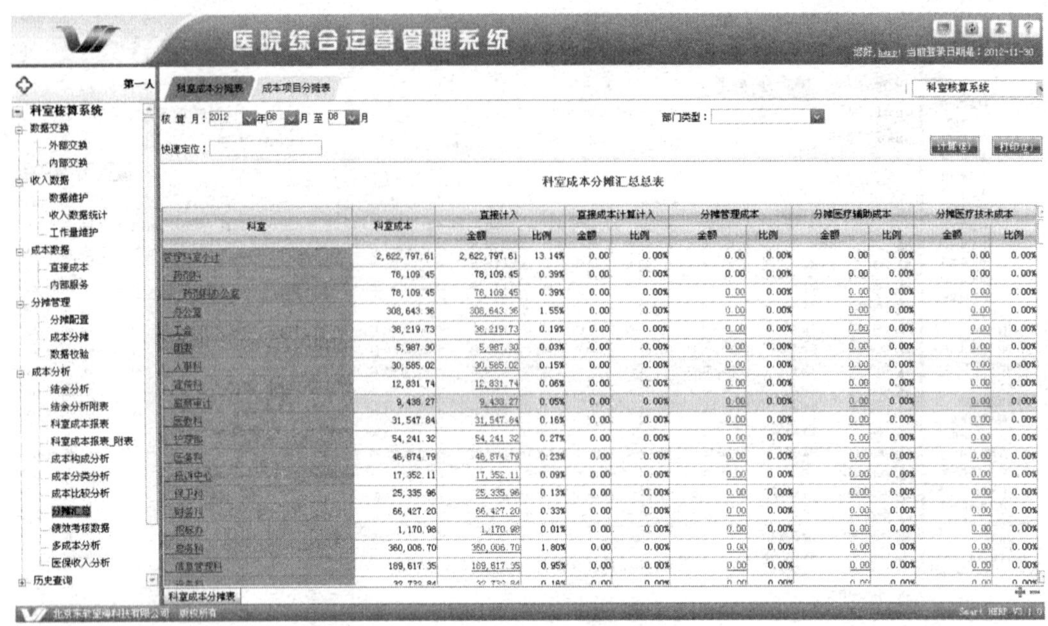

图 17－10 科室分摊汇总表

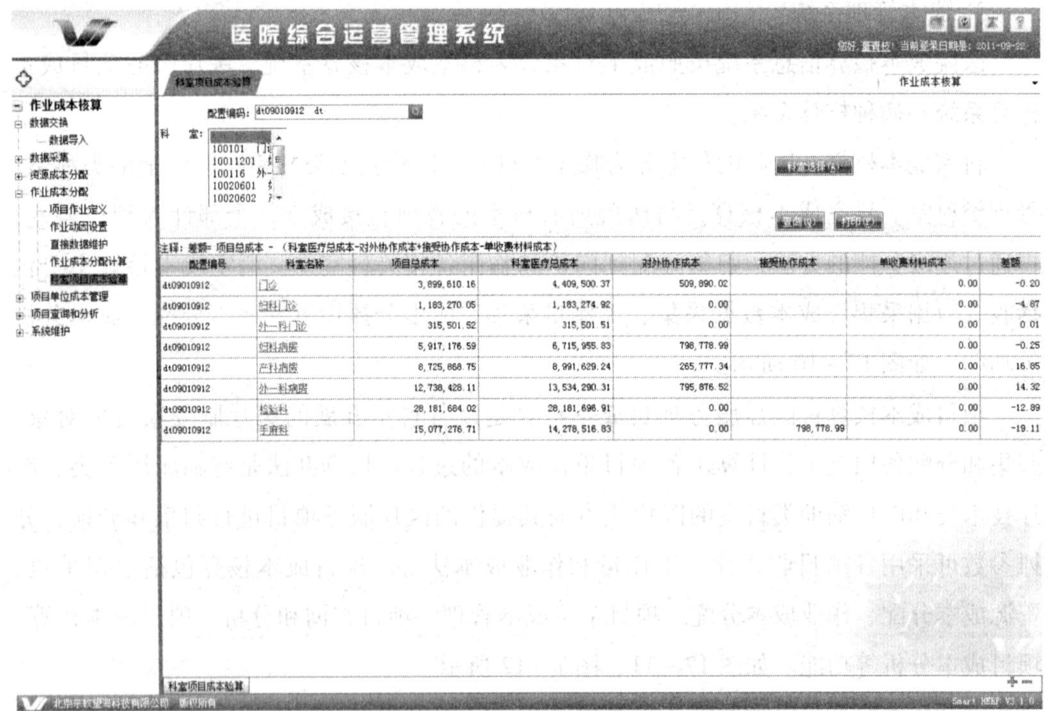

图 17－11 科室－项目成本表

4. 物资材料管理系统

物资材料管理信息系统是对物资流动进行计划、组织、指挥、协调、控制和监督，

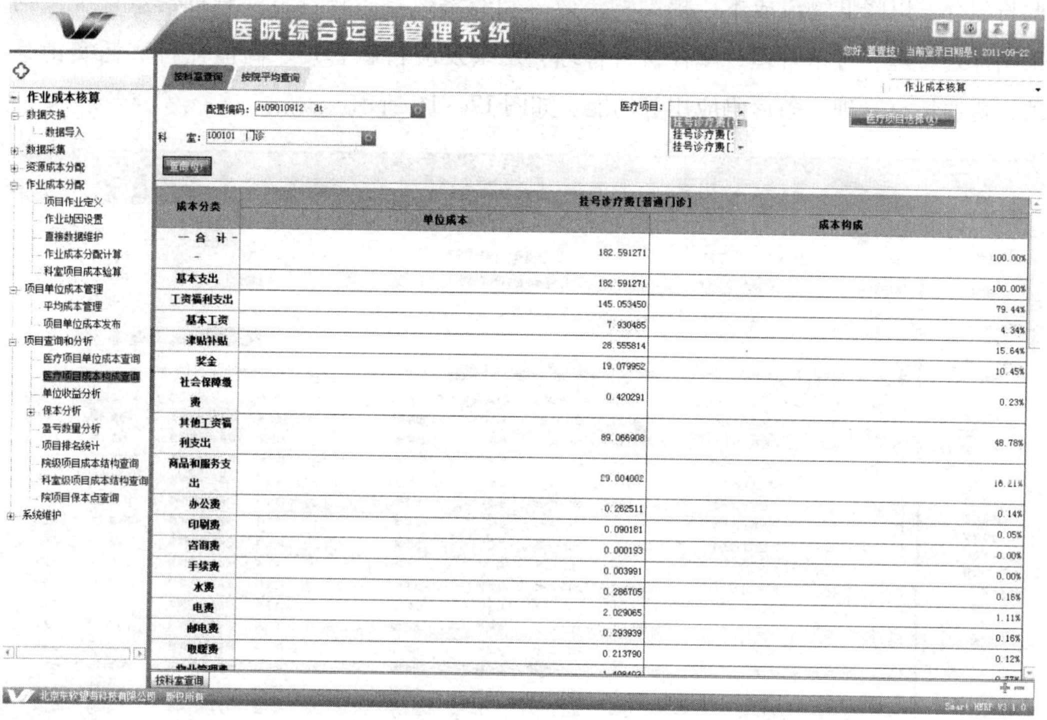

图 17－12　科室－项目成本构成表

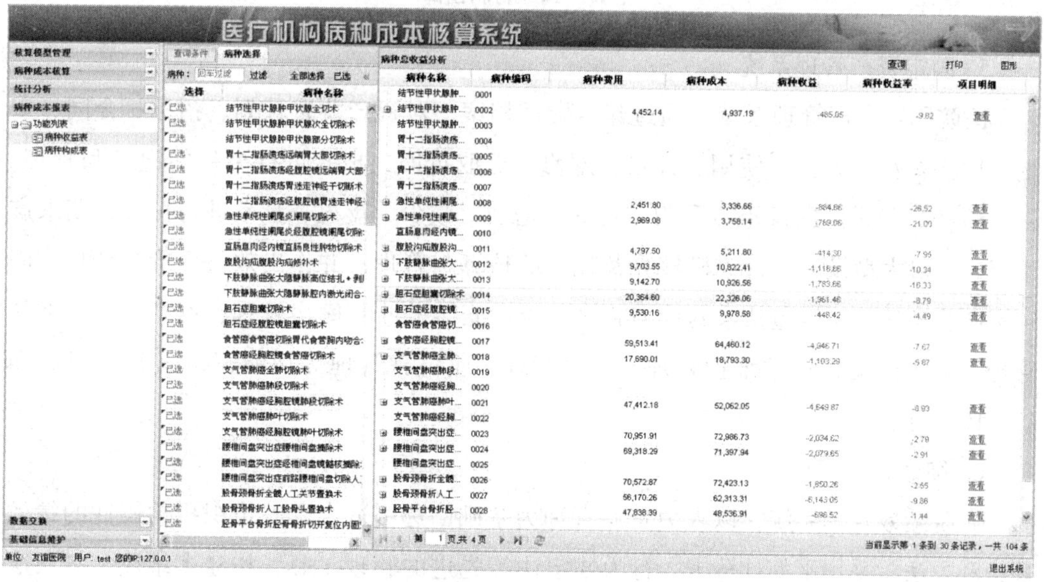

图 17－13　病种成本报表

规范医院物流管理，体现“适时、适量、适价、适质”的先进采购管理思想；并以最经济的资金占用率，保证物资的充分供应，减少库存资金占用，加快库存资金周转速度，降低医院运营成本，提高医院物流管理水平；使医院各项物流活动实现最佳的协调与配合，以降低物流成本，提高物流效率和经济效益。物资材料管理信息系统包括采购计划管理、订单管理、库存材料管理、发票及应付款管理、高值耗材实耗实销管理、普通耗材管理、条形码应用等功能。如图 17－14 所示。

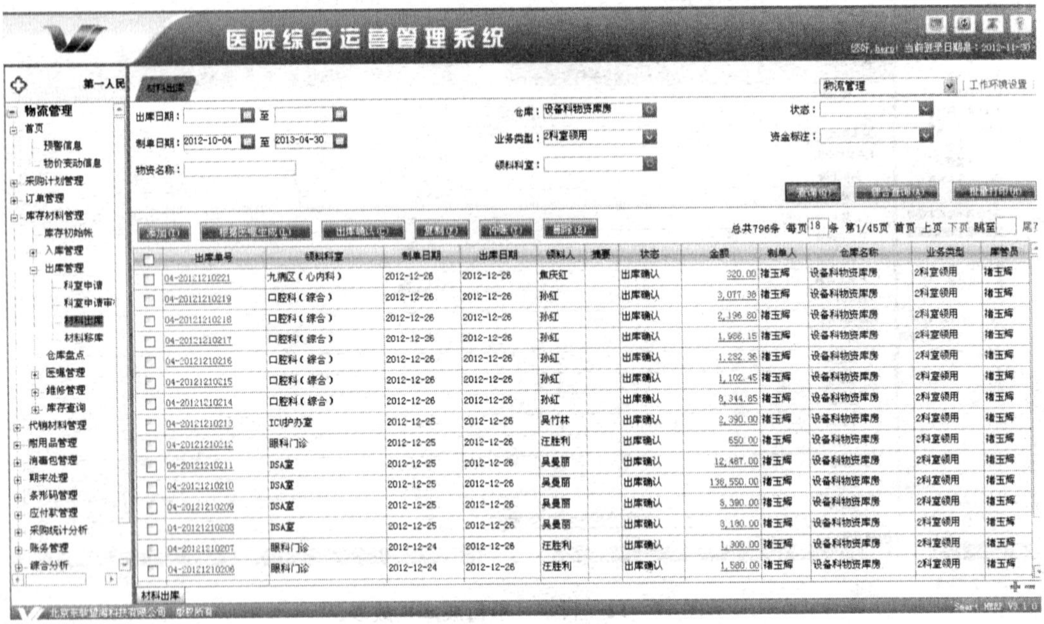

图 17－14 材料出库

5. 固定资产管理系统

医院固定资产管理系统，通过建立资产档案，对资产购置计划、招标、合同、审批、付款、安装调试、使用、计量、维修、提取折旧、报残进行全程的记录和管理。根据预算批准项目进行招标采购。对资产增加、减少、盘盈、盘亏进行核算，期末产生报表。对大型设备进行单机核算及耗材的核算与管理，并作出效益评价和分析。固定资产管理信息系统包括采购计划管理、资产安装验收、库房管理、资产盘点、卡片管理、资产变动、日常维护管理、条码管理、应付款管理等功能。如图 17－15、图 17－16 所示。

6. 绩效管理系统

医院绩效管理系统，以人力资源管理为基础，选用适合医院组织机构属性的绩效理论和方法，采用平衡计分卡、行为锚定法等先进的管理工具，构建多维度、多层次的绩效考核指标体系，并将考核结果与薪酬分配进行有效对接，实现以人为本、公平竞争、合理分配、有效激励的考评原则，建立医院持续、稳定、健康发展的管理流程；它包括目标管理、绩效方案管理和绩效考核等核心功能。如图 17－17、图 17－18 所示。

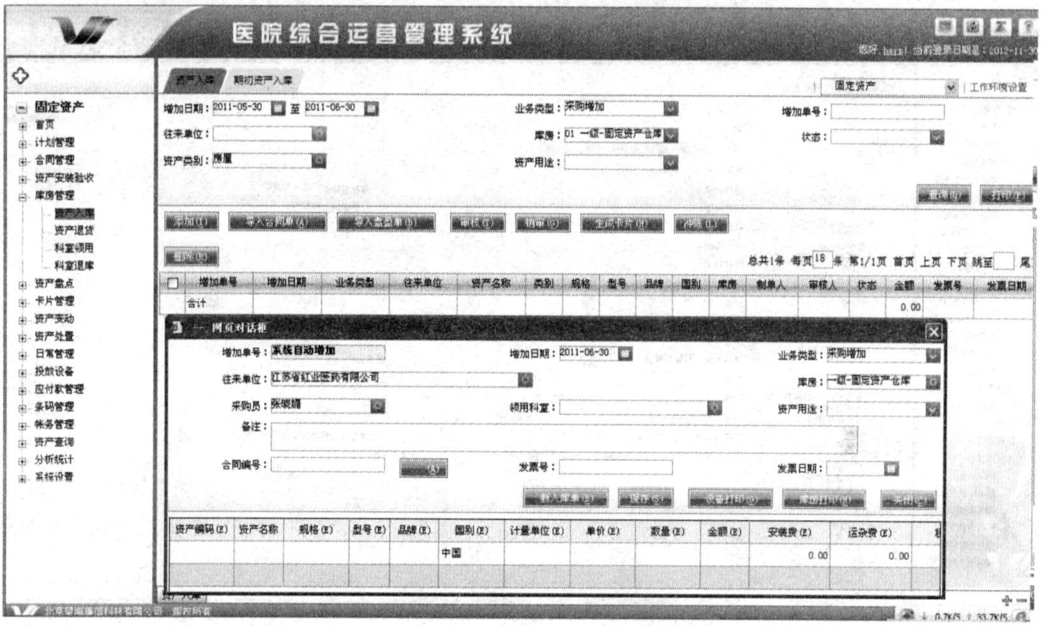

图 17－15　资产入库

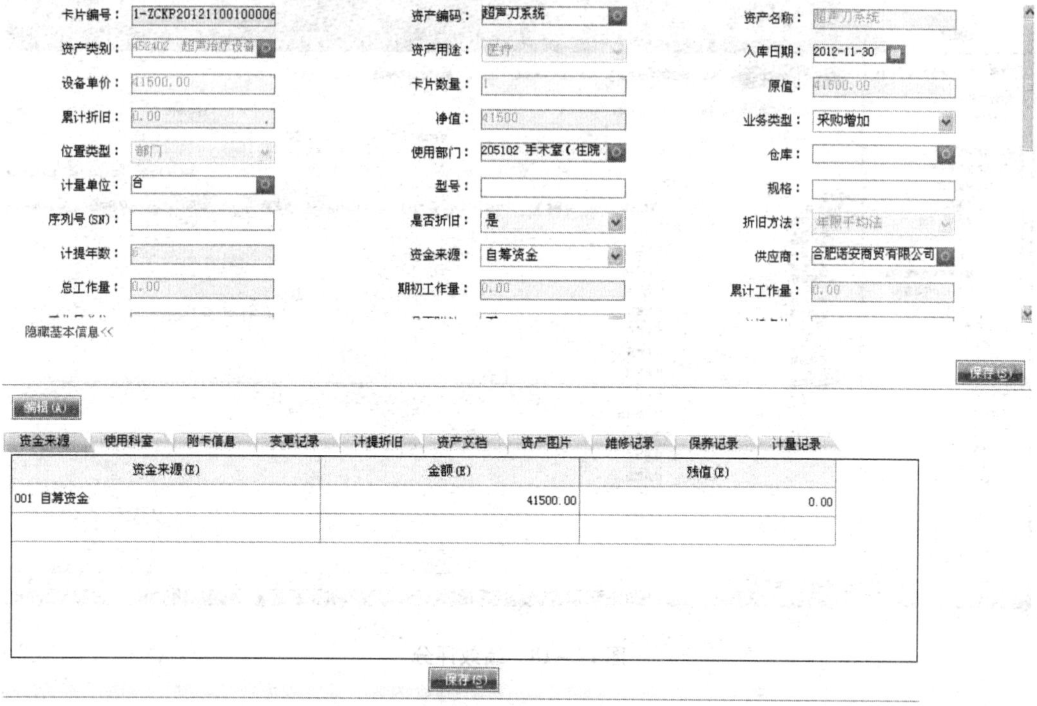

图 17－16　卡片管理

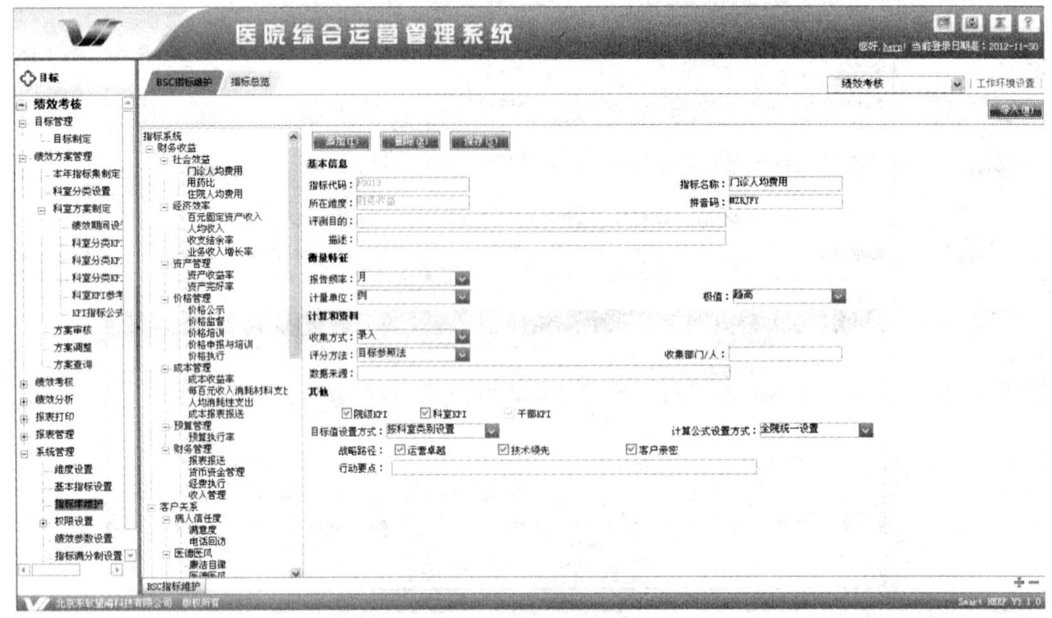

图 17－17 绩效指标

指标名称	计量单位	极值	区间1	区间2	区间3	区间4	区间5	区间6
指标体系			-	-	-	-	-	-
财务收益			-	-	-	-	-	-
社会效益			-	-	-	-	-	-
经济效率			-	-	-	-	-	-
资产管理			-	-	-	-	-	-
价格管理			-	-	-	-	-	-
成本管理			-	-	-	-	-	-
预算管理			-	-	-	-	-	-
客户关系			-	-	-	-	-	-
病人信任度			-	-	-	-	-	-
内部流程			-	-	-	-	-	-
服务效率			-	-	-	-	-	-
服务质量			-	-	-	-	-	-
学习成长			-	-	-	-	-	-
科研教学			-	-	-	-	-	-
员工培训			-	-	-	-	-	-

图 17－18 绩效评分

17.4.5 医院经济运行精细化分析系统（BI）应用主题案例

医院经济运行精细化运行 BI 系统的主题设计，是按照医院管理需求进行设计，不同的时期有不同的管理需要，也就要求应用分析主题的设计具备灵活扩展性，以满足医院管理需要。下面从医改政策、卫生资源、补偿等角度分析，规划出经济运行分析、医疗服务项目价格与补偿分析、医保分析、病源分析、资产分析、医药分开六个主题来说明医院的经济信息分析内容。体系框架如图 17－19 所示。

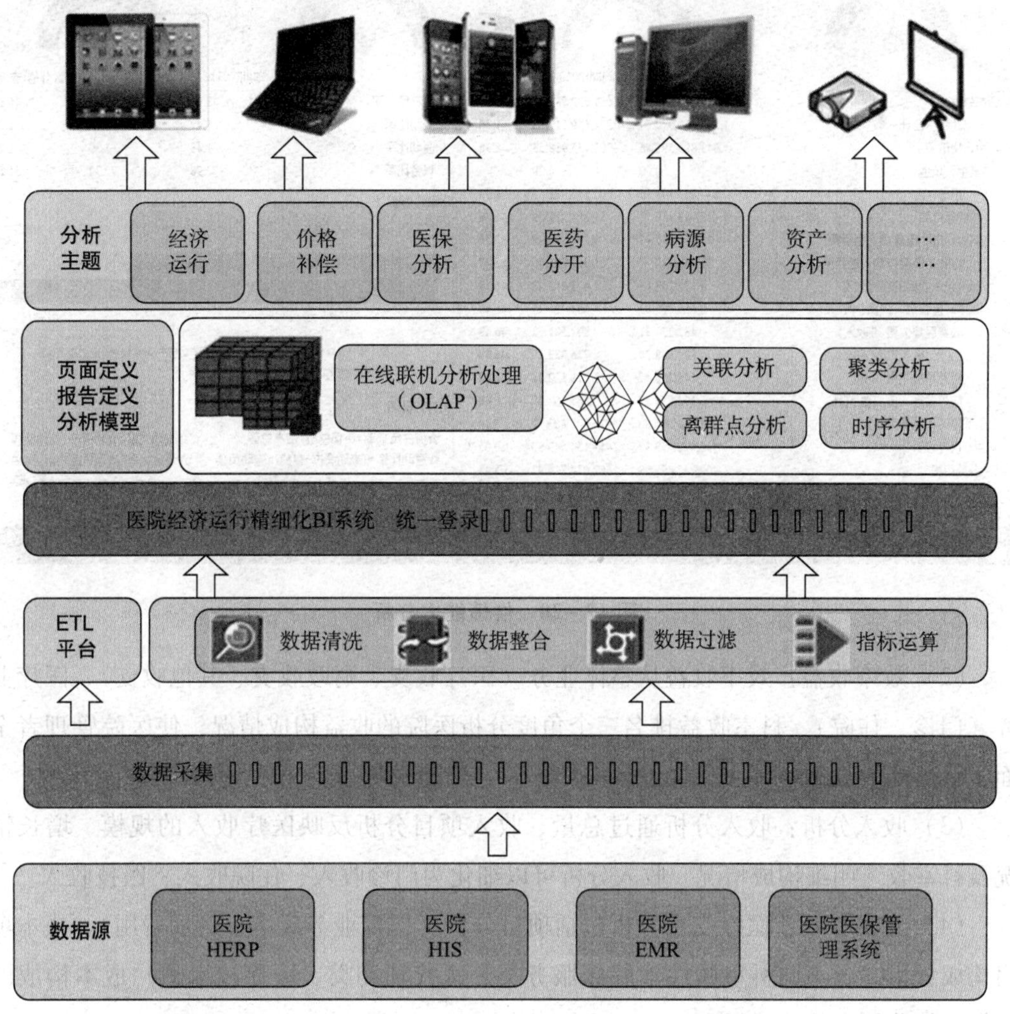

图 17－19　体系框架图

1. 经济运行分析主题

医院经济运行分析是对医院的经济运行总体状况进行分析评价。主要分析内容包括工作量、收入、支出、费用、收益、效率效益指标、偿债能力指标、预算、成本等。常用的分析方法有同比、环比、结构和杜邦分析、因素分析等。

通过对本期发生数据、累计数据、结构数据、行业平均值进行分析比较和评价，找出自己在本区域行业的差距，分析原因，找到解决问题的办法。具体分析内容：

（1）偿债能力：通过对资产负债率、流动比率、速动比率、现金比率的分析，反映医院资产及负债构成的合理性、偿付债务能力的强弱及可持续发展能力。如图 17－20 所示。

医院精细化运营BI系统
院长驾驶舱
月份
2008-01 2008-02 2008-03 2008-04 2008-05 2008-06 2008-07 2008-08 2008-09 2008-10 2008-11 2008-12
资产负债率
0% 25% 50% 75% 100%
43.98%
流动比率
0 2.5 5 7.5 10
1.47
速动比率
0 1 2 3 4 5
1.43
现金比率
0% 25% 50% 75% 100%
72.97%
本期(2011.12) 同期(2010.12) 增长率%
资产总额 2,911,732,564.76 2,651,622,885.17 9.81
一、流动资产合计 1,297,060,070.74 1,274,659,517.88 1.76
其中：货币资金 643,885,591.86 702,155,988.53 -8.30
其中：现金 0.00 0.00 -
银行存款 643,885,591.86 702,155,988.53 -8.30
应收医疗款 21,083,917.72 39,394,220.59 -46.48
其中：应收医保病人医药费 11,550,377.93 8,396,330.98 37.56
应收公费医疗病人医药费 11,781,387.77 13,662,715.47 -13.77
确认无法收回的医疗欠费 4,322,203.13 8,075,815.22 -46.48
其中：医保病人欠费(冲收入) 2,550,099.85 4,764,730.98 -46.48
公费医疗欠费(冲收入) 432,220.31 807,581.52 -46.48
“三无”病人欠费(冲收入) 388,998.28 726,823.37 -46.48
医疗事故欠费(坏账) 648,330.47 1,211,372.28 -46.48
院内管理不善欠费(坏账) 302,554.22 565,307.07 -46.48
二、固定资产合计 1,003,763,265.86 926,877,807.79 8.30
其中：医疗设备 496,478,459.37 451,154,549.80 10.05
业务用房 402,745,495.09 382,074,874.92 5.41
本期(2011.12) 同期(2010.12) 行业值(安徽)
资产负债率 43.98 47.46 46.25
流动比率 1.47 1.32 1.25
速动比率 1.43 1.30 1.23
现金比率 % 72.98 72.72 51.00
短期偿债能力
882,353,789.62
预计短期内可用来偿还债务的资产=流动资产-确认无法收回的医疗欠费
预计短期内需要偿还的债务=短期负债
公式说明
☆资产负债率=负债总额/资产总额
☆流动比率=流动资产/流动负债
☆速动比率=(流动资产-存货)/流动负债
☆现金比率=货币资金/流动负债
用户名:XXXX 当前时间:2013年05月21日 XX省人民医院
基本数字 偿债能力 效率效益 收入指标 支出指标 分析报告
北京东软望海科技有限公司 版权所有 版本:1.0.0

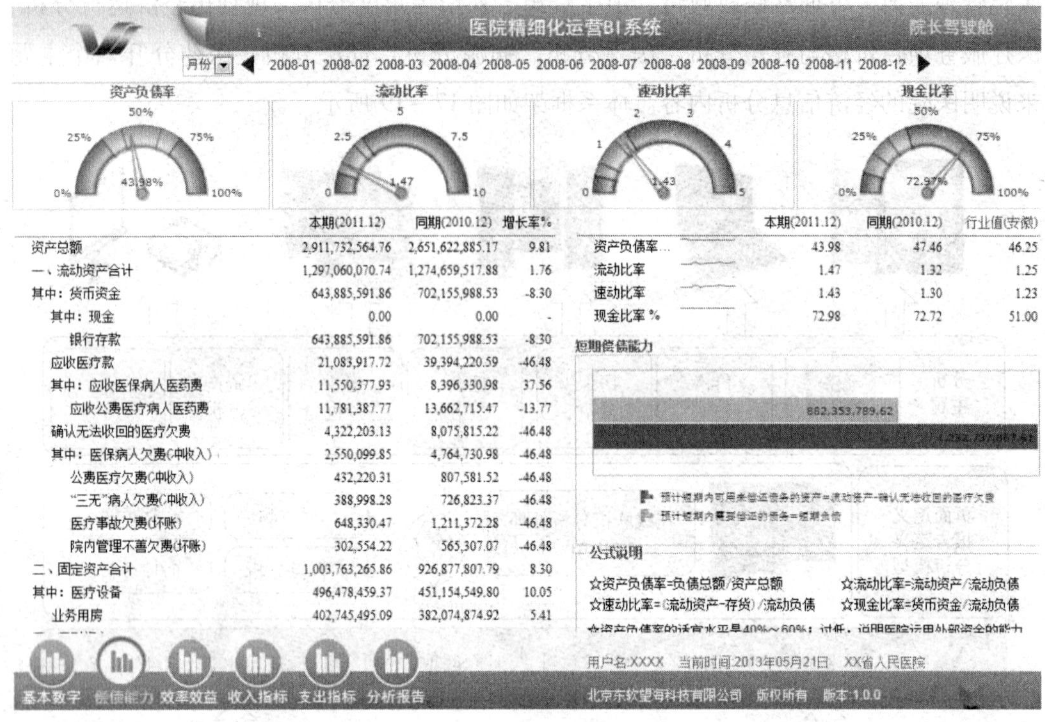

图 17－20 偿债能力分析

（2）效率收益：效率收益从整体业务（医疗收支、财政收支、其他收支）、医疗业务（门诊、住院）、科室收益排名三个角度分析医院的收益构成情况，使医院管理者全面了解医院的收益。

（3）收入分析：收入分析通过总量、收入项目分析反映医疗收入的规模、增长情况及科室收入明细构成情况。收入分析可以细化为门诊收入、住院收入、医技收入。

（4）支出分析：医疗支出分析包括项目分析（医疗业务成本、管理费用）、成本项目构成分析、各不同科室属性（临床服务类、医疗辅助类、医疗技术类）成本构成的同期比较分析和趋势分析。

（5）财务指标分析：对卫生主管部门和医院管理需求定义的指标进行集中分析，主要分为预算执行情况、结余指标、偿债能力指标、资产运营指标、成本管理指标、收支结构指标、发展能力指标、工作量指标等八大类，区分不同医院的属性（综合医院、专科医院），实现同期比较、与行业参考值进行对比。

（6）经济运行分析报告：根据分析结果，按照管理者的要求和分析思路，产出相对应分析主题的分析报告，以表格或图形的方式进行展现，并按照分析报告模板进行深层原因的分析，提出解决问题的建议和意见。如图 17－21 所示。

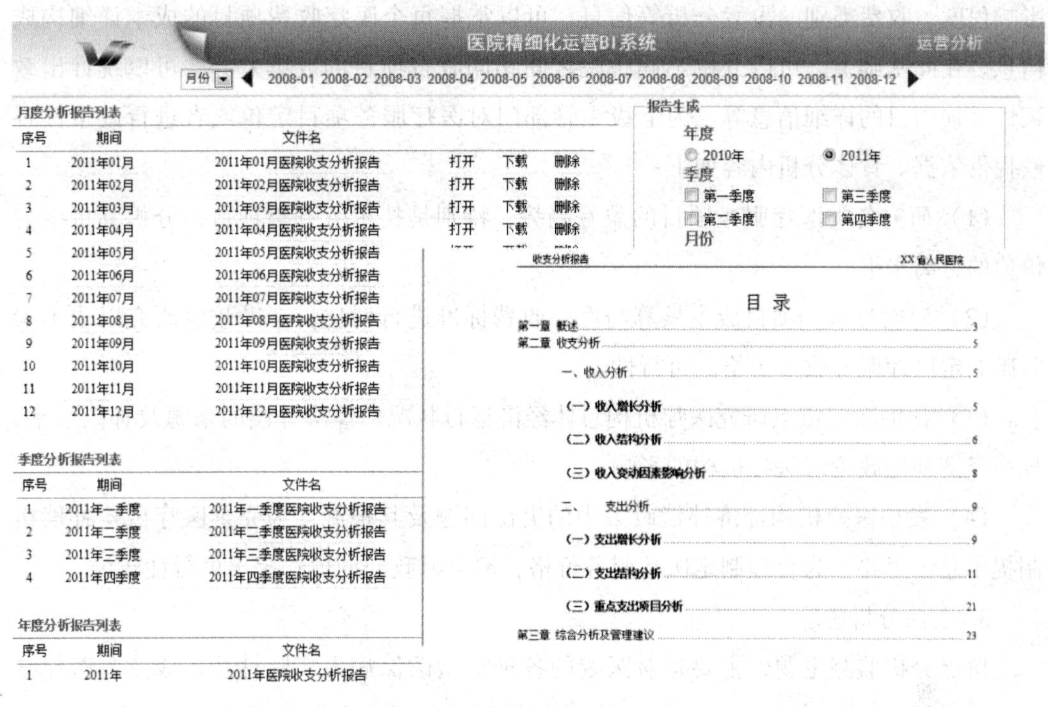

图 17－21　分析报告页面

- 人员、床位及工作量指标分析，重点分析人员构成的合理性及增减变动原因。
- 资产负债情况分析，重点分析应收医疗款增减变动情况、欠费情况及相关原因。
- 偿债能力分析，重点分析与行业的对比情况，确定偿债能力是否在正常范围内、偿债能力不正常的原因。
- 效率效益分析，重点分析与行业的对比情况，确定效率效益是否行业领先、领先程度及相关原因。
- 收入分析，重点分析收入增减变动情况及原因。
- 支出分析，重点分析支出增减变动情况及原因。
- 均次收入成本分析，重点分析与行业对比情况，确定均次收入成本是否行业领先、领先程度及相关原因。
- 针对各单项分析提出综合性解决办法和建议。

2. 医疗服务项目价格与补偿分析主题

医疗服务项目价格与补偿主题分析，主要分析医院开展的医疗收费项目的实际成本、收费标准、工作量、项目保本情况、盈亏收益情况，以及盈亏对医院经营情况的影响程度、收费类别的盈亏分析等信息；可以掌握每个医疗收费项目的成本详细构成信息。在此基础上，可以分析不同医院之间相同收费项目的成本差异、可以统计出政策性亏损项目的详细信息等。为上级主管部门对医疗服务项目定价或者进行政策性补偿提供依据。具体分析内容如下：

（1）研究各类医疗服务项目的盈亏趋势，特别是技术劳务类项目，分析其价格与价值的背离水平。

（2）对医疗机构项目成本核算与医疗收费标准进行对比，帮助政府研究以成本为基础制定医疗服务收费价格的可行性。

（3）帮助政府重点研究医疗机构总体经济运行状况，经济补偿的来源及补偿水平，现行经济补偿政策对医疗机构的影响。

（4）发现医疗机构经济补偿政策中的突出问题及其根源，为完善医疗机构补偿机制提出总体思路，为合理制定医疗服务价格，健全财政补助模式提出可行性建议。

3. 医保分析主题

医保分析监测主题，主要是对医院的各种类型医保病人实际计费、成本和医保结算数据进行分析比较；对城镇职工医保、城镇居民、新农合等不同医保属性进行结构、同比、环比分析；同时对医保付费方式进行监控，如总额付费情况下的额度使用进度、费用构成等进行监测分析。对医保数据分析的结果一方面用于对医院在医保总额付费或者单病种付费情况下如何提高运营效率、降低运营成本提供建议和意见，同时也为和医疗保险机构谈判提供了有数据依据。

医保分析主要从总额付费、病种付费两个角度对区域医保情况进行分析。

（1）总额付费分析：总额付费从总体上分析医院的总额付费执行情况及相应的门诊、住院工作量完成情况，可以对医院的总额付费是否超支起到预警作用，同时分析了总额付费涉及的药品、诊疗项目、单收费材料的成本情况及总额付费的考核指标的完成情况，使医院管理者对总额付费的完成进度和质量有一个全面了解。然后按门诊科室和住院科室详细分析各科室的总额付费和工作量完成情况，找出总额付费完成情况出入比较大的科室，分析造成这些问题的原因，针对这些问题原因提出解决办法，为保质保量完成总额付费指标提供有效依据。总额付费可以细分为总量分析、门诊分析、住院分析。如图 17－22 所示。

（2）病种付费分析：对医院所在地试点的医保付费病种进行病种收费标准和病种成本的对比分析，掌握医院医保付费病种的总体盈亏情况。对亏损和盈利较低的病种深入分析其医疗项目成本、药品成本、单收费材料成本的构成情况，对病种成本中占比高的成本构成项进行深入的分析；如果是药品或单收费材料成本高，应考虑采用疗效相同或相近的成本更低的替代品，如果是其中的医疗项目成本高，则应仔细分析医

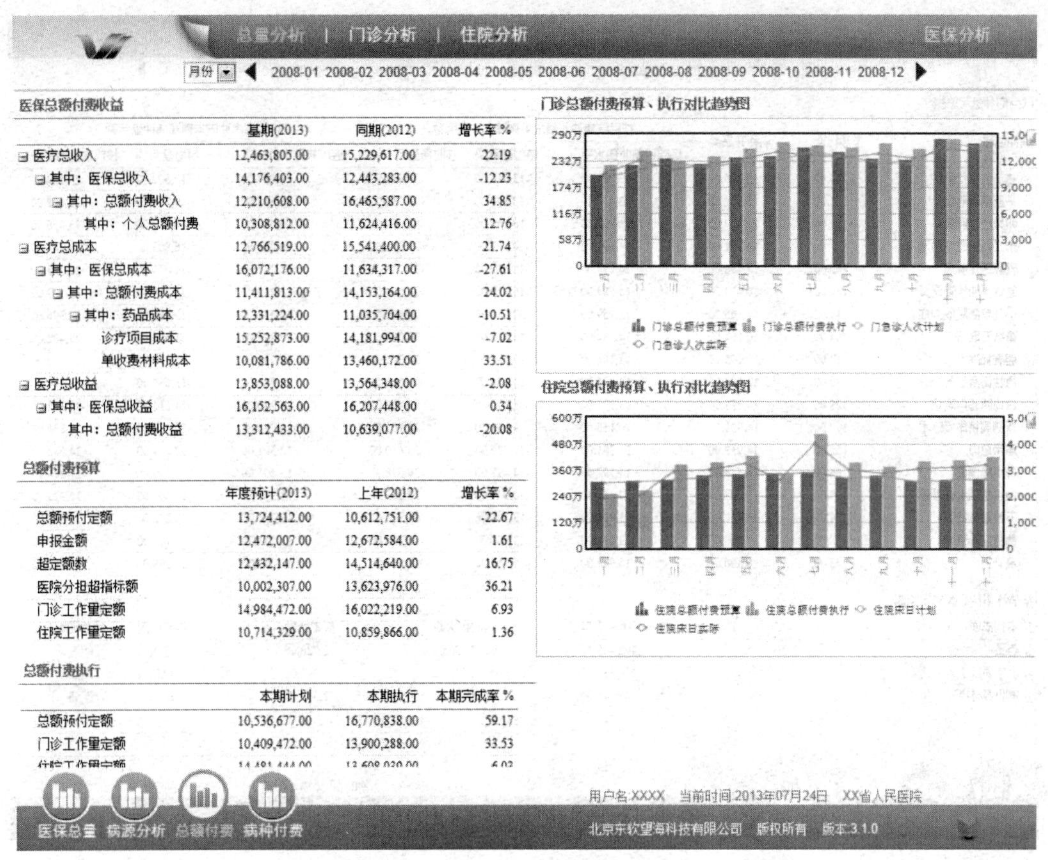

图 17－22　总额付费分析

疗项目的作业成本构成，优化医疗项目的作业流程，并组织临床专家对医院的病种临床路径进行深入分析优化，如合理减少检查项目数等；在不降低病种医疗质量的前提下合理降低成本费用，实现医院、患者的双赢。病种付费分析可以分为付费分析和收益分析。如图 17－23 所示。

4. 病源分析

病源分析的数据来源主要在病案信息首页采集，从病人的所属区域、性别、年龄、医保类型、病种、收费信息等角度进行分析统计，获得病人区域分布变化情况、医保类型分布情况、医疗费用结算情况、医疗保险病种测算、住院人次、费用总计、平均费用、自付和统筹的费用及构成、单病种的治愈好转率、平均住院天数、平均确诊天数、住院患者的年龄性别构成等信息，为地区医疗资源的配置、医疗保障政策的制定提供依据。具体分析内容：

（1）病人来源区域构成，从医疗费用、病例数、人均费用、住院天数等统计和分析。

（2）病人医保类型方式构成，从医疗费用、病例数、人均费用、住院天数等统计

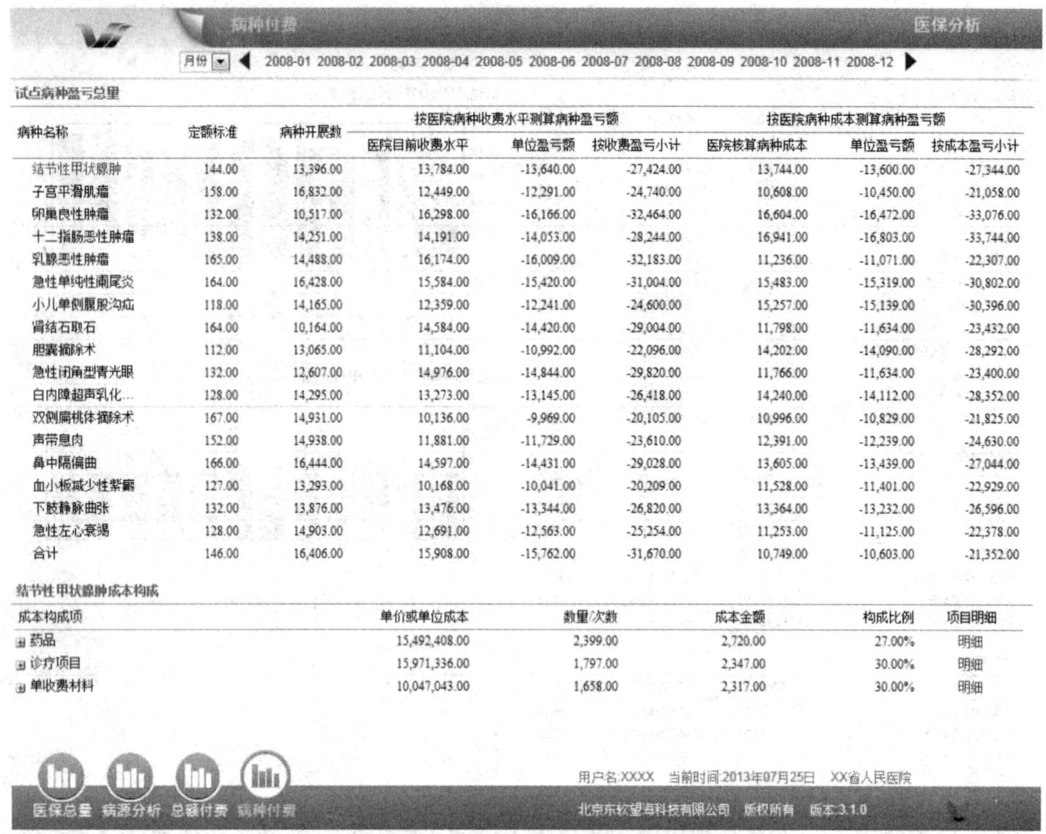

试点病种盈亏总里

病种名称	定额标准	病种开展数	按医院病种收费水平测算病种盈亏额			按医院病种成本测算病种盈亏额		
			医院目前收费水平	单位盈亏额	按收费盈亏小计	医院核算病种成本	单位盈亏额	按成本盈亏小计
结节性甲状腺肿	144.00	13,396.00	13,784.00	-13,640.00	-27,424.00	13,744.00	-13,600.00	-27,344.00
子宫平滑肌瘤	158.00	16,832.00	12,449.00	-12,291.00	-24,740.00	10,608.00	-10,450.00	-21,058.00
卵巢良性肿瘤	132.00	10,517.00	16,298.00	-16,166.00	-32,464.00	16,604.00	-16,472.00	-33,076.00
十二指肠恶性肿瘤	138.00	14,251.00	14,191.00	-14,053.00	-28,244.00	16,941.00	-16,803.00	-33,744.00
乳腺恶性肿瘤	165.00	14,488.00	16,174.00	-16,009.00	-32,183.00	11,236.00	-11,071.00	-22,307.00
急性单纯性阑尾炎	164.00	16,428.00	15,584.00	-15,420.00	-31,004.00	15,483.00	-15,319.00	-30,802.00
小儿单侧腹股沟疝	118.00	14,165.00	12,359.00	-12,241.00	-24,600.00	15,257.00	-15,139.00	-30,396.00
肾结石取石	164.00	10,164.00	14,584.00	-14,420.00	-29,004.00	11,798.00	-11,634.00	-23,432.00
胆囊摘除术	112.00	13,065.00	11,104.00	-10,992.00	-22,096.00	14,202.00	-14,090.00	-28,292.00
急性闭角型青光眼	132.00	12,607.00	14,976.00	-14,844.00	-29,820.00	11,766.00	-11,634.00	-23,400.00
白内障超声乳化…	128.00	14,295.00	13,273.00	-13,145.00	-26,418.00	14,240.00	-14,112.00	-28,352.00
双侧扁桃体摘除术	167.00	14,931.00	10,136.00	-9,969.00	-20,105.00	10,996.00	-10,829.00	-21,825.00
声带息肉	152.00	14,938.00	11,881.00	-11,729.00	-23,610.00	12,391.00	-12,239.00	-24,630.00
鼻中隔偏曲	166.00	16,444.00	14,597.00	-14,431.00	-29,028.00	13,605.00	-13,439.00	-27,044.00
血小板减少性紫癜	127.00	13,293.00	10,168.00	-10,041.00	-20,209.00	11,528.00	-11,401.00	-22,929.00
下肢静脉曲张	132.00	13,876.00	13,476.00	-13,344.00	-26,820.00	13,364.00	-13,232.00	-26,596.00
急性左心衰竭	128.00	14,903.00	12,691.00	-12,563.00	-25,254.00	11,253.00	-11,125.00	-22,378.00
合计	146.00	16,406.00	15,908.00	-15,762.00	-31,670.00	10,749.00	-10,603.00	-21,352.00

结节性甲状腺肿成本构成

成本构成项	单价或单位成本	数量/次数	成本金额	构成比例	项目明细
⊞ 药品	15,492,408.00	2,399.00	2,720.00	27.00%	明细
⊞ 诊疗项目	15,971,336.00	1,797.00	2,347.00	30.00%	明细
⊞ 单收费材料	10,047,043.00	1,658.00	2,317.00	30.00%	明细

图 17－23　病种付费分析

和分析。

（3）病人医保付费方式构成，从医疗费用、病例数、人均费用、住院天数等统计和分析。

（4）医疗费用病源区域构成分析、医疗费用病源区域增长分析。

（5）按照病源病种构成分析、病源病种年龄段分析、病源病种性别分析、病源病种医疗费用分析。如图 17－24 所示。

5. 资产分析

资产分析主题，是结合政府主管部门国有资产的管理指标体系，确定医院的大型设备、固定资产、高值耗材等在内的医院资产指标体系。通过对各个医院现有各类资产的分布情况、使用效率情况等，为医院资产配置提供审批和评估依据，为减少国有资产流失和避免重复购置等行为提供了信息化支撑。具体分析内容：

（1）对植入和介入性医用耗材的进行跟踪管理，及时掌控高值类耗材的去向，为监管医疗质量和医疗纠纷提供依据；实现高值医用耗材风险监控、效益分析，质量安全等监管职能。

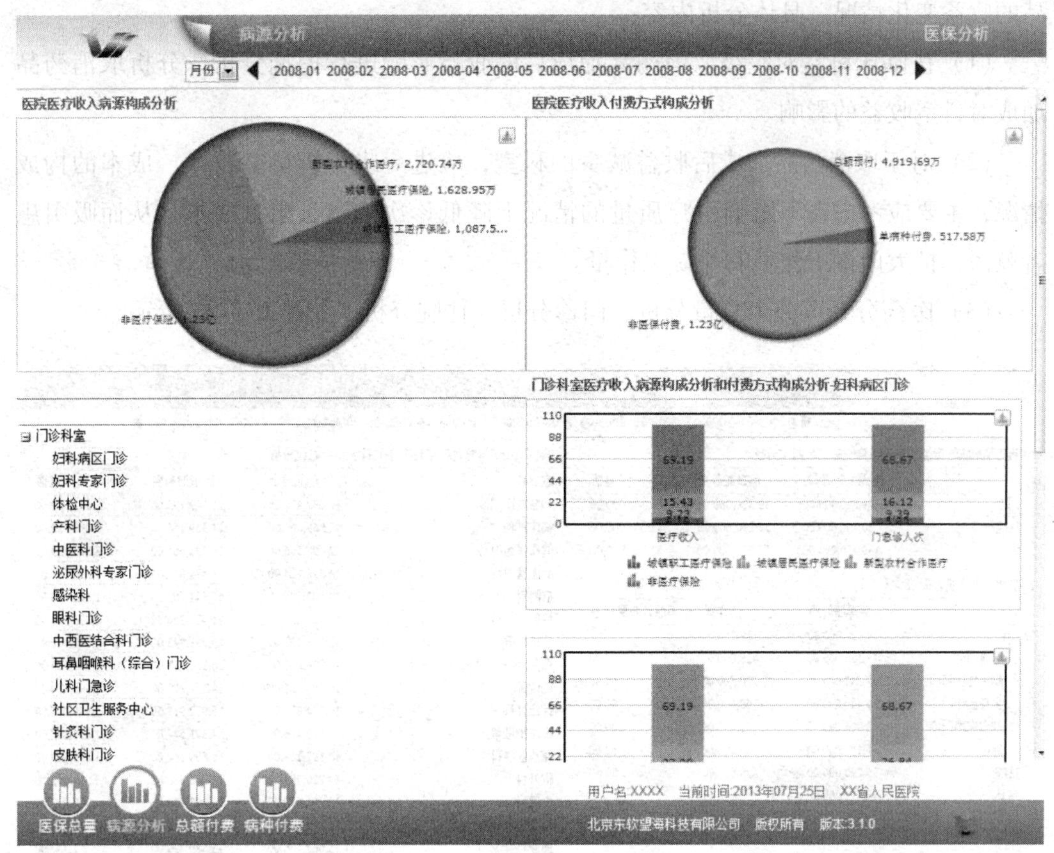

图 17－24　病源分析

（2）对国有资产按照资产配置标准体系及甲类大型医疗设备、乙类大型医疗设备、房租建筑物、无形资产等类别固定资产进行管理；实现对医院大型设备、工程项目的审批论证、评估检测、风险监控、效益分析等管理提供决策支持，为医院评估资产、配置资产、处置资产提供依据，保证国有资产保值增值。

6. 医药分开分析测算

医药分开，是新医改的核心内容之一，是为了改变以药养医的现状的重要举措。取消了药品加成，通过收取药事服务费来弥补药品加成的损失，目的是体现医疗工作者的劳动价值，减轻广大患者不合理的费用负担。但增设的药事服务费是否能够弥补药品加成，能否保证医院的收入不减少，需要在一定期间内进行顺利过渡。如果存在缺口，医院通过制定什么措施来调整收入结构和成本结构等问题，这些都需要进行及时的跟踪监测和分析。医药分开分析专题可以让医院及时掌握医药分开前后政策对医院收入结构的影响，及时调整经济运行方式来弥补收支差额。

医药分开主题分析，以医院的实际药品加成收益为对比基础，按医药分开的操作要求测算出取消药品加成后药事服务费收入，从总体上了解医院取消药品加成后的药品的收益变化情况。具体分析内容：

（1）按临床科室对院级取消药品加成后的收益影响进行挖掘分析，分析取消药品加成对科室收益的影响。

（2）对于取消药品加成后收益减少的科室，应进一步分析科室收入、成本的构成情况，主要应考虑在不影响医疗质量的情况下降低诊次成本、床日成本，从而吸引患者就医，扩大门诊工作量和住院工作量。

（3）医药分开可分为总量分析、门诊分析、住院分析。如图 17－25 所示。

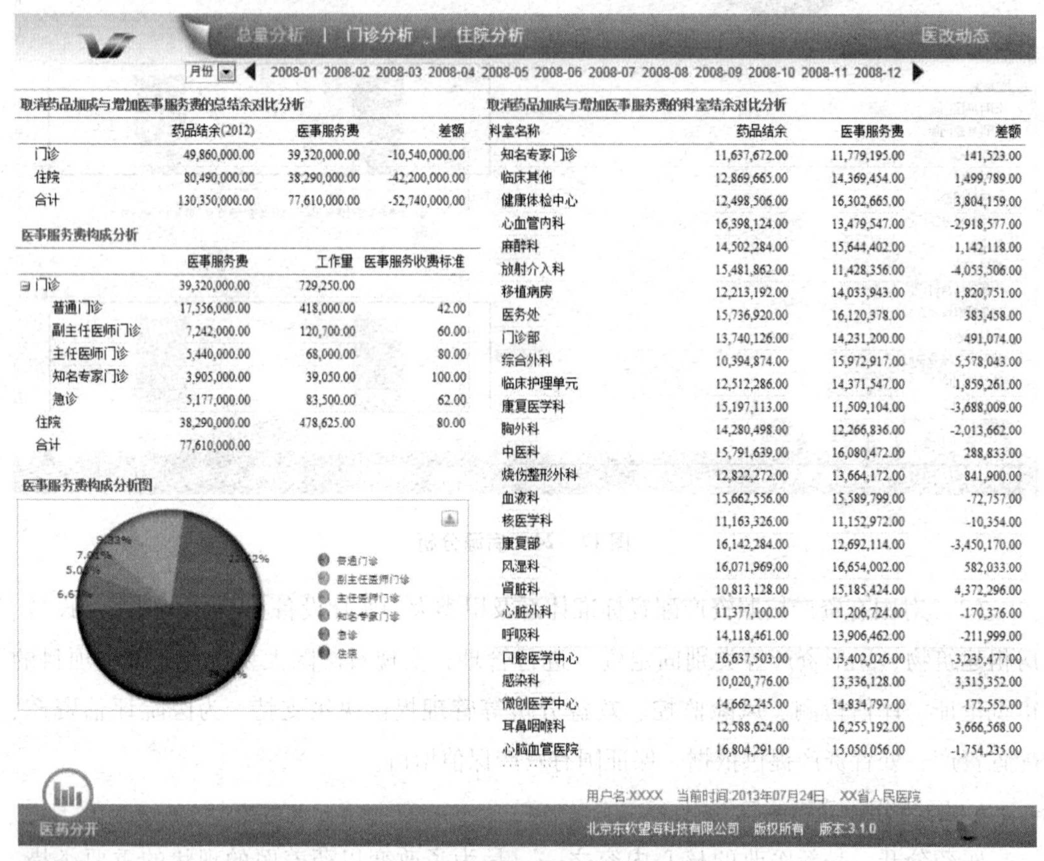

取消药品加成与增加医事服务费的总结余对比分析

	药品结余(2012)	医事服务费	差额
门诊	49,860,000.00	39,320,000.00	-10,540,000.00
住院	80,490,000.00	38,290,000.00	-42,200,000.00
合计	130,350,000.00	77,610,000.00	-52,740,000.00

医事服务费构成分析

	医事服务费	工作量	医事服务收费标准
⊟门诊	39,320,000.00	729,250.00	
普通门诊	17,556,000.00	418,000.00	42.00
副主任医师门诊	7,242,000.00	120,700.00	60.00
主任医师门诊	5,440,000.00	68,000.00	80.00
知名专家门诊	3,905,000.00	39,050.00	100.00
急诊	5,177,000.00	83,500.00	62.00
住院	38,290,000.00	478,625.00	80.00
合计	77,610,000.00		

取消药品加成与增加医事服务费的科室结余对比分析

科室名称	药品结余	医事服务费	差额
知名专家门诊	11,637,672.00	11,779,195.00	141,523.00
临床其他	12,869,665.00	14,369,454.00	1,499,789.00
健康体检中心	12,498,506.00	16,302,665.00	3,804,159.00
心血管内科	16,398,124.00	13,479,547.00	-2,918,577.00
麻醉科	14,502,284.00	15,644,402.00	1,142,118.00
放射介入科	15,481,862.00	11,428,356.00	-4,053,506.00
移植病房	12,213,192.00	14,033,943.00	1,820,751.00
医务处	15,736,920.00	16,120,378.00	383,458.00
门诊部	13,740,126.00	14,231,200.00	491,074.00
综合外科	10,394,874.00	15,972,917.00	5,578,043.00
临床护理单元	12,512,286.00	14,371,547.00	1,859,261.00
康复医学科	15,197,113.00	11,509,104.00	-3,688,009.00
胸外科	14,280,498.00	12,266,836.00	-2,013,662.00
中医科	15,791,639.00	16,080,472.00	288,833.00
烧伤整形外科	12,822,272.00	13,664,172.00	841,900.00
血液科	15,662,556.00	15,589,799.00	-72,757.00
核医学科	11,163,326.00	11,152,972.00	-10,354.00
康复部	16,142,284.00	12,692,114.00	-3,450,170.00
风湿科	16,071,969.00	16,654,002.00	582,033.00
肾脏科	10,813,128.00	15,185,424.00	4,372,296.00
心脏外科	11,377,100.00	11,206,724.00	-170,376.00
呼吸科	14,118,461.00	13,906,462.00	-211,999.00
口腔医学中心	16,637,503.00	13,402,026.00	-3,235,477.00
感染科	10,020,776.00	13,336,128.00	3,315,352.00
微创医学中心	14,662,245.00	14,834,797.00	172,552.00
耳鼻咽喉科	12,588,624.00	16,255,192.00	3,666,568.00
心脑血管医院	16,804,291.00	15,050,056.00	-1,754,235.00

图 17－25 医药分开分析预测

17.5 信息系统应用案例分析

1. 困惑——医院面临的困难与挑战

××省立医院是一所设备先进、专科齐全、技术力量雄厚，集医疗、教学、科研、预防、保健、康复、急救为一体的省级大型综合性三级甲等医院。

新的医改方案基本确立了国家对基本医疗服务体系，以及和医疗相关的医疗管理机制、运营机制、信息技术的要求。在医药卫生体制改革的政策背景下，政府对医保付费方式、药品流通体制有了明确要求，极大地影响医院的收入结构和经济运行模式；公立医院改革涉及医院性质的转变和经营方式的变革，给医院的运营和发展带来了极大的压力，医院经济运行管理已经成为医院建设和发展面临的重要问题，因此构建医院综合运营管理系统（HERP）和医院精细化运营分析系统（BI）就成为现代医院管理的必然选择。另一方面，政府对医院运营管理的要求越来越高、越来越精细，财务信息正成为医院决策的重要依据；财务一体化的管理模式也成为医院运营管理的发展必然趋势。在新的医改形势下，作为有百年历史的××省立医院，同样面临着诸多困难和挑战：

如何提高医疗安全和质量控制标准？

——单病重质量、院感控制、优质护理服务、手术核查……

如何提升医疗服务质量？

——预约服务、文明服务缺陷管理、便民服务、回访体系建设……

如何改变医院管理粗放，基本运行费用升高的问题？

——财务控制乏力、物资采购成本过高、人力配置不合理、设备配置标准的提升和新技术的引入……

如何加强费用控制和监管力度？

——临床路径管理、单病种费用控制、医保信息监控、大型设备检查项目降价……

如何改善相关激励机制？

——医务工作者激励不足、运行效率低下……

2. 抉择——医院经济运行精细化管理的必然选择

在医改的大背景下，医院领导也多次深入讨论自身的运营发展问题，最后医院根据自己的战略规划，医院领导要求由财务处牵头，联合物流、信息积极组织学习目前先进的医院管理模式，指示医院的中层管理者深入学习与领会国家新医改精神，并着眼现代医院发展需要，针对医院的财务、物流、固定资产、绩效管理等方面找出差距，拿出可执行的管理优化方案；使医院在新的政策形势下适应国家对医院的管理要求，做好医院内控管理，提高医院整体的运营效率，从管理部门做起，降低管理成本，减少物资跑冒滴漏，做到对国有资产的增值保值；并适时、适当地提高医护人员的收入水平。

通过医院多方考察论证，最后于2009年引进北京东软望海科技有限公司的“医院综合运营管理系统”，用近一年的时间，在医院领导和公司方项目组的共同努力下成功实施了该系统。几年来，通过更深层次的应用，该系统已成为医院运营管理的助推剂。

特别是对医院财务管理和物流管理水平的提升起了重要的作用。

在近几年应用的基础上，产生和积累了大量的数据；医院又提出要对这些数据进行有效的利用，为医院辅助决策服务，所以于2013年，××省立医院又引进了北京东软望海科技有限公司的“医院精细化运营BI系统”，该系统按照医院管理层的要求和管理视角进行了页面设计和展示，对医院现有财务数据、物资、固定资产等数据进行重新组合，建立了业务提醒主题、管理者驾驶舱主题、医院运营管理分析主题、物流分析主题和固定资产分析主题；该系统的应用将医院的业务数据通过管理模型设计转化为可视化的管理应用数据，特别是通过移动办公和大屏幕决策室的应用场景为医院管理层和职能科室负责人提供了最便捷、快速的分析和辅助决策工具。

3. 成效——实施的核心内容和取得的效果

（1）建立了多维的全成本核算与分析体系。

以前，医院的成本核算只为奖金核算服务，对科室成本核算与医院会计核算的数据也不一致，仅仅核算了科室的责任成本，不是全成本核算。核算结果也不能进行成本分析，对指导科室和医院成本控制意义不大。在实施医院综合运营管理系统后，首先对所有核算单元进行了梳理，统一了科室字典与成本分摊原则。成本核算的数据分别从物流管理系统、固定资产管理系统、会计核算系统、薪酬管理系统中自动提取，既保证了成本核算数据与会计核算数据的一致性，又通过将当期全成本按既定方法进行分摊，计算出医院总成本、科室成本、单元成本等多维度的成本数据。依托系统强大的成本分析功能，从而对医院成本进行分类分析，对科室进行本量利分析，为医院的运营决策提供依据。

（2）实现了实时、准确、精细的会计核算，保证账实相符。

与过去的会计核算软件相比，新实施的会计核算软件最大的特点就是“一体化的管理模式”。

财务与业务一体化：通过从HIS传输的医疗业务数据，能自动生成每天的收入类会计凭证；将自动生成的凭证与纸质报表进行核对，能帮助发现HIS系统不稳定时发生的误差。如图17－26所示。

账务与实物一体化：通过从物流系统、固定资产管理系统传输的数据，可以针对每张入库单自动生成凭证，保证财务账与资产管理部门的实物账及实物相符。如图17－27所示。

会计与成本一体化：由于两个系统都是建立在统一的系统平台上，实行数据共享，从而保证了会计与成本两个系统的数据同源，对财务分析、成本分析的准确性、科学性提供了保障。另外，医院综合运营管理系统中的会计核算模块，还支持辅助账核算、往来账自动核销及现金流量自动标注功能，从而为实施新制度时编制现金流量表做准备。

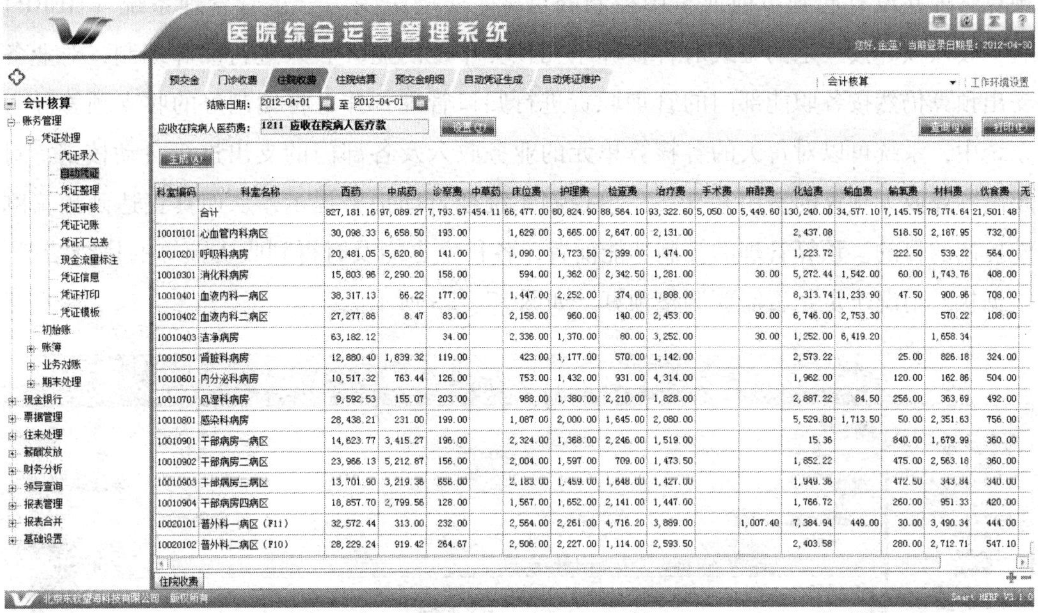

科室编码	科室名称	西药	中成药	诊察费	中草药	床位费	护理费	检查费	治疗费	手术费	麻醉费	化验费	输血费	输氧费	材料费	伙食费
	合计	827,181.16	97,089.27	7,793.67	454.11	66,477.00	80,824.90	88,564.10	93,322.60	5,050.00	5,449.60	130,240.00	34,577.10	7,145.75	78,774.64	21,501.48
10010101	心血管内科病区	30,098.33	6,658.50	193.00		1,629.00	3,665.00	2,647.00	2,131.00			2,437.08		518.50	2,187.95	732.00
10010201	呼吸科病房	20,481.05	5,620.80	141.00		1,090.00	1,723.50	2,399.00	1,474.00			1,223.72		222.50	539.22	564.00
10010301	消化科病房	15,803.96	2,290.20	158.00		594.00	1,362.00	2,342.50	1,281.00		30.00	5,272.44	1,542.00	60.00	1,743.76	408.00
10010401	血液内科一病区	38,317.13	66.22	177.00		1,447.00	2,252.00	374.00	1,808.00			8,313.74	11,233.90	47.50	900.96	708.00
10010402	血液内科二病区	27,277.86	8.47	83.00		2,158.00	960.00	140.00	2,453.00		90.00	6,746.00	2,753.30		570.22	108.00
10010403	洁净病房	63,182.12		34.00		2,336.00	1,370.00	80.00	3,252.00		30.00	1,252.00	6,419.20		1,658.34	
10010501	肾脏科病房	12,880.40	1,839.32	119.00		423.00	1,177.00	570.00	1,142.00			2,573.22		25.00	826.18	324.00
10010601	内分泌科病房	10,517.32	763.44	126.00		753.00	1,432.00	931.00	4,314.00			1,962.00		120.00	162.86	504.00
10010701	风湿科病房	9,592.53	155.07	203.00		988.00	1,380.00	2,210.00	1,828.00			2,887.22	84.50	256.00	363.69	492.00
10010801	感染科病房	28,438.21	231.00	199.00		1,087.00	2,000.00	1,645.00	2,080.00			5,529.80	1,713.50	50.00	2,351.63	756.00
10010901	干部病房一病区	14,623.77	3,415.27	196.00		2,324.00	1,368.00	2,246.00	1,519.00			15.36		840.00	1,679.99	360.00
10010902	干部病房二病区	23,966.13	5,212.87	156.00		2,004.00	1,597.00	709.00	1,473.50			1,852.22		475.00	2,563.18	360.00
10010903	干部病房三病区	13,701.90	3,219.38	656.00		2,183.00	1,459.00	1,648.00	1,427.00			1,949.38		472.50	343.84	340.00
10010904	干部病房四病区	18,857.70	2,799.56	128.00		1,567.00	1,652.00	2,141.00	1,447.00			1,766.72		260.00	951.33	420.00
10020101	普外科一病区（F11）	32,572.44	313.00	232.00		2,564.00	2,261.00	4,716.20	3,889.00		1,007.40	7,384.94	449.00	30.00	3,490.34	444.00
10020102	普外科二病区（F10）	28,229.24	919.42	264.67		2,506.00	2,227.00	1,114.00	2,593.50			2,403.58		280.00	2,712.71	547.10

图 17－26　住院收费

单据号	单据日期	供应商	部门	仓库	票据号码	经办人	制单人	审核人	凭证号
02-20120300013	2012-04-01	合肥市辉四马日用品经营部	物流中心采购科	一级-后勤低值仓库	12040989	李国琪2	王荔	王荔	记账凭证-391
02-20120400001	2012-04-03	南京梅派服饰有限公司	物流中心采购科	一级-后勤低值仓库	00370416	李国琪2	王荔	王荔	记账凭证-391
02-20120400002	2012-04-05	上海景禧纺织品有限公司	物流中心采购科	一级-后勤低值仓库		李国琪2	王荔	王荔	记账凭证-391
02-20120400003	2012-04-09	合肥建徽五金交电有限公司	物流中心采购科	一级-后勤低值仓库	12404578	李国琪2	王荔	王荔	记账凭证-391
02-20120400005	2012-04-10	合肥瑶海区康达窗帘经营部	物流中心采购科	一级-后勤低值仓库	12205254	李国琪2	王荔	王荔	记账凭证-391
02-20120400006	2012-04-10	合肥市辉四马日用品经营部	物流中心采购科	一级-后勤低值仓库	12040989	李国琪2	王荔	王荔	记账凭证-391
02-20120400007	2012-04-10	安徽省立医院后勤服务中心	物流中心采购科	一级-后勤低值仓库	0002930	李国琪2	王荔	王荔	记账凭证-391
02-20120400008	2012-04-12	合肥宇安医疗器械有限公司	物流中心采购科	一级-后勤低值仓库	01202161	李国琪2	王荔	王荔	记账凭证-391
02-20120400009	2012-04-17	合肥市辉四马日用品经营部	物流中心采购科	一级-后勤低值仓库	12040990	李国琪2	王荔	王荔	记账凭证-391
02-20120400010	2012-04-18	合肥建徽五金交电有限公司	物流中心采购科	一级-后勤低值仓库	12404591	李国琪2	王荔	王荔	记账凭证-391
02-20120400011	2012-04-19	合肥建徽五金交电有限公司	物流中心采购科	一级-后勤低值仓库	12404585	李国琪2	王荔	王荔	记账凭证-391
02-20120400012	2012-04-19	合肥市辉四马日用品经营部	物流中心采购科	一级-后勤低值仓库	12040990	李国琪2	王荔	王荔	记账凭证-391
02-20120400013	2012-04-20	合肥科龙文化礼品有限公司	物流中心采购科	一级-后勤低值仓库	01397038	李国琪2	王荔	王荔	记账凭证-391
02-20120400014	2012-04-23	合肥康捷兴商贸有限公司	物流中心采购科	一级-后勤低值仓库	12310555	李国琪2	王荔	王荔	记账凭证-391

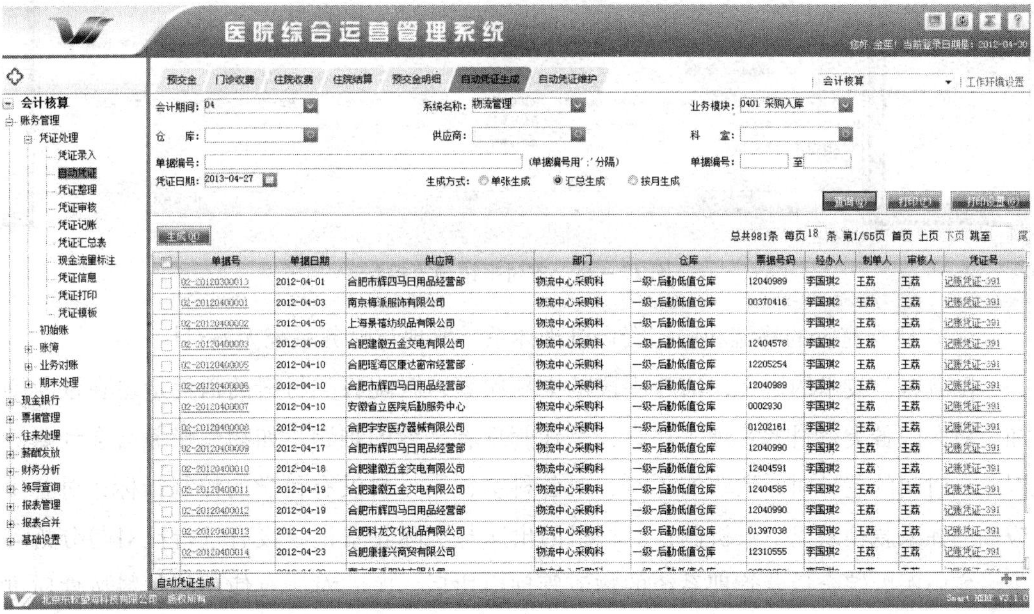

图 17－27　物流采购入库单

（3）实现预算控制功能前置，及时动态调整预算。

医院虽然自 2006 年开始，就以经费归口管理的方式对费用支出进行了预算控制，但由于缺乏信息工具，对预算的控制都是在费用开支后通过手工登记，然后反馈到各经费归口部门，对各核算单元的业务收入预算也没有严格地按要求编制，所以当时的预算管理并没有起到事前或事中控制的目标。实施医院综合运营管理系统（HERP）后，收入预算按一定的方式对各核算单元预算年度的业务收入进行测算编制，对业务支出预算仍然按各职能部门的管理职责进行归口管理；并且将编制好的收支预算导入系统中，系统可以对每天的各核算单元的业务收入及各部门的支出进行自动核销，对超出预算或无预算的费用开支，支出控制系统会自动报警提示，从而真正达到预算刚性控制的目的。预算管理的控制功能前置，各科室也能及时得到收支预算的执行情况，根据执行情况决定是否需要调整预算。如图 17－28 所示。

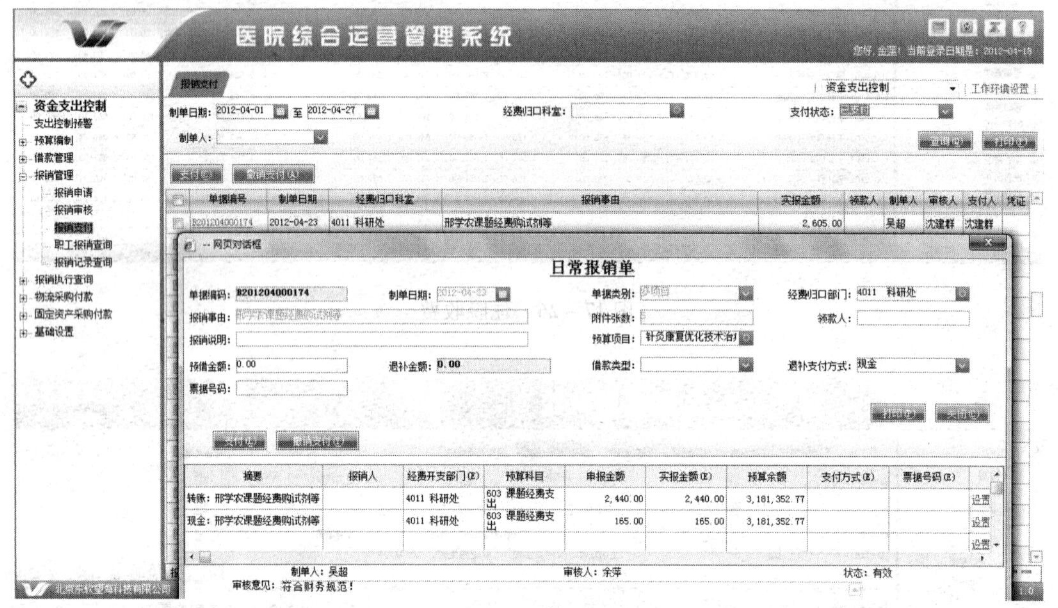

图 17－28 支付报销预算控制

（4）建立完善的物流和固定资产管理体系，实现与财务系统无缝对接。

随着医学技术的进步，治疗手段的更新频繁，医院各类材料的消耗量也在逐年增加。对医院各类材料的管理，一直也是让管理者头疼的难题。如物流账务与会计账务因入账时间的差异而导致账实不符；对各科室领用材料没有科学的控制指标；对各供应商的往来款项缺乏对账机制；对材料的出库与实际收费记录没有进行比对与分析等等。实施医院综合运营管理系统的物流管理模块后，医院对所有使用的材料按性质进行分类，开通各科室网上申领材料系统。对可收费材料逐步进行科室二级库管理，特别是对高值耗材实行条形码管理。改变既往物流中心的工作流程，充分发挥委派会计在物流管理中的作用，对票据的流转及往来款项的登记均由医院委派会计进行办理。物流系统与会计系统在同一平台上运行，实现无缝衔接，会计依据物资的业务发生自动生成凭证，账账相符、账账联查，达到业务整合的效果，为财务监管提供支持。

（5）医院精细化运营 BI 系统的应用，实现了医院数据整合和辅助决策。

随着医院的信息化进程不断加速，医院数据越来越精确，多年的数据积累为医院精细化运营分析提供了良好的基础，但是仅靠人工处理这些数据，几乎是不可能实现的，医院精细化运营 BI 系统提供了一套完整、规范的信息化系统，来整合、利用这些数据，进行数据分析，为医院管理者增强医院的运营管理能力，提高医疗效率和医疗效果，提升医疗服务业的附加价值。

医院精细化运营 BI 系统的应用，首先使医院高层领导直观了解医院在一个时期内的动态，包括人员、资产、负债、效益、效率等各方面情况，根据需要了解各项经济指标情况，在经营管理的决策时有了有力的数据保障。其次，科主任及科室管理人员了解科室的整体情况，包括科室的收入、支出、结余、成本构成、均次收费水平、工作量、预算执行情况、绩效情况等，了解科室在医院的整体排名情况，找出存在问题，为改善科室管理提供依据。还有，使财务人员从繁杂的数据中取得有价值的数据，直观地了解医院的运营状况，大大缩短分析周期。过去进行财务分析，分析人员在报表工作结束后需要一段时期才能做出分析报告，而使用分析软件后，分析结果立刻出来，为医院的管理决策节约了时间。

4. 经验——实施医院经济运行精细化管理信息系统的体会

（1）财务部门应该在实施工作中发挥关键作用：医院经济运行精细化管理是围绕财务和会计为核心建立的，做到数出一门、资源共享，便于不同信息使用者获取、分析和利用，进行投资和相关决策；在系统实施过程中，财务部门需要发挥关键的作用。院领导重视和参与是项目成功的关键。

（2）选择合适的软件和软件供应商是项目成功的基础：现在市面上的 ERP 软件和财务软件五花八门，但真正适用于医院管理和核算的软件并不多，特别是大型综合医院都有自己的管理特性，所以在选择软件产品和供应商的时候要有针对性：首先，该软件提供商是专业服务于医院运营管理的，对医院管理有深刻的理解和认识；其次，所提供的软件产品在同类医院有过成功的实施效果。

（3）软件成功实施是需要院方项目组和公司方项目组共同完成的：软件的实施效果仅靠软件公司的实施是不够的，医院方要在实施过程中和公司项目组多沟通交流，建立需求反馈机制，将软件的特性和医院的实际应用结合起来，尽量不要去对软件进行结构性的调整；不能将实施的所有过程和内容都由公司方项目组去承担，院方项目组需要明确需求和管理流程，协调院方内部的相关部门。

（4）在实施过程中需要做到先固化再优化，先功能后操作：软件在实施过程中，采用先固化再优化的原则，先把软件的功能用起来，一些操作方面的细节问题不去计较，流程走通了，再说操作方面的细节问题，如操作方便性、软件易用性。因为操作员往往提问题都是针对操作，而没有站在整个软件的流程上去提问题，这样在对软件不熟悉的情况下，往往会对软件造成错误的判断，导致大量不必要的工作。软件之所以成为产品都有自己的架构思路和特色，不同的软件在操作上没有可比性，操作人员在使用软件时，应先注重软件的整体功能能否满足需要。在实施过程中，对于不影响整体流程操作的问题，应该先放一放，等流程走通了再去解决，不能以操作不方便等理由拒绝使用软件。

（5）要在医院运营管理过程中对实施后的系统进行深入的充分应用：对实施后的系统要进行充分应用，是完善系统本身及提高管理水平的重要手段。再好的软件系统，如果不用或者用的不够深入也发挥不了软件应有的价值，只有在不断的应用过程中，才能够将软件的功能尽可能发挥出来，为医院管理和决策提供保障，才有可能发现系统中不尽完善之处，才能实现用户与软件商在医院管理过程中共同成长，为提高医院综合运营管理水平提供有力的技术保障。

（6）需要严格实施过程管理和奖惩制度：在实施过程中，为保证项目的顺利进行和成功实施，医院项目组和公司项目组应该建立周例会制度，在周例会上汇报项目进度，沟通项目的风险和下一步工作的重点以及解决办法。在项目实施阶段有必要制定一系列奖惩制度和考核制度，对实施过程中不配合的或配合不力的人员给与一定的惩罚，对做得好的给与一定的奖励，以此监督和鼓励员工对实施工作的热情和重视程度，保证项目的顺利进行。